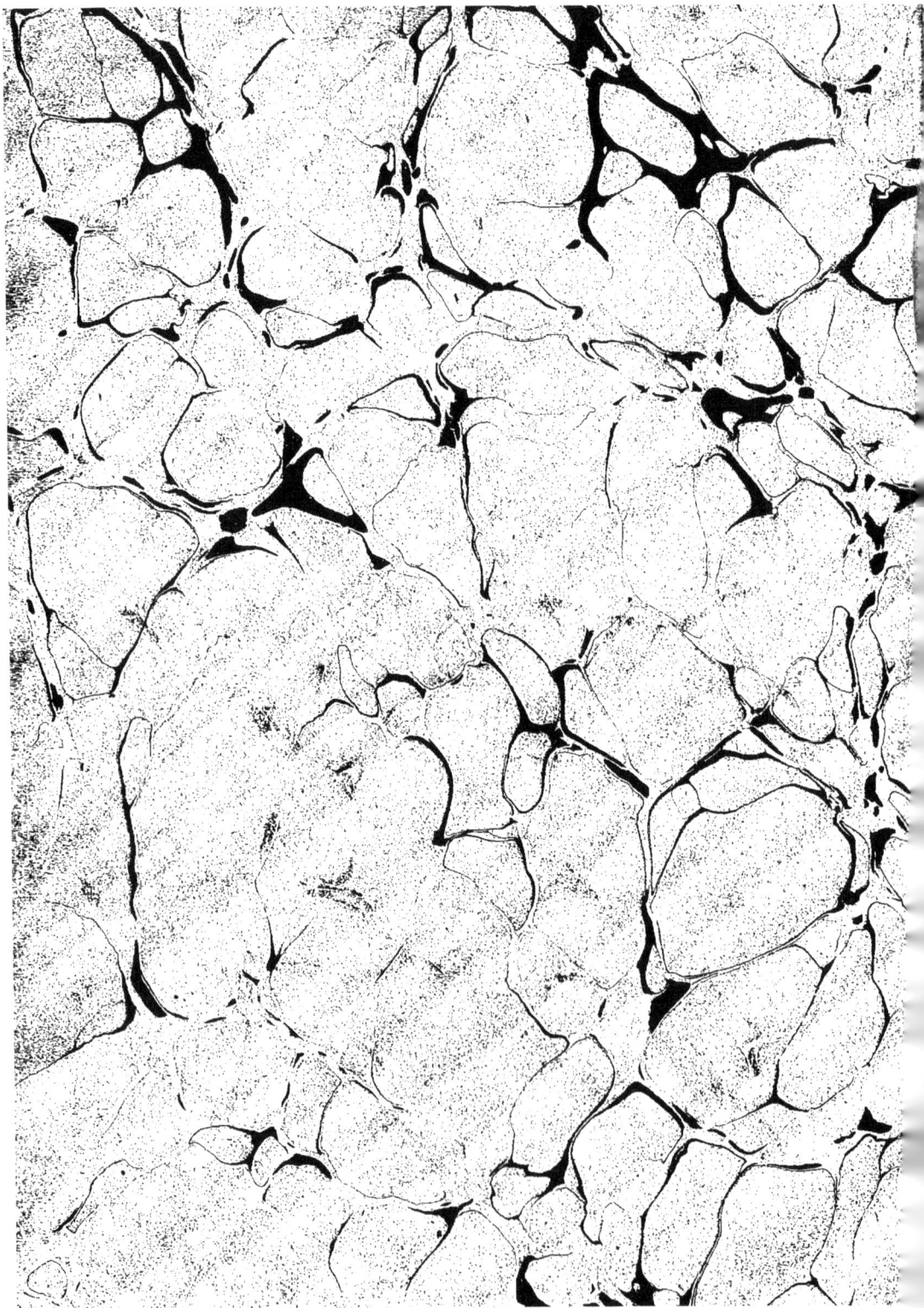

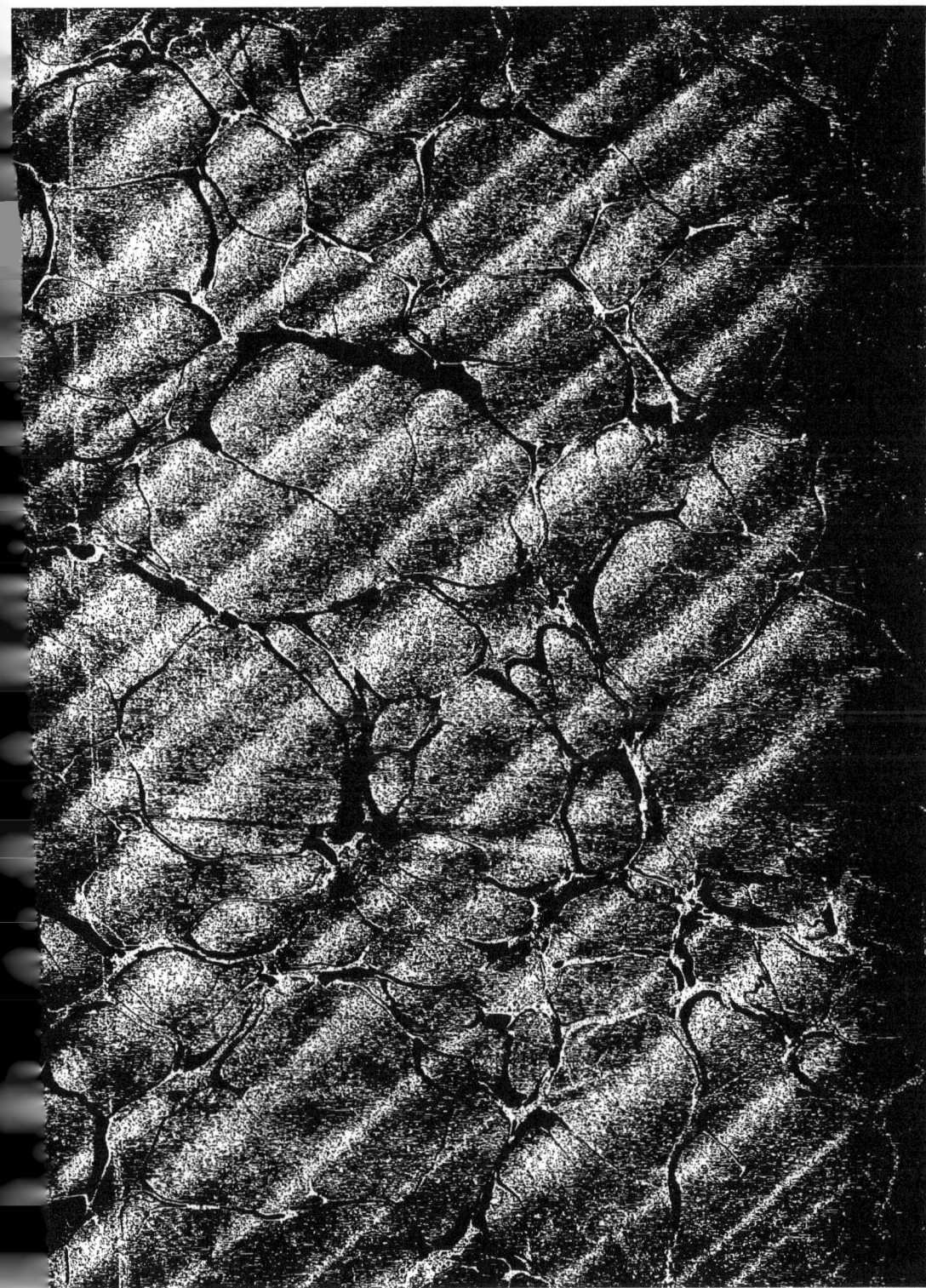

BOLLES LEE et HENNEGUY

Traité

des Méthodes techniques

de l'Anatomie
microscopique

3e Édition

PARIS. Octave Doin, Éditeur. 1902.

TRAITÉ

DES MÉTHODES TECHNIQUES

DE

L'ANATOMIE MICROSCOPIQUE

HISTOLOGIE, EMBRYOLOGIE ET ZOOLOGIE

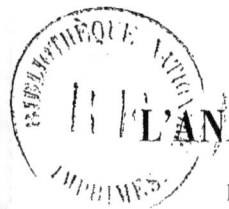

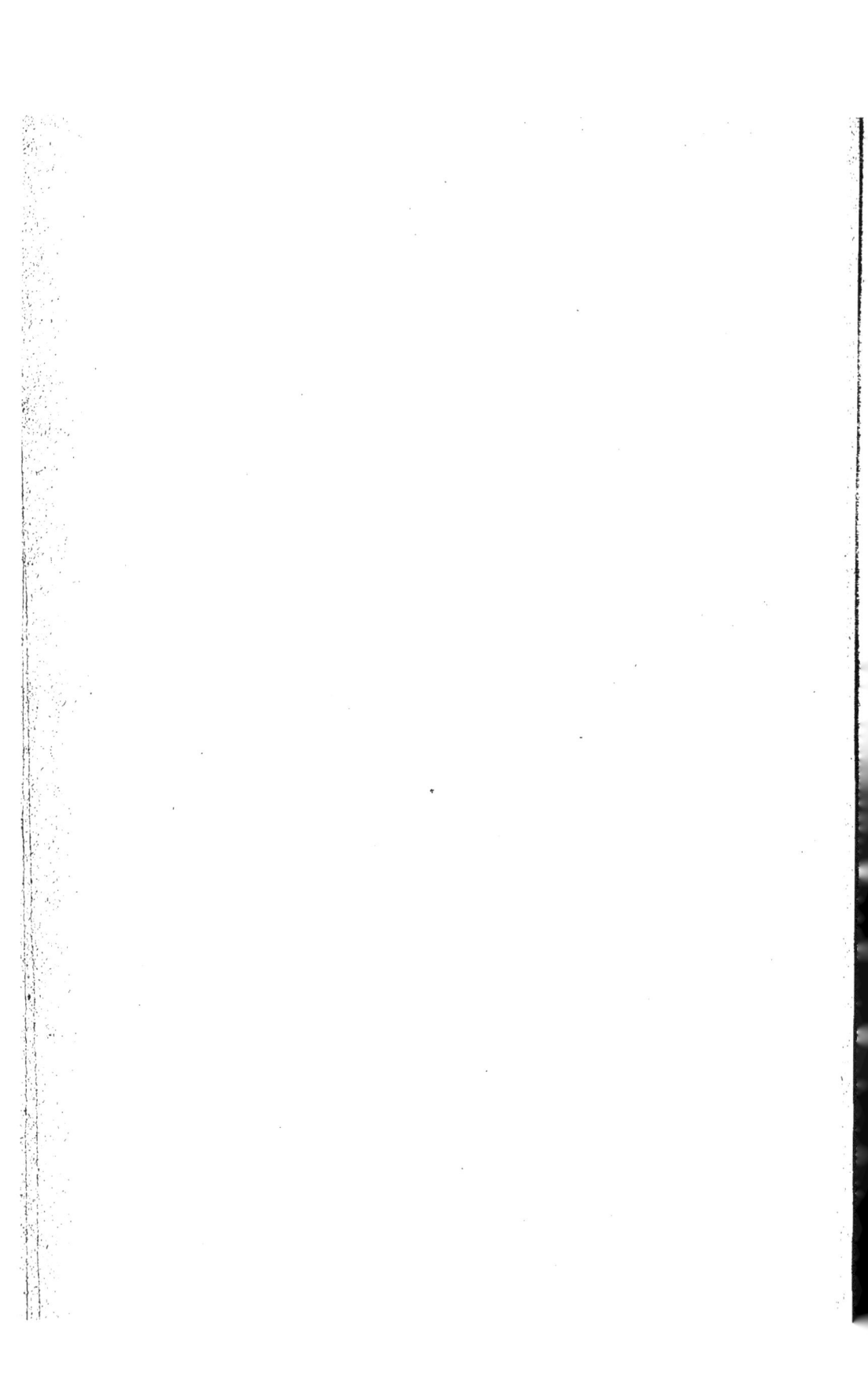

TRAITÉ

DES MÉTHODES TECHNIQUES

DE

L'ANATOMIE MICROSCOPIQUE

HISTOLOGIE, EMBRYOLOGIE ET ZOOLOGIE

PAR

Arthur BOLLES LEE et L. Félix HENNEGUY

AVEC UNE PRÉFACE

DE M. RANVIER

Membre de l'Institut
Professeur au Collège de France.

———

Troisième édition entièrement refondue
ET CONSIDÉRABLEMENT AUGMENTÉE

———

PARIS

OCTAVE DOIN, ÉDITEUR

8, PLACE DE L'ODÉON, 8

—

1902

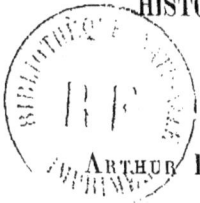

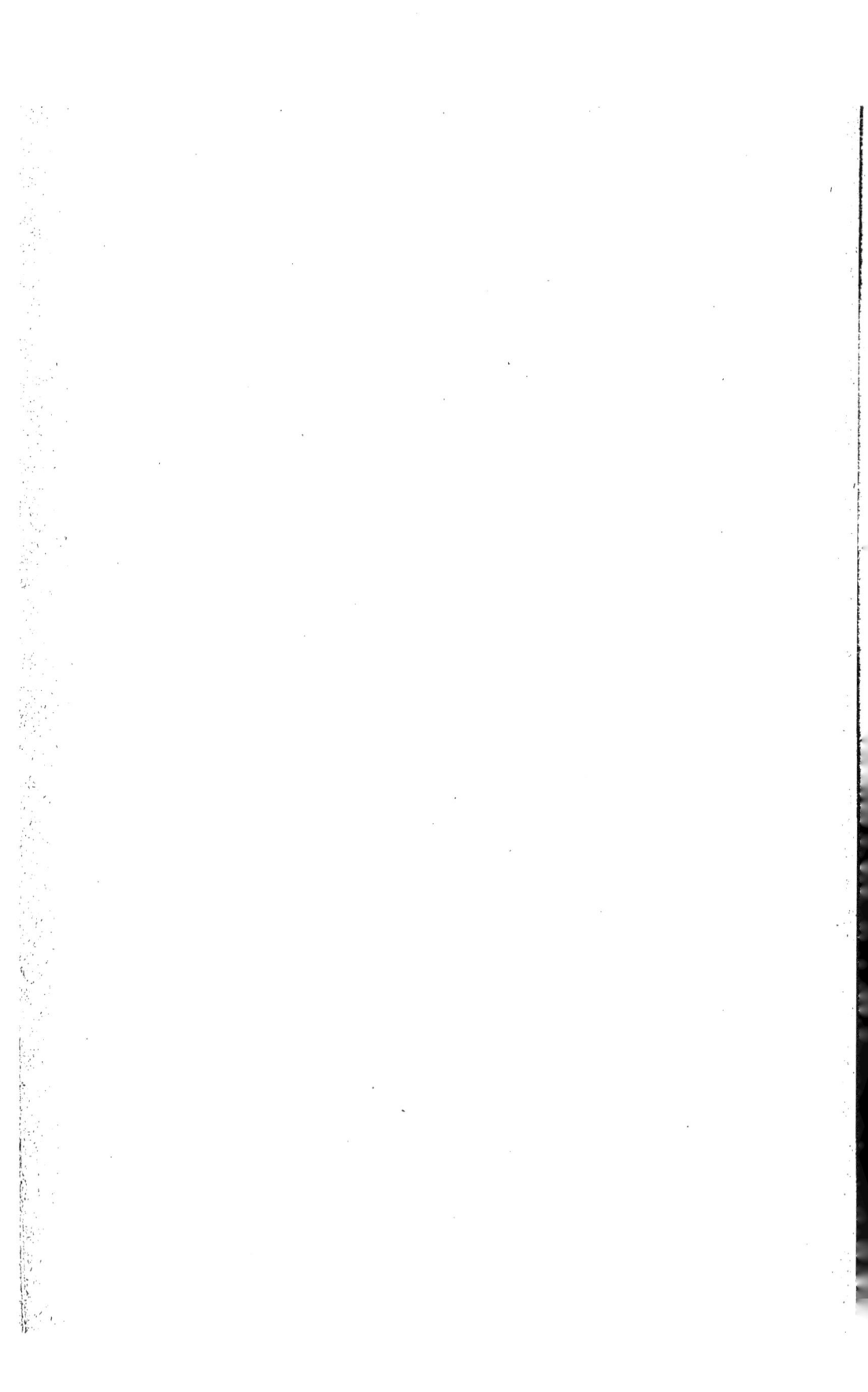

PRÉFACE DE M. RANVIER

Les auteurs de ce livre m'ont demandé de les présenter au public. Ils sont trop modestes, car ils sont parfaitement connus de tous ceux qui s'occupent de sciences biologiques.

Ils diront comment ils ont fait leur ouvrage, comment ils ont été conduits à collaborer. J'ajouterai que cette collaboration a été heureuse et que l'œuvre qui en est sortie rendra de grands services.

La technique histologique, depuis quelques années, a fait de notables progrès et a beaucoup étendu son domaine. Les zoologistes et les embryologistes lui ont emprunté ses méthodes et les ont modifiées quelquefois pour les mettre en rapport avec la nature de leurs recherches. Leur but, en effet, est un peu différent de celui que poursuivent les histologistes; ils sont intéressés moins par la structure des tissus qui composent les animaux complètement formés ou en voie de développement que par la disposition et la signification morphologique de leurs organes. Or, les embryons, et souvent les plus intéressants parmi les animaux sans vertèbres, sont trop petits, trop délicats, trop mous ou trop friables pour que l'on puisse les anatomiser utilement par la simple dissection. Il a fallu, par des procédés ingénieux et à l'aide d'instruments perfectionnés, faire violence à la nature pour lui arracher ses secrets. Les biologistes, à l'exemple de Prométhée, le sublime voleur, doivent pénétrer dans le sanctuaire pour y dérober le feu sacré. Ils peuvent y aller sans crainte : Jupiter n'est plus là pour les clouer sur le rocher, et MM. Bolles Lee et Henneguy leur serviront de guides.

L. RANVIER.

Paris, le 21 novembre 1886.

AVANT-PROPOS DE LA TROISIÈME ÉDITION

Le texte de cette nouvelle édition diffère grandement de celui de la précédente. Il résulte de cinq revisions successives. Depuis notre dernière édition, il a été donné, en effet, deux nouvelles éditions anglaises et deux allemandes de cet ouvrage[1]. Pour chacune d'elles une revision très complète a été faite. Et je ne me suis pas contenté de prendre comme base du texte actuel la dernière parue de ces éditions. Car, d'un côté, l'espace occupé par des procédés récents s'est montré si considérable qu'une condensation rigoureuse de ce qui a été conservé de l'ancien texte a été rendue nécessaire pour empêcher que le livre ne fût outre mesure augmenté de volume. D'un autre côté, il m'a paru désirable d'amplifier encore plus que dans les dernières éditions anglaise et allemande les paragraphes d'introduction aux chapitres spéciaux, et aussi de donner des explications encore plus détaillées concernant les *principes* sur lesquels sont fondées les diverses méthodes de la technique moderne.

Un grand nombre de méthodes surannées ont été totalement supprimées. Dans les premiers chapitres de l'ouvrage il a été ajouté une cinquantaine de pages entièrement nouvelles concernant la

---

[1] *Grundzüge der mikroskopischen Technik für Zoologen und Anatomen*, von A. B. Lee und Paul Mayer; Berlin, Friedlænder und Sohn, 1898 et 1901. Je le cite sous le titre abrégé de « Grundzüge Lee et Mayer ».

Théorie de la fixation, le *Réglage des rasoirs des microtomes*, les *Principes de la teinture histologique*, les *Méthodes pour la sériation de coupes*, etc. Les chapitres traitant des *Couleurs de la Houille* ont été aussi profondément modifiés. Dans la deuxième partie, le chapitre des *Méthodes embryologiques* a été très fortement augmenté par l'addition de méthodes récentes pour l'étude des divers groupes des animaux, surtout des Invertébrés. Le chapitre des *Méthodes cytologiques* a été presque entièrement écrit à nouveau. Les *Méthodes névrologiques* ont été entièrement refondues.

En effet, n'étant pas satisfait de notre ancienne exposition des *Méthodes névrologiques*, je me suis adressé à M. le professeur VAN GEHUCHTEN, en lui demandant s'il pouvait m'indiquer une meilleure distribution des matières, et une meilleure manière de traiter tout le sujet. Il a bien voulu me donner un schéma d'après lequel j'ai entièrement refondu les chapitres XXXI, XXXII et XXXIII, en ajoutant de nouvelles introductions, et en faisant une nouvelle distribution des méthodes. Il en est résulté un grand gain dans la clarté de l'exposition; car l'ancienne distribution de la matière sur ce sujet si compliqué était bien quelque peu chaotique, tandis que la nouvelle peut, je pense, raisonnablement prétendre à être naturelle, logique et facile à comprendre. Selon les conseils de M. VAN GEHUCHTEN j'ai également écrit entièrement à nouveau la description de la méthode d'imprégnation chromo-argentique de GOLGI, qui auparavant n'était pas suffisamment complète.

Nous avons la plus grande obligation à M. le professeur VAN GEHUCHTEN de son généreux concours, grâce auquel nous pouvons assurer que ce sujet si important a été traité d'une façon complète et exacte.

Parmi les *Méthodes zoologiques*, on trouvera bon nombre de citations nouvelles, dont le choix est en grande partie dû à M. le Dr PAUL MAYER. Et dans tout l'ouvrage on trouvera la valeur d'environ cent pages entièrement nouvelles.

Comme pour la dernière édition, « le travail entier de la préparation du texte a été fait par moi seul. Je n'ai pas pu me concerter avec M. HENNEGUY sur les modifications à y apporter. Je suis donc

seul responsable de toutes les modifications et de toutes les addi-
tions. Les épreuves ont été lues par chacun de nous. Nous avons
constaté à cette lecture qu'il n'y avait point de dissidences importantes dans notre manière de voir. Cependant, pour sauvegarder
nos responsabilités respectives, j'ai fait la rédaction *au singulier*
toutes les fois qu'il s'agissait d'une recommandation ou d'une opinion sur laquelle nous aurions pu ne pas être tout à fait du même
avis. »

ARTHUR BOLLES LEE.

Cologny, Genève, le 25 janvier 1902.

AVANT-PROPOS DE LA PREMIÈRE ÉDITION

L'année dernière, M. Arthur Bolles Lee publiait en Angleterre un excellent livre ayant pour titre : *The Microtomist's Vade-Mecum*[1], renfermant la plupart des méthodes techniques employées en anatomie microscopique et principalement les méthodes modernes en usage à la station zoologique de Naples et dans les laboratoires d'Allemagne et d'Angleterre. Heureux de trouver réunis dans ce petit volume, et intelligemment groupés, les renseignements que j'avais été obligé de chercher laborieusement dans les nombreux mémoires où ils se trouvent disséminés, je pensai qu'il serait utile de faire profiter les histologistes français du travail consciencieux de M. Bolles Lee, et je proposai à l'auteur de traduire son ouvrage.

La réponse de M. Bolles Lee fut des plus aimables. Non seulement il consentait à laisser publier une édition française de son Vade-Mecum, mais encore il voulait bien en faire lui-même la traduction, en modifiant plusieurs parties de l'ouvrage, et me demandait de me charger de la rédaction de quelques chapitres trop peu développés dans l'édition anglaise, chapitres que mes études spéciales me permettaient de traiter avec une certaine expérience.

---

1. *The Microtomist's Vade-Mecum. a handbook of the methods of microscopic Anatomy*, by ARTHUR BOLLES LEE. London, J. and A Churchill, 1885.

Dans de semblables conditions, ma tâche devenait aussi facile qu'agréable.

Le présent volume n'est donc pas une simple traduction du *Microtomist's Vade-Mecum*. L'ouvrage a été mis au courant des acquisitions les plus récentes de la technique microscopique. Certaines méthodes surannées et plusieurs formules de réactifs infidèles ont été supprimées. Il en a été de même du chapitre relatif à la bactériologie, qui, pour être complet, aurait comporté un développement hors de proportions avec celui des autres parties. Cette suppression était du reste tout indiquée, l'étude des Microbes étant du domaine de l'anatomie pathologique, et ses méthodes se trouvant maintenant exposées dans des traités spéciaux. Plusieurs chapitres ont été au contraire entièrement remaniés et très étendus, tels que ceux relatifs à l'embryologie, à la cytologie, aux centres nerveux, etc.

Notre traité n'est pas destiné aux débutants qui n'ont jamais manié le microscope; il ne renferme pas, en effet, la description des instruments ni la manière de s'en servir, description qui tient une large place, trop large peut-être, dans la plupart des traités de micrographie publiés jusqu'à ce jour. Il s'adresse aux travailleurs, à tous ceux qui font des préparations microscopiques, soit pour l'étude, soit pour des recherches originales. Sa place est sur la table de travail, comme celle du Formulaire de thérapeutique est sur le bureau ou dans la poche du praticien. Il renferme à la fois la grammaire et le dictionnaire de la technique microscopique. Des tables très détaillées permettent de trouver facilement et rapidement le renseignement cherché.

La première partie comprend les méthodes générales de l'anatomie microscopique applicables aux tissus animaux : fixation, durcissement, coloration, inclusions, coupes, injections, macérations, etc. A chacune de ces opérations correspondent les réactifs employés, leur action, leur formule et leur mode de préparation. J'ajouterai que les citations ont été prises, autant que possible, aux sources mêmes; que celles-ci sont indiquées avec le plus grand soin, afin que le lecteur puisse, en cas de besoin, recourir au texte original ; que beaucoup des méthodes que nous donnons ont été en outre vérifiées expérimentalement par nous-mêmes, et qu'enfin plusieurs sont nouvelles ou encore inédites.

La seconde partie est consacrée à l'exposé de quelques méthodes spéciales, embryologiques et histologiques, pouvant servir de guides pour les recherches à entreprendre aussi bien sur les Invertébrés que sur les Vertébrés. Nous avons insisté surtout sur les méthodes nouvelles, renvoyant le lecteur, pour tout ce qui est classique, au remarquable *Traité* de notre éminent maître, M. le professeur Ranvier.

Je tiens à remercier M. Bolles Lee de l'honneur qu'il m'a fait de vouloir bien me considérer comme son collaborateur, quoique mon rôle se soit borné, en somme, à la rédaction des méthodes relatives à l'embryologie, à la cytologie et aux Protozoaires, et à la revision de la traduction faite par l'auteur. Cette faible part de collaboration me permet de dire que M. Bolles Lee aura rendu un grand service aux histologistes en codifiant, pour ainsi dire, la technique moderne.

L.-F. Henneguy.

Paris, le 26 novembre 1886.

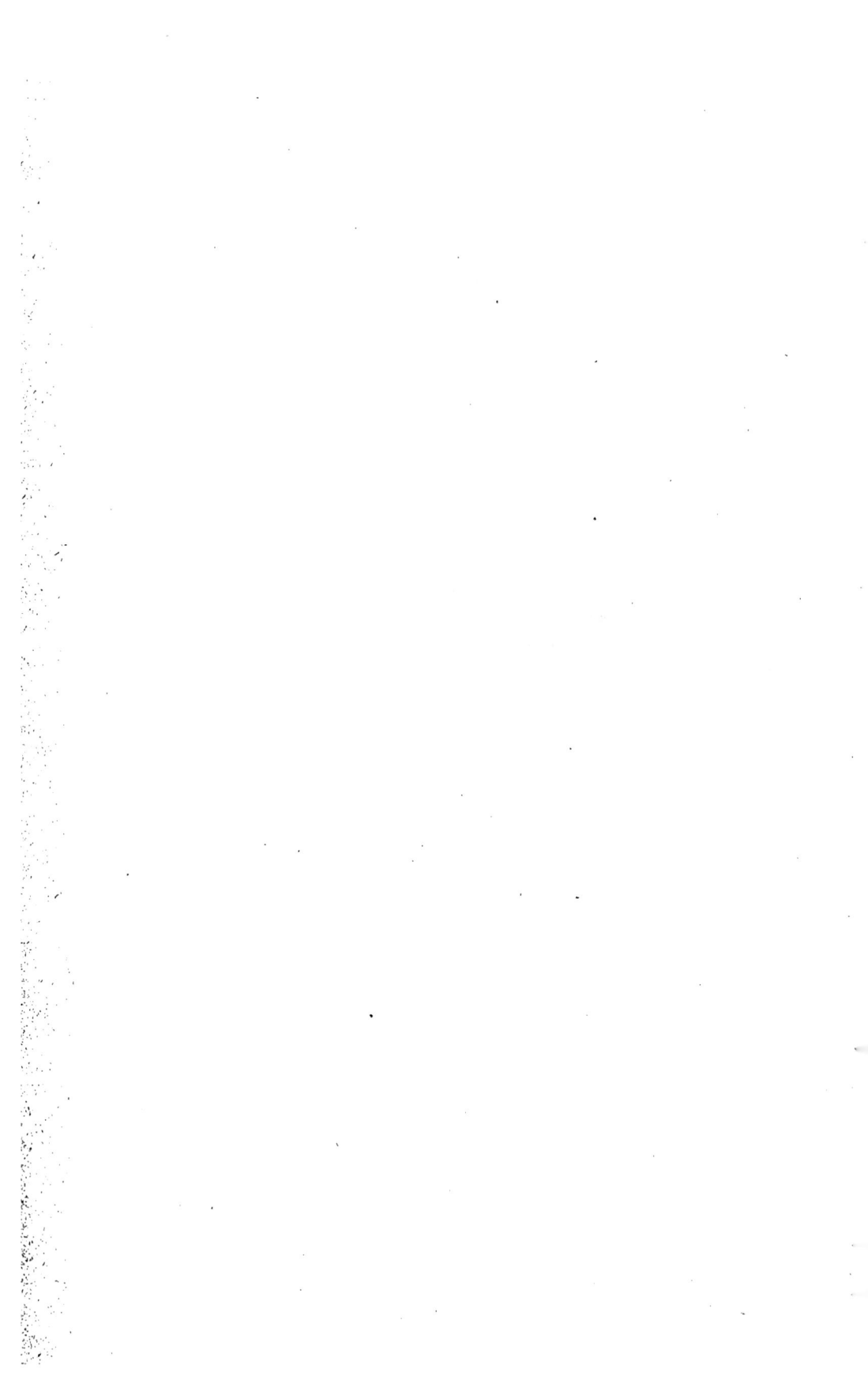

TRAITÉ DES MÉTHODES TECHNIQUES

DE

L'ANATOMIE MICROSCOPIQUE

PREMIÈRE PARTIE
MÉTHODES GÉNÉRALES ET RÉACTIFS

CHAPITRE PREMIER
INTRODUCTION

1. Méthode générale et méthodes spéciales. — La plupart des recherches d'anatomie microscopique se font aujourd'hui au moyen de ce qu'on peut appeler la Méthode générale des coupes. Cette méthode consiste en ce qu'on *fixe* soigneusement les pièces à étudier, les *déshydrate* par l'alcool et les débite en tranches qu'on *colore* et qu'on monte dans le *baume du Canada* pour l'étude et la conservation.

Par cette méthode, l'anatomiste ébauche son travail, et souvent même l'achève. Ensuite vient, s'il y a lieu, l'étude de points spéciaux à l'aide de Méthodes particulières, telles que l'examen des éléments des tissus à l'état vivant et *in situ*, ou bien dans des « liquides indifférents » ; telles aussi que l'emploi de colorants divers, ou la dissociation par des procédés mécaniques ou par la macération ; puis, la décalcification, la dépigmentation, etc.

2. Préparation préalable et préparation ultérieure. — On peut distinguer, dans la technique de n'importe quel genre de recherche microtomique, deux étapes : la *préparation préalable* et la *préparation ultérieure*. Par préparation préalable nous entendons cet ensemble de manipulations que les naturalistes allemands appel-

lent *Conservirungsmethoden*, et qui a pour but effectivement de
rendre les tissus propres à se conserver à travers toutes les opérations ultérieures auxquelles ils doivent être soumis. Cette étape
comprend : 1° l'opération de tuer d'une manière appropriée l'animal
à étudier ; 2° la fixation des tissus ; 3° les lavages et autres manipulations ayant pour but de les débarrasser de l'agent fixateur et de
remplacer ce dernier par un liquide conservateur ou par tout autre
réactif qu'on désire employer.

Par préparation ultérieure nous entendons les opérations de coloration, de déshydratation, de la confection des coupes et de leur
montage, etc.

3. Préparation préalable. — La préparation d'un organisme ou
d'un tissu quelconque doit toujours débuter par la FIXATION de ses
éléments. Le mot *fixation* implique deux choses : les éléments doivent être tués avec une rapidité suffisante pour ne pas leur laisser
le temps de changer de forme ou de quitter l'attitude qui leur est
propre pendant la vie ; — et ils doivent en même temps acquérir,
par l'effet du réactif, un degré de durcissement qui les mette en état
de résister à toutes les manipulations subséquentes et à l'action des
réactifs les plus divers, sans se déformer. On ne saurait trop insister
sur ce point, qui est d'une importance capitale. Sans une bonne fixation, les objets ne sauraient fournir ni de bonnes colorations, ni de
bonnes coupes, ni aucune autre sorte de préparations ayant de la
valeur.

L'objet ayant été soumis à l'action de l'un des agents fixateurs
que nous allons étudier dans les chapitres suivants, il est, en général,
nécessaire de lui faire subir un LAVAGE soigné, dans le but d'éloigner
des tissus jusqu'aux moindres traces de l'agent fixateur. Cela est
nécessaire d'abord parce qu'une action trop prolongée des substances coagulantes dont on se sert pour fixer serait préjudiciable à
la conservation des éléments, puis aussi parce qu'il est, en général,
nécessaire de le faire dans l'intérêt des procédés de coloration et
d'imbibition avec des milieux d'une réfringence voulue dont on se
servira dans la suite.

La manière dont ces lavages doivent se faire n'est point indifférente.
Si l'on a fixé à l'acide osmique ou à l'acide chromique, le lavage se fait
généralement à l'eau. Mais si l'on a fixé avec l'acide picrique, par
exemple, il est nécessaire d'éviter de laisser agir l'eau sur les tissus,
et on la remplace par l'alcool. La pratique se fonde ici non seulement
sur des considérations relatives aux diverses solubilités des réactifs en

question, mais aussi sur des considérations d'un ordre tout autre, que voici. Les acides que nous avons mentionnés en premier lieu, de même que plusieurs autres des composés des métaux lourds dont on se sert comme agents fixateurs, forment avec les éléments des tissus des combinaisons insolubles dans l'eau ; de sorte que le durcissement opéré par ces réactifs peut résister au traitement par l'eau. L'acide picrique, au contraire, ne donne pas aux tissus un durcissement suffisant. Si l'on fait le lavage à l'eau, l'acide se laisse entièrement enlever, tout en laissant les tissus dans un état mou dans lequel ils subissent l'action nuisible de l'eau qui les gonfle et les désagrège. Mais l'alcool employé pour le lavage sert à enlever l'acide et à durcir les éléments en même temps. (Nous donnons dans les paragraphes spéciaux les indications nécessaires concernant les lavages.)

4. Préparation ultérieure. — La préparation ultérieure se fait toujours par l'une ou par l'autre de deux méthodes : la *voie humide* et la *méthode de déshydratation*. Suivant la première méthode, les colorations, les lavages et toutes les opérations préliminaires, de même que la conservation définitive, se font avec des *milieux aqueux* ; suivant la seconde, on *déshydrate* les objets pour les étudier dans le baume du Canada ou quelque milieu semblable, qui sert également à les conserver en préparations permanentes.

Un objet conservé dans la glycérine diluée est un exemple de la première de ces méthodes ; un objet monté dans le baume, un exemple de la deuxième. On doit nécessairement employer la méthode de préparation par la voie humide toutes les fois qu'il s'agit d'étudier l'objet dans un milieu n'ayant pas la *haute réfringence* des résines que nous sommes obligés d'employer pour la conservation des préparations déshydratées, et même toutes les fois qu'il est indispensable d'éviter, autant que possible, le ratatinement des éléments qui accompagne toujours, nonobstant toutes les précautions, la déshydratation des tissus. On doit également l'employer pour l'examen de *tissus frais,* toutes les fois qu'on désire connaître leur structure, avant qu'elle ait été altérée par l'effet de réactifs qui leur enlèvent leur eau naturelle.

Mais, toutes les fois qu'il n'existe pas de semblables raisons pour préférer la voie humide, il convient d'employer la méthode de déshydratation. Nous voulons dire que, dans la technique moderne, la *méthode de préparation par déshydratation est la méthode princi-pale*, et la méthode de préparation par la voie humide, la méthode accessoire. Et il en est ainsi pour deux motifs. On trouve en général, à part les exceptions que nous avons indiquées, que les préparations au baume, convenablement faites, montrent mieux les rapports des

éléments et donnent des vues d'ensemble plus instructives que
les préparations faites dans les milieux aqueux ; et l'on trouve en
tout cas et sans aucune exception qu'elles se conservent infiniment
mieux en préparations permanentes. Il est aujourd'hui reconnu que
l'éloignement, aussi complet que possible, *de l'eau* des tissus est
essentiel pour la permanence de la conservation.

5. Coloration d'objets entiers. — Nous avons décrit la fixation
et les lavages ; la préparation préalable est terminée. On peut maintenant, si l'on veut, procéder à la *coloration des tissus*. Ou bien on
peut ajourner cette opération, et colorer en détail après que les
coupes et les dissections nécessaires auront été faites.

Naturellement si l'objet est destiné à être conservé *en entier*, et
non à être débité en coupes, c'est maintenant qu'il faut le colorer.
S'il s'agit au contraire de faire des coupes, les deux voies sont
ouvertes, et l'étudiant pourra nous demander laquelle il vaut mieux
suivre. Or il ne paraît pas utile de formuler une règle générale à cet
égard. Tout ce que nous pouvons dire, c'est que personnellement
nous avons à peu près abandonné la pratique de colorer en masse
les objets destinés à être coupés. La coloration des coupes présente
le grand avantage de permettre à l'opérateur de suivre pas à pas le
progrès de la teinture et d'y apporter de temps à autre toute modification qu'il voudra. Elle permet aussi de mettre en œuvre certaines
méthodes de coloration, très importantes, qu'on ne peut pas employer avec des objets entiers.

6. Déshydratation et conservation. — La coloration une fois
faite, si on la fait à cette étape, il se peut que la préparation se trouve
bien près d'être achevée. Si l'on ne désire faire ni coupes ni dissections, il ne reste plus qu'à transporter l'objet dans le liquide « *addi-*
tionnel » ou *conservateur* dans lequel on veut l'étudier ou le conserver, et le monter sur porte-objets en préparation permanente ou
temporaire. Nous parlerons au long de ces liquides dans les chapitres spéciaux, et nous nous bornerons à rappeler ici que ce transport doit être fait d'une manière aussi graduelle que possible,
comme nous allons l'expliquer au numéro 11.

Le passage à travers des alcools successifs jusqu'à l'alcool absolu
ou très fort s'appelle « *déshydratation* ».

Ce passage forme une étape de la préparation qui nous présente
comme une pause naturelle, où l'on peut s'arrêter si l'on veut. En effet,

si l'on désire ne pas pousser la préparation plus loin pour le moment, il n'y a qu'à laisser les objets dans l'alcool à 70 p. 100 jusqu'à ce qu'on désire les soumettre à des manipulations ultérieures. Il vaut en général mieux ne pas prendre pour cette « conservation » des pièces de l'alcool plus fort. Car par l'action déshydratante et coagulante prolongée de l'alcool fort les tissus se trouvent altérés dans leur structure intime; ils deviennent durs et cassants, et se ratatinent, et leur capacité de fournir à la teinture des colorations précises se trouve être sérieusement diminuée.

FLEMMING (*Arch. f. mik. Anat.*, XXXVII, 1891, p. 685) recommande de conserver les pièces dans un mélange (environ à parties égales) d'alcool, de glycérine et d'eau. Les pièces ainsi conservées souffrent beaucoup moins, soit sous le rapport de leur consistance, soit sous celui de leur capacité de coloration, que les pièces alcooliques. Et cette méthode a en outre l'avantage qu'elle permet ou bien de préparer les objets pour l'inclusion dans la paraffine par un simple traitement par l'alcool, ou bien de les ramollir rapidement aux fins de la dissection ou de la dissociation par un simple traitement avec de l'eau. Nous pouvons recommander cette méthode que nous avons beaucoup pratiquée. Nous ajoutons souvent au liquide un peu d'acide acétique (5 p. 100 environ).

Toutefois, si les pièces sont destinées à être coupées dans la paraffine, nous recommandons de procéder aussitôt à l'inclusion et de les garder *dans la paraffine même;* elles s'y conservent admirablement sous tous les rapports. Ou bien, si l'on est pressé, on déshydrate seulement par l'alcool, on enlève l'alcool par l'*essence de bois de cèdre*, et on y conserve les pièces dans de petits tubes bouchés au liège. Elles s'y conservent tout aussi bien que dans la paraffine.

La plupart des auteurs recommandent de pousser la déshydratation par l'alcool jusqu'au titre d'*alcool absolu*, avant de passer à l'essence éclaircissante qui sert d'intermédiaire entre l'alcool et le baume ou la paraffine. Or *il n'est pas nécessaire* d'aller jusqu'à alcool absolu; l'alcool de 95 p. 100 suffira dans la plupart des cas. Car la trace d'eau qui peut rester dans les tissus après qu'ils ont été traités par de l'alcool de ce degré se laissera parfaitement éloigner par le bain d'essence, pourvu qu'on ait soin d'employer une essence qui soit un bon agent éclaircissant. L'essence de bois de cèdre prendra bien toute l'eau qui reste dans les tissus après traitement par l'alcool à 95 p. 100; l'essence de bergamote éclaircira après l'alcool à 90 p. 100, et l'huile d'aniline après l'alcool à 70 p. 100.

7. Éclaircissement et dissections fines. — Les objets une fois déshydratés doivent maintenant être *désalcoolisés*, c'est-à-dire pénétrés par une *essence* ou un autre *agent éclaircissant*, s'ils sont destinés à être montés tout de suite dans le baume, ou par la même essence ou un autre *dissolvant de la paraffine* ou autre masse d'inclusion si l'on veut en faire des coupes.

La manière de substituer ces liquides à l'alcool est décrite paragraphe 11.

Il reste cependant à noter ici que si l'objet doit subir une *dissection fine* à la loupe, c'est pendant qu'il se trouve dans l'essence qu'il convient le plus souvent de faire cette opération. Nous recommandons beaucoup à cette fin l'essence de bois de cèdre, qui prête aux tissus une consistance très favorable, pendant qu'en même temps sa viscosité considérable aide à soutenir les éléments délicats. L'essence de girofle a la propriété de rendre très cassants les tissus qui y ont séjourné quelque temps, c'est là une qualité qui peut être utile ou non selon les cas. Cette essence a aussi la propriété de ne pas s'étaler largement à la surface du verre, mais d'y former des gouttes très convexes ; c'est là aussi une qualité dont on peut tirer parti.

8. Inclusion et coupes. — Les coupes se font par l'une ou l'autre des Méthodes d'inclusion dont nous donnons l'exposition détaillée aux chapitres consacrés aux Méthodes d'inclusion. Nous noterons seulement ici qu'il y a deux méthodes principales d'inclusion, la méthode de la paraffine et la méthode du collodion. Les avis sont encore partagés sur la valeur respective de ces deux méthodes. Nous admettons, et en cela nous sommes certainement d'accord avec la grande majorité des anatomistes, que le procédé à la paraffine est la méthode par excellence pour les petits objets (c'est-à-dire des objets n'ayant pas plus de 7 millimètres environ de diamètre) ; tandis que le procédé au collodion convient souvent mieux pour les objets volumineux.

9. Traitement définitif des coupes. — Les coupes une fois obtenues, il ne reste plus (si l'objet a déjà été coloré en entier) qu'à en éloigner la paraffine au moyen d'un dissolvant convenable, et à les monter dans le baume. Cela se fait en général à l'aide du *collage des coupes en série sur le porte-objet*. Les coupes ayant été rangées en ordre et fixées sur un porte-objet de la façon que nous expliquerons au chapitre des Coupes en séries, on porte le tout à la température de fusion de la paraffine, on chasse la paraffine fondue avec une goutte d'un dissolvant convenable (du xylol, par exemple), on ajoute une goutte de baume de Canada et un couvre-objet, et la préparation est terminée.

Si la coloration n'a pas déjà été faite, voici comment on procède. Au lieu de porter les coupes dans le baume, on éloigne avec de l'alcool la substance qui a servi à dissoudre la paraffine, on les porte dans la solution colorante, et après coloration on lave, on déshydrate, on éclaircit de nouveau et l'on monte.

On colore d'habitude les coupes à la celloïdine *sans* enlever auparavant la masse d'inclusion : et cela *peut* se faire pour les coupes à la paraffine (voyez n° 161).

Les meilleurs récipients dans lesquels on puisse faire les opérations de coloration, de lavage, de déshydratation, etc., de coupes collées sur porte-objet sont des tubes de verre à fond plat, bouchés au liège. Il convient de leur donner une hauteur de 10 centimètres et un diamètre intérieur de 27 millimètres : ils peuvent alors recevoir chacun deux porte-objets format anglais, placés dos à dos. Pour fabriquer un support pour ces tubes, on prend une petite planche de 3 centimètres d'épaisseur, et avec un vilebrequin on y pratique des rangées de trous de 15 millimètres environ de profondeur et espacés de 3 centimètres environ dans le sens de la longueur et de 1,5 dans le sens de la largeur de la planche. Une planche de 45 centimètres sur 15 peut recevoir ainsi trois séries de 7 trous.

10. Résumé de la méthode générale. — La marche de la préparation se divise en deux branches, selon qu'il s'agit de la préparation d'*objets entiers* ou de la confection de *coupes* de ces objets. Mais remarquons tout de suite que nous n'avons pas là deux méthodes distinctes, mais simplement deux degrés d'élaboration d'une seule et même méthode. La marche à suivre dans les deux cas est identique pour la majeure partie des opérations. La méthode des coupes ne se sépare de celle qu'on emploie pour les objets entiers que par les manipulations spéciales nécessaires pour la confection même des coupes. C'est ce que démontrera immédiatement un coup d'œil au tableau ci-dessous.

> *A*. — Fixation.
> *B*. — Lavage pour enlever l'excès de fixateur.
> *C*. — Coloration, si l'on désire la faire à ce stade.
> *D*. — Lavage, si l'on a coloré.

E[1]. — Passage à un milieu d'étude aqueux (ceci termine la préparation par *voie humide d'un objet entier*).	*E*. — Passage par des alcools successifs jusqu'à l'alcool absolu (ceci commence la préparation par déshydratation).

> *F*. — Pénétration par une essence.

G[1]. — Montage au baume (ceci termine la préparation par déshydratation d'un *objet entier*).	*G*. — Bain de paraffine (ceci commence la confection des *coupes*).
	H. — Coupes.
	I. — Collage des coupes sur porte-objet.

J. — Dissolution de la paraffine
par une essence.
K. — Remplacement de l'essence
par l'alcool.
L. — Coloration si on ne l'a pas
faite auparavant.
M. — Lavage.
N. — Alcool absolu.
O. — Essence.
P. — Baume.

Comme on le voit, si l'objet a été coloré en bloc au stade C, la méthode des coupes ne diffère de celle qui est employée pour les objets entiers que par l'intercalation des stades G — J entre F et G¹, c'est-à-dire entre l'alcool et le baume.

Les procédés les plus raffinés de la technique récente demandent une certaine adresse et une certaine expérience que ne peuvent avoir les commençants. C'est pour cela que nous croyons que l'étudiant *débutant* fera bien de s'en tenir pendant quelque temps à une méthode générale plus simple. Par exemple : Fixez au sublimé (ou, souvent mieux, par le picro-formol de Bouin); lavez longuement à l'alcool à 70 pour 100; colorez au carmin boracique alcoolique de Grenacher; décolorez comme il est dit au paragraphe qui traite de ce réactif; ou bien, colorez simplement par le carmin à l'alun ; passez par des alcools successifs de la manière que nous allons dire au numéro 11 ; éclaircissez par de l'essence de bois de cèdre, et montez au baume, si vous ne désirez pas faire des coupes. Si vous désirez faire des coupes, au lieu de mettre la pièce dans le baume, vous la mettez dans un bain de paraffine et vous faites des coupes; collez les coupes sur la lamelle avec le collodion de Schællibaum; enlevez la paraffine avec du xylol, et montez directement dans le baume.

Cette méthode très simple fournit d'excellentes vues d'ensemble des éléments anatomiques et de leurs rapports.

11. Précautions contre la déformation par les courants osmotiques ou de diffusion. — Dans la préparation de toutes sortes d'objets, mais surtout d'organes ou d'organismes *entiers* et revêtus d'un tégument peu perméable aux liquides, il faut veiller à ce qu'il ne se produise pas de gonflements des tissus par endosmose lors de leur passage de l'un des liquides employés à un liquide de densité moindre, ni des ratatinements lors du passage à un liquide de densité plus grande. Cet inconvénient se fait surtout sentir au moment du passage du dernier alcool à l'essence éclaircissante, mais il existe bien à toutes les étapes de la préparation. Pour l'éviter, on a soin, autant que possible, d'inciser largement les téguments de l'objet que l'on prépare, pour que les deux liquides puissent se mêler librement. Ensuite on a soin de faire en sorte que le *passage de l'un à l'autre liquide soit rendu aussi graduel que possible.* Cela peut se faire de deux manières.

S'il s'agit de porter l'objet dans un liquide *moins dense* que celui où il se trouve, il faut, autant que possible, le faire passer par des bains successifs de mélanges des deux liquides contenant une proportion toujours croissante du deuxième liquide. Veut-on passer de l'eau à l'alcool fort, il est bon de passer par des bains successifs d'alcool au tiers, d'alcool à 70 p. 100, d'alcool à 90 p. 100 et finalement d'alcool à 95 p. 100. (Cela vaut mieux que d'ajouter par petites quantités de l'alcool fort à l'eau où se trouve la préparation, procédé qui donne lieu à un dégagement de bulles d'air dans le liquide, ce qui est à éviter.) Veut-on transporter dans de l'alcool à 70 ou à 90 p. 100 un objet qu'on vient de fixer avec un fixateur aqueux, on aura soin d'y porter l'objet au moyen d'une pipette ou d'une petite cuillère, de sorte qu'il se trouve enveloppé dans une petite atmosphère de liquide aqueux à laquelle l'alcool ne se mêlera que lentement. Cela suffira le plus souvent, mais il est des sujets très délicats qui rendent désirable l'emploi de précautions encore plus minutieuses.

Pour de tels objets il convient de disposer un appareil servant à régler la diffusion. On peut mettre les objets avec un peu de liquide, dans un tube bouché à l'un de ses bouts et fermé à l'autre par un diaphragme de peau chamoisée ou une autre membrane convenable, puis plonger ce tube dans un récipient qui contient de l'alcool du titre auquel on désire passer, et laisser le tout jusqu'à ce que, par diffusion lente à travers la membrane, le liquide du tube et celui du récipient soient devenus de densité égale. Ou l'on peut employer le « différenciateur » de Cobb, dont on trouvera la description dans *Journ. Roy. Mic. Soc.*, 1891, p. 821. Ou bien, ce qui sera en général plus commode, l'appareil de Haswell, *op. cit.*, 1892, p. 696.

Cet appareil consiste en deux flacons de lavage réunis par un tube et portant, en outre, l'un un tube de dégagement pour le trop plein, l'autre un tube à robinet ou à pince, qui le relie à un réservoir d'alcool du titre auquel on veut arriver. On met dans le premier flacon les objets avec un peu du liquide dans lequel ils se trouvent ; on met également un peu de ce même liquide dans le deuxième flacon ; puis on ouvre le robinet. Le mélange de liquides se fait donc dans le flacon qui ne contient pas les objets, et c'est ce mélange qui est graduellement conduit, par le siphon qui réunit les deux flacons, dans le liquide primitif qui contient les objets. Citons aussi l'appareil à déshydratation rapide de Cheatle,

Journ. of Pathol. and Bacteriol., I, 1892, p. 253, ou *Journ. Roy. Mic. Soc.*, 1892, p. 892.

Le dialysateur de KOLSTER, décrit *Zeit. wiss. Mik.*, XVII, 3, 1900, p. 294, paraît devoir être assez pratique.

Les « *Siebdosen* » ou boîtes à tamis de STEINACH, de ZIMMERMANN et de SUCHANNEK (voy. *Zeit. f. wiss. Mik.*, IV, 1887, p. 433, et VII, 1890, p. 158) peuvent rendre d'excellents services dans toutes les opérations de lavage, de durcissement, etc., dans lesquelles on désire que les pièces demeurent maintenues dans les couches supérieures d'un volume de réactif. Elles consistent en une boîte de verre contenant un tamis fait d'un verre de montre percé de trous et monté sur un trépied et sur lequel les pièces reposent, la boîte étant remplie du liquide voulu. Elles sont fournies par la maison GRÜBLER et Cⁱᵉ. FAIRCHILD (*Zeit. f. wiss. Mik.*, XII, 1896, p. 301) met les pièces dans de petites boîtes cylindriques de porcelaine percées de trous et assez légères pour que le bouchon qui les ferme les fasse flotter dans les liquides. SCHAFFER (*op. cit.*, XVI, 1900, p. 422) emploie de petites corbeilles de fil de platine qu'il fait glisser à frottement dans des tubes contenant les liquides.

Un *siphon capillaire* pour l'aspiration de liquides dans le lavage de globules de sang, de zoospermes ou d'Infusoires, suspendus dans des liquides, est décrit par EWALD dans *Zeit. Biol.*, XXXIV, 1897, p. 253.

Si, au contraire, il s'agit de porter l'objet dans un liquide *plus dense* que celui où il se trouve, on emploiera, selon les cas, soit la méthode de bains successifs de liquides mélangés, ou bien la méthode *d'imbibition lente* imaginée par MAYER et GIESBRECHT pour opérer le passage graduel de l'alcool absolu à une essence éclaircissante. Elle consiste à mettre le liquide éclaircissant *sous* l'alcool qui contient les pièces à éclaircir. Par exemple, on verse dans un récipient convenable — un verre de montre ou mieux un petit tube — quelques gouttes d'essence de cèdre ou de girofle, on verse doucement sur l'essence une quantité suffisante d'alcool. (Ou bien, on verse l'alcool en premier lieu et l'on introduit ensuite l'essence sous l'alcool, à l'aide d'une pipette.) On met les objets à éclaircir dans l'alcool. Ils nagent d'abord à la surface de séparation des deux liquides, où ils se trouvent dans un milieu mixte dont la densité augmente aussi graduellement que possible de haut en bas. Ils se pénètrent peu à peu d'un milieu qui est un mélange des deux liquides employés, et, à mesure qu'ils s'en pénètrent, ils l'échangent de nouveau par diffusion contre un milieu toujours plus dense. Ils passent donc par gradations insensibles à travers des mélanges de densité croissante, jusqu'à ce qu'ils soient entièrement pénétrés par le liquide plus dense. Alors ils tombent au fond de ce dernier ; on enlève avec une pipette l'alcool qui surnage, et l'opération est terminée.

Cette méthode est de beaucoup *plus délicate* que celle qui consiste à faire pénétrer les objets successivement par un mélange de deux parties d'alcool et d'une partie d'essence, par un mélange d'une partie d'alcool et d'une partie d'essence, et ainsi de suite ; méthode que nous voyons cependant pratiquer journellement.

Il va sans dire qu'on peut opérer de même lorsqu'il s'agit de liquides aqueux ; par exemple, pour passer de l'eau à la glycérine.

12. Principes généraux. — Outre les indications précédentes nous engageons le lecteur à étudier l'exposition des principes de la technique histologique moderne donnée par PAUL MAYER dans les *Mitth. Zool. Stat. Neapel*, II, 1881, p. 1 (on en trouvera des comptes rendus dans *Journ. Roy. Mic. Soc.*, II, 1882, p. 366-881, et *Amer. Natural.*, XVI, 1882, p. 697-706, ces derniers mentionnant quelques améliorations qui avaient été imaginées depuis la publication du travail de MAYER), — de même que l'histoire et critique des méthodes récentes que donne APATHY dans son *Mikrotechnik der thierischen Morphologie*, Braunschweig, H. BRUHN, 1896.

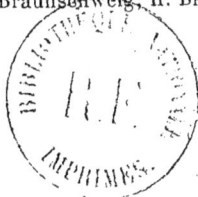

CHAPITRE II

EXTENSION PRÉALABLE DES OBJETS A FIXER

13. Introduction. — Dans la grande majorité des cas, on commence la préparation d'un objet en soumettant l'organe ou l'organisme à étudier à l'action aussi complète et aussi immédiate que possible de l'un des agents fixateurs que nous allons étudier. Et cela se fait en prenant l'organe ou l'organisme à l'état vivant et normal ; on se fie alors à l'agent fixateur pour produire, avec la rapidité voulue, en même temps la mort de l'organisme et la mort des éléments des tissus. On ne peut cependant pas agir ainsi dans tous les cas. Il est des tissus qui, au moment où l'on fait agir sur eux les réactifs dont nous allons parler, se rétractent, se plissent, et donneraient de mauvaises préparations si l'on ne parvenait à les maintenir en l'état d'extension physiologique pendant la fixation.

14. Extension de tissus. — S'agit-il d'éléments allongés, soit plats, soit filiformes, il suffit souvent de les placer sur une lame de verre et d'en fixer les deux extrémités avec de la cire à cacheter ou avec une goutte de paraffine fondue. Ainsi pour les tendons et les petits muscles. Ou bien on peut mettre en œuvre le procédé de Ranvier (*Traité*, p. 729) pour les nerfs à myéline. « On prend une petite tige de bois (une allumette par exemple) dans laquelle on pratique un évidement ; au niveau de celui-ci on dispose le nerf et on le fixe au degré d'extension convenable au moyen de ligatures placées à ses deux extrémités. » Puis on porte le tout dans le liquide fixateur.

Pour les membranes, on peut les tendre, comme la peau d'un tambour, sur un verre de montre, un petit godet, ou le goulot d'un flacon, et les y attacher avec un tour de fil. On trouvera très commodes pour cette opération les anneaux histologiques des Hoggan et d'Éternod que nous décrirons au chapitre des Imprégnations. Des organes

membraneux tels que la vessie peuvent être maintenus en extension
en les gonflant au moyen d'une seringue, soit d'un liquide indifférent,
soit du liquide fixateur lui-même.

Le procédé de la « demi-dessiccation » (RANVIER, *Traité*, p. 69)
« consiste à étendre sur une lame de verre une membrane à l'aide
des doigts appliqués sur ses bords. Tant que la membrane est
humide, elle se rétracte du moment qu'on l'abandonne à elle-même.
Mais lorsqu'elle commence à sécher (et par suite de la chaleur des
doigts qui la tendent, elle sèche plus vite sur les bords), ses bords
restent adhérents au verre, et en l'attirant successivement sur ses
différents côtés, on arrive à la tendre d'une façon très complète. »

On trouvera d'autres indications, très détaillées, dans le *Traité* de
RANVIER.

15. Extension d'organismes entiers. — Les animaux *qui ne
se contractent que lentement*, sous l'influence des fixateurs, peuvent
être tués en extension si on les jette brusquement dans un liquide
fixateur assez énergique pour les tuer avant que leurs éléments
n'aient eu le temps de se contracter.

L'acide acétique cristallisable (méthode de van BENEDEN) est un excellent réactif à cette fin, et réussit, par exemple, très bien avec *Pyrosoma* et
certaines Méduses (voy. « Acide acétique », et « Tuniciers »). Le sublimé
corrosif, surtout à chaud, donne aussi souvent de bons résultats.

L'application brusque de la CHALEUR est aussi un procédé dont on peut
tirer parti. C'est une méthode qui a l'avantage de se prêter mieux
qu'aucune autre à l'examen micro-chimique des tissus, car elle n'y introduit rien qui puisse en altérer la composition ni gêner les réactions.

Il suffira en général d'exposer les animaux pendant quelques secondes
à une chaleur suffisante. On peut mettre de petits objets tels que Protozoaires, Hydraires, Bryozoaires, dans une goutte d'eau placée dans un
verre de montre ou sur une lamelle, et les flamber au-dessus d'une
lampe à alcool. Des animaux plus grands peuvent être jetés brusquement dans une quantité d'eau chauffée préalablement. On conserve
très bien les grands Némertiens en les jetant dans de l'eau douce
chauffée. On peut aussi mettre les pièces dans une très petite quantité
d'eau contenue dans un tube de verre et plonger ce tube pendant quelques secondes dans de l'eau bouillante. Aussitôt fixées les pièces doivent
être passées dans l'alcool (30 p. 100 environ).

La difficulté de cette méthode consiste à atteindre la température
mortelle sans la dépasser de plus de quelques degrés. Il ne faut guère
aller au delà de 80° C., en aucun cas, et une chaleur de 60° C. suffira
très souvent. C'est en somme une méthode qui peut rendre des services,
mais il ne faut pas trop s'y fier dans les recherches histologiques
délicates, car le moindre excès de chaleur provoque des gonflements
très considérables de certains éléments cellulaires.

Mais il est bon nombre d'animaux, de consistance molle, manquant de squelette rigide, et doués d'une puissance considérable de contractilité — les Cœlentérés, les Bryozoaires, les Serpulides en fournissent assez d'exemples — qui, si on les traite sans autre précaution par un agent fixateur, *se contractent avec rapidité*, retirent leurs tentacules ou leurs branchies, et meurent en un état recroquevillé qui fait de l'objet conservé une caricature de la vie.

Dans ces cas, on est obligé d'avoir recours à l'immobilisation préalable par un des procédés d'intoxication ou d'anesthésie que nous allons décrire.

16. Fumigation au tabac (Lo BIANCO, *Jena. Zeit. Naturw.*, XIII, 1879, p. 467 ; *Mitth. Zool. Stat. Neapel,* IX, 1890, p. 499). — On place les animaux dans une cuvette avec de l'eau, et on les recouvre d'une cloche de verre ou d'un cristallisoir, destiné à confiner la fumée de tabac. On fait alors passer de la fumée sous la cloche de temps à autre, par le moyen d'un tube de verre courbé. Après y avoir introduit une quantité suffisante de fumée, on abandonne les animaux pendant quelques heures, afin que la narcotisation puisse se compléter. On constate le progrès de l'anesthésie en irritant l'animal de temps à autre ; aussitôt qu'on observe qu'il ne réagit plus que lentement, que, par exemple, si l'on touche un tentacule avec une aiguille, cet organe ne commence à se rétracter qu'après un laps de temps considérable, on peut estimer que le sujet est suffisamment engourdi. On verse alors dans l'eau une dose de liquide fixateur suffisante pour le tuer avant qu'il ait eu le temps de changer d'attitude ; et, une fois qu'il est parfaitement mort, on peut changer à volonté le liquide où il se trouve.

Cette méthode a été surtout employée pour les Actinies, chez lesquelles elle produit une bien véritable intoxication qui sert parfaitement à les maintenir étalées ; mais cet état ne s'établit que lentement : il faut plusieurs heures, souvent plus d'un jour, pour produire l'immobilité voulue chez une Actinie.

17. Nicotine. — ANDRES (*Atti R. Accad. dei Lincei,* V, 1880, p. 9 ; *Journ. Roy. Mic. Soc.* (N. S.), II, 1882, p. 884) se sert d'une solution d'un gramme de nicotine dans un litre d'eau de mer. Il place l'animal à narcotiser dans un bocal contenant un demi-litre d'eau, et il y conduit la solution de nicotine très graduellement par le moyen d'un fil faisant siphon. La grosseur du fil doit être telle qu'il puisse vider le litre de solution de nicotine en douze heures. (Voyez aussi *Mitth. Zool. Stat. Neapel*, II, 1880, p. 123.)

18. Chloroforme. — D'autres substances anesthésiques peuvent être *ajoutées par petites quantités* à l'eau qui contient les animaux à endormir. Le chloroforme donne quelquefois de très bons résultats quand il est employé de cette manière ; nous avons vu de belles Méduses très bien chloroformées dans une attitude parfaitement étalée, en une heure ou deux de temps. Il convient de projeter le chloroforme, par quantité de quelques gouttes à la fois, vigoureusement dans l'eau avec une petite seringue ou une pipette munie d'une poire de caoutchouc, l'une ou l'autre ayant l'orifice assez petit pour que le chloroforme soit pulvérisé à la sortie. On répète la dose toutes les cinq minutes, jusqu'à ce que l'animal soit immobilisé. Andres a trouvé que cette méthode ne convient pas pour les Actinies, car chez ces animaux la macération des tissus survient avant que l'insensibilité soit établie.

Pour les Siphonophores, Korotneff (*Mitth. Zool. Stat. Neàpel*, V, Hft 2, 1884, p. 229 ; *Zeit. f. wiss. Mik.*, 2, 1885, p. 230) emploie *la vapeur* de chloroforme. On attend que les animaux se montrent un peu tranquilles dans le bocal qui les contient. On fait flotter alors sur l'eau un verre de montre contenant du chloroforme, et l'on couvre le tout avec une cloche. Le chloroforme endort les animaux, qui demeurent étalés, et on les fixe en les inondant subitement d'acide chromique ou de sublimé chaud.

Preyer (*Mitth. Zool. Stat. Neapel*, VII, 1886, p. 27) recommande l'eau chloroformée pour endormir les Astéries.

19. L'alcool et l'éther peuvent s'employer de la même manière que le chloroforme. Pour les Actinies, Andres a obtenu de bons résultats avec le mélange suivant (dû à S. Lo Bianco) : glycérine, 20 parties ; alcool (70 p. 100), 40 parties ; eau de mer, 40 parties. Il faut verser ce liquide avec précaution sur l'eau qui contient les animaux, et attendre qu'il s'y soit mêlé lentement par diffusion. Il faut pour cela souvent plusieurs heures.

Eisig (*Fauna u. Flora Golf Neapel*, XVI, 1887, p. 293) paralyse les Capitellides en les mettant dans un mélange de 1 partie d'alcool à 70 p. 100 avec 9 d'eau de mer, et recommande beaucoup cette méthode pour l'étude des animaux vivants.

20. Alcool méthylique (Cori, *Zeit. f. wiss. Mik.*, VI, 4, 1890,

p. 438). — Ce réactif a l'avantage, entre autres, de n'avoir que peu
d'action sur les albumines. On fait un mélange de 10 cc. d'alcool
méthylique, et 90 cc. d'eau de mer ou d'eau douce (si on prend de
l'eau douce on ajoute 6 grammes de chlorure de sodium). On ajoute
ce mélange par petites quantités à l'eau qui contient les animaux ;
et si cela ne suffit pas, on les inonde du mélange non dilué. On peut
ajouter au mélange quelques gouttes de chloroforme (p. ex., pour
Cristatella, Zeit. wiss. Zool., LV, 1893, p. 626).

21. Chloral. — FOETTINGER '(*Archives de Biologie*, VI, p. 115) a
obtenu des résultats très complets avec l'hydrate de chloral. Il opère
en laissant tomber au fond du vase qui contient les animaux quelques cristaux de chloral. Pour des Alcyonelles, il emploie 25 à 50 centigrammes de chloral pour 100 grammes d'eau. Au bout de trois
quarts d'heure, la colonie est devenue insensible, ne réagit plus, et
peut être fixée. FOETTINGER a ainsi obtenu de bons résultats avec des
Bryozoaires aquatiques et marins, des Annélides, des Mollusques,
des Némertiens. Ces derniers deviennent insensibles sans avoir
craché leur trompe. L'expérience n'a pas réussi avec les Hydroïdes.
Les résultats obtenus avec les Actinies étaient assez satisfaisants.
Des Astéracanthions ont pu être endormis.

Je sais que cette méthode donne souvent de bons résultats, mais
elle ne réussit pas toujours. Je l'ai essayée avec des Némertiens, et je
n'ai jamais eu le moindre succès.

VERWORN (*Zeit. f. wiss. Zool.*, XLVI, 1887, p. 99) s'en sert pour
les Bryozoaires d'eau douce. Il laisse des colonies de *Cristatella*
pendant quelques minutes dans une solution de chloral à 10 p. 100.

KUKENTHAL (*Jen. Zeit.*, XX, 1887, p. 511) a obtenu de bons résultats
avec quelques Annélides au moyen d'une solution de chloral
à 1 p. 1000 dans l'eau de mer.

LO BIANCO (*Mitth. Zool. Stat. Neapel*, IX, 1890, p. 442) emploie pour
divers animaux marins des solutions fraîchement préparées de 0,1 à
0,2 p. 100 dans de l'eau de mer.

Je pense que le chloral ne doit être employé qu'avec précaution,
car il macère très vite. J'ai vu des animaux dont l'épiderme était très
macéré avant que l'insensibilité fût établie.

22. Cocaïne (RICHARD, *Zool. Anzeig.*, 1885, p. 332). — RICHARD se
sert d'une solution de chlorhydrate de cocaïne au centième. Les
animaux à narcotiser (Bryozoaires) sont placés dans un verre de
montre avec 5 cc. d'eau. On ajoute, peu à peu, de la solution de

cocaïne. Après cinq minutes les animaux ne réagissent plus que faiblement; on ajoute encore un demi-centimètre cube de la solution, et dix minutes plus tard les animaux doivent être morts épanouis. Cette méthode convient pour les Bryozoaires, les Hydres et certains Vers.

CORI (*op. cit.*, § 20) fait remarquer que certains agents fixateurs, comme le sublimé, précipitent la cocaïne sous la forme d'une poudre blanche. Mais ce précipité se redissout dans l'alcool (EISIG, *Mitth. Zool. Stat. Neapel*, XIII, 1898, p. 89).

23. Encaïne. — HARRIS (*Journ. Roy. Mic. Soc.*, 1900, p. 404) loue beaucoup le chlorhydrate d'encaïne (*Beta-encaïne*) comme donnant de meilleurs résultats que la cocaïne pour des Vorticelliens, des Rotateurs et des Vers. Il recommande une solution à 1 p. 100. ROUSSELET également (*ibid.*) l'a trouvée bonne pour des *Floscularia*.

24. Hydroxylamine. — HOFER (*Zeit. f. wiss. Mik.*, VII, 3, 1390, p. 318) a employé l'hydroxylamine avec succès pour les organismes les plus variés. On peut prendre ou bien le sulfate de la base ou bien l'hydrochlorate, ce dernier de préférence. L'hydrochlorate du commerce contient habituellement de l'acide chlorhydrique. Il faut le dissoudre dans de l'eau douce ou de l'eau de mer (pas dans de l'eau distillée), et neutraliser exactement par addition de carbonate de soude. On prend pour des Infusoires une solution d'une concentration de 0,1 p. 100 et on les y laisse trente minutes ; pour des Hydres, 0,25 p. 100, et on les y laisse de quinze minutes à une heure ; pour *Hirudo*, 1 p. 100, trente minutes à deux heures ; pour *Helix* et *Anodonta*, même concentration, dix à vingt heures.

L'hydroxylamine est un agent réducteur très énergique. Les animaux paralysés ne doivent donc pas être tués par un agent fixateur facile à réduire, tel que l'acide osmique, l'acide chromique, le sublimé, etc., à moins de les bien laver à l'eau auparavant.

25. Chlorure de magnésium. (TULLBERG, *Arch. Zool. Expér. et Gén.*, X, 1892, p. 11). — Pour des Actinies, faire une solution à 33 p. 100 et l'ajouter graduellement à l'eau qui contient l'animal étalé, jusqu'à ce que cette eau contienne 1 p. 100 du sel. Ainsi pour 1 litre d'eau de mer ajoutez 33 centimètres cubes de la solution. Il faut une trentaine de minutes pour arriver à l'anesthésie. Pour des Invertébrés d'eau douce ou terrestres il faut prendre une solution un peu plus forte.

REDENBAUGH (*Amer. Nat.*, 1895, p. 399; *Journ. Roy. Mic. Soc.*, 1895, p. 385) prend le **sulfate de magnésie**, qu'il emploie soit en solution, soit sous forme de cristaux ajoutés à l'eau qui contient les animaux.

26. Asphyxie. — On sait que, pour faire mourir étendus les Gastéropodes pulmonés terrestres, il est d'usage de les mettre dans un bocal rempli d'eau qui a été privé d'air par l'ébullition et hermétiquement clos. On trouve les animaux morts étendus après douze à vingt-quatre heures. On nous a assuré que cet effet s'obtient plus promptement si l'on ajoute à l'eau du bocal un peu de tabac.

Quelquefois on arrive au but simplement en laissant des animaux aquatiques épuiser d'eux-mêmes l'oxygène de l'eau dans laquelle on les a confinés. J'ai réussi ainsi avec des Holothuries et d'autres Échinodermes. Ward (*Amer. Nat.*, XXV, 1891, p. 398) a eu de bons résultats de cette manière avec des Hydraires, des Actinies, etc. Si les animaux se montrent imparfaitement étalés lorsque la narcose s'est établie, il faut les mettre pendant un instant dans de l'eau pure ; ils s'étendront, et à cet instant on les jette dans un liquide fixateur (Ward).

Uexkuell (*Mitth. Zool. Stat. Neapel*, XII, 1896, p. 463) également a réussi ainsi avec des Échinides.

27. Acide carbonique. (Fol, *Zool. Anzeig.*, n° 128, 1885, p. 698. Aussi, *Bulletin de la Société Belge de Microscopie*, t. IV, 1882, p. 85.) — Il faut saturer graduellement d'acide carbonique l'eau dans laquelle nage l'animal à immobiliser ; celui-ci devient bientôt complètement insensible et immobile, et reste sans changement pendant des heures et même des jours entiers, mais reprend toute sa vivacité aussitôt que l'eau chargée d'acide carbonique est remplacée par de l'eau pure. Le procédé ne réussit ni avec les Poissons ni avec les Mollusques, mais il réussit avec la plupart des animaux dont le système nerveux conserve son caractère épiblastique, c'est-à-dire, par exemple, avec la plupart des Cœlentérés et des Échinodermes.

J'ai essayé cette méthode avec de petits Annélides et des Hirudinés, et j'ai eu des résultats excellents. Il n'est pas nécessaire d'employer un générateur pour fabriquer le gaz. Il suffit de prendre un siphon d'eau gazeuse du commerce, et d'en ajouter à l'eau qui contient les animaux.

Uexkuell (*op. cit.*, § 26) a réussi avec des Échinides et avec un Téléostéen.

28. Empoisonnement. — On obtient quelquefois de bons résultats en empoisonnant les animaux avec de petites doses d'un liquide fixateur. L'acide osmique et la liqueur de Kleinenberg s'emploient souvent à cet effet. Nous avons vu tuer des Méduses d'une manière très satisfaisante par le sublimé corrosif en nature, ajouté par pincées à l'eau qui les contenait. Voici une méthode pour conserver les Ascidies avec leurs orifices naturellement ouverts, due à Lo Bianco (*Mitth. Zool. Stat. Neapel*, IX, 1890, p. 471). On ajoute, peu à peu et très doucement, à l'eau qui contient les animaux, une solution d'acide chromique à 1 p. 100, en faisant en sorte que ce liquide nage à la surface de l'eau de mer et ne s'y mêle que lentement. Il faut de douze à vingt-quatre heures pour mener l'opération à bonne fin.

D'autres ajoutent à l'eau de mer des cristaux d'alun, procédé que nous ne recommandons pas. On a aussi employé de cette manière la morphine, le curare, la strychnine, l'acide prussique et autres agents paralysants.

29. Peroxyde d'hydrogène. — Volk (*Zool. Anz.*, XIX, 1896, p. 294) tue les Rotateurs au moyen de 1 à 2 gouttes d'une solution à 3 p. 100 ajoutées à 1 centimètre cube de l'eau qui les contient. Ils meurent en extension, ou les lave à l'eau pure et les porte dans un liquide fixateur.

30. Autres procédés. — Certains Vers meurent lentement et étendus si on les met dans l'eau chaude.

Le jus de citron m'a donné de bons résultats avec de petits Hirudinés et Oligochètes qu'il fait mourir instantanément dans une attitude étalée.

L'eau douce sert quelquefois très bien pour étendre des animaux marins.

CHAPITRE III

FIXATION ET DURCISSEMENT

31. Introduction. — Nous avons expliqué, paragraphe 3, ce qu'on entend par la *fixation*. Voici maintenant un exemple qui servira à faire comprendre l'utilité de cette opération.

Si l'on traite une portion de rétine vivante soit avec de l'humeur aqueuse de l'œil, soit avec du sérum, soit avec n'importe lequel des liquides dits *indifférents* des micrographes, ou avec l'une ou l'autre des liqueurs *conservatrices* qu'on emploie pour la conservation permanente des pièces histologiques, on trouve invariablement que les cônes et bâtonnets ne conservent que pendant un temps très court l'apparence qu'ils ont pendant la vie ; après quelques minutes au plus, on voit commencer une série de changements *post mortem*, à la suite desquels les segments externes soit des cônes, soit des bâtonnets, se brisent en un certain nombre de disques et deviennent à la fin désintégrés au point d'être entièrement détruits. Puis encore, dans la même préparation, on observera qu'en un temps tout aussi court les fibrilles nerveuses, de lisses qu'elles étaient pendant la vie, deviennent variqueuses, présentant un grand nombre de nœuds fusiformes, pour ne point parler des autres altérations *post mortem* qu'elles subissent. Si, au contraire, nous traitons une rétine vivante avec une solution d'acide osmique, nous trouverons, après vingt-quatre heures, que la totalité des cônes et des bâtonnets est parfaitement conservée, et que les fibrilles nerveuses ne montrent que peu ou point de varicosités. Et après ce durcissement préliminaire nous pouvons traiter la rétine avec de l'eau (procédé qui ruinerait entièrement une rétine non fixée), nous pouvons même la laver dans de l'eau pendant des jours entiers, sans qu'elle en souffre ; nous pouvons la colorer, la durcir, la déshydrater, l'enrober, la couper au microtome, et monter les coupes dans un milieu résineux ou aqueux, sans que ses éléments aient éprouvé d'altération sérieuse par suite de ces manipulations.

Il résulte de tout ce que nous venons de dire que la fixation des tissus est la condition *sine quâ non* de toute préparation à laquelle on veut donner une valeur scientifique (nous parlons de préparations normales de parties molles, cela va de soi). « On a proposé depuis longtemps des liquides qui auraient la propriété de conserver indéfiniment les tissus qu'on y a mis à l'état frais ; mais, en réalité, aucun de ces liquides ne possède ces avantages. Il n'est pas à dire pour cela qu'on ne puisse avoir des préparations persistantes des éléments de l'organisme même les plus délicats ; pour atteindre ce but, il convient d'employer, non pas un seul liquide conservateur, mais une série de réactifs dont les uns servent à fixer les éléments dans leur forme et à les rendre plus ou moins inaltérables, d'autres à les colorer, d'autres enfin à les mettre à l'abri de modifications ultérieures. » (Ranvier.)

L'exemple que nous venons de donner montre que l'une des fonctions des agents fixateurs consiste à prêter aux tissus un degré de *durcissement* suffisant à les fixer dans leur forme naturelle. Il est également une autre fonction importante qu'ils doivent exercer, c'est de *rendre insolubles* les éléments constitutifs des cellules et des tissus, qui sans cela pourraient être plus ou moins dissous et enlevés par les opérations de la préparation ultérieure. Une préparation faite avec du matériel convenablement fixé doit montrer des cellules à aspect plein, point ratatinées, sans vacuoles artificielles, et montrant une abondance de détails de structure intime. Tandis qu'une préparation faite avec du matériel non fixé ou imparfaitement fixé ne montre guère que des cellules maigres et ratatinées, à protoplasma vacuolisé, ayant perdu la majeure partie de leur structure cytologique, et ce qui en reste étant altéré souvent au point d'être méconnaissable. En comparant de pareilles cellules avec des cellules vivantes ou convenablement fixées on comprend immédiatement qu'une bonne partie de leurs éléments constitutifs leur a été enlevée par dissolution dans les réactifs.

Une troisième fonction, fort importante, des agents fixateurs est de produire une *différentiation optique* des éléments à étudier. En coagulant les cellules des tissus, ils en *changent la réfrangibilité*, en élevant, à des degrés divers, les indices de réfraction des divers éléments dont ils sont composés, et leur prêtent ainsi une différence de visibilité qu'ils ne possèdent pas en général en leur état naturel. Qu'on compare, par exemple, l'aspect de l'épithélium d'une queue de têtard observé à l'état vivant avec celui qu'il présente après avoir été traité par un agent fixateur ! A l'état vivant le protoplasma des cellules de cet organe possède un indice de réfraction à peine plus élevé que celui de l'eau, en conséquence un indice de *visibilité*[1] si faible qu'il montre à peine un détail quelconque de structure intime. Mais aussitôt que ce protoplasma a été suffisamment coagulé par la fixation, les indices de réfraction de certains de ces éléments auront été élevés très fortement, jusqu'à dépasser celui du baume de Canada, celui d'autres restant plus faible, et une foule de détails auparavant invisibles deviendront visibles par suite du contraste.

32. L'action des agents fixateurs consiste à *coaguler* et rendre insolubles les éléments des tissus. Cet effet peut être produit sans l'entremise d'une action chimique, comme par exemple dans la fixation par la chaleur ou par l'alcool. Mais dans la plupart des cas l'agent fixateur forme une véritable combinaison chimique avec la substance des tissus. Les composés chimiques ainsi formés sont tantôt instables et solubles, tantôt très stables et insolubles. Ainsi, certaines des combinaisons formées par l'action de l'acide picrique sur les tissus sont solubles, de sorte qu'elles se laissent enlever par le lavage à l'eau (c'est pour ce motif que d'habitude il convient de ne laver qu'à l'alcool les pièces qui ont été fixées par l'acide picrique). Mais les composés formés dans les tissus par d'autres fixateurs, tels que l'acide chromique et ses sels, et par des sels des métaux lourds tels que le mercure, le fer, le platine, l'or, sont pour la majeure partie très stables et insolubles dans l'eau. Malheureusement nous ne possédons pas de connaissances chimiques précises au sujet de ces composés.

L'insolubilité de ces combinaisons ainsi formées est un avantage en tant qu'elle nous garantit que les éléments ainsi fixés ne seront pas attaqués par les réactifs employés par la suite. Elle est aussi souvent un avantage en tant que plusieurs des composés en question ont la propriété de se combiner avec certaines matières colorantes, et fournissent ainsi des colorations importantes qu'on ne pourrait pas obtenir autrement : en d'autres termes, ils peuvent agir comme mordants.

Mais cette insolubilité est aussi souvent un désavantage, car ces mêmes composés qui rendent possible la production de cer-

[1] La visibilité des détails de structure sans couleur est proportionnelle à la *différence* entre leur indice de réfraction et celui du milieu dans lequel on les examine.

taines colorations s'opposent à la réalisation d'autres. Ainsi les tissus fixés par l'acide osmique ou l'acide chromique se montrent plus rebelles à la coloration par le carmin que ceux qui ont été fixés par le sublimé ou l'acide picrique.

33. Précipités de fixation.

— D'après FISCHER[1], la coagulation des éléments des tissus produite par les réactifs fixateurs est toujours (en ce qui concerne les éléments liquides et mi-liquides) un phénomène de *précipitation*. Les éléments plus solides, tels que des fibrilles qui sont visibles à l'état vivant, des nucléoles, etc., peuvent il est vrai subir l'action des fixateurs sans qu'il y ait formation d'aucun précipité visible. Mais tous les éléments liquides, en tant qu'ils sont effectivement fixés, sont visiblement précipités, et cela selon des *figures de précipitation* spéciales pour chaque élément et pour chaque réactif précipitant. Chaque fixateur donne sa *figure de fixation* caractéristique, qui peut se conformer plus ou moins à l'aspect vital des éléments, mais qui ne le reproduit jamais d'une façon absolument exacte (on fera bien d'étudier les descriptions détaillées des figures de précipitation des principaux composés organiques des tissus, et des pouvoirs de précipitation des principaux fixateurs que donne FISCHER).

D'après cette théorie de la fixation, il s'ensuivrait que les fixateurs les plus énergiques se trouveraient toujours parmi les précipitants les plus énergiques des substances organiques des tissus. Cette déduction ne se vérifie cependant pas d'une façon absolue. Ainsi, chacun reconnaît que l'acide osmique est un fixateur des plus puissants. Mais FISCHER (*op. cit.*, p. 12, 14, 27) trouve qu'il n'est qu'un précipitant incomplet et faible. D'un autre côté, il trouve que l'acide picrique est un précipitant énergique de la majorité des substances cellulaires ; et cependant presque tous les histologistes sont d'accord pour admettre qu'il n'est qu'un fixateur faible et incomplet.

Ces exemples, et d'autres analogues, nous paraissent indiquer que les tables de pouvoirs de précipitation que donne Fischer ne doivent pas être considérées comme donnant exactement la mesure du pouvoir de fixation des réactifs. De plus, l'étude des figures de fixation de l'acide osmique, du formol, et, à un moindre degré, de certains autres réactifs, paraît indiquer que la coagulation des

---

[1] FISCHER. « *Fixirung, Faerbung und Bau des Protoplasmas* », Jena, G. Fischer, 1899, p. x, 362, ouvrage dont nous recommandons beaucoup l'étude.

tissus qu'ils produisent est bien accompagnée en partie par la formation de précipités, mais qu'en partie elle ne l'est pas : de sorte qu'une partie notable de la fixation qu'ils fournissent se fait sous forme d'une *coagulation homogène*. Mais à ces exceptions près il semble nécessaire d'admettre que la formation de précipités visibles est un accompagnement très répandu, sinon universel de la fixation, et que, plus est étendu le pouvoir précipitant d'un fixateur (c. a. d. plus est grand le nombre des liquides organiques qu'il peut précipiter), et plus seront nombreux les *artefacts* (productions artificielles), ou apparences illusoires dues à la préparation, qu'il peut produire.

34. Caractères des fixateurs usuels. — Un bon fixateur devrait posséder les propriétés suivantes : tuer aussi rapidement que possible ; *conserver* tous les éléments qu'on désire fixer ; donner une bonne *différentiation optique;* posséder assez de *pouvoir de pénétration* pour fixer aussi bien les couches profondes des tissus que les couches superficielles ; causer le moins possible le ratatinement des tissus, et ne pas avoir des effets qui puissent nuire aux opérations ultérieures, comme cela arrive par exemple lorsqu'on pratique la fixation avec des substances qui noircissent les tissus, ou les rendent cassants, ou bien qui les empêchent de donner les réactions voulues avec les solutions colorantes.

Or aucun réactif simple ne réunit toutes ces qualités : d'où il arrive que sans exception, tous les meilleurs fixateurs sont des *mélanges*. L'acide osmique, par exemple, réunit quelques-unes des qualités que nous avons énumérées, mais pas toutes. Il tue rapidement, et conserve admirablement les éléments du cytoplasme, mais moins bien les noyaux. Mais la différentiation optique qu'il fournit, quelquefois assez bonne, est souvent assez mauvaise. Car en coagulant à des degrés presque égaux tout le contenu cellulaire — le réticulum, l'enchylème et ses inclusions, et la chromatine des noyaux, — il élève à des degrés égaux les indices de réfraction de ces éléments : de sorte que (surtout si la fixation a été un peu trop prolongée) les cellules acquièrent une apparence homogène dans laquelle des détails fins de structure sont masqués par la réfrangibilité identique de tous les éléments. Si maintenant, au lieu d'employer l'acide osmique pur, nous le combinons à de l'acide acétique, nous obtiendrons une différentiation meilleure. Car l'acide acétique, tout en étant lui-même un fixateur si on ne le laisse agir que fort peu de temps, exerce bientôt une action tuméfiante et dissolvante sur le cytoplasme. Dans le mélange, tout en rehaussant la fixation de la chromatine, il sert à faciliter la pénétration de l'acide osmique et à en atténuer l'action excessive qu'il exerce sur le cytoplasme, de sorte que dans le résultat nous avons des cellules moins homogènes d'apparence et montrant plus de détails fins. On obtient des résultats encore meilleurs si à l'acide osmique on ajoute non seulement de l'acide acétique mais aussi de l'acide chromique. Car l'acide osmique a une tendance à se réduire dans les tissus, ce qui les noircit et les rend opaques. L'acide chromique a pour effet d'atténuer ce noircissement. Il aide aussi, probablement, à la fixation de la chromatine, qui est souvent insuffisamment fixée par les deux autres ingrédients, et peut-être aussi à atténuer la coagulation excessive de l'hyaloplasme par l'acide osmique : de sorte qu'en résultat définitif on obtient des images plus différenciées (cf. n° 654).

Ce mélange donnera des résultats excellents sous le rapport de la fidélité de conservation et de la différentiation optique. Mais sous le rapport de la *pénétration* il ne donnera que des résultats fort mauvais. L'acide osmique est désespérément défectueux au point de vue de la puissance de pénétration, et aucune adjonction d'autres substances ne réussit à corriger ce défaut. De sorte que toutes les fois qu'on demande un pouvoir de pénétration passable, il faut recourir à quelque autre réactif. L'acide picrique est un réactif très pénétrant, mais son pouvoir durcissant est très faible, de sorte que pour avoir les meilleurs résultats il est nécessaire de le combiner à quelque autre fixateur ayant un pouvoir durcissant plus énergique. Le sublimé corrosif pénètre bien et durcit énergiquement ; mais je n'ai jamais réussi à obtenir avec lui les délicates différentiations optiques que fournissent les mélanges osmiques. Le bichromate de potasse conserve admirablement le cytoplasme, mais il ne pénètre que lentement, et ne conserve pas fidèlement la chromatine, qu'il gonfle. On peut obvier à ce défaut en ajoutant de l'acide acétique : mais le manque de pénétration restera (voy. n° 654).

C'est un résultat acquis par l'expérience que, en thèse générale, les meilleurs fixateurs ont *une réaction acide*. En conséquence, si les ingrédients d'un mélange fixateur n'ont pas naturellement cette réaction, il convient d'acidifier le mélange. Ainsi par exemple il convient d'acidifier l'acide osmique en y ajoutant de l'acide acétique ou un acide ayant des effets semblables. On trouvera en effet que l'acide acétique est d'un emploi très répandu dans les mélanges. On admet généralement qu'il y agit en augmentant la pénétration et la différentiation des images et en fixant la chromatine, comme nous l'avons expliqué plus haut ; mais ce n'est là probablement pas tout.

FISCHER (*op. cit.*, p. 10, 27, et ailleurs) admet que sa fonction dans les mélanges est surtout celle d'un *neutralisant* ou *acidifiant* (*Ansæurer*), servant à assurer aux autres ingrédients un milieu acide ou du moins neutre dans lequel ils puissent pleinement déployer leur pouvoir de précipitation. Car le pouvoir précipitant d'un réactif varie selon la réaction, acide ou alcaline, de la substance à précipiter, c'est-à-dire, à son point de vue, de la substance à fixer : et il se trouve qu'une réaction faiblement acide est celle qui est le plus favorable pour la précipitation. Bien des corps qui sont absolument rebelles à la précipitation en un milieu alcalin ou neutre se précipitent immédiatement si le milieu est rendu acide. Il continue (*op. cit.*, p. 10) : « Beaucoup de substances cellulaires, si ce n'est pas la plupart, ont une réaction alcaline, et par cela même sont à l'abri de l'action précipitante de certains réactifs, tels que l'acide osmique ou le bichromate de potasse ; et l'action de certains autres fixateurs, tels que le chlorure de platine et l'acide chromique est plus ou moins entravée par la présence d'alcalis libres. Ni l'acide chromique du mélange de Flemming, ni le chlorure de platine du mélange de Hermann, ne seraient capables d'agir comme acidifiant pour l'acide osmique de ces mélanges. Ils ne pourraient le faire en premier lieu parce qu'ils se combinent avec les tissus plus rapidement que l'acide osmique, et secondement parce que eux-mêmes n'ont qu'une réaction acide extrêmement faible. »

Il s'ensuit que le rôle de l'acide organique dans ces mélanges est (du moins en partie) de mettre en jeu le pouvoir précipitant des autres ingrédients.

Il est peut-être utile de distinguer, comme le fait FISCHER, entre la *fixation primaire* et la *fixation secondaire*. Si un réactif précipite tout ce qu'il y a de précipitable dans un tissu, il y a fixation totale et primaire. Mais s'il ne précipite que quelques-unes des substances organiques présentes dans le tissu, les autres demeureront en solution, et peuvent être précipitées plus tard par l'alcool de déshydratation, ce qui donne lieu à une fixation secondaire par l'alcool. On comprend facilement que celle-ci n'a pas la valeur d'une fixation primaire, car, en réalité, elle ne fixe plus qu'un état *post mortem*.

C'est cependant un cas qui se présente très fréquemment, et qui peut donner lieu à des erreurs d'interprétation sérieuses.

35. Choix d'un fixateur. — S'il est vrai que les résultats les plus complets ne peuvent être obtenus qu'avec des mélanges, il est également vrai qu'aucun de ces mélanges ne saurait convenir pour

tous les objets. Il n'y a pas de fixateur dont on puisse dire qu'il est
« en général le meilleur », ou « le meilleur pour le travail ordinaire ».
Au lieu de ces recommandations trop souvent illusoires, nous ne
voulons donner ici que quelques suggestions qui peuvent être utiles
aux débutants.

S'agit-il surtout d'obtenir une bonne fixation énergique de pièces
très petites et facilement pénétrables, ce sont les mélanges osmio-
chromiques et osmio-platiniques qui tiennent peut-être le premier
rang. S'agit-il, au contraire, d'une grande puissance de pénétration,
on préférera dans beaucoup de cas un mélange picrique, ou l'alcool
acétique, ou le sublimé alcoolique. S'agit-il enfin, comme c'est
souvent le cas, de pouvoir produire ensuite de belles colorations, sans
trop de peine, par les méthodes ordinaires, on trouvera que les
réactifs se groupent à peu près comme suit (nous ne citons ici que
les réactifs qui sont d'un emploi général) :

Fixateurs qui ne gênent pas les colorations.	Fixateurs qui gênent les colorations.
Chaleur.	Acide osmique.
Alcool.	Acide chromique.
Formol.	Bichromate de potasse.
Sublimé corrosif.	Chorure de platine.
Acide nitrique.	Et en général tous les com-
Acide picrique.	posés des métaux lourds.
Acide acétique.	

Pour obtenir les meilleurs résultats, les fixateurs doivent être
acides, comme il a été expliqué dans le dernier numéro, et l'on peut
convenablement y faire entrer de 1 à 5 p. 100 d'acide acétique.

L'*acide osmique* est, sous bien des points, l'un des meilleurs fixateurs qui soient connus; mais, outre qu'il a l'inconvénient de s'attacher obstinément aux éléments des tissus d'où l'on ne peut le
déloger que difficilement par des lavages répétés et où il a une
grande tendance à se réduire et à noircir les préparations, il a
aussi le défaut d'avoir une très faible puissance de pénétration, ce
qui fait qu'il ne convient en aucune façon pour des objets tant soit
peu volumineux.

Les commençants feront donc peut-être bien de laisser de côté les
mélanges osmiques. Ils peuvent les remplacer par le liquide de
TELLYESNICZKY, qui fixe bien et est d'un emploi facile. Il a l'inconvénient
de manquer de pénétration.

Le *sublimé corrosif* fixe fortement et assez fidèlement, et pénètre

extrêmement bien, mais il demande beaucoup de soin dans les
lavages ultérieurs.

L'*acide picrique* est un fixateur doux, à pénétration excellente et
d'un emploi facile. Il a l'avantage de ne pas rendre les tissus cassants, ce qui arrive facilement avec le sublimé. C'est peut-être sous
forme de *formol picrique* de Bouin qu'il conviendra le plus souvent
de l'employer.

On consultera avec avantage, outre l'ouvrage de Fischer cité § 32,
le travail de Tellyesniczky, *Arch. mik. Anat.*, LII, 1898, « Ueber die
Fixirungs-(Hærtungs-) Flüssigkeiten », et celui de Wasielewski,
Zeit. wiss. Mik., XVI, 1899, « Ueber Fixirungsflüssigkeiten in der
botanischen Mikrotechnik ». Les résultats de ces auteurs sont en
bonne partie conformes aux miens, mais pas entièrement. Les différences d'opinion sont probablement dues en grande partie à ce que
ces deux observateurs ont porté leur attention exclusivement sur la
fixation d'une seule sorte de cellules. Or il n'est nullement exact
qu'un réactif qui fixe bien ou mal une certaine sorte de cellules donnera nécessairement des résultats semblables avec d'autres cellules.

36. Pratique des fixations. — Les agents fixateurs s'emploient
soit à l'état de liquides, soit à l'état de vapeurs. Nous ne connaissons
que l'osmium qui soit généralement employé de cette dernière
façon ; cependant l'alcool et l'acide sulfureux ont été employés à
l'état de vapeur par Gilson et Carnoy, et l'iode de même par Overton.

Pour fixer un objet avec la vapeur d'un de ces réactifs, on procède
comme nous le disons pour l'acide osmique et pour l'iode.

Pour fixer un objet avec une solution quelconque, on le plonge
d'habitude dans le liquide et on l'y laisse jusqu'à ce que la réaction
soit accomplie.

Il faut veiller avec soin à ce que les tissus, les éléments ou les
organismes soient *parfaitement vivants* au moment de les fixer ; si
on les laisse mourir avant de les exposer à l'action de l'agent fixateur, on ne fixe que des états pathologiques, ou des altérations *post
mortem*.

Il faut veiller à ce que les objets à fixer soient aussi *petits* que
possible, pour que l'agent fixateur puisse les pénétrer rapidement et
d'une façon égale. Des organes ou organismes *entiers* doivent être
largement *ouverts*, si cela est possible.

On jettera les objets dans une quantité de solution fixatrice *très
grande* par rapport au volume des objets ; il s'agit, en effet, d'empêcher que la composition de la solution fixatrice ne se trouve

changée par l'addition des liquides ou des substances solubles des tissus.

En cas de nécessité, on facilitera l'action du fixateur en l'employant *à chaud.* La chaleur de l'étuve d'incubation sera souvent suffisante, mais quelquefois il faudra employer des liquides bouillants (sublimé bouillant pour quelques Coralliaires et Hydrozoaires, alcool absolu bouillant pour certains Arthropodes à téguments très imperméables).

Il est une autre manière de fixer par des solutions, qui est parfois très indiquée, c'est de les faire pénétrer *par injection.* On obtient ainsi une pénétration des organes beaucoup plus rapide que celle qui s'obtient par la simple immersion dans un liquide. C'est, croyons-nous, Golgi (*Arch. Ital. Biol.*, V.II, p. 30) qui a été le premier à employer ce procédé. Pour fixer des centres nerveux d'animaux inférieurs il injectait une solution de bichromate de potasse, par la carotide s'il désirait limiter la fixation à l'encéphale, ou par l'aorte s'il désirait fixer la moelle épinière. Braus et Drüner (*Jena. Zeit. Naturw.*, XXIX, 1895, p. 435) fixent des Poissons par injection à travers le bulbe de l'aorte. On pousse d'abord une injection de solution normale de sel, pour déblayer les vaisseaux, puis on injecte le liquide fixateur : dès que l'on juge que la fixation est achevée on injecte un peu d'eau pour laver, et finalement de l'alcool, et l'on met les pièces dans de l'alcool, ou bien, si l'on a employé un liquide chromique pour la fixation, on les met dans du liquide de Müller. Nous donnons au chapitre des centres nerveux, **Durcissement**, les procédés de De Quervain et Mann pour la fixation de ces organes par injection.

Certains fixateurs demandent qu'on ne laisse les objets dans le liquide que *juste le temps nécessaire* pour que la fixation s'accomplisse, tel, par exemple, le sublimé corrosif ; si on les y laisse séjourner trop longtemps, les tissus deviennent souvent cassants, et les colorations sont gênées. D'autres, au contraire, comme le liquide de Flemming, sont tels qu'on peut parfois y laisser les objets pendant des jours ou des semaines sans inconvénient. On obtient quelquefois ainsi des différentiations optiques que ne donnent pas les pièces moins fixées.

On aura soin de faire ensuite les *lavages* nécessaires pour enlever le réactif fixateur avec le *liquide approprié ;* il n'est, par exemple, nullement indifférent de prendre l'eau ou l'alcool après tel ou tel réactif. Quelquefois l'eau défait toute l'œuvre de la fixation, quelquefois l'alcool donne lieu à des précipités qui ruinent les préparations. Les pièces fixées par l'alcool, le formol, l'acide acétique, l'acide picrique, l'acide nitrique, demandent le lavage par l'alcool, ou du moins par un liquide durcissant. Celles qui ont été fixées par un liquide osmique ou chromique, ou en général par un des composés des métaux lourds, demandent de préférence le lavage à l'eau. Pour le sublimé, l'alcool peut être préférable. Nous indiquerons le liquide approprié chaque fois que cela est nécessaire.

Dans certains cas, on facilitera l'enlèvement de l'agent fixateur en faisant les *lavages à chaud*. L'acide picrique, par exemple, est presque deux fois aussi soluble dans l'alcool à la température de 40° qu'à la température ordinaire des appartements (Fol).

Il faut prendre pour les lavages de *grandes quantités* de liquide.

Les liquides soit de fixation, soit de lavage, doivent être *renouvelés* aussitôt qu'ils deviennent *troubles*.

Les objets une fois fixés et convenablement lavés peuvent être conservés indéfiniment dans de l'alcool (de 70 à 90 p. 100) ; mais il vaut toujours mieux les y laisser le moins longtemps possible (voy. § 6).

Il faut éviter l'emploi d'instruments métalliques pour manier les objets qu'on a mis dans des solutions de sublimé corrosif, d'acide acétique ou de chlorure d'or, vu que les solutions de ces sels se précipitent au contact des métaux. On peut employer pour manier les objets des outils de corne, d'os ou d'ivoire ; pour les disséquer, des épines de cactus, ou des plumes d'oie ou des piquants de porc-épic, etc.

37. Fixation d'animaux marins. — Les tissus des animaux marins sont en général plus réfractaires envers les agents chimiques que ceux des animaux terrestres ou d'eau douce des mêmes groupes. Il convient donc d'employer pour les animaux marins des solutions plus fortes (selon Langerhans, deux ou trois fois plus fortes que pour les animaux terrestres).

Mayer (*Mitth. Zool. Stat. Neapel*, II, 1881, p. 1 et suiv.) insiste avec raison sur la nécessité qu'il y a de débarrasser les animaux de leur eau de mer avant de les mettre dans de l'alcool ou dans un réactif qui soit capable de précipiter les sels contenus dans l'eau de mer. Si l'on néglige cette précaution, ces sels se précipitent autour de l'animal et à la surface de ses organes en une croûte qui forme un obstacle, beaucoup plus sérieux qu'on ne le croirait à première vue, à la pénétration d'abord de l'alcool lui-même, puis des solutions colorantes. Comme résultat, on a des macérations des tissus et des colorations défectueuses.

On évitera donc de se servir d'alcool pour la fixation des animaux

marins (à moins qu'il ne soit très bien acidifié par l'acide chlorhydrique ou un autre acide approprié); on n'emploiera pas non plus,
comme nous avons vu proposer de le faire, des solutions faites avec
l'eau de mer comme menstrue ; mais on emploiera des solutions
faites avec l'eau distillée, et de nature à maintenir en dissolution, et
finalement à enlever, les sels dont nous parlons. Ces conditions se
trouvent réalisées, par exemple, dans la liqueur de Kleinenberg et
dans les liquides de Paul Mayer.

38. Durcissement. — Nous avons expliqué, § 3 et § 31, que par
la fixation les tissus doivent acquérir un degré de durcissement qui
les mette en état de résister à toutes les manipulations subséquentes
sans se déformer. Mais cela n'implique nullement qu'ils doivent
acquérir par la fixation un degré de dureté qui permette de les débiter convenablement en coupes minces régulières sans le secours de
l'inclusion dans une masse telle que la paraffine ou le collodion. Il
est cependant des objets, ce sont surtout des pièces très volumineuses, telles que les centres nerveux de l'homme et des animaux
supérieurs, qu'on peut désirer pouvoir débiter en coupes sans l'emploi de l'inclusion. Et cela, tantôt parce que l'infiltration de pièces
très volumineuses par une masse d'inclusion quelconque exige
beaucoup de temps et de grands soins; tantôt parce que les opérations mêmes de l'inclusion portent préjudice à certaines colorations,
comme c'est par exemple le cas pour l'imprégnation des centres
nerveux par le procédé chromo-argentique de Golgi. Dans des cas
semblables on soumet les pièces à un durcissement spécial qui permet de faire des coupes sans inclusion. Et même pour certains
objets petits mais délicats (rétine, limaçon) qu'on désire couper
après inclusion, il peut être désirable de leur faire subir un durcissement préalable.

39. Réactifs durcissants. — Ces réactifs sont en général essentiellement de même nature que ceux que nous employons pour la
fixation ; seulement on les emploie pour le durcissement sous forme
de solutions beaucoup plus étendues, et l'on met à profit surtout
ceux d'entre les fixateurs dont l'action est la plus douce et la plus
égale. Ce sont principalement l'acide chromique, puis les sels de
chrome et des chlorures. On emploie en général l'acide chromique
toutes les fois qu'on désire surtout arriver à un durcissement très
rapide. Si au contraire on vise surtout la bonne consistance des
pièces, on a recours à un sel de chrome. A ces réactifs est venu plus

récemment s'ajouter le formol. Nous donnons, dans la deuxième partie, des détails spéciaux sur le durcissement du *système nerveux central*. Les formules les plus usitées de réactifs durcissants se trouvent dans les paragraphes consacrés aux AGENTS FIXATEURS. Ces deux genres de réactifs étant, comme nous l'avons dit, essentiellement identiques, il n'y a pas d'inconvénient à les traiter ensemble.

40. Pratique des durcissements. — On prend pour règle générale de *commencer* toujours le durcissement *avec des réactifs dilués;* on en augmente la concentration à mesure que les tissus se trouvent, par suite du durcissement qu'ils ont acquis, en état de supporter une action plus énergique.

Il importe beaucoup que le *volume du liquide* durcissant soit *considérable* relativement à celui de l'objet à durcir, ou du moins qu'il soit très fréquemment renouvelé. Car autrement, les substances des tissus qui viennent à en sortir par diffusion, se mélangent au liquide durcissant, et, si celui-ci n'est pas en volume suffisant, en altèrent la composition à tel point qu'il n'agit plus de la manière voulue ; il peut même, en se chargeant de ces substances, exercer une action macérante, résultat directement opposé à ce que l'on désire réaliser par le durcissement. De plus, on observera qu'aussitôt que, en se chargeant de ces substances, le liquide extérieur est devenu d'une composition semblable, sous le rapport de la proportion de substances colloïdes et cristalloïdes qu'il contient, à celle du liquide qui baigne les tissus, la diffusion doit nécessairement cesser, l'équilibre osmotique étant établi ; et le liquide durcissant ne pénètre plus. D'autre part, il paraît que la présence d'une faible proportion de colloïdes dans le liquide durcissant est favorable à la bonne consistance des tissus, en les empêchant de devenir friables. Il faut trouver par l'expérience les proportions qui conviennent pour chaque objet et pour chaque réactif ; tout ce que nous pouvons faire ici, c'est d'insister sur l'importance de l'emploi d'une quantité convenable de réactif.

Il est bon d'employer, pour les durcissements, des récipients cylindriques, et d'y *suspendre les objets*, de telle sorte qu'ils se trouvent maintenus vers le haut du liquide. De cette façon, ils se trouvent entourés d'une atmosphère de liquide durcissant aussi pure que possible, les substances extraites des tissus s'y répandant par diffusion plus librement, et les précipités qui peuvent se former dans le liquide allant gagner le fond.

On veille avec soin à ce que l'action du réactif durcissant ne soit pas prolongée au delà du temps qui est strictement nécessaire pour donner aux tissus une consistance suffisante ; autrement les tissus deviennent friables, et les colorations deviennent de plus en plus difficiles.

CHAPITRE IV

AGENTS FIXATEURS ET DURCISSANTS

41. Acide osmique. — La substance connue dans les laboratoires sous le nom d'*acide osmique* n'est pas, strictement parlant, un acide, car elle ne contient pas de H, et ne rougit pas le papier de tournesol. C'est le tétroxyde d'osmium, Os O⁴, seul composé un peu stable de ce métal, à ce que nous croyons. Elle est extrêmement volatile, et sa solution aqueuse se réduit avec une extrême facilité par le contact avec des substances organiques.

On croit généralement que la lumière seule suffit à réduire les solutions d'acide osmique. C'est là une erreur ; nous avons vu maintenir un flacon de cette solution pendant six mois exposé au soleil du Midi, sans qu'il se fût produit le moindre précipité. Il y a même des motifs de croire que les solutions bénéficient de l'insolation, qui les « mûrit » (voy. n° 353). Mais le moindre grain de poussière organique suffit à déterminer la réduction.

Les vapeurs osmiques ont une action très irritante sur les muqueuses ; elles provoquent facilement chez certains sujets de sérieux catarrhes, irritations des bronches, catarrhes laryngiens, conjonctivites, etc. Nous croyons qu'il y a un peu d'exagération dans ce qui a été dit à ce sujet, mais on fera bien de ne pas oublier que ces vapeurs possèdent certainement plus ou moins ces propriétés irritantes, et les personnes susceptibles devraient user de plus de précautions à cet égard que les autres.

42. Conservation des solutions osmiques. — Après avoir essayé bon nombre de méthodes qui ont été recommandées pour éviter la contamination des solutions par la poussière, je me suis arrêté à la pratique suivante :

Le tétroxyde dissous dans de l'eau additionnée d'acide chromique n'est plus facilement réductible par la poussière de l'air, comme l'est celui qui est dissous dans de l'eau pure, et l'on peut le conserver sans aucune précaution spéciale. Je conserve donc la majeure partie de ma provision *sous forme d'une solution à 2 p. 100 dans de la solution d'acide chromique à 1 p. 100*. Cette solution sert pour la fixation au moyen des vapeurs; elle sert aussi pour fabriquer la liqueur de FLEMMING qui est le liquide osmique usuel le plus employé.

On peut aussi préparer une petite quantité de solution aqueuse à 1 p. 100 (ce qui permet de préparer facilement les solutions plus diluées et les mélanges, à mesure qu'on en a besoin), et la conserver avec le plus grand soin à l'abri de la poussière. Il est bon aussi d'avoir une petite provision de tétroxyde en nature; cela est commode pour les fixations par les vapeurs. La maison Grübler et Hollborn fournit maintenant l'acide osmique en tubes *à un dixième de gramme* qui sont très commodes.

Il va sans dire qu'on ne doit jamais puiser dans les flacons avec une pipette.

CORI (*Zeit. f. wiss. Mik.*, VI, 4, 1890, p. 442) dit que les solutions dans l'eau distillée se conservent parfaitement bien, si l'on y ajoute assez de *permanganate de potasse* pour produire une légère teinte rosée, et si l'on a soin de renouveler de temps à autre l'addition de permanganate de manière à maintenir la teinte rosée.

43. Régénération des solutions réduites. — On a proposé (BRISTOL, *Amer. Nat.*, XXVII, 1893, p. 175; *Journ. Roy. Mic. Soc.*, 1893, p. 564; *Ref. Handbook Med. Sci. Supp.*, p. 442) de régénérer les solutions réduites en les oxydant par le peroxyde d'hydrogène. La réaction serait identique à celle qui a lieu lors du blanchiment des tissus par le peroxyde. Le tétroxyde d'osmium, OsO^4 est censé se réduire au contact de la matière organique en deutoxyde, OsO^2. Alors, $OsO^2 + 2H^2O^2 = OsO^4 + 2H^2O$. BRISTOL dit avoir trouvé que pour régénérer ainsi 100 centimètres cubes de solution à 1 p. 100 (erratum « 10 p. 100 » dans *Journ. Roy. Mic. Soc., l. c.*) d'acide osmique il faut y ajouter 10 à 20 gouttes de peroxyde d'hydrogène frais. L'équation chimique de l'auteur paraît bien exacte, mais il ne me semble pas prouvé que cette réaction se réalise ainsi dans la pratique.

KOLOSSOW (*Zeit. f. wiss. Mik.*, IX, 1, 1892, p. 40) dit que les solutions à demi réduites, tant qu'elles n'ont pas perdu leur odeur caractéristique, peuvent être régénérées par l'addition d'une petite quantité d'alun de potasse en poudre. Mais ce n'est évidemment là qu'une *clarification* et non une régénération, l'alun agissant physiquement en entraînant vers le fond le précipité suspendu. MAYER a trouvé que le sel de cuisine produit le même effet.

44. **Fixation par les vapeurs osmiques**. — Ce procédé a l'avantage d'éliminer toute possibilité de déformation des cellules par l'osmose; de plus, ainsi employé, l'acide osmique se montre plus pénétrant, et donne des fixations plus égales que quand on l'emploie en solution. Pour les cas où, comme pour les recherches sur les noyaux, on désire combiner l'action d'un acide organique avec celle du fixateur, il est facile d'employer les vapeurs dégagées d'un mélange d'acide osmique et d'acide formique ou d'acide acétique glacial (GILSON, *La Cellule,* I, 1885, p. 96). Les objets très petits (Infusoires, cellules isolées) peuvent être placés sur un porte-objet qu'on renverse au-dessus du goulot d'un flacon contenant l'acide osmique ou le mélange. Il suffit de quelques instants pour fixer de pareils objets. Des membranes ou des organes plus volumineux peuvent être fixés avec des épingles au fond d'un bouchon fermant le flacon qui contient le réactif. On les enlève aussitôt qu'ils commencent à brunir; cependant, pour fixer des parties profondes, on peut prolonger la réaction pendant plusieurs heures. Il est bon de laver les pièces à l'eau avant de procéder à la coloration, mais ces lavages n'ont pas besoin d'être poussés aussi loin que pour les pièces fixées dans les solutions. Nous recommandons, comme colorants, le vert de méthyle pour les pièces destinées à être étudiées immédiatement dans un milieu aqueux; puis, pour les préparations au baume, le carmin à l'alun, le picro-carmin, ou l'hématoxyline.

45. **Fixation par les solutions d'acide osmique pur**. — Lorsqu'on se sert de l'acide osmique pur en solution, on emploie des concentrations variant de 0,05 à 2 p. 100. Ce dernier titre me paraît beaucoup trop élevé, et je dirais volontiers que dans la règle on ne doit pas aller au delà de 0,1 p. 100, et jamais au delà de 0,5 p. 100. Il est en général avantageux d'ajouter de 0,5 à 1 p. 100 d'acide acétique ou formique au moment d'employer la solution.

Si la fixation demande une immersion prolongée, elle doit être pratiquée dans un récipient *bien clos,* et tenu à l'abri de la lumière. (Cette précaution n'est pas nécessaire pour le liquide de Flemming ou de Hermann.)

46. **Traitement ultérieur**. — Les pièces fixées dans les solutions osmiques doivent être très soigneusement lavées à l'eau. On peut prolonger les lavages aussi longtemps qu'on veut, l'eau n'étant nullement nuisible aux pièces ainsi fixées. On peut également employer la glycérine diluée. Nonobstant les soins les plus minutieux

apportés au lavage, il n'arrive que trop souvent qu'il reste des traces
de la solution osmique dans les tissus ; alors les préparations noir-
ciront sûrement avec le temps. On peut plus ou moins *prévenir* ce
noircissement en traitant les tissus avec des liquides légèrement
alcalins. Schultze préconisait à cet effet l'acétate de potasse, qu'il
employait comme milieu conservateur ; nous croyons cependant que
cette méthode n'est nullement infaillible. Fol recommande de laver
avec une solution très faible de carbonate d'ammoniaque. La simple
immersion, pendant le temps voulu par la coloration, dans du carmin à l'ammoniaque, ou même dans le picro-carmin, produit un effet
semblable. Enfin, on peut mettre les pièces pendant vingt-quatre
heures, ou plus, dans une solution de bichromate de potasse (soit
dans la solution de Müller ou celle d'Erlicki), ou dans une solution
faible (0,5 p. 100) d'acide chromique, ou dans la solution de Merkel,
ou enfin dans une solution faible de ferricyanure de potassium ou de
cyanure de potassium. Le traitement par les solutions de bichromate a l'avantage de faciliter beaucoup la coloration par les carmins
ou l'hématoxyline. Les pièces *déjà noircies* peuvent être décolorées
par l'une ou l'autre des méthodes que nous exposons au chapitre xxvi, parmi lesquelles le procédé au chlorate de potasse de
Mayer sera le plus souvent le plus commode.

Overton (*Zeit. f. wiss. Mik.* VII, I, 1890) trouve que le blanchiment
nécessaire peut s'effectuer en quelques minutes en un mélange
d'une partie de peroxyde d'hydrogène avec 10 à 25 parties d'alcool
à 70 p. 100. Ce mélange doit être fait au moment de l'employer.
Binet (*Journ. de l'anat.*, XXX, 1894, p. 449) a réussi avec le permanganate de potasse.

Moenckeberg et Bethe (*Arch. mik. Anat.*, LIV, 1899, p. 135; *Zeit.
wiss. Mik.*, XVI, 1899, p. 244) ont réussi à rendre à du matériel
osmiqué sa susceptibilité pour la coloration, au moyen de l'acide
sulfureux, qu'ils obtiennent en ajoutant 2 à 4 gouttes d'acide chlorhydrique à 10 centimètres cubes d'une solution à 2 p. 100 de bisulfide de sodium.

Nous recommandons les mêmes colorants que nous avons indiqués pour les objets fixés à la vapeur d'osmium. Pour les fixations
légères, le carmin à l'alun est excellent; mais pour les tissus un peu
brunis il est souvent nécessaire d'avoir recours à un colorant plus
énergique. En ce cas, on pourra prendre l'hématoxyline.

47. Caractères de la fixation par l'acide osmique. — Nous
avons déjà, § 34, indiqué les effets principaux de l'acide osmique,

en disant que convenablement employé il fixe admirablement le
cytoplasme, mais mal les noyaux, et que très facilement il produit
des fixations excessives. Les cellules trop fixées acquièrent, pour
les motifs que nous avons expliqués § 34, un aspect homogène,
vitreux ou colloïde, et ne montrent que peu de détails de structure.
Il n'y a pas de remède pour cet état de choses, tout ce qu'on peut
faire est d'essayer de l'écarter en évitant d'employer des solutions
trop fortes et des fixations trop prolongées. Il faut aussi ne prendre
pour la fixation que des pièces très petites ou très minces ; car le
pouvoir pénétrant de l'acide osmique est si faible qu'il y a toujours
risque que les couches superficielles des pièces ne se trouvent déjà
excessivement fixées avant que le réactif n'ait atteint les couches
plus profondes. Le danger de cette fixation excessive et homogène
est amoindri par l'emploi de certains autres réactifs en combinaison
avec l'acide osmique ; mais il n'est pas entièrement écarté par ce
moyen. Le mélange de Flemming, par exemple, produit très facilement des fixations excessives des couches extérieures.

L'acide osmique colore en noir certains corps gras. Il faut donc
ou bien éviter de l'employer pour des objets qui contiennent beaucoup de graisse ou d'huile ; ou bien, après fixation, on peut blanchir
les pièces (voy. **Blanchiment**), ou la graisse noircie peut être éloi-
gnée en la dissolvant au moyen de l'essence de térébenthine
(voy. **Tissu adipeux**). Ce ne sont pas tous les corps gras qui se
noircissent par l'osmium. D'après Altmann, Starke et Handwerck
(*Zeit. wiss. Mik.*, XV, 1898, p. 177) seuls l'acide oléique libre et
l'oléine se noircissent directement par l'osmium ; la stéarine et la
palmitine, de même que les acides stéarique et palmitique, se bru-
nissent seulement, ne devenant noirs qu'à la suite du traitement
subséquent par l'alcool. Ni l'une ni l'autre de ces réactions ne se
produit avec ces corps à l'état solide ; pour l'obtenir il faut qu'ils
soient ou bien en solution ou à l'état de fusion.

48. Mélanges osmiques. — Les principaux mélanges osmiques sont
ceux de Flemming et de Hermann, pour lesquels voyez paragraphes 57 à
59. Nous donnons ici les suivants en vue du rôle prépondérant qu'y
joue l'acide osmique.

Ranvier et Vignal (Ranvier, *Leçons d'Anat. Gén.*, App. term. des muscles
de la vie organique, p. 76 ; Vignal, *Archives de Physiol.*, 1884, p. 181) font
un mélange, à volumes égaux, d'acide osmique à 1 p. 100 et d'alcool
à 90 p. 100. — On le laisse agir, pour des objets pas trop gros — des
embryons de quelques millimètres — pendant une heure ou deux. On
lave pendant quelques heures dans de l'alcool à 80 p. 100, pour que la
réduction de l'osmium continue. Puis on peut laver à l'eau et colorer

(quarante-huit heures) dans le picro-carmin ou l'hématoxyline. Vialianes a appliqué ce procédé à l'histologie des Insectes.

Kolossow (*Zeit. f. wiss. Mik.*, V, 1, 1888, p. 51) recommande une solution de 0,5 p. 100 d'acide osmique dans une solution de nitrate ou d'acétate d'urane à 2 ou 3 p. 100, le nitrate étant à préférer. Cette méthode s'applique, dit-il, avec avantage aux imprégnations nerveuses.

Il a aussi (*op. cit.*, IX, 1892, p. 39) recommandé un mélange de 50 centimètres cubes d'alcool absolu, 50 centimètres cubes d'eau distillée, 2 centimètres cubes d'acide nitrique concentré, et 1 à 2 grammes d'acide osmique. Il affirme que ce mélange, tenu au frais, se conserve indéfiniment.

Busch (*Neurol. Centralb.*, XVII, 1898, n° 10, p. 476; *Zeit. wiss. Mik.*, XV, 1899, p. 373) pense que la pénétration de l'acide osmique est augmentée en le combinant à l'iodate de sodium, qui en retardant la décomposition de l'acide dans les tissus en assure une action plus énergique dans les couches profondes. Il ajoute 1 p. 100 d'iodate de sodium à une solution à 0,3 p. 100 d'acide osmique.

Ce mélange paraît rationnel, tandis que les mélanges avec l'alcool ne le sont pas. L'alcool est un agent réducteur, et l'on doit éviter de l'ajouter à une substance aussi facile à réduire que l'acide osmique, qui demande plutôt l'adjonction d'un agent oxydant, tel que l'est en effet l'iodate de sodium.

J'ai moi-même (A. B. L.) employé un mélange fait en ajoutant à une solution à 0,1 p. 100 d'acide osmique, 2 p. 100 d'acide nitrique et 1 p. 100 d'acide acétique. Le mélange se conserve parfaitement, et les résultats ne sont pas mauvais, mais ne me paraissent pas meilleurs que ceux du liquide de Flemming, la pénétration ne paraissant nullement augmentée (voy. aussi 654). Voyez Nicolas, *Intern. Monatschr. Anat. Phys.*, VIII, 1891, p. 3.

49. Acide chromique. — L'anhydride chromique, CrO^3, se trouve dans le commerce sous forme de cristaux rouges qui se dissolvent dans l'eau en formant de l'acide chromique, H^2CrO^4. Ces cristaux étant extrêmement déliquescents, il est nécessaire de les conserver dans des flacons parfaitement bouchés à l'émeri. Il faut également avoir soin d'en tenir éloignées jusqu'aux moindres poussières organiques, le CrO^3 étant une substance qui se réduit très rapidement en sesquioxyde au contact des matières organiques. Nous recommandons d'en faire une solution à 1 p. 100, qui permet de préparer rapidement les mélanges et solutions plus allongées à mesure qu'on en a besoin.

Pour les *fixations*, on emploie en général des solutions aqueuses de 0,1 p. 100, ou moins, jusqu'à 1 p. 100. On peut prolonger l'immersion pendant plusieurs heures (objets embryologiques, quelques cellules). Les solutions très fortes, 2 à 5 p. 100, ne doivent agir que pendant très peu de temps. Pour les tissus nerveux, on prend des

solutions très diluées, 0,02 à 0,125 p. 100, et on les laisse agir pendant plusieurs heures.

Pour le traitement ultérieur, voyez au numéro suivant.

Pour les *durcissements*, on emploie, en général, des solutions de 0,2 à
0,5 p. 100, dans l'eau. La durée de la réaction est de quelques jours à
quelques semaines, selon la nature de l'objet. En général l'acide chromique agit avec une très grande rapidité. Il permet d'obtenir en
quelques jours un degré de durcissement qu'on n'obtiendrait pas en
plusieurs semaines, par exemple, avec le bichromate de potasse. Les
membranes muqueuses s'y durcissent d'une manière satisfaisante en
deux ou trois jours, le cerveau en six semaines environ. D'après RAN-
VIER, il faut prendre, pour des fragments de tissu de 1 centimètre de
côté, 200 grammes de liquide. Cet auteur dit en outre qu'on ne doit
jamais employer des fragments ayant plus de 3 centimètres de côté, si
l'on veut obtenir les meilleurs résultats. Pour durcir une moelle épinière d'Homme, il faut prendre deux litres de liquide, et le renouveler
au bout de quelques jours. Il faut six semaines à deux mois pour compléter le durcissement.

On commencera par des solutions très faibles, dont on augmentera
graduellement la concentration, si cela est nécessaire ; et l'on veillera
surtout à enlever les objets de la solution aussitôt qu'ils ont acquis une
consistance suffisante. Cela est particulièrement important dans le
cas de l'acide chromique, qui a le défaut de rendre les objets très
cassants pour peu que son action soit prolongée. On doit les laver à
l'eau, et les mettre pour la conservation dans l'alcool à 90 degrés.
(Mais voyez à ce sujet le numéro suivant.)

L'acide chromique est un durcissant de premier ordre ; son grand
défaut est la facilité avec laquelle il rend les tissus cassants.

Les solutions d'acide chromique ne sont pas très pénétrantes, il
convient donc d'employer des objets aussi petits que possible. Et
pour cette raison aussi, il conviendra le plus souvent de ne pas
employer l'acide chromique pur, mais l'un des mélanges avec l'acide
acétique ou, pour la fixation, l'acide picrique, que nous allons décrire
plus bas.

Quelques anatomistes (KLEIN, PRITCHARD, PERÉNYI) ont recommandé
des solutions alcooliques ; mais cela ne paraît pas rationnel. Car en
présence de l'alcool l'acide chromique se réduit facilement en oxyde
chromeux ou en sesqui-oxyde, dont ni l'un ni l'autre ne jouit de propriétés fixatrices suffisantes.

L'acide chromique a le grand défaut de gêner beaucoup les colorations, et un autre qui consiste en ce qu'il *précipite certains principes constituants, liquides, des tissus sous forme de filaments ou
de réseaux* (voy. § 33) Ces réseaux sont souvent d'une régularité

remarquable, et ont été plus d'une fois décrits comme étant des éléments histologiques normaux.

50. Acide chromique. Traitement ultérieur. — On lave à l'eau, et avec grand soin. L'eau doit être souvent renouvelée. Il peut être bon de mettre les objets pendant vingt-quatre heures au-dessous d'un robinet. Des lavages même beaucoup plus prolongés ne nuisent pas aux objets fixés par l'acide chromique. Pendant l'été il peut être utile d'ajouter un antiseptique quelconque (un morceau de camphre ou un cristal de thymol) à l'eau, pour prévenir le développement d'Infusoires.

Les objets qui ont été plongés pendant un certain temps dans les solutions d'acide chromique (ou des sels de cet acide) acquièrent une coloration vert brun, due à une réduction partielle de l'acide chromique dans les tissus. On peut faire disparaître cette coloration en traitant les pièces par le peroxyde d'hydrogène, qui leur rend la couleur jaune propre de l'acide chromique (UNNA, *Arch. f. Anat.*, XXX, 1887, p. 47 ; *Journ. Roy. Mic. Soc.*, 1887, p. 1060. Voy. aussi ce que nous avons dit de la décoloration des pièces osmiques, n° 46).

OVERTON (*Zeit. wiss. Mik.*, VII, 1890, p. 9) emploie une solution faible d'acide sulfureux.

MAYER (LEE und MAYER, *Grundzüge*, p. 28) abrège le lavage comme suit. Le matériel fixé est rincé à l'eau et mis dans de l'alcool à 70 p. 100. On change cet alcool plusieurs fois, jusqu'à ce qu'il ne se colore plus par les pièces. Il vaut mieux tenir le tout à l'abri de la lumière pendant ce temps (voyez le numéro suivant). On peut maintenant passer les pièces par des alcools plus forts et procéder à l'inclusion dans la paraffine, se réservant d'éloigner le composé chromique qui donne la coloration aux tissus en traitant les coupes ; ou bien on peut faire cette opération sur le matériel en bloc. Pour traiter les coupes, il suffit de les mettre dans de l'alcool à 70 p. 100 contenant de 4 à 6 gouttes d'acide chlorhydrique par 100 centimètres cubes, dans lequel après peu de temps elles deviennent incolores, et prennent très bien toutes les teintures usuelles. Pour traiter le matériel en bloc, on le met dans de l'acide sulfurique allongé de 20 volumes d'eau, ou dans de l'acide nitrique allongé de 10 volumes d'eau. Après y avoir séjourné pendant quelques heures au plus il devient d'un vert grisâtre clair, et après éloignement de l'acide par lavage se colore facilement.

Les meilleurs colorants pour du matériel qui n'a pas été traité par une de ces méthodes de blanchiment sont l'hématoxyline et les couleurs basiques de la houille.

51. Action de la lumière sur l'alcool contenant des objets chromiques. — Lorsqu'on met dans l'alcool, pour la conservation ou pour le durcissement, des tissus qui ont été traités par l'acide chromique ou par un chromate, il se forme toujours, au bout de peu de temps, dans l'alcool un fin précipité qui se dépose à la surface des préparations et forme sans doute un obstacle plus ou moins grand à la pénétration de l'alcool. Le lavage préalable à l'eau n'empêche pas la formation de ce précipité ; et le renouvellement de l'alcool ne l'empêche pas de se reformer à plusieurs reprises. Hans Virchow a trouvé (*Arch. f. mik, Anat.*, XXIV, 1885, p. 117) qu'on évite entièrement cette formation en prenant la précaution de maintenir les préparations dans l'obscurité. L'alcool s'y colore comme d'habitude en jaune, mais aucun précipité ne se forme. Virchow pense, d'après ses expériences, qu'en prenant cette précaution on peut sans inconvénient omettre, ou du moins abréger de beaucoup le lavage à l'eau. Mais il ne faut pas pour cela négliger l'ancienne règle de renouveler l'alcool à mesure qu'il prend la coloration jaune.

52. Acide chromique et alcool (E. Klein, *Quart. Journ. Mic. Science*, 1879, p. 126-7 ; Urban Pritchard, *ibid.*, 1873, p. 427). — Nous supprimons ces deux mélanges, pour les motifs que nous dirons à propos du liquide de Perényi, paragraphe 62.

53. Acide chromo-acétique (Flemming, *Zellsbz., Kern.- u. Zellth.*, p. 381). — Flemming recommande surtout pour l'étude des figures achromatiques de la karyokinèse l'addition de environ 0,1 p. 100 d'acide acétique à une solution d'acide chromique de 0,2 à 0,25 p. 100. Colorer à l'hématoxyline. Ce mélange ne donne pas de préparations favorables pour la coloration avec la safranine ou d'autres couleurs d'aniline. (*Loc. cit.*, p. 382.)

Voici une formule due à Ehlers que je puis recommander comme excellente pour la conservation de beaucoup d'Annélides (vraisemblablement aussi pour d'autres organismes). A 100 centimètres cubes d'acide chromique d'une concentration de 0,5 à 1 p. 100 on ajoute de 1 à 5 gouttes d'acide acétique cristallisable. La proportion indiquée d'acide acétique est suffisante pour neutraliser l'action ratatinante de l'acide chromique.

Lo Bianco (*Mitth. zool. Stat. Neapel*, IX, 1890, p. 443) prend pour des animaux marins un mélange de 1 partie d'acide acétique à 50 p. 100 et 20 parties d'acide chromique à 1 p. 100 (c'est son « acide chromo-acétique n° 1 »).

54. Acide chromo-formique (Rabl, *Morphol. Jahrb.*, X Bd., 1884,

p. 215-6). — A 200 grammes d'une solution d'acide chromique de 0,33 p. 100, ajoutez 4 ou 5 gouttes d'acide formique concentré. Le mélange doit être fraîchement préparé au moment de s'en servir. Fixer pendant douze à vingt-quatre heures, laver à l'eau, durcir ensuite graduellement dans l'alcool. Colorer à l'hématoxyline ou à la safranine. Pour l'étude de la karyokinèse.

55. Acide picro-chromique (Fol, *Lehrb.*, p. 100).

Acide picrique, sol. concentrée dans l'eau	10 volumes.
Acide chromique à 1 p. 100	25 —
Eau	65 —

Au moment de s'en servir, on peut ajouter environ 0,005 d'acide osmique, ce qui en rend l'action plus énergique. Laver légèrement à l'eau (qu'il vaut mieux prendre chaude, presque bouillante), puis à fond avec de l'alcool.

Ce réactif durcit bien ; mais il a peu de pénétration et fixe lentement.

Ce liquide, avec l'addition d'un peu d'acide acétique, a été cité comme « liquide de Haensel », je ne sais pas de quel droit.

56. Mélange chromo-osmique (Max Flesch, *Arch. f. mik. Anat.*, XVI, 1878, p. 300). — 0,1 partie d'acide osmique et 0,25 partie d'acide chromique pour 100 parties d'eau. Ce mélange a depuis longtemps cédé la place à celui de Flemming.

57. Mélange chromo-acéto-osmique. *Liquide de* Flemming : *Ancienne formule, mélange faible* (*Zellsubstanz., Kern.- u. Zelltheilung*, 1882, p. 381).

Acide chromique	0,25 p. 100	
Acide osmique.	0.1 —	dans l'eau[1].
Acide acétique glacial . . .	0,1 —	

Flemming obtient les meilleurs résultats, comme *fidélité* de fixa-

[1] Pour fabriquer ce mélange avec les solutions normales, on n'a qu'à prendre :

Acide chromique à 1 p. 100	25 volumes.
Acide osmique à 1 p. 100	10 —
Acide acétique à 1 p. 100	10 —
Eau	55 —

Si l'on conserve sa provision d'acide osmique sous forme d'une solution à 2 p. 100 dans de l'acide chromique à 1 p. 100, comme j'ai conseillé de le faire plus haut (§ 36), il faut prendre seulement 20 volumes d'acide chromique, 5 de la solution d'acide osmique, et 65 d'eau.

Du reste, si l'on allonge le *mélange fort* (n° suivant) de 4 ou 5 volumes d'eau, on obtient un liquide très semblable à celui-ci, et dans lequel les proportions sont peut-être même meilleures ; et j'estime que l'ancienne formule est maintenant superflue.

tion des éléments cellulaires, avec des immersions de peu de durée, une demi-heure au maximum. Il lave à l'eau et colore à l'hématoxy-line ou avec une couleur d'aniline. Je suis cependant bien convaincu que très souvent on obtient des résultats meilleurs avec des fixations beaucoup plus prolongées, jusqu'à vingt-quatre ou quarante-huit heures ou plus.

Il n'est pas nécessaire de s'en tenir toujours aux proportions exactes de la formule que nous venons de donner ; ainsi Fol (*Lehrb. d. vergl. mik. Anat.*, 1884, p. 100) conseille un mélange beaucoup plus faible en osmium que celui de Flemming. Il prend :

Acide chromique à 1 p. 100 . . . . 25 volumes.
Acide osmique à 1 p. 100 2   —
Acide acétique à 2 p. 100 5   —
Eau. 68   —

Soit en centièmes :

Acide chromique . . . . 0,25 p. 100)
Acide osmique . . . . 0,02 —   (dans l'eau.
Acide acétique 0,1   —   )

Et Cori *(Zeit. f. wiss. Mik.*, VI, I, 1890, p. 444) a préconisé un mélange contenant seulement 1 volume de solution osmique, au lieu de 2.

On peut laisser les tissus des jours entiers, voire même des semaines ou des mois, dans ce mélange, sans crainte de les voir s'altérer d'une manière notable. Mais plus on prolonge l'immersion, et plus les colorations deviennent difficiles ; de sorte que les couleurs d'aniline ou l'hématoxyline sont presque le complément obligé des fixations très prolongées. La pratique ordinaire est de laver longuement à l'eau (ou mieux dans de l'eau courante ; on peut laisser dégorger les pièces pendant une heure ou plusieurs sous un robinet d'eau ordinaire ou bien employer le procédé de Mayer, § 50), et de colorer à l'hématoxy-line ou avec une couleur d'aniline. Les pièces bien lavées peuvent être colorées par les moyens ordinaires. Nous employons par exemple souvent le carmin à l'alun. Nous employons aussi avec un parfait succès le carmin au borax.

Les mélanges chromo-acéto-osmiques prennent certainement rang parmi les meilleurs fixateurs qui aient été imaginés. Mais, vu leur très faible puissance de pénétration, ils n'agissent parfaitement qu'à travers une *très faible* épaisseur de tissu[1]. Ils donnent aussi facile-

---

[1] J'estime que le liquide de Flemming ne fixe bien que jusqu'à une profondeur d'environ 60 μ *au maximum*, même avec des tissus favorables. D'après Bonel. on en augmenterait la puissance de pénétration en fixant les pièces à une basse température, en les maintenant dans une glacière à une température voisine de 0°.

ment des fixations excessives des couches superficielles (voy. § 47). Ils ne conviennent donc pas bien pour la fixation de pièces volumineuses, ou peu pénétrables : ils sont avant tout des fixateurs *cytologiques*. On en a abusé en s'en servant comme fixateurs universels ; mais on en revient. Pour les *durcissements*, la lenteur d'action du réactif a moins d'inconvénients, et l'on a trouvé que le mélange de Flemming donne de très bons résultats comme durcissant, surtout pour les centres nerveux.

58. **Mélange chromo-acéto-osmique de Flemming,** *nouvelle formule*, ou « **mélange fort** ». (Flemming, *Zeitschr. f. wiss. Mikroskopie*, I, 1884, p. 349.)

> Acide chromique à 1 p. 100. . . . . 15 parties.
> Acide osmique à 2 p. 100. . . . . 4 —
> Acide acétique cristallisable. . . . . . . 1 --

Si vous n'avez pas sous la main de la solution d'acide osmique à 2 p. 100, vous pouvez prendre :

> Acide chromique à 10 p. 100 . . . . 15 parties.
> Acide osmique à 1 p. 100 . . . . 80 —
> Acide acétique cristallisable . . . . 10 —
> Eau . . . . 95 —

Ce liquide se détériore par réduction de l'acide osmique beaucoup plus facilement que ne le fait le « mélange faible », ce qui est vraisemblablement un effet de la plus forte proportion d'acide organique qu'il contient. En conséquence, je recommande la pratique suivante, dont je me suis toujours bien trouvé. On fait et l'on conserve à part :

(A) Une solution contenant :

> Acide chromique à 1 p. 100 . . . . 11 parties.
> Eau. . . . . 4 —
> Acide acétique . . . . 1 —

et (B) une solution d'acide osmique à 2 p. 100 dans de l'acide chromique à 1 p. 100. Pour faire le liquide définitif à mesure qu'on en a besoin, on n'a qu'à mêler quatre parties de A avec une partie de B. Ou si on le préfère, on peut se faire une provision d'acide osmique et acide chromique dans les proportions indiquées par Flemming, et y ajouter 5 p. 100 d'acide acétique au moment de s'en servir.

Merk (*Denkschr. d. Math. Naturw. Cl. d. K. Acad. d. Wiss. Wien.*, 1887 ;

cf. *Zeit. f. wiss. Mik.*, V, 2, 1888, p. 237) a proposé de faire à part une
solution de :

Acide chromique à 2 p. 100 . . . . 7.5 parties.
Eau . . . . 3.6   —
Acide acétique. 1   —

et d'en combiner 12 parties avec 8 parties d'acide osmique à 1 p. 100 au
moment de s'en servir. Cette pratique me paraît inférieure à la mienne
en ce qu'elle n'éloigne pas la difficulté connue qu'il y a à conserver
l'acide osmique en solution dans l'eau pure.

FLEMMING ajoute que, l'acide osmique étant extrêmement volatil,
les solutions qui ont servi pendant longtemps ne contiennent plus la
proportion de cet ingrédient qui est nécessaire pour balancer l'action gonflante de l'acide acétique; de sorte que si l'on est obligé
d'employer de vieilles solutions, il convient d'y ajouter un peu d'acide
osmique.

Comme pour le « Mélange faible », il n'est pas nécessaire dans tous
les cas de s'en tenir rigoureusement aux proportions indiquées. Ainsi
CARNOY (*La Cellule*, 1, 2, 1885, p. 241) a employé avec avantage un
mélange d'un tiers plus fort en acide osmique et deux fois plus fort en
acide chromique, à savoir :

Acide chromique à 2 p. 100 (ou plus) . . . . 45 parties.
Acide osmique à 2 p. 100 16   —
Acide acétique cristallisable. 3   —

PODWYSSOZKI (ZIEGLER's, *Beitræge z. path. Anat.*, I, 1886; cf. *Zeit. f. wiss.
Mik.*, III, 3, 1886, p. 405) a recommandé (surtout pour des glandes) de
dissoudre l'acide chromique dans de la solution de sublimé corrosif à
0,5 p. 100 dans l'eau, et de ne prendre que 6 à 8 gouttes d'acide acétique
pour 19 centimètres cubes du mélange, la proportion d'acide osmique
demeurant comme dans la formule de FLEMMING. Le sublimé est ajouté
pour augmenter la puissance de pénétration du mélange (mais cette
addition est nuisible, dit-il, à la coloration des pièces).

Ce mélange étant beaucoup plus fort que le mélange faible demande
moins de temps pour la fixation ; cependant bien des travailleurs y
laissent des pièces pendant des semaines entières. Le traitement
après fixation est le même que pour le mélange faible.

Le mélange fort ne brunit pas les pièces plus que le mélange faible,
même plutôt moins. La graisse se noircit par l'un ou l'autre de ces
liquides (voy. à la fin du § 47).

Le « mélange fort » fut imaginé en premier lieu dans le but très
spécial de faciliter les recherches ayant pour objet de constater la

.présence de figures karyokinétiques dans les tissus, et non d'étudier la structure intime de ces figures, ni pour servir aux recherches générales d'histologie. La plupart des auteurs l'emploient maintenant de préférence au « mélange faible », et on l'a fait beaucoup servir à des recherches d'anatomie microscopique auxquelles il n'est point adapté. C'est-à-dire qu'on en a abusé encore plus que du mélange faible, et comme pour celui-là, on en revient.

Employé avec des objets appropriés, ce liquide est un fixateur admirable. Il a (avec le liquide de Hermann) ceci de particulier, que des coupes de matériel fixé étant colorées par des couleurs basiques de la houille (safranine, gentiane, etc.), par la méthode régressive, avec extraction acide, donnent des différenciations de figures karyo-kinétiques qu'aucune autre méthode ne réalise avec la même netteté, seules la chromatine en division et les nucléoles retenant la couleur. Mais il est peut-être encore moins que le mélange faible un réactif pour l'emploi *général*.

59. Mélange platino-acéto-osmique (Hermann. *Arch. f. mik. Anat.*, XXXIV, p. 58). — Hermann a proposé de substituer la solution de chlorure platinique à 1 p. 100 à la solution d'acide chromique dans la liqueur de Flemming, *Mélange fort*, les autres ingrédients restant les mêmes, ou bien l'acide osmique étant diminué de moitié (donc chlorure platinique à 1 p. 100, 15 parties ; acide acétique, 1 partie ; acide osmique à 2 p. 100, 2 ou 4 parties). Il croit avoir obtenu ainsi une fixation plus fidèle des parties plasmatiques des tissus. Nous avons noté plus haut (n° 49) que l'acide chromique a le défaut de précipiter certains constituants liquides des tissus sous forme de réseaux ou de filaments qui peuvent simuler des éléments normaux des tissus. Le chlorure platinique n'a pas cet effet.

C'est là certainement un avantage, qui peut être considérable en certains cas. J'ai trouvé aussi que les pièces sont moins jaunies qu'avec l'acide chromique, et il me semble que les coupes sont moins opaques. À part cela, après des essais soigneux de ce réactif, je n'ai pas pu trouver qu'il possède une supériorité réelle sur celui de Flemming, les caractères *essentiels* de la fixation étant les mêmes.

Le traitement ultérieur des préparations est le même que pour le liquide de Flemming.

60. Mélange chromo-platinique (*Solution de* Merkel ; Merkel, *Ueber die Macula lutea*, etc., 1870, p. 19 ; — *Mitth. Zool. Stat. Neapel*, 2, 1881, p. 11). — Ce mélange se compose de volumes égaux d'acide chromique à 1/400 et de chlorure de platine (Pt Cl⁴) à 1/400, soit :

Acide chromique à 1 p. 400. . . . . 1 volume.
Chlorure de platine. . . . . 1 —
Eau. 6 —

Ce mélange ne pénètre pas avec une très grande rapidité, mais, comme il a une action très douce, on peut y laisser les objets très longtemps. Merkel y laissait des portions de rétine pendant trois ou quatre jours ; Eisig y laisse des Annélides pendant trois à cinq heures ; Whitman trouve que pour de petites Sangsues il suffit d'une heure.

On lave à l'alcool. Eisig prend l'alcool à 70 degrés ; Whitman celui à 50 degrés. Outre son action très douce, qui fait que cette solution est particulièrement propre à la fixation d'objets délicats, elle a l'avantage de ne pas gêner les corporations avec les teintures ordinaires, nonobstant la présence de l'acide chromique.

Durcissement. — Des tissus peuvent rester assez longtemps dans ce liquide pour que nous ayons à le citer parmi les réactifs durcissants. Whitman prend, pour le durcissement des œufs pélagiques de Poissons, un mélange plus fort en acide chromique, dû à Eisig, à ce que nous croyons, à savoir : chlorure de platine, 0,25 p. 100, 1 volume ; et acide chromique, 1 p. 100, 1 volume. Les œufs y restent un ou deux jours.

61. Acide nitrique (Altmann, *Arch. Anat. u. Phys.*, 1881, p. 219). — Altmann se sert d'une solution aqueuse titrée à environ 3 à 3,5 p. 100 d'acide pur. Une solution de cette concentration possède une densité de 1,02 environ, ce qui permet de titrer les solutions d'une façon aussi commode qu'exacte en se servant d'un aréomètre. (Une densité de 1,0201 correspond exactement à 3° de l'échelle de Baumé : le titrage est donc des plus simples.) On peut se servir de solutions plus concentrées, mais elles ne donnent pas de résultats définitifs aussi bons.

On lave à l'alcool, et l'on peut colorer avec n'importe quelle teinture.

Les solutions plus concentrées d'acide nitrique ont été l'objet d'études sérieuses. Uskoff recommande pour des objets embryologiques une solution de 5 p. 100, qu'il laisse agir pendant dix à trente minutes. Wolff a employé avec de bons résultats une concentration de 10 p. 100 (œuf de la Poule).

Pour des préparations extemporanées de l'œuf des Astérides, Flemming a obtenu de bons résultats avec une solution de 40 p. 100. Il a recommandé une solution de 10 p. 100. Altmann a essayé cette concentration, et a trouvé qu'elle ne permettait pas de démontrer les figures nucléaires. Il pense que les solutions concentrées coagulent trop fortement les albuminoïdes solubles des tissus, ce qui a pour effet de nuire à la différenciation optique des éléments des cellules.

TELLYESNICZKY (*Arch. mik. Anat.*, LII, 1898, p. 222) trouve que pour la fixation de cellules en général la meilleure concentration est de 2 à 2 1/2 p. 100, les concentrations supérieures agissant trop fortement sur les couches superficielles.

Pour les lavages, on peut prendre, au lieu d'alcool, une solution aqueuse d'alun de 1 à 2 p. 100 (USKOFF, RABL.).

On peut aussi employer l'alcool pour préparer le liquide fixateur. On mélange à cet effet 3 volumes d'acide nitrique avec 97 volumes d'alcool à 70 p. 100. (FOL; inédit. Nous devons cette indication à l'obligeance de M. le professeur FOL.)

J'ai essayé consciencieusement l'acide nitrique d'ALTMANN, et je l'ai abandonné parce que je l'ai trouvé être un fixateur en général décidément trop peu énergique.

On s'accorde à trouver qu'il a la propriété précieuse de durcir le vitellus des œufs sans le rendre cassant.

Pour les *durcissements* on l'emploie quelquefois à une concentration de 3 à 10 p. 100. On le laisse agir pendant deux ou trois semaines. Employé de cette manière (10 à 12 p. 100), il fournit des préparations de l'encéphale qui sont en même temps très dures et flexibles.

BENDA (*Verh. anat. Ges. Wurzburg*, 1888; *Ergeb. der Anat.*, I, 1891, p. 7) fixe pendant vingt-quatre à quarante-huit heures dans de l'acide nitrique à 10 p. 100, puis porte les pièces, sans lavage préalable, dans une solution saturée de bichromate de potasse allongée de 3 volumes d'eau. On augmente graduellement la concentration du bichromate, de manière à arriver en deux ou trois jours (ou jusqu'à quatorze jours pour l'encéphale et la moelle épinière) à une concentration de 1 volume de la solution de bichromate pour un volume d'eau. Il est dit que ce procédé peut s'appliquer à des pièces assez volumineuses (testicule entier de l'Homme, etc.), et qu'il leur donne une consistance extrêmement dure. L'épiderme (surtout des embryons) peut se détacher par l'acide nitrique dans cette méthode.

62. Acide chromo-nitrique (*Liquide de* PERÉNYI; *Zoologischer Anzeiger*, V, 1882, p. 449).

Acide chromique à 0,5 p. 100 . . . . 3 parties.
Acide nitrique à 10 p. 100 . . . . 4 —
Alcool . . . . 3 —

On mêle ces liquides, et au bout de peu de temps on obtient une solution d'un beau violet.

On y laisse les objets (du moins si ce sont des œufs) pendant quatre à cinq heures; on les met ensuite pendant quelques jours dans de l'alcool fort; et finalement pendant quatre à cinq jours dans de l'alcool absolu. Au bout de ce temps, ils ont acquis la meilleure consistance pour être coupés au microtome. Des œufs ainsi préparés se coupent comme du cartilage ; ils ne sont pas le moins du monde poreux, et d'après Perényi, les blastomères et leurs noyaux se trouvent parfaitement bien conservés.

J'ai employé le liquide de Perényi avec des objets très variés (surtout des animaux marins), et je l'ai toujours trouvé excellent pour la préparation d'animaux pour la dissection ou pour des collections de musées. Mais des préparations faites dans le but de contrôler la qualité de la conservation des pièces au point de vue cytologique ne m'ont donné que des résultats fort inférieurs.

Mayer (dans les *Grundzüge* de Lee und Mayer, p. 34) critique ainsi ce liquide : — « Le mélange de Perényi ne paraît pas avoir été étudié jusqu'à présent à un point de vue chimique. Il est cependant facile de voir qu'aussitôt que le mélange est devenu violet, l'acide chromique n'y existe plus comme tel, mais s'est changé en oxyde chromique. L'alcool s'oxyde à ses dépens, et en présence de l'acide nitrique se change en partie en éther nitrique. En conséquence, le mélange se trouve réduit essentiellement à n'être plus qu'un mélange d'alcool de 30 p. 100 environ avec environ 4 p. 100 d'acide nitrique. Un mélange semblable fait avec omission de l'acide chromique, fixe, d'après mes expériences, d'une façon tout à fait semblable à celui de Perényi, — c'est-à-dire juste aussi bien qu'un alcool acide aussi faible peut fixer, ce qui est plutôt mal que bien. Il est vrai que les pièces ne s'y ratatinent pas ; au contraire, elles s'y gonflent plutôt, souvent à un degré remarquable. Et en effet il ne manque pas d'observateurs qui le rejettent entièrement pour la fixation d'œufs. Qu'on veuille bien comparer les étranges résultats obtenus par Cholodkovsky dans l'embryogénie de la Blatte, que j'ai critiqués dans *Zool. Jahresbericht*, 1891 (*Arthropoda*, p. 61) et que plus tard Wheeler et Heymons (*ibid*, 1893, p. 71 et 1895, p. 61) ont expressément attribués au liquide fixateur. En tout cas on arriverait au but d'une façon plus commode en prenant simplement de l'alcool acide, comme je l'ai recommandé en 1880 (*Mitth. zool. Stat. Neapel*, II, p. 7), qu'on peut toujours prendre plus ou moins fort selon la nature des objets à fixer. »

SELS

63. Sels chromiques. — Les sels chromiques prennent rang parmi les plus anciens et les plus éprouvés des agents durcissants. Le bichromate de potasse en particulier fut dans le temps universellement employé pour le durcissement de toute sorte de tissus, et un grand nombre de travaux classiques d'anatomie microscopique ont été faits à l'aide de ce réactif.

Cependant, il y a quelque vingt ans, le bichromate se trouva délaissé à la suite d'une critique faite à son égard par FLEMMING. FLEMMING fit remarquer (*Arch. mik. Anat.*, XVIII, 1880, p. 352) que tout en fixant bien le cytoplasme ce sel fait gonfler la chromatine et en conséquence ne devrait pas être employé comme fixateur dans des recherches *sur les noyaux.* La majorité des histologistes, plus royalistes que le roi, en conclurent à l'abandon total de ce réactif, et jusqu'à des temps tout à fait récents il fut laissé de côté dans les recherches histologiques générales et n'a guère servi qu'au durcissement des centres nerveux. Cet abandon cependant n'est nullement mérité ; car, *dûment corrigé par addition d'acide acétique,* le bichromate de potasse conserve fort bien les noyaux, et en même temps possède cet avantage sur l'acide chromique, qu'il conserve beaucoup mieux l'enchylème cytoplasmique, et *surtout ses inclusions (produits de sécrétion,* etc.).

Une étude détaillée de l'action des sels de chrome sur les noyaux et le cytoplasme a été faite par BURKCHARDT (*La Cellule*, XII, 1897, p. 335). Il trouve que les bichromates de sodium, ammonium, magnésium, strontium et zinc ont sur les noyaux la même action nuisible que le bichromate de potassium ; tandis que les bichromates de baryum, calcium et cuivre ne l'ont pas. Il recommande d'ajouter toujours de l'acide acétique, non seulement pour assurer la fixation exacte des noyaux, mais aussi pour augmenter la pénétration et la bonne fixation du cytoplasme (cf. § 34).

Il recommande le mélange suivant pour la fixation tant des noyaux que du cytoplasme :

> Bichromate de baryum, sol. à 4 p. 100 . . . 60 parties.
> Bichromate de potassium, sol. à 5 p. 100. . 30 —
> Acide acétique cristallisable . . . . 5 —

(A la place du baryum on peut prendre une solution à 4 p. 100 de bichromate de calcium, ou une solution à 6 p. 100 de bichromate de cuivre.)

Pour l'étude de la figure achromatique de la karyokinèse il recommande :

> Acide chromique, sol. à 1 p. 100 . . . . . 60 parties.
> Bichromate de potassium, sol. à 5 p. 100 . 30 —
> Acide acétique cristallisable. . . . . . . 5 —

64. Bichromate de potasse. — Le bichromate de potasse est peu employé *seul*, comme *fixateur*. Il a le défaut de pénétrer très lentement, mais il est peut-être le plus important de tous les agents *durcissants* proprement dits. Les solutions ne sont pas parfaitement stables, et (comme celles de l'acide chromique) se détruisent plus ou moins à la lumière et se laissent envahir par des moisissures. Il est donc bon de les tenir dans l'obscurité et d'y ajouter quelques morceaux de camphre.

On prend pour les durcissements des solutions de 2 à 5 p. 100. Comme pour l'acide chromique, il est mieux d'employer d'abord les concentrations faibles, et de passer graduellement aux plus fortes. Il est également important que la quantité de la solution soit très abondante. Le durcissement est extrêmement lent; il faut des semaines pour arriver au degré de consistance qu'on obtient en quelques jours avec l'acide chromique. Mais la consistance qu'on obtient est beaucoup meilleure, et le procédé a sur celui de l'acide chromique le grand avantage qu'il n'est pas nécessaire de guetter aussi minutieusement le moment où il faut faire cesser la réaction. Les pièces peuvent rester presque indéfiniment dans les solutions sans devenir friables. Nous avons trouvé qu'il faut environ trois semaines pour durcir un œil de Mouton dans des solutions graduellement augmentées de concentration de 2 à 4 p. 100. Pour durcir une moelle d'Homme, il faut trois à six semaines ; pour un cerveau, au moins autant de mois.

À la sortie de la solution, il est urgent de laver les pièces à fond dans l'eau avant de les mettre dans l'alcool. Si l'on néglige cette précaution il se forme un précipité finement granuleux, qui s'attache aux tissus, et dont il est très difficile de se débarrasser en renouvelant l'alcool. (Mais voyez plus haut, § 51.)

On peut colorer par toutes les teintures usuelles.

Le traitement par le bichromate communique aux tissus une couleur de rouille qui est très désagréable à l'œil et dont il est impossible de les débarrasser par le lavage à l'eau. On a dit que les pièces peuvent être décolorées par le lavage pendant quelques minutes dans une solution à 1 p. 100 d'hydrate de chloral. Nous ne savons à qui cette recommandation est due. Gierke dit que le traitement par le chloral empêche la conservation des préparations. On peut les décolorer très rapidement par l'addition de quelques gouttes de solution alcoolique d'anhydride sulfureux SO^2 (Gibson, in litt.). Voyez au demeurant ce que nous avons dit à ce sujet plus haut, numéro 50, et le chapitre *Blanchiment*.

65. Bichromate acide (Liquide de Tellyesniczky). — A la suite
d'une étude détaillée de tous les fixateurs usuels, Tellyesniczky
(*Arch. mik. Anat.*, LII, 1899, p. 242) a conclu que ceux qui conservent le plus fidèlement le *cytoplasme* sont l'acide osmique et le
bichromate de potasse ; ils seraient même d'après lui les seuls qui
fixent d'une façon à assurer l'insolubilité des éléments fixés. Il
trouve également que l'addition d'acide acétique au bichromate
suffit à assurer une fixation exacte des noyaux (cf. le dernier
numéro) et sert aussi à améliorer la fixation du cytoplasme (cf. § 34).
Il recommande la formule suivante, sans vouloir dire pour cela que
les proportions ne doivent pas être variées selon les circonstances :

> Bichromate de potasse . . . . 3 grammes.
> Acide acétique cristallisable . . . . . 5 —
> Eau . . . . 100 —

De petits objets peuvent y séjourner un jour ou deux, des objets
plus gros plus longtemps. Laver bien dans beaucoup d'eau et passer
par des alcools successifs, en commençant par 15 p. 100. Les résultats sont très semblables à ceux du liquide de Zenker, avec cet
avantage que le traitement ultérieur est de beaucoup simplifié.

65 bis. Mélange de Lavdowsky (*Zeit. wiss. Mik.*, XVII, 3, 1900, p. 301).
— Acide acétique à 1 p. 100, 500 parties ; bichromate de potasse, 20 à
25 ; solution saturée de sublimé corrosif, 5 à 10. Employé pur ou allongé
de 1 volume d'eau. Ce mélange est dit fort utile pour la revivification
de vieilles préparations qu'on désire colorer à nouveau.

66. Bichromate et acide osmique. — Altmann (*Die Elementarorganismen*, Leipzig, 1890) prend pour la fixation de granules cytoplasmiques
un mélange de parties égales de bichromate de potasse à 5 p. 100 et
acide osmique à 2 p. 100. La solution de bichromate, dit-il, ne doit pas
contenir de l'acide chromique libre, et il vaut mieux qu'elle soit fraîchement préparée.
Lo Bianco (*Mitth. zool. Stat. Neapel*, IX, 1890, p. 443) prend pour des
animaux marins 100 centimètres cubes de solution de bichromate à
5 p. 100 et 2 centimètres cubes d'acide osmique à 1 p. 100.

Il paraît évident, d'après ce qui a été dit dans les deux numéros
précédents, que ces mélanges gagneraient à être additionnés d'acide
acétique. Hoehl (*Arch. f. Anat. u. Phys., Anat. Abth.*, 1896, p. 31 ;
Zeit. f. wiss. Mik., XIII, 1896, p. 227) prend 80 centimètres cubes de
bichromate à 3 p. 100, 20 centimètres cubes d'acide osmique à
1 p. 100, et 2 centimètres cubes d'acide acétique cristallisable.

67. Bichromate, acide osmique et platine) Lindsay Johnson, *in litt.*).

Bichromate de potasse à 2.5 p. 100 . . . . 70 parties.
Acide osmique à 2 p. 100. . . . . 10 —
Chlorure de platine à 1 p. 100 . . . . . . 15 —
Acide acétique ou formique. . . . . 5 —

(Il vaut mieux n'ajouter l'acide acétique ou formique qu'au moment de l'emploi, vu qu'il provoque très facilement la réduction de l'acide osmique.)

Ce mélange fut imaginé pour le durcissement préliminaire, après fixation, de la rétine, sur laquelle l'auteur le laissait agir pendant douze heures, puis achevait le durcissement dans du bichromate pur. M. Johnson m'écrit que la présence de l'acide osmique sert à abréger beaucoup la durée du durcissement ; en trois jours on peut mener une rétine à travers toutes les étapes usuelles jusque dans la celloïdine. Si l'on voit que la préparation tend à se noircir, on peut prévenir cela en ajoutant 10 parties de solution de nitrate d'urane à 5 p. 100 qui forme une couche d'urane de couleur brune au-dessus de l'osmium réduit. L. Johnson a maintenant trouvé qu'au lieu de passer après douze heures au bichromate pur, il est quelquefois préférable après ce temps d'allonger le liquide d'eau, et d'y achever le durcissement (quatre jours). Il ne faut pas chercher à augmenter la concentration du chlorure de platine au delà de la proportion indiquée, car les solutions trop fortes ont une tendance à cristalliser sur les tissus.

D'après notre expérience personnelle ce mélange manque de pénétration, mais à cela près il est un fixateur de tout premier ordre. Il nous a donné des préparations cytologiques montrant le cytoplasme souvent mieux conservé que par le mélange de Flemming, ou celui de Hermann, et des noyaux magnifiques.

68. Liquide de Müller.

Bichromate de potasse. . . . . 2 à 2 1/2 parties.
Sulfate de soude. . . . . 1 —
Eau. . . . . 100 —

Pour les *durcissements* seulement. S'emploie de la même manière que la solution simple de bichromate. Ce liquide fut recommandé par Müller pour le durcissement de la rétine, et, pour cet objet et d'autres semblables, a joui pendant longtemps d'une grande vogue dans les laboratoires. Nous avouons que nous ne nous rendons pas bien compte du rôle que peut jouer le sel de soude dans ce mélange (à moins qu'il ne serve à y provoquer la formation d'un peu d'acide chromique libre ?) et que nous n'avons pas pu nous apercevoir que ce mélange donnât des résultats sensiblement différents de ceux du bichromate pur. Fol dit que pour les embryons, pour lesquels on l'a beaucoup préconisé, il est absolument sans valeur.

69. Liquide d'Erlicki (*Warschauer Med. Zeit.*, XXIII, n°s 15 et 18 (*Progrès Médical*, 1877, n° 39).

Bichromate de potasse	2,5 parties.
Sulfate de cuivre	1,0 —
Eau	100,0 —

Pour les *durcissements* seulement.

On comprend facilement l'utilité de l'addition du sulfate de cuivre au bichromate de potasse. Ce sulfate est lui-même un durcissant, et sert à renforcer l'action trop lente du bichromate ; et effectivement le liquide d'Erlicki *durcit plus vite* que celui de Müller ou que le bichromate simple. Avec ce mélange on peut durcir la moelle en quatre jours à la température d'un incubateur, en dix jours à la température normale (Fol). Cette formule a été très employée en Allemagne, et nous croyons qu'elle constitue l'un des meilleurs durcissants pour les objets volumineux. Nous l'avons vu largement employer au laboratoire de morphologie de l'Université de Genève pour les embryons humains âgés de plusieurs mois.

On observe souvent, dans des portions des centres nerveux qui ont été durcis par le liquide d'Erlicki, des taches foncées, avec des prolongements, qui simulent des cellules ganglionnaires. On les a considérées comme des productions pathologiques, mais il est maintenant démontré que ce ne sont que des dépôts formés par l'action du liquide durcissant. On peut les faire disparaître par l'eau chaude, ou mieux par l'eau légèrement acidulée par l'HCl, ou bien en traitant les pièces par l'acide chromique à 0,5 p. 100 avant de les mettre dans l'alcool. (Tschisch, *Virchow's Arch.*, XCVII, p. 173 ; Edinger, *Zeit. f. wiss. Mik.*, 1885, p. 245 ; Loewental, *Rev. méd. de la Suisse romande*, 6e année, I, p. 20.)

70. Liquide de Kultschitzky (*Zeit f. wiss. Mik.*, IV, 3, 1887, p. 348). — Solution saturée de bichromate de potasse et sulfate de cuivre dans de l'alcool à 50 p. 100 à laquelle on ajoute au moment de s'en servir un peu d'acide acétique, soit 5 ou 6 gouttes pour 100 centimètres cubes. Pour préparer la solution, ajoutez les deux sels en excès à l'alcool, et laissez le tout pendant vingt-quatre heures *dans l'obscurité absolue.*

Fixer pendant douze à vingt-quatre heures, également *dans l'obscurité* (sans cela les sels se précipiteraient). Lavez à l'alcool fort pendant douze à vingt-quatre heures.

Plus récemment (*Arch. mik. Anat.*, XLIX, 1897, p. 8) KULTSCHITZKY recommande un mélange de 2 parties de bichromate, 0,25 de sublimé corrosif, 50 d'acide acétique à 2 p. 100, et 50 d'alcool à 96 p. 100. Filtrer au bout de vingt-quatre heures. Des tissus de vertébrés peuvent rester quatre à six jours dans le liquide.

71. Bichromate d'ammoniaque. — Ce sel a une action très semblable à celle du bichromate de potasse. FOL dit qu'il pénètre plus rapidement que le sel potassique, et durcit en même temps plus lentement, ce qui fait qu'il est bon de l'employer à des doses un peu plus fortes, à savoir 5 p. 100 au lieu de 4 p. 100. Il jouit d'une certaine faveur pour les durcissements des centres nerveux.

72. Chromate neutre d'ammoniaque. — Quelques anatomistes ont trouvé que ce sel offrait des avantages pour le durcissement de certains organes. KLEIN l'a recommandé pour l'intestin, qu'il durcit en vingt-quatre heures, à une concentration de 5 p. 100.

73. Sulfate de cuivre. — Il n'est pas d'un emploi général. Voyez n° 887.

74. — **L'alun** a été employé comme agent fixateur.

J'en ai fait moi-même une expérience considérable, et si je le cite, c'est pour recommander de l'éviter à tout prix.

75. Acide sulfureux. — WADDINGTON (*Journ. Roy. Mic. Soc.*, 1883, p. 185) emploie une solution saturée dans l'alcool pour la fixation d'infusoires. OVERTON (*Zeit. wiss. Mik.*, VII, 1890, p. 9) emploie, pour la fixation d'algues, les vapeurs d'une solution aqueuse.

CHAPITRE V

AGENTS FIXATEURS ET DURCISSANTS

76. Bichlorure de mercure (sublimé corrosif). — Ce sel se dissout dans 3 parties d'eau distillée bouillante, et dans 16 parties à froid. Les solutions saturées des laboratoires en doivent donc contenir de 6 à 7 p. 100. Il est plus soluble dans l'alcool que dans l'eau, et en employant de l'alcool de 50 à 60 degrés, on obtient des solutions bien plus fortes.

Sa solubilité dans l'eau ou dans l'alcool est augmentée par l'addition d'acide chlorhydrique, de chlorure d'ammonium, de camphre ou d'iode. Avec du chlorure de sodium il forme un sel double beaucoup plus soluble ; l'eau de mer peut en dissoudre jusqu'à 15 p. 100 (de là la composition du liquide de Lang).

Les solutions aqueuses se détériorent quelquefois assez rapidement par la formation d'un précipité pulvérulent très fin. Je ne connais aucun moyen sûr de prévenir la formation de ce précipité. Cependant, pensant qu'il peut être dû en partie à l'ammoniaque de l'air, j'ai pris le parti depuis quelque temps d'additionner mes solutions d'un peu d'acide nitrique, et je m'en suis bien trouvé.

Les solutions doivent toujours êtres faites avec de l'eau distillée. Les solutions de sublimé pur doivent donner une réaction acide avec le papier de tournesol, tandis que celles qui sont faites avec addition de chlorure de sodium peuvent donner une réaction neutre.

Pour les fixations on prend d'habitude des solutions aussi concentrées que possible. La solution aqueuse saturée à froid suffira le plus souvent ; mais pour les Arthropodes il faudra souvent prendre une solution *alcoolique*, et pour les animaux très contractiles (Coralliaires, Planaires) il faudra souvent avoir recours à des solutions chaudes, même bouillantes.

Il est bon en règle générale, du moins si l'on a employé une solution concentrée, de *ne laisser les objets dans la solution que juste le temps nécessaire pour qu'ils en soient pénétrés*. La pénétration se constate facilement à la vue de l'opacité blanchâtre qui se produit dans les tissus. Elle est très rapide; les petits objets sont fixés en quelques minutes; nous avons trouvé que pour pénétrer une glande salivaire de *Chironomus* il ne faut pas plus de trois secondes.

On lave à l'eau ou à l'alcool. Nous pensons que l'alcool vaut presque toujours mieux.

Nous ajouterons qu'il est souvent important de ne pas prendre l'alcool trop faible, mais de commencer les lavages par l'alcool d'au moins 70 degrés. On peut y ajouter un peu de camphre, ce qui facilite l'extraction du sublimé. Ou bien, ce qui vaut *beaucoup* mieux, à cet effet on ajoute (MAYER, *Int. Monatsschr. Anat. Phys.*, IV, 1887, p. 43) à l'eau ou à l'alcool de lavage de la *teinture d'iode* (assez pour donner une bonne couleur de vin d'Oporto), et on en renouvelle l'addition jusqu'à ce que les objets n'en absorbent plus, c'est-à-dire jusqu'à ce qu'ils ne décolorent plus le mélange au bout de quelque temps. APATHY (*Mikrotechnik*, p. 148) se sert d'une solution de 0,5 p. 100 d'iode dans de l'alcool fort, y suspend les objets jusqu'à ce qu'ils soient devenus de la couleur de la solution, puis lave pendant vingt-quatre heures dans de l'alcool pur. Cette pratique a l'avantage de diminuer la tendance qu'a le sublimé à rendre les tissus cassants. Elle sert aussi dans certains cas à faciliter les colorations, et nous croyons que même dans des cas faciles on fait bien de ne pas négliger cette opération.

Dans des cas difficiles on peut recourir à une solution d'iode dans l'iodure de potassium. MAYER (*Zeit. wiss. Mik.*, XIV, 1897, p. 28) fait dissoudre 5 grammes d'iodure dans 5 centimètres cubes d'eau distillée et l'ajoute à une solution de 0,5 gramme d'iode dans 45 centimètres cubes d'alcool à 90 p. 100. Il se sert rarement de ce mélange tel quel, mais en ajoute seulement la quantité voulue à l'alcool ou à l'eau qui contient les objets. On peut, en cas de besoin, se servir d'eau de magnésie pour enlever l'iode des pièces. De même aussi APATHY (*Mitth. Zool. Stat. Neapel*, XII, 1897, p. 729-730).

On a objecté à ce procédé que la solution d'iode dans l'iodure de potassium précipite le sublimé au lieu de le dissoudre. Cela est exact, mais le précipité se redissout dans un excès du précipitant.

Il peut arriver que si l'extraction du sublimé a été insuffisante, ce sel vienne à former des cristaux dans les coupes, après le montage dans le baume. On prévient facilement cela en traitant *les coupes* pendant un quart d'heure par de la teinture d'iode. Si l'on a préféré cette manière de faire, l'addition d'iode à l'alcool de lavage après fixation

est superflue, à moins que les pièces ne doivent être gardées longtemps dans l'alcool avant la confection des coupes. Cependant Dahlgren (*Anat. Anz.*, XIII, 1897, p. 149) a montré que la présence de sublimé
dans les tissus peut donner lieu à des déformations des tissus simu-
lant des sphères attractives et autres éléments cellulaires. Schaper
(*ibid.*, p. 463) a montré que ces déformations sont provoquées par la
présence de sublimé dans les tissus *pendant l'inclusion dans la paraffine.*

La croyance qu'il est *nécessaire* de laver par *l'eau* les objets qui
ont été traités par le sublimé est une erreur. Il importe que les lavages
soient scrupuleusement faits, car sans cela les tissus deviendront
granuleux et cassants. Il faut aussi, autant que possible, ne pas laisser
les objets trop longtemps dans l'alcool, qui les rend cassants.

On peut colorer avec n'importe quel colorant.

On ne doit pas employer d'instruments métalliques pour manipuler les objets contenus dans les solutions mercuriques, ces solutions se précipitant immédiatement au contact des métaux. Pour ces
objets, il faut se servir d'instruments de verre, d'ivoire, de corne, de
caoutchouc, de bois, de piquants de hérisson ou de porc-épic.

Nous pensons que le sublimé corrosif est pour les travaux ordinaires un fixateur excellent, presque de premier ordre, pourvu toutefois que l'on observe la précaution que nous avons indiquée, de ne
le laisser agir que pendant le temps voulu sur les tissus, et de l'en
éloigner ensuite rapidement et complètement. Il pénètre très bien,
fixe assez fidèlement et permet de réaliser de très belles colorations.
Mais nous pensons qu'on lui a quelquefois accordé trop de confiance.
Pour les recherches cytologiques il n'est pas, d'après notre expérience, de toute confiance. Entre autres défauts il a celui de provoquer souvent de sérieux ratatinements des éléments histologiques.

77. Solutions acétiques. — Il y a en général utilité à acidifier les
solutions par l'acide acétique, la fixation en devient sensiblement
meilleure. Une solution saturée de sublimé dans de l'acide acétique
de 1 p. 100 à 5 p. 100 m'a donné de très bons résultats. Van Beneden
a employé une solution saturée dans de l'acide acétique à 25 p. 100.

Kaiser (*Zeit. wiss. Mik.*, XI, 1894, p. 378) prend 10 grammes de
sublimé, 3 d'acide acétique cristallisable, et 300 d'eau.

78. Liqueur de Lang (*Zool. Anzeiger*, 1878, p. 14).

Eau distillée.	100	parties.
Chlorure de sodium	6 à 10	—
Acide acétique.	5 à 8	—
Bichlorure de mercure.	3 à 12	—
Alun (dans certains cas)	0,5	—

Pour des Planaires surtout. On couche les animaux sur le dos et on les inonde du mélange versé brusquement. Ils meurent étendus. On les laisse une demi-heure dans le liquide, et on les passe dans l'alcool.

Nous avons trouvé ce mélange excellent pour fixer des animaux pélagiques mous, tels que *Salpa et Doliolum*.

79. Solutions au sel de cuisine. — Un liquide contenant 5 grammes de sublimé, 50 centigrammes de chlorure de sodium et 100 centimètres cubes d'eau a été cité sous le titre de *Solution de* GAULE.

HEIDENHAIN (*Kern und Protoplasma*, 1892, p. 109) recommande une solution à 0,5 p. 100 de chlorure de sodium saturée à chaud de sublimé. Cette solution a fait école, c'est peut-être celle qui est la plus employée aujourd'hui. C'est là à mon sens un engouement déraisonnable. Pour plus d'un motif, il nous semble que le sublimé demande à être acidifié et non alcalinisé. (Cf. § 34.) La très haute teneur en sublimé (environ 11 p. 100) de la solution, si elle n'est pas corrigée par l'acide acétique, donne lieu à des ratatinements des tissus qui en font un réactif à mon sens absolument brutal.

80. Sublimé alcoolique. MANN (*Anat. Anz.*, VIII, 1893, p. 441-443) prend

Alcool absolu	100 cc.
Acide picrique	4 grammes.
Sublimé	15 —
Acide tannique	6 à 8 —

L'acide tannique est ajouté pour prévenir un durcissement excessif. TELLYESNICZKY (*Arch. mik. Anat.*, LII, 1898, p. 237) dit de ce liquide que son action est entièrement destructive, ce qui est dû surtout au tanin. APATHY (*Mikrotechnik*, p. 111) trouve qu'une solution de 3 à 4 grammes de sublimé et 5 grammes de chlorure de sodium dans de l'alcool à 50 p. 100 (combien ?) sera le meilleur des fixateurs pour des travaux ordinaires sur la plupart des objets.

Ici encore, nous demandons à quoi sert le sel de cuisine ?

81. Sublimé alcoolique acide. — OHLMACHER (*Journ. Exper. med.*, II, 1897, p. 671) recommande :

Alcool absolu	80 parties.
Chloroforme	15 —
Acide acétique cristallisable	5 —
Sublimé à saturation (ce qui fait 20 p. 100 environ).	

Des pièces ordinaires de tissu peuvent y être suffisamment fixées en quinze à vingt minutes. L'encéphale de l'Homme divisé par la section de Meynert, demande dix-huit à vingt-quatre heures.

Le liquide GILSON-CARNOY-LEBRUN, au sublimé, est donné sous le titre **Alcool acétique.**

82. — HELD (*Arch. Anat. Phys., Anat. Abth.*, 1897, p. 227) fixe du tissu nerveux dans une solution de 1 p. 100 de sublimé dans l'*acétone* à 40 p. 100, et lave dans de l'acétone de grades successivement concentrés.

83. Mélange mercuro-nitrique. — FRENZEL (*Arch. mik. Anat.*, XXVI, 1885, p. 232) recommande une solution à demi saturée de sublimé dans de l'alcool à 80 p. 100 et additionnée de 1 goutte d'acide nitrique pour chaque centimètre cube ou deux. Il y fixe de petits objets pendant cinq à dix minutes, les durcit dans le sublimé alcoolique sans acide, et les conserve dans de l'alcool à 90 p. 100. Il assure que l'addition d'acide nitrique rend superflus les lavages à l'iode.

84. Mélange mercuro-nitrique. — Liqueur de GILSON. (*La Cellule*, I, 1886, p. 57 ; nous donnons une formule plus récente obligeamment communiquée par M. le prof. GILSON (1895), et que nous avons simplifiée en supprimant des fractions inutiles.)

Acide nitrique à 46° Baumé (= 80 p. 100 environ) . . . . 15 cc.
Acide acétique cristallisable. . . . . . 4 —
Sublimé . . . . 20 grammes
Alcool à 60 p. 100. . . . . 100 cc.
Eau distillée . . . . 880 —

Ce mélange donne en général une fixation très délicate et une bonne consistance, ce qui n'est pas le cas pour toutes les solutions mercuriques. Elle n'est en rien nuisible aux colorations. Son action peut être prolongée non pas indéfiniment, mais du moins très longtemps sans trop d'inconvénient. Elle est très pénétrante.

Pour des *animaux marins* il est bon d'ajouter au fond de la bouteille des cristaux d'iode ; on évite ainsi tout précipité par les sels.

On sait que les solutions mercuriques donnent souvent dans certains organes des granules, qui pourraient bien être dus à une abondance de phosphates. On les évite grâce à l'iode, et en tout cas si on les constate dans une coupe on peut les faire disparaître en lavant à l'eau additionnée de teinture d'iode.

Gilson recommande beaucoup ce réactif comme donnant de bons résultats, et comme évitant bien des déboires dans les laboratoires où il y a des commençants. Car un excès de fixation, un lavage incomplet, etc., ne causent pas la perte irréparable de l'objet.

On pourra trouver ce réactif utile pour débarrasser les œufs des Batraciens de leur albumine; ils s'y débarrassent aussi bien qu'avec les solutions chromiques et y prennent une bonne consistance.

Je l'ai essayé, et j'ai eu de bons résultats. Trouvant la fixation un peu trop faible pour mes objets, j'ai augmenté considérablement la proportion de sublimé, et je m'en suis bien trouvé. J'ai également expérimenté avec des solutions simples de sublimé additionnées d'acide nitrique, et je crois cette addition très recommandable.

85. Mélange mercuro-nitrique. — Kostanecki et Siedlecki (*Arch. mik. Anat.*, XLVIII, 1896, p. 181) se servent d'un mélange à parties égales de solution saturée de sublimé et acide nitrique à 3 p. 100 et aussi d'un mélange à parties égales de solution de sublimé, d'acide nitrique à 3 p. 100 et d'alcool absolu. Ils y fixent pendant vingt-quatre heures, et lavent à l'alcool iodé.

86. Sublimé picrique. (Lang, *Zool. Anzeiger*, 1879, p. 46). — Solution saturée de sublimé corrosif dans de l'acide picro-sulfurique auquel on a ajouté 5 p. 100 d'acide acétique.

Rabl (*Zeit. f. wiss. Mik.*, XI, 2, 1894, p. 165) prend

Sublimé, sol. sat. aq	1 volume.
Acide picrique, sol. sat. aq.	1 —
Eau distillée.	2 —

Rabl y laisse des embryons environ douze heures, lave pendant deux heures à l'eau, et passe dans l'alcool faible.

La solution de Mann (*op. cit.*, XI, 4, 1895, p. 480) contient 1 p. 100 d'acide picrique avec ou sans 1 p. 100 de tanin dans une solution saturée de sublimé dans de la solution physiologique de sel.

O. vom Rath (*Anat. Anz.*, XI, 1895, p. 286) fait un mélange à parties égales de solution d'acide picrique saturée à froid et de solution de sublimé saturée chaude, et y ajoute 0,5 à 1 p. 100 d'acide acétique cristallisable.

Le mélange **picro-mercuro-osmique** du même auteur (*loc. cit.*) consiste en le mélange précédent avec addition de 10 p. 100 d'acide osmique à 1 p. 100.

Branca (*Journ de l'Anat. et de la Phys.*, XXXV, 1899, p. 764) fait une solution saturée d'acide picrique dans une solution de sublimé saturée à chaud, et ajoute à 300 centimètres cubes de cette solution 50 centimètres cubes de formol et 5 centimètres cubes d'acide acétique cristallisable.

87. Sublimé et acide osmique. — MANN (*Zeit. f. wiss. mik.*, XI, 4, p. 481) recommande un mélange fraîchement préparé de volumes égaux d'acide osmique à 1 p. 100 et d'une solution saturée de sublimé corrosif dans de la solution physiologique de sel (pour centres nerveux).

Ce mélange fraîchement préparé est aussi recommandé par APATHY, *Mitth. Zool. Stat. Neapel*, XII, 1897, p. 729.

DRÜNER (*Jena. Zeit. Naturw.*, XXVIII, 1894, p. 294) ajoute 1 partie d'acide osmique à 1 p. 100 à 20 parties d'une solution à 5 p. 100 de sublimé avec 5 p. 100 d'acide acétique.

Un mélange de O. VOM RATH a été donné au dernier numéro.

88. Sublimé chromique. — LO BIANCO (*Mitth. Zool. Stat. Neapel*, IX, 1890, p. 443). Solution saturée de sublimé, 100 parties, et acide chromique de 1 p. 100, 50 parties.

89. Liquide de Zenker (*Münchener med. Wochenschr.*, n° 24, 1894, p. 532). — C'est du liquide de MÜLLER (n° 68) additionné de 5 p. 100 de sublimé corrosif et 5 p. 100 d'acide acétique cristallisable (il vaut mieux ajouter ce dernier au moment de s'en servir). Fixer plusieurs heures, laver à l'eau, traiter les pièces ou les coupes par l'alcool iodé (n° 76). Recommandé avec des détails minutieux sur le mode d'emploi par MERCIER, dans *Zeit. wiss. Mik.*, XI, 4, 1894, p. 471.

De nombreux auteurs vantent beaucoup ce mélange. Il donne de très bons résultats pour la fixation des embryons et permet de bonnes colorations à l'hématoxyline.

90. Liquide de Foà (cité d'après *Quart. Journ. Mic. Sci.*, 1895, p. 287). Parties égales de solution saturée de sublimé dans de la solution normale de sel, et de liquide de Müller, ou de bichromate à 5 p. 100. C'est donc à peu près du liquide de Zenker sans l'acide acétique, ce qui sera pour la plupart des fixations une omission nuisible.

AUTRES CHLORURES

91. Chlorure de platine, PtCl⁴. — Ce sel étant extrêmement déliquescent, il vaut mieux se le procurer en solution. On trouve en effet dans le commerce des solutions à 10 p. 100. La solution aqueuse simple de

ce sel a jusqu'à présent peu servi. Rabl (*Morphol. Jahrb.*, X Bd., 1884,
p. 216), dans ses recherches sur la cytodiérèse, s'est servi d'une solution de 1,300. Il y laisse les objets pendant vingt-quatre heures, il lave
à l'eau, durcit ensuite à l'alcool, fait des coupes, et les colore par l'hématoxyline de Delafield, ou la safranine.

C'est surtout sous forme de mélanges que sert le chlorure de platine.
Nous en avons déjà cité les principaux : Hermann, n° 59; Merkel, n° 60;
Lindsay Johnson, n° 67. Pour un mélange au formol de Bouin, voir *Arch.
d'Anat. Micr.*, II, 1891, p. 423 ; et pour celui de Rabl voyez aux **Méthodes
Embryologiques**.

Le chlorure de platine a la propriété de ratatiner d'une façon notable
les chromosomes, ce qui sert à mettre en évidence les granules de Pfitzner et la division longitudinale des chromosomes.

92. Le chlorure de palladium a été employé comme fixateur en
solutions aqueuses de 1/300, 1/600, ou 1/1000. La fixation se fait en une
ou deux minutes, pour les petits objets. Cattaneo le recommande comme
étant le meilleur fixateur pour les Infusoires.

Ce sel se trouve à l'état sec dans le commerce. Pour le dissoudre, il
est nécessaire d'employer de l'eau acidulée avec de l'acide chlorhydrique. Il faut prendre, pour 10 grammes de chlorure sec, un litre d'eau
et 4 à 6 gouttes de HCl. Il faut vingt-quatre heures pour que la dissolution soit complète.

Ce chlorure imprègne les tissus en les colorant en brun.

Il a été employé comme agent *durcissant* (voyez F.-E. Schulze, *Arch.
mik. Anat.*, III, 1867, p. 477).

Frenkel (*Anat. Anz.*, VIII, 1893, p. 538) prend, pour le tissu conjonctif, 15 parties de solution de chlorure à 1 p. 100, 5 d'acide osmique à
2 p. 100, et quelques gouttes d'acide acétique.

93. Chlorure d'Iridium (Eisen, *Zeit. wiss. Mik.*, XIV, 1897, p. 195).
Solution à 0,2 à 0,5 p. 100 avec 1 p. 100 d'acide acétique cristallisable.
Des préparations que j'ai faites m'ont montré la plus mauvaise fixation
que j'ai jamais vue.

Il en est de même du chlorure d'osmium, également préconisé par
Eisen, *Journ. of Morph.*, XVII, 1900.

94. Perchlorure de fer (Fol, *Zeit. wiss. Zool.*, XXXVIII, 1883, p. 491 ;
Lehrb. d. vergl. mik. Anat., p. 102). Ce réactif a trop de défauts pour qu'on
puisse le recommander. Il gêne surtout les colorations.

95. Le chlorure de zinc n'est guère employé que pour l'*encéphale*.
Voyez au chapitre des **Centres nerveux**. On peut voir aussi une formule
de Gilson, pour la fixation des glandes à soie des Lépidoptères, dans *La
Cellule*, VI, 1890, p. 122.

96. Fluorures (Marpmann). — Voyez *Zeit. f. angew. Mik.*, V, 1899, p. 33,
ou *Journ. Roy. Mic. Soc.*, 1899, p. 456.

96 bis. L'iode est un réactif durcissant, qui pénètre très rapidement, et qui peut rendre des services pour des préparations extemporanées. On s'en sert en solution aqueuse dans l'iodure de potassium. Voici, d'après Fol, la formule de la solution de Lugol.

Eau	100 parties.
Iodure de potassium	6 —
Iode	4 —

Fol prend une solution saturée d'iode dans une solution aqueuse concentrée d'iodure de potassium et l'étend selon les cas de 100 à 500 volumes d'eau. (Fol, *Lehrb.*, p. 103.)

S. Kent a trouvé ce réactif souvent meilleur que l'acide osmique pour fixer les Infusoires. Il s'en sert en en ajoutant à l'eau qui les contient.

Il fonctionne comme fixateur léger dans le « Sérum iodé ».

On peut fixer instantanément les petits objets par les VAPEURS D'IODE. On chauffe des cristaux d'iode dans un tube à essais jusqu'à ce que les vapeurs se dégagent ; puis en inclinant le tube on les fait couler sur la préparation déjà placée sur un porte-objet. Le porte-objet doit alors être chauffé à environ 40° C. pendant deux ou trois minutes pour chasser l'iode de la préparation. (Overton, *Zeit. f. wiss. Mik.*, VII, I, 1890, p. 14.)

L'iode tue les cellules très rapidement, sans les déformer. Je l'ai trouvé très utile pour l'étude de spermatozoïdes. Il gêne les colorations.

CHAPITRE VI

AGENTS FIXATEURS ET DURCISSANTS

COMPOSÉS ORGANIQUES

97. L'acide acétique est surtout employé comme fixateur *pour les noyaux*. On peut dire d'une manière générale que les meilleures concentrations se trouvent entre les limites de 0,2 à 1 p. 100. Des concentrations supérieures, 5 p. 100 et plus, fixent bien les éléments nucléaires pendant un moment, mais ensuite les font gonfler et pâlir, ce qui n'arrive pas avec les solutions très diluées. Voyez à ce sujet FLEMMING, *Zellsubstanz*, etc., p. 102-103 et 380.

L'acide *formique* peut être employé de la même manière. L'acide acétique a sur l'acide formique l'avantage d'être cristallisable, ce qui permet de titrer facilement les solutions, en prenant pour point de départ l'*Acidum aceticum glaciale*.

Dans cet ouvrage, toutes les fois que nous parlons d'acide acétique sans autre mention, nous entendons l'acide cristallisable.

L'acide acétique concentré est souvent fort utile, comme je puis en témoigner, pour tuer et fixer en même temps des organismes extrêmement contractiles, tels que certains Vers, Nudibranches et Cœlentérés. Il a la précieuse qualité de tuer avec une rapidité foudroyante, son action étant peut-être plus rapide que celle d'aucun fixateur connu, sans excepter le sublimé bouillant. Il a une tendance marquée à *fixer les organes dans l'état d'extension*, ce qui est naturellement une qualité précieuse. Il a aussi l'avantage de ne pas causer d'opacité dans les tissus, qu'il laisse aussi transparents que pendant la vie. La raison pour laquelle on ne l'emploie pas plus souvent, c'est que son action laisse à désirer sous le rapport de la bonne conservation des fins détails histologiques et cytologiques. Le *modus operandi* est d'inonder brusquement les organismes à fixer avec de l'acide acétique cristallisable ; les y laisser le temps nécessaire pour qu'ils en soient pénétrés — temps qui ne doit pas dépasser cinq à six minutes ; puis les transporter dans l'alcool à 50 ou 70 degrés qu'on a soin de renouveler fréquemment jusqu'à ce que l'acide ait été éloigné. Cette méthode quelquefois précieuse est due à van Beneden (voyez « Tuniciers »).

S. Lo Bianco ajoute à l'acide acétique « concentré » un dixième de solution d'acide chromique à 1 p. 100. Cette petite quantité sert à combattre utilement l'action trop ramollissante de l'acide organique. [Par « acide acétique concentré » Lo Bianco veut dire partout dans ses *Metodi* (*Mitth. Zool. Stat. Neapel*, IX, p. 435) un acide d'environ 49 p. 100 (gr. sp. 1.060).

J'ai employé de la même manière le jus de citron, qui m'a donné des résultats excellents sous le rapport de l'extension, mais je ne suis pas encore à même de me prononcer sur l'état de conservation des tissus.

Dans le procédé de Van Beneden l'acide acétique n'agit pas comme fixateur dans le sens d'un réactif qui tue et durcit en même temps. Ici le rôle de l'acide est surtout de tuer rapidement, et c'est à l'alcool que revient le rôle de durcir les éléments avant qu'ils n'aient eu le temps d'être altérés par l'acide. L'acide acétique, en effet, employé seul, n'agit comme fixateur que pendant un temps très limité. Pour peu que son action se prolonge sans être atténuée par celle d'un autre réactif, il devient un agent *gonflant*. C'est donc surtout en mélange avec des réactifs durcissants qu'il convient de l'employer. Dans les mélanges il joue le rôle très important d'aider à la coagulation des éléments, comme nous l'avons expliqué § 34, d'augmenter la pénétration du mélange grâce à son action gonflante, et par cette même action gonflante d'atténuer l'action ratatinante des autres ingrédients et d'aider à la différentiation optique des éléments. C'est pour ces motifs que toutes les fois qu'il n'est pas contre-indiqué par des motifs tels que la présence de beaucoup de tissu conjonctif, ou d'éléments calcaires qu'on désire conserver, il est presque un *sine quâ non* dans les mélanges.

Les proportions dans lesquelles il convient de l'employer dans les mélanges se trouveront être en général de 0,5 p. 100 à 5 p. 100 de l'acide cristallisable (si l'on est obligé d'employer l'acide ordinaire au lieu du cristallisable il conviendrait peut-être de doubler ces chiffres). Les concentrations beaucoup plus fortes ne paraissent indiquées que là où l'on vise surtout à obtenir le plus haut degré possible de pénétration. Les liquides qui contiennent de très fortes proportions de l'acide (p. ex., n°s 98, 99,) ne devraient être laissés que très peu de temps au contact des tissus.

98. **Alcool acétique** (Carnoy, *La Cellule*, III, 1, 1886, p. 6, et 1887, 2, p. 276; van Beneden et Neyt, *Bull. Acad. Roy. Sci. Belg.*, XIV, 1887, p. 218; Zacharias, *Anat. Anz.*, III, 1888, p. 24-27; van Gehuchten, *ibid.*, 8, p. 237). — Réactif important. Carnoy en a donné deux formules. La première :

> Acide acétique cristallisable . . . . 1 volume.
> Alcool absolu 3   —

La deuxième :

> Acide acétique cristallisable . . . . 1 volume.
> Alcool absolu 6   —
> Chloroforme 3   —

L'addition du chloroforme rend l'action du mélange plus rapide. Van Beneden et Neyt prennent des volumes égaux d'acide cristallisable et alcool absolu.

Zacharias prend :

> Acide acétique cristallisable . . . . 1 volume.
> Alcool absolu. 4   —
> Acide osmique, quelques gouttes.

L'alcool acétique est un des fixateurs les plus pénétrants et des plus rapides qui existe. Il conserve fort bien le cytoplasme et les noyaux et admet toutes les colorations. Il fut imaginé par les auteurs cités pour la fixation des œufs d'*Ascaris*, objet des plus difficiles ; mais il peut également servir pour d'autres objets. Il a donné d'excellents résultats pour les centres nerveux.

Lavez à l'alcool, et dans le traitement ultérieur évitez autant que possible l'emploi de l'eau.

99. **Alcool acétique au sublimé** (mélange dû à Gilson, publié par Carnoy et Lebrun, *La Cellule*, XIII, 1897, p. 68).

> Alcool absolu . . . . 1 volume.
> Acide acétique cristallisable 1   —
> Chloroforme 1   —
> Sublimé, à saturation.

Des œufs isolés d'*Ascaris*, même ceux qui sont revêtus de leur coque, sont fixés en vingt-cinq à trente secondes. Des oviductes entiers demandent environ dix minutes (pendant quelque temps ils surnagent, aussitôt qu'ils descendent au fond ils sont pénétrés et fixés). Ce liquide est donc peut-être le fixateur le plus pénétrant qui existe.

Laver à l'alcool jusqu'à ce que toute odeur d'acide ait disparu (j'emploie pour mon compte l'alcool iodé n° 76).

D'après mes expériences ceci est un fixateur cytologique excellent. L'addition du sublimé sert utilement à contrebalancer l'action gonflante de l'acide acétique, ce que les autres ingrédients des mélanges précédents ne font pas d'une façon suffisante.

Le liquide au sublimé d'Ohlmacher a été donné comme *sublimé alcoolique*, paragraphe 81.

100. Alcool salicylique (Heidenhain, *Sitzber. Phys. med. Ges. Würzburg*, 26 janv. 1899, p. 1). Solution saturée d'acide salicylique dans de l'alcool au tiers. Un essai que j'ai fait m'a donné des résultats déplorables.

101. Liqueur à l'acétate de cuivre (*Liqueur de* Ripart *et* Petit). Carnoy, *La Biologie cellulaire*, p. 95.

Eau camphrée	75 gr.
Eau distillée	75 —
Acide acétique cristallisé	1 —
Acétate de cuivre	0 — 30
Chlorure de cuivre	0 — 30

Pour éviter le dépôt de cristaux de camphre dans les préparations on emploie de l'eau camphrée non saturée.

Cette liqueur ne fixe que très modérément, mais conserve néanmoins d'une manière admirable les éléments cellulaires. Elle a le grand avantage de « permettre à l'observateur d'y ajouter, sans amener de précipité, divers corps dont les circonstances lui dictent l'emploi. Ainsi, on peut y ajouter impunément une goutte d'acide osmique, seul ou additionné d'eau de brome, pour fixer davantage les cellules riches en protoplasma. La coloration du noyau s'obtient instantanément au sein de cette liqueur par le vert de méthyle, et elle s'y conserve sans altération pendant longtemps. » (*Loc. cit.*, p. 127.) C'est un réactif *indispensable* pour les travaux délicats qui reposent sur l'observation de cellules *fraîches*, isolées par la dissociation ou observées *in situ*.

102. L'acétate d'uranium a été employé par Schenk (voy. *Mitth. aus. d. embryol. Inst. Wien*, 1882, p. 93). Il convient de se servir d'une solution saturée dans l'eau. C'est un réactif qui, d'après Gilson, donne quelquefois (pas toujours) de fort bons résultats, surtout pour les tissus d'Arthropodes. « Il a l'avantage sur bien d'autres agents fixateurs de ne pas précipiter le vert de méthyle, et de fixer les cellules modérément, sans les contracter. Il a aussi la propriété, signalée par Schenk, de diffuser assez facilement à travers les cuticules. (Gilson, *Spermatogenèse des Arthropodes*, dans *La Cellule*, I, 1885, p. 141.)

103. Acide picrique. — Cet acide se dissout dans l'eau et dans l'alcool. Dans l'eau froide, il se dissout à raison d'environ 1 partie pour 86 d'eau à 15° C (Benedikt et Knecht); dans l'eau chaude il est beaucoup plus soluble.

Pour les fixations, on emploie en général la solution aqueuse saturée à froid. On doit toujours avoir soin d'employer des solutions fortes toutes les fois qu'il s'agit de faire des coupes ou de préparer des organes avec les éléments *in situ*, parce que les solutions faibles macèrent les tissus. Pour l'étude d'éléments cellulaires isolés, on peut prendre des solutions faibles.

On peut laisser les objets à fixer très longtemps — jusqu'à vingt-quatre heures, par exemple — dans cet acide, sans qu'ils en souffrent. Il est cependant extrêmement pénétrant, et peut fixer de petits objets en quelques instants.

On lave toujours à l'alcool, pour les motifs que nous avons exposés dans l'introduction, au numéro 3. Cette règle ne souffre pas d'exception pour l'acide picrique *pur*, et s'applique également à l'acide picro-sulfurique, l'acide picro-nitrique et l'acide picro-chlorhydrique. Pour la même raison, on doit éviter l'emploi des liquides aqueux pendant tout le cours de la préparation ultérieure; on colore donc autant que possible avec des teintures alcooliques. (On peut à la rigueur se servir de certaines teintures aqueuses à condition qu'elles contiennent une proportion suffisante de quelque réactif durcissant pour leur permettre de ne pas déformer les cellules.)

C'est avec l'alcool à 70 degrés que l'on commence les lavages en général. Les lavages seront facilités de beaucoup si l'on emploie l'alcool à chaud; à la température de 40° l'acide picrique est en effet presque deux fois aussi soluble dans cet alcool qu'à la température normale (Fol).

Jelinek (*Zeit. f. wiss. Mik.*, XI, 2, 1894, p. 242) dit que l'extraction de l'acide est notablement activée par l'addition de carbonate de lithine à l'alcool de lavage. On y ajoute quelques gouttes d'une solution aqueuse saturée. Il se produit un léger précipité. On introduit maintenant les objets dans cet alcool trouble et l'on remarque qu'il commence à s'éclaircir en même temps qu'il prend une coloration jaune et que les objets se décolorent. On ajoute de nouvelles quantités de la solution de carbonate jusqu'à ce que la réaction ne se produise plus et que les objets soient devenus incolores.

L'acide picrique se laisse entièrement extraire des tissus par l'alcool. Cependant cette extraction totale n'est pas toujours nécessaire pour avoir de belles colorations, car l'acide picrique se combine fort bien avec bon nombre d'excellents colorants.

Une qualité très précieuse, c'est sa *grande puissance de pénétration*. Cette propriété, jointe à cette autre, qu'il ne nuit nullement aux éléments des tissus lors d'une immersion prolongée, fait des liquides picriques les *fixateurs par excellence des Arthropodes*.

Les pièces fixées se colorent facilement par toutes les teintures usuelles.

En dehors de cela il laisse à désirer sous beaucoup de rapports. Il est un fixateur très peu énergique : on lui souhaiterait le plus souvent une action coagulante beaucoup plus prononcée.

104. Acide picro-acétique. — Une solution saturée d'acide picrique dans de l'acide acétique à 1 p. 100 m'a donné des préparations ayant quelques bonnes qualités, mais montrant toutefois une fixation bien incomplète. Le mélange de BOVERI (*Zellenstudien*, I, 1887, p. 11) consiste en une solution aqueuse saturée allongée de deux volumes d'eau et additionnée de 1 p. 100 d'acide acétique. Dans la plupart des cas cette dilution par l'eau est évidemment une grande erreur, car la solution concentrée elle-même n'est déjà pas trop forte, et agirait le plus souvent beaucoup mieux si elle possédait plus de pouvoir durcissant.

105. Acide picro-sulfurique (*Liqueur de* KLEINENBERG ; *Quart. Journ. Mic. Science*, avril 1879, p. 208. — *Formule de* PAUL MAYER; *Mitth. Zool. Stat. Neapel*, II, 1880, p. 698).

Eau distillée. . . . .

Acide sulfurique concentré . . . . 100 volumes.

2

Mêlez et ajoutez de l'acide picrique autant qu'il s'en dissoudra, ce sera environ 0,25 p. 100.

Filtrez et ajoutez 3 volumes d'eau (excepté pour les Arthropodes, pour lesquels on emploie la solution non diluée).

On laisse les objets dans le liquide, selon leurs dimensions, pendant trois ou quatre heures, ou même jusqu'à vingt-quatre heures (les immersions prolongées ne nuisent nullement aux objets). On les porte alors dans de l'alcool à 70 degrés, ou on les lave comme nous l'avons dit pour l'acide picrique.

On colore comme nous l'avons dit pour l'acide picrique.

A cause de l'acide sulfurique, ce réactif gonfle le tissu conjonctif, et avec des éléments calcaires il produit des précipités insolubles de gypse.

Pour les Arthropodes je trouve que c'est un bon réactif à cause de sa grande puissance de pénétration pour la chitine. Mais pour le travail ordinaire il est beaucoup moins recommandable, et il me paraît certain que c'est surtout grâce au prestige de l'autorité de KLEINENBERG qu'il a pu jouir aussi longtemps de la faveur des anatomistes. On est revenu maintenant de cet engouement, et l'on a bien fait.

Dans la plupart des cas le *liquide non dilué* m'a donné de meilleurs résultats que le liquide étendu de KLEINENBERG.

106. Acide picro-nitrique (MAYER, *Mitt. Zool. Stat. Neapel*, 1881, p. 5).

Eau distillée . . . .

Acide nitrique (de 25 p. 100 Az²O⁵) . . . . 100 volumes.

5

Acide picrique, autant qu'il s'en dissoudra.

Propriétés très semblables à celles de l'acide picro-sulfurique, avec l'avantage de *prévenir la formation de cristaux de gypse*. MAYER trouve qu'avec *des œufs qui contiennent beaucoup de deutoplasme*, comme ceux de *Palinurus*, il donne de meilleurs résultats que l'acide nitrique, l'acide picrique ou l'acide picro-sulfurique. Moi-même je l'ai toujours trouvé supérieur à l'acide picro-sulfurique.

107. Acide picro - chlorhydrique (MAYER, *Mitth. Zool. Stat. Neapel*, 1881, p. 5).

> Eau distillée. . . . .   100 volumes.
> Acide chlorhydrique (à 25 p. 100 HCl) .   8   —
> Acide picrique, autant qu'il s'en dissoudra.

Propriétés assez semblables à celles de l'acide picro-nitrique.

108. Acide picro-chromique (FOL). — Voy. §55.

109. Acide picro-chromique (RAWITZ, *Leitfaden*, 1895, p. 24). Une partie d'acide picro-nitrique et 4 parties d'acide chromique à 1 p. 100. Lavez à l'alcool à 70 p. 100.

110. Mélanges picro-osmiques. — FLEMMING (*Zells. Kern.- u. Zellth.*, p. 381) a essayé des mélanges faits en substituant à l'acide chromique des mélanges chromo-osmiques (MAX FLESCH et FLEMMING), de l'acide picrique à 50 p. 100. (*Sic.* FLEMMING a sans doute écrit 0.5 p. 100.) Ces mélanges donnent des résultats identiques à ceux des mélanges chromo-osmiques, quant à la fixation de *noyaux*. FLEMMING a sans doute raison ; mais je dois ajouter que mes préparations montrent une fixation du *cytoplasme* décidément inférieure.

O. VOM RATH (*Anat. Anz.*, XI, 1895, p. 289) s'est bien trouvé du mélange suivant : Acide picrique, sol. sat. aq., 200 cc., acide acétique cristallisable 2 cc. et acide osmique à 2 p. 100, 12 cc.

Ce mélange m'a donné de bons résultats.

111. Mélanges picro-platinique et picro-platino-osmique. — O. VOM RATH (*Anat. Anz.*, XI, 1895, p., 282, 285) fait un mélange picro-platinique avec 200 centimètres cubes de solution saturée d'acide picrique, 1 gramme de chlorure de platine dissous dans 10 grammes d'eau, et 2 centimètres cubes d'acide acétique cristallisable.

Il fait un mélange **picro-platino-osmique** en ajoutant au précédent 25 centimètres cubes d'acide osmique à 2 p. 100. Celui-ci est, d'après mon expérience de loin, le meilleur.

112. Acide picro-nitro-osmique (RAWITZ, *Leitfaden*, p. 24). —

Acide picro-nitrique, 6 parties; acide osmique à 2 p. 100, 1 partie. Fixer pendant une demi-heure à trois heures, et laver à l'alcool à 70 p. 100. Le mélange se conserve bien.

113. Alcool picrique (GAGE, *Proc. Amer. Soc. Mic.*, 1890, p. 120; *Journ. Roy. Mic. Soc.*, 1891, p. 418). — Alcool à 95 p. 100, 250; eau, 250; acide picrique, 1.

114. Les alcools. — Sous ce titre nous comprenons les divers mélanges d'alcool éthylique avec de l'eau dont on se sert en histologie. D'après RANVIER, de tous ces mélanges, il n'y aurait guère que les alcools dilués, au tiers environ, d'un côté, et, de l'autre, l'alcool absolu, qui puissent être considérés comme des agents fixateurs. *L'alcool absolu* aurait l'effet d'un fixateur parce qu'il tue et coagule les éléments avec une telle rapidité qu'ils sont fixés dans leur forme avant que l'action déshydratante, pourtant si énergique, de cet alcool ait eu le temps de déformer les structures molles. Il y a bien déshydratation et ratatinement, mais c'est l'action coagulante rapide qui l'emporte, et l'on obtient des fixations qui peuvent quelquefois compter parmi les meilleures. L'action des alcools dilués reposerait sur un principe opposé. Dans ce cas, on choisit une dilution telle que l'alcool, tout en gardant une propriété coagulante suffisante, contienne cependant en même temps une proportion suffisante d'eau pour que son action déshydratante soit pratiquement nulle ou du moins insignifiante. C'est *l'alcool au tiers* qui réaliserait le plus complètement ces conditions. Dans les alcools intermédiaires entre celui-ci et l'alcool absolu, ce serait l'action déshydratante qui aurait le dessus, de telle sorte qu'on ne peut pas les employer *seuls* comme fixateurs, quoiqu'on puisse très bien les employer comme véhicules d'un autre fixateur, et qu'il soit même avantageux de le faire. Nous pouvons ainsi par exemple augmenter la puissance de pénétration du sublimé corrosif.

Cependant, un auteur récent (TELLYESNICKY, *Arch. mik. Anat.*, LII, 1898, p. 219) à la suite d'une étude spéciale de l'action fixatrice des divers alcools, rejette cette doctrine, trouvant que l'alcool à tous les degrés est un fixateur également mauvais. Il ne trouve aucune différence entre l'alcool absolu et celui de 96 p. 100 ou celui de 70 p. 100. Tous ils provoquent une contraction notable des éléments cellulaires et probablement une solution considérable de leurs éléments constitutifs.

Je suis pour ma part très fort de cet avis, estimant que l'alcool

pur n'est qu'un fixateur de troisième ordre qu'on ne devrait employer
que là où de meilleurs réactifs seraient contre-indiqués pour des
motifs spéciaux. Mais comme *durcissant* c'est un réactif des plus
importants.

L'alcool de l'histologiste devrait être autant que possible chimiquement pur, et cela surtout en vue de la production de certaines colorations délicates. Sa réaction ne devrait être ni acide ni alcaline (cette
dernière existe beaucoup plus souvent qu'on ne le croit). Il faut l'essayer avec du papier réactif très sensible, qu'il est bon de laisser dans
l'alcool pendant plusieures heures. Voy. sur ce sujet MAYER, *Mitth.
zool. Stat. Neapel*, X, 1891, p. 180. MAYER y donne l'épreuve suivante
pour l'alcalinité : on fait une solution de 1 gramme de hématéine et
1 gramme de chlorure d'aluminium dans 100 centimètres cubes d'alcool,
et on en ajoute à l'alcool à essayer dans le rapport de 1 p. 100 ; il ne
doit pas se former de précipité en vingt-quatre heures.

115. Alcool absolu. — Se trouve dans le commerce. Difficile à
préparer, il est également difficile à conserver, parce qu'il est très
hygrométique. FOL recommande de le conserver dans des flacons à
double fermeture, et d'y ajouter quelques morceaux de chaux vive.
L'addition de cette substance serait utile non seulement pour maintenir le titre de l'alcool en absorbant à mesure l'eau qui peut s'y
introduire, mais aussi pour neutraliser les acides qui se trouvent
presque toujours présents dans l'acool du commerce. Je crois
devoir ajouter à cela que l'alcool du commerce, s'il est souvent
acide, est aussi très souvent alcalin.

Nous avons rencontré la recommandation d'y suspendre des bandes
de gélatine, ce qui suffirait non seulement à le maintenir absolu, mais
même à le rendre tel. C'est possible, mais par ce moyen on risquerait
de le rendre en même temps acide.

RANVIER a introduit dans son laboratoire la méthode suivante pour
préparer soi-même un alcool suffisamment « absolu » pour tous les
usages pratiques. On prend un flacon à large goulot et de la contenance
d'un litre, et on le remplit aux trois quarts d'alcool ordinaire fort. On
y verse alors une certaine quantité de sulfate de cuivre calciné, en
poudre, on ferme vite le flacon et l'on agite. On laisse en contact pendant un jour, en agitant de temps à autre. Puis on décante et l'on
répète l'opération avec une nouvelle dose de sulfate de cuivre. Dès
qu'en ajoutant une nouvelle portion de sulfate de cuivre calciné, on
n'obtient pas de bleuissement de ce sel, et qu'en mêlant une goutte de
l'alcool à une goutte de térébenthine on n'obtient pas de gouttelettes
d'eau visibles au microscope, on peut estimer que l'alcool est suffisamment anhydre pour tous les usages ordinaires.

Pour préparer le sulfate de cuivre, on prend du sulfate de cuivre ordinaire (CuSO⁴ + 5Aq), on le réduit en poudre, et on le chauffe au rouge pour chasser l'eau de cristallisation.

Du carbure de calcium en poudre grossière ajouté à l'alcool dégagera immédiatement du gaz d'acétylène, si l'alcool contient même une trace d'eau, et à l'agitation l'alcool se troublera par l'hydrate de calcium qui se forme. Le carbure de calcium peut également servir pour préparer de l'alcool absolu avec celui de 90 à 95 p. 100, seulement il faut distiller ensuite deux fois, la deuxième au-dessus de sulfate de cuivre déshydraté (Yvon, *Compt. Rend. Ac. d. Sc.*, CXXV, 1896-1897, p. 1181).

Pour les fixations, il faut avoir soin d'employer une proportion très grande d'alcool. Les pièces fixées ne doivent pas être conservées dans l'alcool absolu, qui les rendrait cassantes, mais dans l'alcool à 90 p. 100 environ. Et il est même bon de ne pas les laisser trop longtemps dans ce dernier, si l'on veut obtenir de bonnes colorations nucléaires. Toutes les colorations sont admissibles.

Ce réactif est naturellement très pénétrant. Cette propriété fait qu'il est fort utile pour la conservation de certains organismes qui se trouvent être parmi les plus imperméables. Ainsi Mayer a trouvé dans le temps que l'alcool absolu et bouillant était le seul réactif capable de fixer certains Arthropodes assez rapidement pour éviter la macération des parties internes, macération qui a lieu lorsqu'on emploie l'alcool ordinaire et froid, qui pénètre avec une trop grande lenteur (surtout chez les Trachéates). Pour les *Spongiaires* et les larves de ce groupe, c'est apparemment l'alcool absolu qui fournit les pièces le mieux conservées. Quant à la supériorité supposée de l'alcool absolu sur l'alcool fort ordinaire, voyez au dernier numéro ; et parmi les auteurs qui admettent cette supériorité voyez, outre Ranvier (*Traité*), Mayer (*Mitth. Zool. Stat. Neapel*, II, 1880, p. 7) ; Brüel (*Zool. Jahrb., Abth. Morph.*, X, 1897, p. 559) ; Van Rees (*ibid.*, III, 1888, p. 10).

116. Alcool au tiers (*allemand* : **Drittelalcohol ; Ranviersche Alcohol dilutus;** *anglais:* **One-third alcohol;** *italien :* **Alcool al terzo**) (Ranvier, *Traité technique d'Histologie*, 241 et *passim*). — Cet alcool est composé de 2 parties d'eau et de 1 partie d'alcool à 36° Cartier (= environ 39° Baumé). (L'alcool à 36° Cartier ou 39° Baumé contient 89,6 p. 100 d'alcool absolu). Ranvier recommande de le titrer soigneusement, car les effets peuvent dépendre en grande partie du degré de dilution. (Voy. le tableau pour diluer dans l'appendice.)

L'action de ce réactif est très peu énergique et partant laisse beaucoup à désirer sous le rapport de la conservation. Les noyaux sur-

tout sont conservés d'une façon tout à fait insuffisante. Il ne durcit
même pas toujours suffisamment pour permettre aux tissus de
résister au ratatinement causé par l'emploi subséquent d'alcools
plus forts. C'est donc surtout pour les *préparations extemporanées,*
et comme moyen commode de préparer des organes pour la dissociation, qu'il peut rendre des services. On peut laisser les objets
jusqu'à vingt-quatre heures, dans cet alcool, mais pas davantage, à
moins qu'on ne désire produire la macération des tissus. On peut
colorer comme on veut : le picro-carmin, le carmin aluné et le vert
de méthyle donnent de bons résultats.

117. Alcool pour les durcissements. — Pour la manière
d'employer l'alcool pour les durcissements prolongés, voyez au
numéro 40.

L'alcool qu'on emploie le plus souvent pour les durcissements est
soit à 90°, soit à 95°. L'alcool absolu est en général moins avantageux
sous le rapport de la bonne conservation des tissus. Il ne faut pas
négliger de commencer par des alcools faibles, pour passer ensuite
graduellement aux degrés plus forts. Pour des objets bien fixés,
l'alcool à 70 p. 100 est un excellent liquide à employer en premier
lieu. De petits fragments de tissus perméables, comme les
muqueuses, peuvent être durcis suffisamment en vingt-quatre
heures ; la moelle et le cerveau demandent de longues semaines.

Nous pouvons dire de l'alcool que, employé seul, il est en général
de beaucoup inférieur à la plupart des autres réactifs durcissants ;
mais que, employé pour faire suite à un bon fixateur et en compléter l'action, il rend des services inappréciables.

118. Alcool acide (Paul Mayer, *Mitth. Zool. Stat. Neapel,* II, 1881,
p. 7). — On ajoute 3 volumes d'acide chlorhydrique ou nitrique pur à
97 volumes d'alcool à 90 degrés dans lequel on a préalablement fait dissoudre un peu d'acide picrique. On ne doit y laisser les objets que juste
le temps nécessaire pour assurer la pénétration de l'alcool. Ensuite on
lave dans de l'alcool pur à 90 degrés jusqu'à ce que la coloration jaune
de l'acide picrique ait disparu, ce qui est un signe que l'acide chlorhydrique a également été éloigné.

Ce mélange ne remplit pas, dans la pensée de Mayer, l'office d'un
fixateur histologique proprement dit, vu qu'il ne conserve pas suffisamment bien les éléments ; il sert pour la préparation des pièces qu'on
désire conserver dans l'alcool pour l'étude et la dissection *macroscopiques.* L'addition de l'acide chlorhydrique a pour but de prévenir le
collage des organes par les liquides périviscéraux qui est la suite ordinaire de l'action de l'alcool pur ; et aussi de prévenir la précipitation à
la surface des organes des sels de l'eau de mer, circonstance qui met

obstacle à la pénétration de l'alcool lui-même, puis à celle des liquides destinés à la coloration. Au lieu d'acide chlorhydrique on peut prendre de l'acide nitrique.

Je crois cependant qu'en variant le titre de l'alcool et la proportion d'acide chlorhydrique on pourrait obtenir un mélange donnant de très bons résultats histologiques. J'ai vu des préparations cytologiques faites au moyen d'alcool à 95 p. 100 avec une faible proportion d'acide, qui étaient tout à fait réussies. Il est vrai que c'étaient des cellules végétales.

Ce mélange perd ses propriétés après avoir été gardé quelque temps, la présence de l'acide donnant lieu à la formation de chlorure d'éthyle. Lo Bianco (op. cit., IX, 1890, p. 443) se sert d'alcool à 50 p. 100 avec 5 p. 100 d'acide.

119. Pyridine (DE SOUZA, *Comptes rend. hebd. Soc. de Biol.*, 8° sér., IV, n° 35, p. 622). — La pyridine agit en même temps, d'après DE SOUZA, comme durcissant, comme déshydratant et comme éclaircissant. Il semblerait qu'elle ne puisse avoir en histologie qu'une application très restreinte. Voy. aussi n° 691.

120. Formol. — L'aldéhyde formique, HCHO, produit de l'oxydation de l'alcool méthylique, est un gaz qui se dissout dans l'eau jusqu'à 40 p. 100. Sa solution concentrée se trouve dans le commerce. Elle est livrée par la maison SCHERING (adr. Schering's Grüne Apotheke, Wittick und Benkendorf, 19, Chaussée-Strasse, Berlin, N.) sous le nom de « Formaline » ; par la fabrique de teintures « Vormals MEISTER, LUCIUS u. BRÜNING », à Höchst am Main, sous le nom de « Formol », et par une maison américaine sous le nom de « Formalose ».

Comme je l'ai déjà fait remarquer (*Anat. Anz.*, XI, 1895, p. 255) il s'est produit une confusion regrettable dans l'emploi de ces termes, beaucoup d'auteurs ne paraissant pas distinguer entre la substance chimique aldéhyde formique et sa solution commerciale à 40 p. 100, et apppelant l'une et l'autre tantôt « formaldéhyde », tantôt « formol » ou « formaline ». De sorte qu'il est souvent impossible de comprendre si un auteur emploie un tant pour cent d'aldéhyde formique ou un tant pour cent de la solution à 40 p. 100, l'un étant naturellement cependant deux fois et demie plus fort que l'autre. On devrait certainement ou bien citer la proportion d'aldéhyde formique employée, et le dire expressément; ou bien dire « formol (ou formaline) allongé de tant de volumes d'eau ». A l'heure qu'il est la plupart des auteurs paraissent dans leurs formules entendre des proportions des solutions commerciales, et non de la substance chimique.

Dans cet ouvrage, lorsque nous disons « formol », sans autre mention, nous entendons toujours la solution commerciale d'aldéhyde formique à 40 p. 100.

Les solutions d'aldéhyde formique sont sujettes à se décomposer partiellement ou totalement, avec formation d'un dépôt blanc (paraformaldéhyde). On recommande pour éviter cela de tenir les solutions à l'obscurité et au frais. Les vapeurs d'aldéhyde formique ont une action fort irritante sur la conjonctive et les membranes muqueuses, mais cet effet est passager et pas aussi nuisible que l'irritation produite par l'acide osmique. Il est bon de ne pas trop se souiller les doigts avec la solution, car le formol durcit très rapidement la peau.

Les solutions commerciales ont en général une réaction acide.

Il a été découvert d'une façon indépendante par F. Blum (*Zeit f. wiss. Mik.*, X, 3, 1893, p. 314) et par Hermann (*Anat. Anz.*, 11 déc. 1893, p. 112) que cette substance possède des propriétés durcissantes et conservatrices remarquables.

Blum a expérimenté avec du formol allongé de 10 volumes d'eau (donc de 4 p. 100 d'aldéhyde formique). Il a trouvé que ce liquide pénétrait très bien et durcissait des pièces volumineuses telles que foie, reins, cerveau, *plus rapidement que l'alcool*, et qu'après déshydratation et inclusion à la celloïdine, les coupes se montraient bien conservées et susceptibles de belles colorations par l'hématoxyline et par les couleurs d'aniline.

Hermann a employé une solution de « formaline » de Schering allongée de 40 volumes d'eau, ce qui donne au résultat une teneur de 1 p. 100 en aldéhyde formique. Il a trouvé que cette solution durcit un organe tel qu'un cœur de veau parfaitement en douze à vingt-quatre heures. Les organes durcis *conservent à peu près la transparence de la vie.* Un œil peut être durci en vingt-quatre heures de telle sorte qu'avec un rasoir on peut le couper en deux comme une pomme ; et après cinq mois dans la solution on peut encore lire des caractères imprimés à travers la cornée et le cristallin. *Les pigments ne sont pas décolorés.* Au point de vue de la *fixation* proprement dite, Hermann trouve que la formaline ne fixe ni mieux ni moins bien que les fixateurs ordinaires, mais qu'il serait d'ores et déjà acquis qu'elle a pour la conservation de pièces destinées aux musées, une certaine supériorité sur l'alcool ; elle ratatine moins, conserve les couleurs naturelles et elle est meilleur marché (1 kilogramme coûte de 4 à 5 marks et fournit 40 litres de liqueur conservatrice).

Depuis lors on s'est jeté avec enthousiasme sur le formol pour la conservation de pièces pour les musées. On peut consulter à ce sujet : J. Blum (*Zool. Anz.*, XVI, 1893, p. 450, et *Verh. Anat. Ges.*, 1895, p. 236) ; Kaiserling (*Arch. Path. Anat.*, CXLVII, 1897, p. 396) ; Melnikoff-Rasvedenkoff (*C. R. Acad. des Sc.*, CXXIV, 1897, p. 238). Cependant il ne manque pas de signes que le formol n'est nullement l'élixir qu'on a cru un moment, même pour la simple conservation de pièces pour les musées, et que c'est une grande erreur de supposer qu'il pourra suppléer l'alcool pour la conservation *définitive* des pièces anatomiques.

Pour en revenir à son emploi histologique, nous avons dit que le formol possède des propriétés durcissantes et conservatrices ; mais il ne durcit pas tout, et ne conserve pas tout. Ainsi, il durcit la gélatine et certains albuminoïdes ; mais il y en a d'autres qu'il ne durcit pas, les rendant au contraire plus solubles qu'ils ne le sont naturellement. On trouvera des considérations théoriques concernant son action sur les tissus dans F. Blum (*Anat. Anz.*, XI, 1896, p. 718) ; Benedicenti (*Arch. Anat. u. Phys., Phys. Abth.*, 1897, p. 219) ; Gerota (*Intern. Monatsschr. Anat. Phys.*, XIII, 1896, p. 108 ; *Zeit. wiss. Mik.*, XIII, 1896, p. 311) ; Nils Sjoebring (*Anat. Anz.*, XVII, 1900, p. 273) ; (je dois dire que les conclusions de cet auteur ne sont ni théoriquement ni pratiquement conformes aux miennes).

En vue de ses propriétés durcissantes on s'est mis à se servir du formol comme *fixateur*. En conséquence de la confusion dans la terminologie mentionnée plus haut, il est difficile de dire d'une manière précise quelles sont les concentrations dans lesquelles les divers auteurs l'ont employé. Tout ce qu'on peut dire c'est qu'elles se trouvent être pour la plupart entre les limites de celle de Blum (4 p. 100) et celles de Hermann (1 p. 100). Un seul auteur (Hoyer jun., *Anat. Anz.* IX, 1894, *Ergänzungsheft*, p. 236) paraît avoir employé la solution concentrée, et avoir trouvé qu'elle conservait mieux que les solutions diluées.

Ici il y a certainement erreur. J'ai trouvé que du matériel fixé dans du formol allongé de 2 volumes d'eau (donc à 13,3 p. 100 d'aldéhyde formique) montre déjà ses cellules énormément trop coagulées et ayant tout cet aspect homogène des cellules excessivement fixées par l'acide osmique. Essayant alors des solutions plus faibles, à 2 à 4 p. 100 d'aldéhyde formique, j'ai trouvé que celles-ci également donnaient au cytoplasme cette même apparence homogène et colloïde, et exerçaient en même temps une action *gonflante et vacuolisante* notable. Avec la solution à 2 p. 100 la vacuolisation est énorme. J'ai conclu que, *employé sans mélange, le formol n'est pas du tout propre aux fixations histologiques*, et moi-même je ne voudrais pas l'employer pur, même pour des travaux morphologiques tout à fait ordinaires.

Naturellement cela ne veut pas dire qu'il ne puisse pas être fort utile *dans les mélanges*, tant pour la fixation que pour le durcissement. MAYER (*Grundzüge* de LEE et MAYER, 2ᵉ éd., 1901, p. 64) pense que bien des défauts du formol proviennent du manque d'*isotonie* des solutions avec les liquides des tissus. Ainsi il trouve qu'un mélange de 1 partie de formol avec 9 *d'eau de mer* donne de très bons résultats pour des animaux *marins*. Voyez aussi SJOEBRING, *op. cit. supra*.

121. Mélanges au formol pour la fixation en général. — J'ai publié moi-même (*Mic. Vade-Mecum*, 4ᵉ éd., 1896, p. 55) les formules de deux mélanges faits sur le principe de substituer le formol à l'acide osmique dans les liquides de Flemming et de Hermann. Je les supprime parce que, quoique les résultats ne fussent pas mauvais, je suis convaincu que ce principe est fautif. Car l'aldéhyde formique est un agent réducteur puissant, et en conséquence est incompatible avec des substances telles que l'acide chromique, etc., qui sont faciles à réduire.

122. Formol picrique (P. BOUIN, *Phénomènes cytologiques anormaux dans l'Histogenèse*, etc., Nancy, 1897, p. 19).

```
Acide picrique, sol. aq. sat. . . . . . . . . 30 parties.
Formol . . . . . . . . . . . . . . . . . . . 10  --
Acide acétique . . . . . . . . . . . . . . .  2  --
```

(Le texte dit « formol à 40 p. 100 », mais c'est bien le formol concentré qui est entendu. BOUIN, *in litt.*) Il vaut mieux que le mélange soit fraîchement préparé. Il va sans dire qu'on lave à l'alcool.

Je regrette bien que dans la dernière éd. *Mic. Vade-Mecum*, je n'aie fait que citer ce mélange sans le recommander spécialement. Après essai je puis dire que c'est un réactif de tout premier ordre, certainement un des meilleurs fixateurs, sinon le meilleur que je connaisse. Il conserve les détails les plus fins au moins aussi bien que le liquide de Flemming, pénètre mieux, donne une fixation plus égale, et permet de réaliser les plus belles colorations sans difficulté, celles de l'hématoxyline ferrique et de la Säurefuchsin se réalisant parfaitement bien. Ce n'est pas dire que c'est un fixateur parfait; j'ai trouvé que les couches extérieures de mes pièces montrent souvent des fixations excessives.

123. Formol picro-platinique (M. et P. Bouin, *Bibl. Anat.*, 1898, fasc. 2, p. 2).

Chlorure de platine à 1 p. 100	20 parties.
Acide picrique, sol. aq. conc.	20 —
Formol	20 —
Acide formique, ou mieux acétique.	10 —
	5 —

N'ayant pu essayer ce réactif, je ne puis en parler par expérience, mais on trouvera sûrement que le platine gêne beaucoup les colorations, et je doute fort que l'addition de ce réactif un peu capricieux constitue un progrès.

Les mêmes auteurs (*op. cit.*, 1, p. 2) ont aussi employé un mélange semblable dans lequel le chlorure de platine est remplacé par du **sublimé** à 1 p. 100, ce qui a l'avantage de permettre toutes les colorations.

123 bis. — Borün (*Arch. Ital. Biol.*, XVII, 1900, p. 211) fixe des larves de *Rana* pendant deux à trois heures dans un mélange d'une partie de formol avec trois de solution saturée de sublimé, et lave à l'alcool à 70 p. 100.

123 ter. — Mann (*Verh. Anat. Ges.*, 1898, p. 39) prend pour des cellules nerveuses 2 1/2 grammes de sublimé, 1 gramme d'acide picrique, 5 centimètres cubes de formol, et 100 d'eau.

124. Formol-Müller. — Orth (*Berl. klin. Wochenschr.*, 1896, n° 13 ; *Zeit. wiss. Mik.*, XIII, 1896, p. 316) appelle ainsi (ou en abrégé « F. M. ») un mélange de 1 partie de formol avec 10 de liquide de Müller (n° 68). Il doit être fraîchement préparé. On fixe pendant trois heures à l'étuve, ou douze à la température normale, et lave à l'eau courante jusqu'à ce que l'eau ne se colore plus.

Moeller (*Zeit. wiss. Zool.*, XLVI, 1899, p. 85) prend 1 volume de formol et 4 de bichromate de potasse à 3 p. 100, pour l'intestin de Mammifères.

125. Formol alcoolique. — Lavdowsky (*Anat. Hefte*, IV, 3, 1894, p. 355) donne les deux formules suivantes :

(1)	Eau distillée	20 parties.
	Alcool à 95 p. 100	10 —
	Formol	3 —
	Acide acétique cristallisable	0,5 —
(2)	Eau distillée	30 —
	Alcool à 95 p. 100	15 —
	Formol	5 —
	Acide acétique cristallisable	1 —

82 CHAPITRE VI

125 *bis*. Lo Bianco (*Grundzüge*, Lee et Mayer, 2ᵉ édit., 1901, p. 66) prend pour des animaux marins 10 parties d'acide chromique à 1 p. 100, 1 de formol, et 9 d'eau de mer. Laisser agir pendant pas plus de trente minutes à une heure.

126. Formol pour durcissements. — Nous avons déjà cité (nº 120) des observations de Hermann et de Blum sur le durcissement par le formol. F. Blum (*Anat. Anz.*, IX, 1894, p. 229) ajoute que le formol ne précipite pas la mucine, qui reste transparente, ne dissout pas la graisse, et ne prive pas les micro-organismes de leurs réactions spécifiques avec les matières colorantes.

Un nombre considérable d'auteurs ont trouvé qu'il est fort utile pour le durcissement du tissu nerveux, ne nuisant nullement aux colorations spécifiques de Golgi et de Weigert. Nous donnons au chapitre des **Centres nerveux** les mélanges qui ont été recommandés à cet effet.

Quant à la qualité des durcissements obtenus avec le formol, il y a des différences notables d'appréciation. D'après ce que j'ai pu voir il donne surtout aux tissus une consistance résistante mais élastique, pas cassante; mais ses effets varient beaucoup pour les divers tissus.

Pour les durcissements prolongés il faut prendre une quantité considérable de liquide, et le renouveler souvent, car l'aldéhyde formique se fixe sur les pièces en abandonnant l'eau qui le tient en solution, de sorte que la solution s'affaiblit à mesure que la réaction se prolonge.

On trouvera d'autres indications concernant la technique du durcissement par le formol dans les travaux de Blum et de Genota cités plus haut. Je dois ajouter pour ma part que sans nier le moins du monde les services qu'il peut rendre, il me paraît évident qu'on est en train aujourd'hui de s'en servir avec beaucoup plus d'enthousiasme que de jugement critique.

CHAPITRE VII

AGENTS ÉCLAIRCISSANTS ET DÉSALCOOLISANTS
(LIQUIDES INTERMÉDIAIRES)

127. Éclaircissants et liquides intermédiaires. — On entend par agents *éclaircissants* les liquides dont on se sert dans le but d'augmenter la transparence des préparations microscopiques par voie optique. Ces liquides ont toujours un indice de réfraction qui approche de celui des éléments des tissus fixés, et c'est en s'insinuant entre ces éléments qu'ils permettent aux rayons lumineux de poursuivre leur marche à travers les tissus sans subir ces variations brusques de direction qui sont la cause de l'opacité des préparations imbibées d'un milieu dont la réfringence est très inférieure à celle des éléments de la préparation. C'est assez dire que tous les agents dont nous parlons sont des liquides fortement réfringents.

En outre, on demande en général à un agent éclaircissant de remplir encore la fonction d'*éloigner l'alcool* dont la préparation se trouve imbibée et de faciliter la pénétration de la paraffine qui doit servir à l'inclusion, ou de la résine qui sert à la conservation permanente de la préparation. Ces liquides doivent donc être de nature à se mêler librement à l'alcool, et être en même temps des dissolvants de la paraffine, ou du baume de Canada, ou autre milieu résineux employé pour la conservation. Ceux d'entre-eux qui servent plutôt à éloigner l'alcool qu'à produire de la transparence dans les pièces pourraient s'appeler liquides « désalcoolisants » ou « intermédiaires ».

Du fait que la plupart des liquides *désalcoolisants* sont des liquides de haute réfringence, et peuvent en conséquence servir également comme liquides éclaircissants, il est résulté qu'on a pris l'habitude de les appeler tous *liquides éclaircissants*, comme nous l'avons fait nous-même dans les éditions précédentes. Mais cette pratique n'est pas absolument correcte ; car il y a des liquides éclaircissants qui ne peuvent pas servir comme désalcoolisants ou liquides intermédiaires, et il y a des liquides désalcoolisants qui ne peuvent servir d'éclaircissants. Par exemple, la glycérine est un liquide éclaircissant, mais ne peut servir d'intermédiaire entre l'alcool et la paraffine ou le baume, parce qu'elle n'est pas miscible avec ces derniers. Et le chloroforme est un excellent désalcoolisant et un excellent intermédiaire entre l'alcool et la paraffine ou le baume, mais ne peut servir d'éclaircissant proprement dit, à cause de sa grande volatilité qui empêche de l'employer comme liquide d'examen. Nous pourrons cependant quelquefois, pour plus de brièveté, employer les termes « éclaircir » et « éclaircissant » pour signifier l'emploi d'un liquide intermédiaire, même quand il ne s'agit nullement de la transparence des pièces.

128. Manière d'employer les liquides intermédiaires. — Nous avons expliqué, au numéro 11, les deux méthodes employées, celle des mélanges et celle de l'imbibition lente de MAYER et GIESBRECHT. C'est ce dernier procédé qui est en général le meilleur pour les *objets entiers* ou le *matériel en bloc*. Pour avoir la certitude que les objets sont bien pénétrés, il faut attendre, après qu'ils ont gagné le fond du liquide intermédiaire, jusqu'à ce que les couches ondulantes formées par le mélange incomplet des deux liquides à la surface des objets, aient complètement disparu.

Pour les coupes, les déformations par osmose sont moins à craindre, et l'on peut convenablement les éclaircir en inondant simplement le porte-objet de quelques gouttes d'essence qu'on fait aller et venir sur le verre, ou en le plongeant dans le liquide intermédiaire, qui pour les coupes collées sur porte-objet peut commodément être tenu dans un des tubes à fond plat décrits paragraphe 9.

On peut activer la pénétration des liquides intermédiaires en les employant à chaud.

Il arrive quelquefois que l'essence se trouble pendant l'opération de l'éclaircissement. Cela est dû à une combinaison entre l'huile essentielle et l'humidité de l'air (plutôt que celle des tissus). On peut en général chasser l'opacité ainsi causée en chauffant (HATCHETT JACKSON, *Zool. Anz.*, 1889, p. 630). J'ai trouvé que ce remède ne suffit pas toujours, car dans certains états de l'air l'opacité persiste, nonobstant des chauffages répétés. C'est pour cela que je conseille d'opérer toujours les éclaircissements autant que possible dans un *récipient clos.* Il faut éviter autant que possible de souffler sur les huiles essentielles ou sur les résines de montage.

129. Classification des liquides intermédiaires. — NEELSEN et SCHIEFFERDECKER (*Arch. f. Anat. u. Phys.*, 1882, p. 206) ont examiné une série d'essences dans le but d'en trouver qui réunissent les qualités d'éclaircir rapidement des coupes sorties de l'alcool à 95 p. 100, de ne pas attaquer les teintures d'aniline, et d'éclaircir le collodion sans le dissoudre. Ils ont examiné les propriétés d'un grand nombre d'essences ; trois seulement remplissent ces conditions : ce sont l'essence de bois de cèdre, l'essence d'origan, l'essence de bois de santal. A cette liste on peut ajouter les liquides qui seront mentionnés dans les paragraphes suivants.

Il est un autre point de vue d'après lequel nous voudrions pouvoir donner une classification détaillée des éclaircissants, c'est celui de leurs indices de réfraction. Malheureusement les données nous manquent pour cela. Nous pouvons dire d'une manière générale, pour les plus importants d'entre eux, que l'essence de cèdre a approximativement le même indice de réfraction que le crown-glass, qui est égal à celui du baume de Canada ; l'essence de cèdre éclaircit donc les objets au même degré que le baume. L'essence de girofle a un indice notablement plus élevé, il éclaircit donc plus que le baume, et l'essence de cannelle encore plus. L'essence de térébenthine et l'essence de bergamote ont des indices inférieurs à celui du baume ; en conséquence elles éclaircissent beaucoup moins que les autres liquides que nous avons nommés.

Le tableau suivant d'indices de réfraction, que nous avons extrait, en abrégé, des *Tabellen zum Gebrauch bei mikroskopischen Arbeiten* de BEHRENS (1892) et d'autres sources, pourra être utile ; mais les chiffres ne devront être admis qu'avec réserve en vue de la variabilité des échantillons des substances citées. Le chiffre indiqué pour le baume du Canada se rapporte évidemment au baume en nature, et non à la solution dont on se sert pour le montage, cette solution ayant un indice différent (en général inférieur) dû à la nature du dissolvant employé.

Air.	1,000	Huile d'olive.	1,473
Alcool méthylique.	1,323	Essence de térébenthine.	1,473
Eau distillée.	1,336	Glycérine « concentrée »	1,473
Eau de mer.	1,343	Huile de ricin	1,490
Alcool absolu.	1,367	Essence de bois de cèdre. non	
Acétate de potasse. sol. aq. sat.	1,370	épaissie.	1,510
Glycérine avec partie égale d'eau	1,397	Crown glass.	1,518
Glycérine de Price	1,460	Essence de bois de cèdre.	
Essence de bergamote	1,464	épaissie	1,520
Paraffinum liquidum.	1,471	Essence de citron	1,527

Essence de girofle	1,533	Essence de cannelle	1,619
Baume du Canada (en nature).	1,535	Sulfure de carbone	1,630
Créosote	1,538	Baume de Tolu	1,640
Acide phénique	1,549	Monobromure de naphtaline	1,660
Essence d'anis	1,557	Solution de soufre dans du sul-	
Huile d'aniline	1,580	fure de carbone	1,750

Voyez aussi au chapitre **Liquides additionnels et conservateurs**.

130. Choix d'un liquide intermédiaire. — Cela dépend naturellement du but que l'on se propose. Nous pensons toutefois que les liquides suivants doivent se trouver sur la table de travail : *essence de cèdre*, comme éclaircissant normal pour les préparations à monter au baume, et comme milieu normal pour les dissections fines et pour les inclusions à la paraffine ; *essence de girofle*, pour les dissections fines (voy. n° 132) ; *essence de bergamote*, liquide très mobile, excellent éclaircissant, se mêlant parfaitement à l'alcool à 90 p. 100 ; *acide phénique*, pour les préparations qui n'ont été qu'imparfaitement déshydratées.

Les éclaircissants spéciaux de la celloïdine seront indiqués au chapitre X.

131. Essence de bois de cèdre (NEELSEN et SCHIEFFERDECKER, *l. c.*). — Cette essence se trouve chez les fournisseurs de réactifs histologiques, GRÜBLER et autres. Le prix en est environ le même que celui de l'essence de girofle. Elle doit être d'un jaune clair, ou, ce qui est mieux, d'un vert d'huile d'olive fraîche. Elle se mêle facilement au baume de Canada et à l'huile de ricin. Elle s'évapore avec une extrême lenteur. Elle éclaircit facilement des tissus sortis de l'alcool à 95 p. 100 ; les coupes au collodion demandent cinq à six heures pour être éclaircies. Elle n'attaque pas les teintures aux couleurs d'aniline.

Cette essence est très pénétrante, et, comme elle se mêle suffisamment bien à la paraffine, elle constitue, ainsi que nous l'avons fait observer ailleurs, l'un des meilleurs liquides, sinon *le meilleur, pour préparer les objets pour l'inclusion à la paraffine*. D'après notre expérience, elle est de tous les éclaircissants *le moins nuisible aux tissus*, en général le meilleur de tous les éclaircissants.

Il est important qu'elle soit d'une bonne qualité, et surtout nous devons mettre en garde contre les espèces incolores ; nous en avons examiné une qui en plusieurs jours ne pénétrait absolument pas des objets parfaitement déshydratés.

132. Essence de girofle. — Il existe dans le commerce des espèces d'essence de girofle plus ou moins foncées de couleur, et les auteurs recommandent de n'employer que les espèces les plus claires. Sans doute il y a avantage à ce qu'une bonne essence soit aussi peu colorée que possible, mais il faut savoir que cette essence jaunit et brunit très facilement avec l'âge ; de sorte qu'en faisant choix d'un échantillon très clair, on risque fort de tomber sur un produit falsifié : ce qui arrive fréquemment, cette essence étant une des substances les plus falsifiées du commerce.

L'essence de girofle possède deux propriétés qu'il est important de connaître. Déposée sur une lame de verre, elle ne s'étale pas facilement, mais forme une goutte très convexe, propriété qui est souvent précieuse pour les dissections fines. Une autre propriété importante, c'est celle de rendre les tissus extrêmement cassants, propriété qu'on peut également mettre à profit pour les dissections. Si l'on désire amoindrir ces effets, on peut combiner l'essence de girofle avec de l'essence de bergamote.

L'essence fraîche dissout les couleurs d'aniline plus rapidement que la vieille.

L'essence de girofle a un indice de réfraction très élevé, elle éclaircit les objets plus que le baume. Elle dissout le collodion, ce qui fait qu'elle ne sert pas ordinairement pour éclaircir les coupes d'objets inclus dans cette masse.

Elle conserve bien les éléments des tissus soumis à son action, et nous estimons que, somme toute, elle est, après l'essence de bois de cèdre, le meilleur éclaircissant pour le travail ordinaire.

133. Essence de cannelle. — Elle ressemble beaucoup à l'essence de girofle, mais est, en général, moins épaisse. D'après notre expérience, c'est un excellent éclaircissant et nous le recommandons particulièrement.

134. Essence de bergamote (Schiefferdecker, *Arch. f. Anat. u. Phys.*, 1882, p. 206). — L'essence de bergamote éclaircit *rapidement* les objets sortis de l'alcool à 95 p. 100, elle éclaircit bien le collodion sans le dissoudre, *et n'attaque pas les teintures aux couleurs d'aniline.* D'après notre expérience, elle conserve moins bien les cellules que les essences précédentes ; nous savons cependant que quelques anatomistes sont de l'avis de Schiefferdecker, qui trouve qu'elle les conserve mieux.

C'est, croyons-nous, la moins réfringente de toutes les essences usuelles.

Suchannek (*Zeit. f. wiss. Mik.*, VII, 2, 1890, p. 158) dit que l'essence blanchie, incolore, n'éclaircit pas bien les préparations imparfaitement déshydratées ; tandis qu'une essence verte peut absorber jusqu'à 10 p. 100 d'eau.

Van der Stricht (*Arch. de Biol.*, XII, 1892, p. 741) dit que l'essence de bergamote dissout à la longue les granulations graisseuses de certains œufs.

135. Essence d'origan (Neelsen et Schiefferdecker, *Arch. Anat. Phys., Anat. Abth.*, 1882, p. 204). — Ces auteurs ont recommandé cette essence comme ayant les mêmes propriétés que l'essence de bergamote, c'est-à-dire qu'ils ont trouvé qu'elle éclaircit les coupes au collodion sans dissoudre le collodion. Toutes les fois que nous l'avons vu employer pour cet objet, il est arrivé ou bien que les coupes ne s'éclaircissaient pas, ou bien que le collodion était attaqué. Des teintures à l'aniline sont plus ou moins attaquées par cette essence.

On a dit (van Gieson, *Zeit. wiss. Mik.*, IV, 1887, p. 482) que pour l'éclaircissement de la celloïdine il faut prendre l'*Ol. Origani Cretici* (« Spanisches *Hopfenoel* ») et non l'*Ol. orig. Gallici*.

Squire (*Methods and Formulæ*, p. 81) dit que l'essence d'origan du commerce n'est autre chose que l'essence blanche du thym plus ou moins falsifiée ; et que le produit vendu sous le nom de *Ol. Origani Cretici* n'est vraisemblablement que l'essence de marjolaine. On trouvera toutefois de la véritable chez Grübler et Hollborn.

136. Essence de thym. — D'après Fish (*Proc. Amer. mic. Soc.*, 1893, p. 1), pour la plupart des opérations pour lesquelles on a recommandé l'essence d'origan, l'essence de thym peut servir tout aussi bien, sinon mieux. Après une première distillation de l'essence de thym crue, elle devient rougeâtre et prend le nom de « red oil of thyme » ; après une deuxième distillation elle devient incolore et prend le nom de « white oil of thyme ». L'essence rouge serait tout aussi efficace que la blanche pour les éclaircissements.

MM. Schimmel et Cⁱᵉ dans leur *rapport* d'Octobre 1895, p. 69, disent qu'en France l'essence blanche de thym est falsifiée avec de l'essence de térébenthine, jusqu'à 50 pour cent.

137. Essence de cajeput. — Cette essence est souvent employée comme éclaircissant par les botanistes. Je l'ai employée moi-même et trouvé qu'elle éclaircit bien, mais qu'elle est un peu trop liquide. Carnoy et Lebrun (*La Cellule*, XIII, 1897, p. 71) l'ont trouvée utile pour les coupes à la colloïdine : elle dissout la colloïdine très lentement, et éclaircit sans la ratatiner.

138. Essence de bois de santal (Neelsen et Schiefferdecker, *loc. cit.*). Très utile, mais d'un prix prohibitif.

139. Essence de térébenthine. — Cette essence très communément employée, est, à notre avis, le plus mauvais des liquides intermédiaires, car elle altère à un plus haut degré qu'aucun autre les éléments les plus délicats.

Elle a un indice de réfraction relativement très peu élevé ; elle éclaircit beaucoup moins que le baume.

140. Acide phénique et créosote. — On peut employer l'un ou l'autre de ces réactifs, qui ont une action très semblable. Il est bon de les prendre aussi concentrés que possible, et pour l'acide phénique il est commode de faire la solution dans l'alcool. Ils éclaircissent les objets sortis de l'alcool très rapidement. Il n'est pas nécessaire de prendre les objets bien déshydratés, car ces réactifs suffisent à éclaircir, quoique plus lentement, des objets imbibés d'eau. Les éléments sont bien conservés ; malheureusement il y a toujours danger de voir les objets éclaircis dans l'un ou l'autre de ces réactifs se ratatiner sérieusement lorsqu'on les met dans le baume. On dit que la créosote du *bois de hêtre* est celle qu'il faut préférer, surtout pour les coupes au collodion.

141. Mélange de Gage (*Journ. Roy. Mic. Soc.*, 1891, p. 418). — Acide phénique cristallisé, fondu, 40 centimètres cubes ; essence de térébenthine, 60 centimètres cubes

142. Xylol, benzol, toluol, chloroforme. — Quoique ces liquides soient d'un maniement peu commode, à cause de leur grande volatilité, ils rendent de bons services pour désalcooliser des coupes au collodion et pour enlever la masse des coupes à la paraffine. Des trois premiers, c'est le benzol qui est le plus volatil, puis vient le toluol ; et c'est le xylol qui est le moins volatil, les rapports étant comme 4 : 5 : 9 (Squire, *Methods*, p. 80). C'est à mon sens le *xylol* qui convient le mieux pour préparer les coupes à la paraffine pour le montage au baume. Il ne se mêle pas très rapidement à l'alcool, de sorte que lorsqu'il s'agit de coupes sortant de l'alcool, je me trouve bien de les mettre pour un instant dans du chloroforme avant de les passer dans le xylol. Le chloroforme n'est pas ce qu'il y a de mieux pour préparer les coupes pour le baume, vu qu'il est si volatil que les coupes risquent de se dessécher avant d'être recouvertes par le baume. Le chloroforme peut nuire à certaines colorations délicates.

143. Huile d'aniline. — Cette substance est un agent éclaircissant d'une certaine importance à cause de la facilité avec laquelle elle pénètre des préparations très mal déshydratées. L'aniline ordinaire éclaircit facilement des coupes sorties de l'alcool à 70 p. 100 ; et avec de certaines précautions on peut obtenir l'éclaircissement de préparations aqueuses sans aucune intervention d'un alcool quelconque. On l'a employée à la place à la fois d'alcool et d'essence pour préparer des tissus pour le bain de paraffine. Pour la manière de procéder à cette opération, qui sera d'ailleurs fort rarement indiquée, ainsi que pour la manière de préparer une aniline absolument anhydre, voyez SUCHANNEK, *Zeit. f. wiss. Mik.*, VII, 2, 1890, p. 156.

Pour l'emploi de l'aniline comme éclaircissant de coupes au collodion, voyez au chapitre **Collodion.**

144. Alcool amylique. — JANSSENS (*La Cellule*, XIV, 1898, p. 209) traite des préparations sur verre à couvrir, au sortir de l'alcool, par l'alcool amylique avant de monter au baume.

145. Salicylate de méthyle. — GUÉGUEN (*Compt. Rend. Soc. Biol.*, V, 1898, p. 285) le recommande comme désalcoolisant et éclaircissant, et comme dissolvant de la paraffine.

145 *bis.* **L'essence de Gaultheria** a été recommandée par STIEDA (*Arch. mik. Anat.*, 1899, p. 134) et par UNNA (*Monatsschr. prakt. Dermat. Ergänzungsh.*, 1885, p. 53) ; ce dernier l'employant comme diluant du baume de Canada.

CHAPITRE VIII

MÉTHODES D'INCLUSION

146. Les méthodes d'inclusion ou d'enrobage sont des procédés ayant pour but d'englober les objets petits ou délicats dans des substances plastiques qui les soutiennent de tous côtés, de manière à permettre de les diviser en tranches minces sans les comprimer et sans déranger les rapports de leurs parties. Au début de cette branche de la technique, on ne visait qu'à *entourer* les objets par une substance de nature à leur prêter un support suffisant à l'extérieur, sans se préoccuper de faire pénétrer cette substance à l'intérieur pour prêter le même support aux éléments anatomiques ; c'est là l'inclusion ou l'enrobage *simple*, méthode qui rend encore aujourd'hui des services pour les coupes d'objets dont l'intérieur ne se laisse pas facilement pénétrer par aucune des masses d'inclusion connues, comme par exemple l'encéphale humain entier. Mais la technique moderne n'en est pas restée là. Mettant en œuvre des procédés d'*infiltration*, on réussit aujourd'hui à remplir avec la masse d'inclusion toutes les cavités qui peuvent exister dans un organisme, à en entourer chaque organe et chaque élément, et à en pénétrer la substance même des cellules. Par ce moyen, on communique aux tissus une consistance qui permet de les débiter en tranches très minces dans lesquelles les rapports naturels de tous les organes et de tous les éléments se trouvent exactement conservés. Et l'on reconnaît aujourd'hui que plus cette infiltration a été complète, et meilleurs seront les résultats, tant sous le rapport de la finesse des coupes que sous celui de la bonne conservation des rapports naturels des éléments. Une pièce anatomique ne saurait être considérée comme parfaitement enrobée, que lorsque la masse d'inclusion en a parfaitement pénétré toutes les cellules.

On arrive à l'une ou l'autre de ces fins par l'emploi de *masses d'in-*

clusion appropriées au but qu'on se propose. A ce point de vue, on
peut distinguer deux groupes de masses d'inclusion : les masses
aqueuses, telles que la gomme arabique, la gélatine, le savon, qui se
laissent mêler à l'eau, et servent à enrober et à infiltrer des tissus
sans les déshydrater ; et les masses *anhydres*, telles que la paraffine
et le collodion, qui peuvent bien effectuer le simple enrobage d'objets
humides, mais qui ne sauraient les infiltrer qu'à condition d'une
déshydratation préalable. L'emploi de masses humides est souvent
très commode, quelquefois même nécessaire en physiologie et en
pathologie ; les masses anhydres, au contraire, se prêtant mieux à la
préparation de séries de coupes, sont les plus employées en embryologie et en anatomie normale. Aujourd'hui c'est surtout la paraffine
qui sert à ce genre de travaux.

147. Microtomes. — Le cadre de cet ouvrage exclut en principe
toute description d'instruments. Nous pensons qu'il sera cependant
utile de dire deux mots sur les microtomes avant de passer à l'exposé
des manipulations spéciales des inclusions. Nous venons de dire que la
méthode de la *paraffine* est la méthode normale de l'anatomie et de
l'embryologie. Il s'ensuit que le microtome de l'embryologiste ou du
zootomiste doit être fait en vue de l'emploi général de cette méthode.
Mais il doit *aussi* pouvoir servir au besoin pour la confection des
coupes de matériel non déshydraté, ou enrobé dans une substance
moins dure que ne l'est la paraffine, dans le collodion par exemple. La
paraffine est une masse très dure, le collodion est une masse beaucoup moins dure, et plus ou moins élastique. Des masses aussi dissem-
blables ne se laissent pas couper avec la même facilité et la même
perfection au moyen de dispositifs mécaniques identiques. Il en résulte
que tel microtome qui donne avec la paraffine les coupes les plus parfaites qu'il soit possible de réaliser est très impropre à couper le collodion ou autre masse *tendre et élastique*. En conséquence, à moins que
l'anatomiste ne puisse disposer de deux microtomes, l'un pour la paraffine, l'autre pour le collodion, les tissus frais ou congelés, etc. (ce qui
sera bien), il fera mieux de choisir un modèle n'ayant peut-être pas les
qualités spéciales que seul peut avoir un instrument imaginé en vue
d'un genre de travail très spécial, mais qui donne des résultats suffisamment bons en même temps avec la paraffine et avec les masses
molles.
Parmi les microtomes les plus connus qui remplissent ces conditions,
celui qui répond le mieux aux besoins de l'anatomiste général est celui
de THOMA, construit par Jung, de Heidelberg. Nous ne saurions mieux
conseiller le lecteur qu'en l'engageant à se commander chez Jung
(*adresse* : R. Jung, Mechaniker, in Heidelberg) un microtome Thoma
modèle moyen, nº 4, avec toutes les améliorations les plus récentes. Il
coûte, au complet, de 280 à 300 francs environ. On trouvera une description détaillée de cet instrument dans le *Journal de Micrographie* de
novembre et décembre 1883. Ou bien celui de Aug. BECKER à Göttingen,

dont on trouvera une description dans *Zeit. f. wiss. Mik.*, II, 1885, p. 453. ou *Journ. Roy. Mic. Soc.*, 1886, p. 334. Ce modèle est en principe le même que celui de Thoma, mais possède quelques changements de détail. Celui de Thoma coupe les masses tendres comme le collodion tout aussi bien que la paraffine ; nous ne pouvons dire par expérience comment celui de Becker se comporte à cet égard. Avec la paraffine, l'un et l'autre fournissent un travail excellent, quoique parfois un peu irrégulier. Dans ces instruments le couteau est mobile, il n'est maintenu qu'à l'une de ses extrémités, et il n'est pas assujetti sur le fond de la rainure dans laquelle il glisse. Ce dispositif lui permet de céder, d'une quantité minime il est vrai, mais c'est toujours trop, à l'instant où son tranchant rencontre l'objet à couper. Il ne le fait pas toujours à un degré perceptible, mais il le fait souvent, surtout si l'objet est un peu dur : d'où une irrégularité quelquefois fort désagréable dans l'épaisseur des coupes. Dans les instruments que nous allons maintenant mentionner, cet inconvénient n'existe pas ou existe à un degré moindre ; car, dans ces modèles, le couteau est immobile et solidement assujetti à ses deux extrémités.

Dans ces modèles, nous recommandons en premier lieu pour la plupart des recherches qui demandent la préparation de *séries de coupes à la paraffine*, le nouveau microtome à bascule vendu par la « Cambridge Scientific Instrument Company », sous le nom de *Rocking Microtome*. Ce microtome est aussi construit en France par Dumaige, 3, rue des Poitevins, à Paris[1]. Ce microtome fournit avec une grande facilité des séries de coupes d'une admirable régularité, et se prête mieux que le microtome Thoma à la production *rapide de coupes enchaînées* ou de rubans de coupes collées ensemble, mais il n'offre pas de dispositions aussi heureuses pour l'orientation exacte d'objets très petits. Cet inconvénient se trouve en partie écarté par les perfectionnements apportés à la construction du porte-objet par HENNEGUY et VIGNAL (*Comptes rendus de la Soc. de Biologie*, 1885, p. 647). Ce microtome ne s'applique du reste guère qu'à la confection de séries de coupes par la méthode de la paraffine, et n'est pas à recommander pour les coupes qui doivent se faire par la voie humide avec un rasoir mouillé, comme pour le procédé au collodion.

Ce microtome donne des coupes qui ne sont pas absolument planes, étant en réalité des calottes à courbe faible. Dans un modèle récent la *Cambridge Scientific. Instrument Co.* a remédié à ce défaut. Mais ce modèle est plus cher, et nous ne savons s'il possède une supériorité bien marquée sur l'ancien modèle, qui, s'il ne fournit pas des coupes mathématiquement planes, en fournit cependant dont la courbe est si faible que dans la pratique on ne s'en aperçoit pas du tout.

Dans les microtomes de MINOT et de REINHOLD-GILTAY, comme dans la *Cambridge Rocker*, le couteau est fixe et le porte-objet mobile, mais celui-ci a un mouvement vertical produit par un mécanisme semblable à celui d'une machine à coudre. L'un et l'autre sont très pratiques. Le Minot est fabriqué par E. Zimmermann, 21, Emilien Strasse, Leipzig, au prix

---

[1] Il est aussi fabriqué par JUNG, à Heidelberg, avec plusieurs petits changements de détail qui, d'après MAYER, sont des perfectionnements très pratiques.

de 175 m. (220 francs), et aussi par A. Becker, à Göttingen. D'après
Mayer, celui-ci est à préférer, étant d'un travail plus exact. On reproche
en effet au Minot, surtout celui de Zimmermann, de se détériorer facile-
ment par l'usage. On en trouvera une description dans le *Journ. Roy. Mic.
Soc.*, 1889, p. 143. Le Reinhold-Giltay ressemble essentiellement au
Minot, mais possède des perfectionnements dans le détail mécanique qui
le rendent plus précis et moins délicat. Cet instrument est fabriqué par
J. W. Giltay à Delft, et coûte, je crois, environ 500 francs. On en trouvera une description dans *Zeit. f. wiss. Mik.*, IX, 4, 1893, p. 445, et dans
Journ. Roy. Mic. Soc., 1893, p. 706.

Nous renvoyons aux journaux techniques pour tout ce qui regarde
les grands modèles, de STRASSER et autres, destinés surtout pour la confection de coupes très grandes de centres nerveux.

148. Les manipulations de l'inclusion. — Avant de décrire en
détail les plus importantes des méthodes d'inclusion, nous dirons
quelques mots des procédés opératoires généraux de l'inclusion,
c'est-à-dire des manipulations employées pour introduire l'objet
dans la masse liquide d'inclusion, de telle sorte que la masse devenue
solide se présente sous la forme d'un *bloc commode à couper* et em-
prisonnant l'objet dans l'*orientation voulue*.

a. On peut faire l'inclusion dans une capsule ou dans un *verre de
montre*, quitte à découper ensuite dans la masse solide un bloc contenant l'objet et ayant les dimensions voulues. Si l'on s'est servi
d'une masse liquide à chaud, solide à froid, telle que la paraffine, on
peut le plus souvent la retirer en totalité en chauffant légèrement le
fond de la capsule ou du verre de montre, de manière à fondre la
couche inférieure de la masse, ce qui permet de détacher en bloc le
reste de la masse.

Si l'on désire procéder de cette manière, il est bon, selon certains
anatomistes, d'enduire le récipient, d'avance, avec de la glycérine.
On y verse une goutte de glycérine, qu'on étale et qu'on essuie
ensuite avec un linge jusqu'à ce qu'il n'en reste que des traces à peine
perceptibles. J'ai toujours trouvé que pour la paraffine cette précaution n'est nullement nécessaire ; il est même rarement nécessaire de
chauffer le fond du récipient, la paraffine se détache d'habitude parfaitement bien sans cela.

Du reste, il me semble presque toujours préférable de découper
dans la masse, avec un scalpel légèrement chauffé, un bloc de la
forme voulue.

Pour de petits objets, la méthode au verre de montre me paraît
être la plus commode de toutes.

Si les objets sont extrèmement petits, il peut être nécessaire d'employer des précautions spéciales pour ne pas les perdre. Ainsi on peut les colorer pour les rendre plus visibles. SAMTER (*Zeit. wiss. Mik.*, XI, 1894, p. 469) les infiltre d'abord avec de la paraffine fortement colorée par de l'extrait d'alcanna, puis fait l'inclusion définitive dans de la paraffine pure. L'alcanna ne colore pas les objets. RHUMBLER (*ibid.*, XII, 1895, p. 312 et XIII, 1896, p. 303) colore préalablement les objets eux-mêmes avec de l'éosine dissoute dans de l'alcool fort, et après avoir fait les coupes enlève la couleur au moyen d'alcool faible. Voyez aussi, op. cit., XIII, 1896, p. 200, une communication de SCHYDLOWSKI, et dans *Zeit. wiss. Zool.*, LVIII, 1897, p. 144, un procédé de BORGERT.

b. Les *petits objets* se laissent parfaitement bien enrober et orienter dans les masses telles que la paraffine sans aucun appareil. On pratique dans un bloc de paraffine une cavité assez grande pour recevoir l'objet, et on l'y place dans la position désirée. Il n'y a plus qu'à promener une aiguille chauffée le long des marges de la cavité pour que la paraffine fondue vienne entourer l'objet et achever l'inclusion sans déranger l'orientation de l'objet. Il est des cas où cette méthode si simple rend des services excellents.

c. D'après une méthode qui est très répandue, et qui est excellente, l'inclusion se fait dans de petites boîtes de papier, de carton, ou de papier de plomb. Pour faire l'inclusion dans ces boîtes, on peut ou bien y placer d'abord l'objet et le maintenir dans une position voulue au moyen d'épingles (la boîte étant posée sur une plaque de liège), après quoi on verse la masse liquide qu'on laisse solidifier avant de retirer les épingles ; ou bien, on verse dans la boîte un peu de masse qu'on laisse devenir assez solide pour que l'objet ne s'y enfonce pas trop, on pose l'objet sur cette couche, et l'on verse le reste de la masse.

On construit facilement ces boîtes de la manière suivante : on prend un morceau de papier ou de carton ayant approximativement la forme du dessin ci-contre (fig. 1) ; les vieilles cartes correspondance peuvent bien servir. On le plie selon les lignes aa' et bb', puis selon cc' et dd', toujours vers le même côté. Puis on fait les plis AA', BB', CC', et DD' qui sont également des plis faits vers le même côté ; on les obtient en appliquant Ac contre Aa et en pinçant le long de la ligne AA', et ainsi de suite pour les autres angles. Cela donne une boîte incomplète avec des oreillettes aux angles ; pour la compléter, on retourne les oreillettes en dehors, et on les applique contre les petits côtés de la boîte ; pour les assujettir dans cette position et achever la boîte, il n'y a plus qu'à rabattre en dehors, et pincer contre les petits côtés, les bouts débordants, c'est-à-dire, tout ce qui est en dehors des lignes A'B' et C'D'.

Les boîtes ainsi construites se laissent facilement défaire sans se
briser, pour mettre à nu le bloc de masse d'enrobage solidifié, et

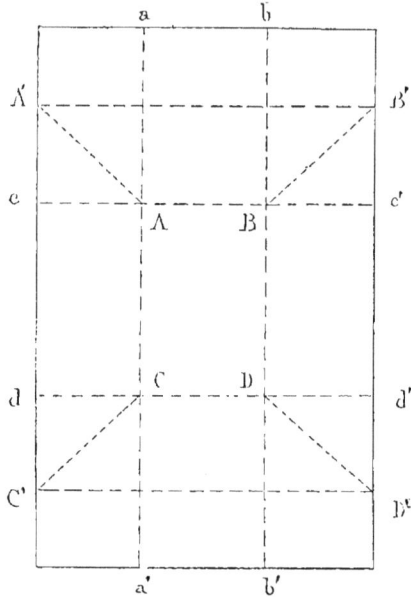

Fig. 1.

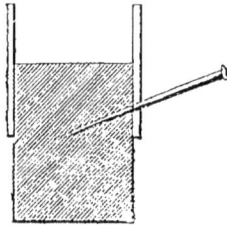

Fig. 2.

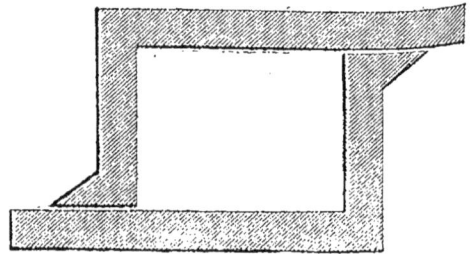

Fig. 3.

peuvent servir à plusieurs inclusions; celles qui ont servi sont souvent meilleures que les neuves.

Une autre manière de plier le papier est décrite dans les *Grundzüge* de Lee et Mayer, 1898, p. 72.

d. Une autre sorte de boîte très commode se fait en entourant un
bouchon d'une collerette de papier tenue en place par une épingle.
La collerette se fait d'une bande de papier dont on fait passer plu-

sieurs tours autour du bouchon, qu'elle déborde de la hauteur voulue (fig. 2).

e. Les boîtes métalliques à parois mobiles de Leuckart sont composées de deux pièces métalliques (le mieux en laiton, et creuses
pour ne pas absorber trop de chaleur) ayant la forme qu'on leur voit
sur la figure 3. Pour faire une boîte avec ces formes, on les enduit
de glycérine et on les pose sur une plaque de verre également
enduite de glycérine, en les rapprochant de manière à former un
rectangle de la superficie voulue. Il est évident qu'on peut varier à
volonté la longueur de la boîte avec la même paire de formes, mais,
pour varier la hauteur de la boîte, il faut employer d'autres formes.
Pour faire l'inclusion dans ces boîtes, on chauffe tout l'appareil,
verre et pièces métalliques, on place l'objet, on verse la masse
fondue, puis, avec une aiguille chauffée, on donne à l'objet la position voulue, on laisse refroidir, et, après refroidissement, on n'a
plus qu'à écarter les parois de la boîte pour obtenir un moule en-
globant l'objet et prêt à être coupé.

Cette méthode est surtout utile parce qu'elle donne un moyen assez
commode d'*orienter* de petits objets, même sous le microscope à
dissection, la masse à inclusion étant facilement maintenue à l'état
liquide par le chauffage; on peut chauffer l'appareil de temps à
autre avec la flamme d'une lampe à alcool, ou bien employer un
dispositif permettant de le chauffer par la circulation d'un courant
d'eau chaude, comme dans les formes connues de platines chauf-
fantes.

Pour rendre la boîte assez imperméable à la paraffine fondue pour
permettre une orientation soignée des objets, Mayer (*Mitth. Zool.
Stat. Neapel*, IV, 1883, p. 429) enduit d'abord la plaque de verre de
glycérine, pose les formes, et remplit la boîte de collodion qu'il
verse aussitôt après. L'éther s'évaporant, il reste dans la boîte une
mince couche de collodion qui suffit à empêcher la paraffine de
couler au dehors. Du reste, si l'on ne chauffe pas les pièces de la
boîte avant de verser la paraffine, celle-ci se refroidira au contact
du métal et ne coulera pas au dehors, de sorte que s'il ne s'agit pas
d'une orientation prolongée il n'est pas nécessaire d'avoir recours
au collodion.

Un autre modèle de pièces métalliques pour les boîtes, dû à
Andres, Giesbrecht et Mayer, est décrit par Mayer, *l. c.*

Frankl (*Zeit. wiss. Mik.*, XIII, 1897, p. 438) se sert de blocs rectangu-
laires de verre, qui peuvent bien avoir des avantages, mais qui sont
relativement chers.

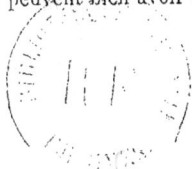

f. Selenka a décrit et figuré un appareil très simple visant au même but. C'est un tube de verre à travers lequel on fait passer un courant d'eau chaude, une dépression centrale servant à recevoir la paraffine (voyez description et figures dans le *Zool. Anzeig.*, 1885, p. 419). Une modification de cette méthode a été décrite par Andrews dans *Amer. Natural.*, 1887, p. 101 (Cf. *Zeit. f. wiss. Mik.*, IV, 3, 1887, p. 375, ou *Journ. Roy. Mic. Soc.*, 1887, p. 510). Un appareil plus compliqué, qui sera rarement nécessaire, est décrit par Jordan, *Zeit. wiss. Mik.*, XVI, 1899, p. 32 (v. aussi *Journ. Roy. Mic. Soc.*, 1899, p. 549).

Nous décrirons plus loin des procédés d'*orientation* s'appliquant spécialement à la méthode de la paraffine et à la méthode du collodion respectivement.

149. Choix d'une méthode d'inclusion. — Il y a deux méthodes d'inclusion qui sont d'une importance capitale, la méthode de la paraffine, et celle du collodion. Les avis sont encore partagés sur la valeur respective de ces deux méthodes.

Il nous paraît évident que chacune d'elles a ses qualités, et les défauts de ses qualités. Le collodion ne fournit pas facilement avec de petits objets des coupes aussi minces, et cela de bien loin, que celles qu'on peut obtenir avec la paraffine. Il est difficile avec le collodion d'obtenir des coupes de moins de 7 microns d'épaisseur ; tandis qu'avec la paraffine on en fait facilement de beaucoup plus minces. Il est donc tout indiqué de prendre la paraffine pour tout travail qui demande des coupes très fines. Et l'on peut dire que de nos jours c'est un cas qui se présente très souvent. D'un autre côté, la paraffine ne fournit des coupes très minces qu'avec de petits objets ; avec de gros objets, ceux de plus de 15 millimètres de côté, il est difficile d'obtenir des coupes plus fines qu'avec le collodion ; les coupes faites dans de grands blocs de paraffine ayant une tendance à se fendre ou à se tasser.

Il est vrai que par l'emploi d'une paraffine très tendre on peut obtenir des coupes aussi grandes que celles que fournit le collodion, mais alors elles ne sont plus très minces. Ainsi Strasser (*Zeit. wiss. Mik.*, IX, 1892, p. 7) fait à la paraffine des coupes frontales du cerveau de l'Homme entier, mesurant 10×15 cm. ; mais elles sont d'une épaisseur de 30 μ. Le collodion permet d'obtenir le même résultat, tout en présentant certains avantages pour la manipulation et la coloration et montage de coupes aussi volumineuses.

Quelques auteurs croient que le collodion est plus inoffensif envers les tissus que la paraffine. Après bien des comparaisons je n'ai pas pu établir une différence sensible à cet égard.

Nous pensons donc qu'il faut admettre que la méthode de la paraffine est la méthode générale, et que le collodion doit être réservé pour les gros objets et pour certains cas spéciaux. On n'emploie les masses aqueuses, telles que la gomme et la gélatine, que pour des cas tout à fait spéciaux.

CHAPITRE IX

INCLUSION A LA PARAFFINE ET MASSES SEMBLABLES

(SAVON, GÉLATINE)

150. Pénétration des objets. — Le premier stade du procédé de la paraffine consiste dans la *pénétration des objets par un dissolvant de la paraffine.* C'est une partie très importante de la manipulation et qui demande à être faite avec beaucoup de soin. On fait en sorte que la pénétration soit graduelle, ou bien en mettant le liquide de pénétration sous l'alcool qui contient les objets, de la manière que nous avons expliquée au numéro 11, ou bien en passant les objets par des mélanges successifs d'alcool et de liquide de pénétration renfermant des proportions de plus en plus fortes de ce dernier. Il va sans dire qu'on ne doit opérer qu'avec des objets scrupuleusement déshydratés.

Le choix d'un liquide de pénétration convenable est chose très importante. On emploie l'essence de térébenthine, l'essence de girofle, la benzine, le xylol, le toluol (ou toluène), le naphte, l'essence de bois de cèdre, le chloroforme et d'autres. Ces liquides ne sont pas tous également bons, car peu d'entre eux réunissent les qualités de se substituer à l'alcool sans déformer les pièces, et de se mêler suffisamment bien à la paraffine.

La térébenthine pénètre bien et se mêle facilement à la paraffine, mais elle altère à un haut degré la structure des éléments délicats. Nous pensons qu'elle doit être évitée toutes les fois qu'on désire bien conserver la structure des cellules.

L'essence de girofle pénètre très énergiquement, et conserve bien la structure des cellules; mais elle a une grande tendance à rendre les tissus cassants, et elle se mêle très mal à la paraffine.

Le benzol a été recommandé par Buss (*Zeit. f. wiss. Mik.*; II, 1885, p. 301).

Plusieurs auteurs recommandent le xylol. D'après M. Heidenhain (*Kern und Protoplasma*, p. 114), le xylol serait très nuisible aux cellules ; il emploie l'essence de bergamote. Apathy (*Mikrotechnik*, p. 117) trouve que cette essence ne dissout pas assez bien la paraffine pour être recommandable.

Le toluène a été préconisé par Holl (*Zool. Anzeig.*, 1885, p. 223). Il met les objets pénétrés directement dans un bain de paraffine pure.

Le naphte a été recommandé par Webster (*Journ. of Anat. and Phys.*, XXV, 1891, p. 278) comme étant très peu coûteux. L'auteur nous écrit que le naphte ordinaire du commerce suffit en général, mais que pour des travaux délicats la marque *Persian naphtha* (naphte de Perse) serait à préférer. Field et Martin (*Zeit. f. wiss. Mik.*, XI, 1, 1894, p. 10) recommandent un pétrole volatil, *Petroleum-æther*.

Pour le salicylate de méthyle, voyez numéro 145.

Le chloroforme possède de bonnes qualités ; il se mêle parfaitement à la paraffine, et après évaporation graduelle par la chaleur du bain de paraffine, il laisse après lui une masse très homogène et ayant très peu de tendance à cristalliser. Il a deux défauts qui deviennent très sérieux pour le cas de certains objets : il est si peu pénétrant que des objets volumineux ou peu perméables ne se laissent pénétrer qu'après un temps considérable, quelquefois même pas du tout ; puis il est nécessaire de l'éloigner ensuite très scrupuleusement des objets, soit par la chaleur, soit en changeant la paraffine, car la présence d'une trace même de chloroforme dans la paraffine suffit pour rendre la masse molle et impropre à fournir de bonnes coupes. Et cela demande beaucoup de temps : pour des objets volumineux jusqu'à deux jours ou plus. Le chloroforme doit donc être réservé pour les objets petits et perméables, pour lesquels il est certainement un des meilleurs des liquides intermédiaires.

On a aussi recommandé l'huile d'aniline (voyez au chapitre des *Agents éclaircissants*).

L'Essence de bois de cèdre (A. Bolles Lee, *Zool. Anz.*, 1885, p. 563) réunit à un haut degré les bonnes qualités de tous ces éclaircissants. Elle pénètre avec non moins d'énergie que l'essence de girofle ; elle conserve admirablement les caractères les plus délicats des cellules ; elle se mêle suffisamment bien à la paraffine, et elle ne rend pas les tissus cassants, même après un séjour prolongé. Depuis que nous avons appris à connaître les propriétés de cette essence, nous l'employons à titre de liquide normal de pénétration pour les inclusions, et nous la recommandons particulièrement pour cet usage. Les cas pour lesquels on doit lui préférer le chloroforme nous paraissent rares.

Il peut être parfois indiqué d'employer successivement l'essence de cèdre et le chloroforme, comme le fait Apáthy (voy. au n° suiv.).

151. Bain de paraffine. — Les objets ayant été dûment pénétrés par un dissolvant de la paraffine, il s'agit maintenant de remplacer ce dissolvant par la paraffine fondue. Cela peut se faire de deux manières, selon qu'il s'agit d'un dissolvant volatil comme le chloroforme, ou d'un dissolvant qui ne l'est pas, comme l'essence de cèdre.

Dans l'emploi de l'essence de cèdre ou d'un autre liquide *non volatil*, voici comment on procède d'habitude. Les objets sont mis dans un mélange de paraffine et d'essence fondant à une température peu élevée, par exemple 35° C., et on les laisse dans ce mélange, maintenu à la température voulue à l'aide d'un bain-marie ou d'une étuve à température constante, jusqu'à ce qu'ils en soient pénétrés. Un mélange convenable pour ce premier bain peut se faire avec des parties égales d'essence et de paraffine. Ou bien, on peut suivre la pratique de quelques naturalistes qui emploient non un mélange de paraffine avec un dissolvant, mais une paraffine pure fondant à une température suffisamment basse. On trouve maintenant dans le commerce des paraffines fondant à 36° C. Lorsqu'on croit que les objets sont dûment saturés de ce mélange, ou de cette paraffine molle, on les porte dans la masse définitive dont on veut se servir pour les coupes, et on les y laisse, à la température de fusion de la masse, jusqu'à ce qu'ils en soient parfaitement pénétrés. Il est quelquefois nécessaire de leur donner un troisième bain de paraffine pure pour enlever jusqu'aux dernières traces du liquide de pénétration. Ces opérations accomplies, on verse les objets et la masse dans une boîte d'inclusion, et l'on y oriente l'objet dans la position voulue, ou bien on laisse refroidir le tout dans le récipient qui a servi au dernier bain.

Nous aurons à revenir sur cette partie de la manipulation.

La durée de ces bains doit nécessairement varier selon la nature de l'objet et son volume. Un embryon de 2 à 3 millimètres d'épaisseur doit être parfaitement pénétré par un bain de 30 minutes à une heure dans la paraffine, du moins si l'on emploie l'essence de cèdre. Beaucoup de travailleurs donnent des bains de paraffine qui me paraissent excessifs. Il semble qu'on peut admettre que la paraffine fondue et *chaude* doit pénétrer au moins aussi rapidement que le liquide intermédiaire *froid* : de sorte que si l'on laisse les objets dans la paraffine le temps qui a suffi pour la pénétration par le liquide intermédiaire, ou si l'on veut un peu plus, on sera sûr d'avoir obtenu une pénétration selon les règles.

Je dois dire ici que toute cette pratique de bains successifs de mélanges d'essence et de paraffine me paraît être en général *superflue*. Avec l'essence de cèdre, en tout cas, aucun mélange n'est nécessaire, et l'on peut porter directement dans la paraffine fondue. La pratique de bains successifs de paraffine molle et de paraffine dure me paraît *entièrement illusoire*.

Il est important que la paraffine fondue ne soit pas exposée à la vapeur d'eau pendant le bain.

Il est également important qu'elle soit maintenue à une température qui ne dépasse pas beaucoup celle de son point de fusion. Si l'on chauffe longtemps la paraffine à une température beaucoup au-dessus de son point de fusion, celui-ci *s'élève*, et l'on finit par avoir une paraffine plus dure qu'elle ne l'était au commencement. Un chauffage excessif, de même qu'un chauffage trop prolongé, tend à rendre les tissus cassants.

En tout cas les préparations doivent être *refroidies* (voy. n° 155) aussitôt qu'on les croit dûment saturées de paraffine. Se rend-on bien compte de l'étendue de l'action dissolvante qu'un chauffage prolongé dans des mélanges de paraffine avec du chloroforme, du benzol, etc., doit exercer sur les cellules? Il me semble bien que pour des travaux délicats il importe beaucoup de réduire à son minimum l'action de la chaleur, et c'est pour cela, entre autres motifs, qu'il me semble préférable d'employer une paraffine aussi tendre que possible, et de réduire la durée des bains au strict nécessaire.

Si l'on emploie le chloroforme, ou autre liquide volatil, on peut également suivre la marche que nous venons de décrire, si on le désire. Ainsi, on peut employer avec BÜTSCHLI, un bain préliminaire d'un mélange à parties égales de paraffine dure et de chloroforme, mélange fondant à 35° environ, suivi d'un bain de paraffine pure, ou bien on peut profiter de la volatilité du chloroforme, et employer la méthode élégante de GIESBRECHT et de BÜTSCHLI (*Zool. Anzeig.*, 1881, p. 484; *Biol. Centralbl.*, 1881, p. 591). Les objets, ayant été soigneusement déshydratés par l'alcool absolu, sont pénétrés de chloroforme, auquel on peut ajouter en cas de nécessité un peu d'éther sulfurique pour les empêcher de flotter. On chauffe le tout au bain-marie et l'on ajoute au chloroforme par intervalles de petits morceaux de paraffine. A mesure que la paraffine fond, on en ajoute et l'on continue à le faire aussi longtemps que des bulles de vapeur se dégagent des objets.

Lorsque les bulles ne se forment plus, on peut être sûr que les objets sont pénétrés de paraffine. Il ne reste plus qu'à chasser le chloroforme, ce qu'on fait en continuant à chauffer, à la température de fusion de la paraffine, jusqu'à ce que tout le chloroforme soit entièrement volatilisé. Il est urgent que le chloroforme soit entièrement chassé, car, s'il en reste une trace dans la paraffine, celle-ci reste si molle qu'il est impossible d'en obtenir de bonnes coupes. Pour savoir si tout le chloroforme est volatilisé, il suffit de plonger une aiguille chauffée dans la masse; elle ne doit pas provoquer un dégagement de bulles.

L'évaporation du chloroforme est une opération souvent très longue; avec des objets un peu volumineux elle exige des jours entiers. C'est pour ce motif, entre autres, que nous pensons que la méthode du chloroforme est plutôt indiquée pour les petits objets que pour les grands.

Mayer (*Grundzüge* de Lee et Mayer, 1898, p. 78) pénètre d'abord ses objets par le benzol. Il change celui-ci une ou deux fois, pour être sûr d'avoir éloigné tout l'alcool, puis ajoute de petits morceaux de paraffine, et les laisse dissoudre dans le benzol au froid. Au bout de plusieurs heures (jusqu'à dix-huit) il porte le tout dans un récipient ouvert, sur le bain-marie froid, chauffe graduellement de façon à arriver à une température de 60° C. en deux heures environ, et ajoute de la paraffine à mesure que le benzol s'évapore. Il change la paraffine une fois avant l'inclusion définitive. Il laisse les objets rarement plus de douze heures dans la paraffine.

Apathy (*Mikrotechnik*, p. 149-150) éclaircit d'abord par l'essence de cèdre, puis met les objets, par le procédé de l'imbibition lente, n° 77, dans une solution de paraffine dans du chloroforme saturée à la température du laboratoire. Il y laisse les objets de une à trois heures, jusqu'à ce que toute l'essence de cèdre en ait été extraite. Puis il porte le tout à une température un peu supérieure au point de fusion de la paraffine d'inclusion, et transporte les objets dans un mélange à parties égales de paraffine et de chloroforme, et les y suspend, vers le haut, sur un petit pont fait de papier à filtrer durci (ou sur un appareil spécial à cette fin, qui n'a pas encore été décrit). Il les y laisse, à la température de l'étuve, de une à trois heures, et finalement les transporte (toujours sur le pont de papier ou l'appareil) dans de la paraffine pure, où ils demeurent d'une demi-heure à une heure.

Heidenhain (*Kern u. Protoplasma*, 1892, p. 114) éclaircit à l'essence de bergamote, et transporte dans la paraffine par le procédé des mélanges (n° 77). RABL aussi (*Zeit. wiss. Mik.*, XI, 1894, p. 164) emploie l'essence de bergamote.

152. Étuves et bains-marie. — Il est important que la paraffine *ne soit pas exposée à une atmosphère humide* pendant qu'elle est à l'état liquide. Si donc on fait usage d'un bain-marie pour les inclusions, celui-ci doit être agencé de manière à ne pas exposer la paraffine à la vapeur d'eau. Un modèle très commode est celui de Paul Mayer, dont on trouvera une description dans *Journ. Roy. Mic. Soc.*, 1883, p. 146, et 1887, 167.

On peut se le procurer pour un prix peu élevé en s'adressant à la direction de la Station zoologique de Naples, ou à la Maison COGIT, 47, boulevard St-Michel, à Paris. Beaucoup de travailleurs préfèrent se servir d'une étuve. On trouvera dans *Zeit. f. wiss. Mik.* ou dans le *Journ. Roy. Mic. Soc.* et autres journaux techniques de ces dernières années, de nombreuses descriptions d'étuves thermostatiques. La plupart de ces appareils sont construits pour le chauffage au gaz. Pour les laboratoires qui ne possèdent pas de gaz, citons l'appareil chauffable au pétrole fabriqué par F. SANTORIUS à Göttingen (*Zeit f. wiss. Mik.*, X, 2, 1893, p. 161), celui d'ALTMANN (*ibid.*, p. 221), également construit pour le pétrole, et celui de KARAWAIEW (*ibid.*, XIII, 1896, p. 172).

Dans les laboratoires pourvus de l'électricité, le bain de paraffine de REGAUD et FEUILLAND (*Journ. d'Anat. et de Physiol.*, t. XXXVI, 1900, et *C. R. de l'Association des Anatomistes*, 3° session, 1901) pourra rendre de grands services.

Pour le travail ordinaire il n'est nullement nécessaire de posséder un thermostat : une lampe à alcool, avec la mèche bien baissée, ou une veilleuse bien protégée contre les courants d'air, suffira à maintenir une température assez constante, si l'on surveille de temps à autre.

Les étuves peuvent être préférables dans les laboratoires où il y a beaucoup de travailleurs ; mais pour le travailleur solitaire le bain-marie de Mayer nous paraît plus pratique comme étant plus facile à surveiller.

La maison ADNET, 26, rue Vauquelin, à Paris, construit une platine chauffante annulaire imaginée par RADAIS, d'un prix très abordable et très pratique. La platine est établie de telle manière que la température varie suivant les régions ; on peut avoir toutes les températures comprises entre 30 et 60° (par exemple sur une surface annulaire de 50 centimètres de longueur).

153. Inclusion dans le vide. — Il est des objets qui, soit à cause de leur grosseur, soit à cause de leur structure, ne se laissent pas pénétrer par la paraffine employée de la manière ordinaire, même après des heures ou des jours de séjour dans le bain de paraffine. Pour ces objets

il convient d'employer la méthode dite « de l'inclusion dans le vide »,
ou mieux « à basse pression », méthode qui a non seulement l'avantage
de garantir une pénétration complète en un temps très court, — quelques minutes, — mais aussi celle de *prévenir les effondrements* de tissus qui
peuvent facilement avoir lieu dans l'inclusion d'objets qui possèdent des
cavités internes, quand on emploie la méthode ordinaire. En principe,
cette méthode consiste à faire passer l'objet dans des bains de paraffine
placés dans le vide; on y arrive avec un dispositif quelconque permettant de maintenir la paraffine à l'état liquide. On trouvera dans le *Zool.
Anzeig.*, 1884, p. 230, une description avec figures du dispositif employé
par Hoffmann. Dans cet arrangement, le vide est produit par une pompe
pneumatique aspirante à eau, les baquets contenant la paraffine étant
placés dans un dessiccateur maintenu au bain-marie et percé d'une
ouverture par laquelle passe un tube qui le met en rapport avec la
pompe aspirante. Cet appareil, qui est très simple et efficace, demande
cependant qu'on ait à sa disposition de l'eau sous forte pression. Pour
remédier à cet inconvénient, Fraxcotte a imaginé un dispositif très
simple qui permet de produire un vide suffisant par la condensation de
la vapeur d'eau. On en trouvera la description avec la figure dans le
Bull. Soc. Belge Micr., 1884, p. 45.

Fol. (*Lehrb.*, p. 121) emploie la pompe aspirante à eau de la manière
proposée par Hoffmann, mais il a simplifié l'appareil pour la réception
de l'objet. Au lieu de mettre les objets avec la paraffine dans des baquets
qu'on introduit dans le dessiccateur où se fait le vide, Fol met l'objet
avec la paraffine dans un tube de verre à forte paroi, fermé par le bas
(une petite éprouvette) et muni en haut d'un bouchon de caoutchouc
traversé par un tube qui le met en communication avec la pompe. L'éprouvette plonge dans un récipient contenant de l'eau à la température de
fusion de la paraffine. On fait le vide une ou deux fois, on attend cinq
à trente minutes, ou jusqu'à ce que l'on constate qu'il ne se forme
plus de bulles d'air autour de l'objet; puis on laisse entrer l'air, on jette
la paraffine qui a acquis une consistance anormalement dure, et on
refait l'inclusion dans de la paraffine fraîche d'après la méthode ordinaire.

Voyez aussi au besoin la méthode de Pringle, dans *Journ. of Path.
and Bacteriol.*, 1892, p. 117, ou dans *Journ. Roy. Mic. Soc.*, 1892, p. 893.

154. Inclusion définitive et orientation. — Aussitôt que les
objets sont bien et dûment pénétrés de la paraffine, on procède à l'inclusion définitive suivant l'une des méthodes qui ont été exposées au
numéro 148. Si l'on a choisi le procédé du verre de montre, et si l'on
a donné le bain de paraffine dans ce récipient même, il ne sera pas
en général nécessaire de passer à une manipulation spéciale d'enrobage; il n'y a plus qu'à refroidir la masse et en découper un bloc
contenant l'objet.

Mais il se peut que l'on ait besoin de donner à l'objet une position déterminée et reconnaissable par la suite dans la paraffine; en d'autres

termes, il se peut qu'on ait besoin d'un procédé d'*orientation*. Le
numéro 148 a donné des indications suffisantes pour permettre d'obtenir
une orientation grossière, mais généralement suffisante, par la méthode
des boîtes de carton ou par celle des boîtes métalliques. Voici maintenant un procédé dû à Patten (*Zeit. f. wiss. Mik.*, XI, 1, 1894, p. 13) qui est
susceptible de plus de précision, et permet d'orienter plusieurs petits
objets dans le même bloc de paraffine. A cette fin, on commence par
fixer les objets en position *avant* de les mettre dans le bain de paraffine.
On les pénètre d'abord par l'essence de bergamote ou de girofle. On se
procure du papier à lettres de cette sorte qui a des côtes élevées se
croisant à angle droit. Ce doit être du papier glacé; mais à défaut de
papier à côtes on peut prendre du papier lisse et le régler avec un
crayon tendre. On prépare maintenant un mélange de collodion et
essence de girofle, de la consistance de miel épais. On pose sur un petit
rectangle du papier, une goutte de ce mélange, ou plusieurs gouttes si
l'on opère avec plusieurs objets. On prend les objets, on les laisse
égoutter et on les pose dans les gouttes de collodion, en donnant à chacun
une position déterminée par rapport aux lignes du papier. Cela se fait
au besoin sous la loupe ou même sous le microscope composé. Les objets
gardent la position qu'on leur a donnée. Cette opération accomplie, on
met le tout dans de l'essence de térébenthine, qui enlève l'essence de
girofle et laisse les objets fixés dans le collodion. On passe au bain de
paraffine, et après inclusion et refroidissement de la manière usuelle,
on découpe un bloc de paraffine comprenant le papier. Le papier se
laisse maintenant enlever sans peine, laissant la face inférieure de
la paraffine gravée des lignes d'orientation du papier, au-dessus desquelles se trouvent les objets dans l'orientation qu'on leur a donnée
au commencement.

Une modification plus compliquée de cette méthode a été décrite par
Woodworth, dans *Contrib. from the Zool. Lab. Mus. Comp. Zool. Harvard*,
XXV, 3, 1893, p. 45.

Une méthode similaire a été décrite par Field et Martin, dans *Zeit. f.
wiss. Mik.*, XI, 1, 1894, p. 11.

Hoffmann (*ibid.*, XV, 1899, p. 312, et XVII, 1901, p. 443) emploie, au lieu
de papier à côtes, des plaques de verre réglées au diamant, et enrobe
les objets entièrement dans de grandes gouttes d'essence de girofle et
collodion (mélange à parties égales, qu'on laisse exposé à l'air pendant
vingt-quatre heures). Il fait coaguler les gouttes dans du xylol au lieu
de térébenthine. Ce procédé s'applique à l'inclusion à la celloïdine aussi
bien qu'à la paraffine.

Wilson (*ibid.*, XVII, 1900, p. 189) se fait des lignes d'orientation en
enrobant avec les objets des portions de nerfs noircis par l'acide
osmique.

Voyez aussi les méthodes de Samter (*ibid.*, XIII, 1897, p. 441) et de Born
et Peter (*Verh. Anat. Ges.*, XIII, Vers., 1899, p. 134), et celles citées numéro
593.

155. Refroidissement de la masse. — L'inclusion définitive
ayant été dûment accomplie, on doit procéder au *refroidissement*

rapide de la masse. C'est là un point important. La paraffine est un corps cristallisable, et si on l'abandonne au refroidissement lent, il peut se former des cristaux qui prennent naissance jusque dans l'intérieur des tissus, au détriment des éléments délicats. En tout cas, une masse qui a été refroidie brusquement est plus homogène et se coupe mieux que celle qui a été abandonnée au refroidissement lent.

Si les objets sont petits, on peut les sortir de la masse fondue avec aussi peu de paraffine que possible, à l'aide d'une spatule, et les laisser refroidir sur des lames de verre ou sur la spatule elle-même, puis les ajuster avec une aiguille chauffée sur un cylindre ou sur un cône de paraffine (voy. n° 140 (*b*) ; Born, *Arch. f. mik. Anat.*, XXIII, 1883, p. 591 ; Brass, *Zeit. f. wiss. Mik.*, II, 1885, p. 301). Pour fixer les objets sur le cône de paraffine avec l'aiguille chauffée il est bon d'observer la précaution de ne pas employer une aiguille chauffée au delà de la température nécessaire, et de ne faire fondre *que la plus petite quantité possible de paraffine;* moins on en fait fondre à la fois et plus elle se refroidit rapidement.

Si l'inclusion s'est faite dans des boîtes de papier, on les met dans l'eau froide. Il faut commencer par tremper seulement le fond de la boîte dans l'eau, et ne la submerger en entier que lorsque la paraffine est prise ; autrement on verrait se produire dans la masse des creux qui se rempliraient d'eau. On la jette entièrement dans l'eau aussitôt qu'elle est suffisamment prise. Les boîtes à inclusion métalliques se laissent refroidir de la même manière. Spee (*Zeit. f. wiss Mik.*, II, 1885) fait l'inclusion de petits objets dans des verres de montre, qu'il met ensuite sur de l'eau froide. Selenka refroidit ses objets en faisant passer un courant d'eau froide à travers le tube à inclusion dont nous avons parlé ci-dessus (n° 148 (*f*). Mayer (*Mitth. Zool. Stat. Neapel*, IV, 1883, p. 429 ; *Int. Monatsschr. Anat. Hist.*, IV, 1887, p. 39) refroidit les objets dans les boîtes métalliques en faisant passer de l'eau froide à travers un petit bain-marie spécialement agencé pour l'orientation et le refroidissement.

Je me trouve très bien du procédé des verres de montre ; rien de plus simple que de les faire flotter sur de l'eau froide. Pour découper ensuite le bloc voulu, il est bon d'employer un scalpel *légèrement chauffé* ; avec cette précaution la paraffine a moins de tendance à se briser ou à former des fentes qui peuvent endommager les objets.

Cetains auteurs admettent qu'il est bon de faire les coupes aussitôt que possible après le refroidissement complet de la masse, parce que disent-ils, la paraffine continue à cristalliser lentement même après retroidissement ; dans les blocs de paraffine qui ont été conservés pendant des semaines ou des mois on serait exposé à trouver des cristaux volumineux. Je crois qu'avec des blocs bien refroidis cet inconvénient n'est guère à craindre ; comme je l'ai dit paragraphe 6, je ne trouve rien de meilleur que la paraffine pour la conservation définitive des pièces.

156. Réglage du rasoir et de la masse à couper. — Même avec les objets les plus parfaitement enrobés, il est souvent impossible d'obtenir de bonnes coupes, c'est-à-dire des coupes minces, régulières, pas déchirées, pas comprimées, et ni enroulées ni plissées, sans l'observation de certains détails en apparence minutieux. Ces détails concernent : 1° le réglage du rasoir ; 2° la consistance, la forme et l'orientation de la masse à couper.

1° Le réglage du rasoir concerne (a) son *obliquité*, et (b) son *élévation*.

(a). Par l'*obliquité* du rasoir nous entendons l'angle que fait son tranchant avec la ligne de coupe : c'est-à-dire avec la ligne selon laquelle le rasoir traverse l'objet dans le cas des microtomes à rasoir mobile, ou selon laquelle l'objet est mû contre le rasoir pour les microtomes à rasoir fixe. Nous disons que le couteau est dans la position *perpendiculaire* lorsque son tranchant fait avec la ligne de coupe un angle de 90° ; tandis qu'il est *oblique* lorsqu'il fait avec cette ligne un angle plus petit (dans la fig. 4, p. 113, le rasoir est dans une position oblique).

C'est une erreur de croire, comme on l'a fait pendant longtemps, que ces deux positions diffèrent en ce que dans la position perpendiculaire le rasoir agit à la manière d'un ciseau ou coin qui se fraye un chemin droit à travers l'objet, tandis que dans la position oblique il agirait à la manière d'une scie, son tranchant étant tiré le long de l'objet à mesure qu'il l'entame. Dans les deux positions le rasoir agit toujours comme coin ou ciseau, et non comme scie ; et aucun des microtomes en usage courant aujourd'hui[1] ne permet d'imprimer au rasoir un mouvement de tirage qui en ferait une scie. Dans les deux positions, *jamais un point de l'objet n'est touché par plus d'un seul point du tranchant du rasoir.* La différence entre l'effet des deux positions est simplement que la position oblique fournit en effet un *biseau plus aigu* que la position perpendiculaire.

Voici pourquoi : négligeant, comme nous pouvons le faire ici, la dis-

[1] Un microtome donnant au rasoir un mouvement de tirage en arc (système Beck-Becker) est décrit et figuré par Beck dans *Zeit. wiss. Mik.*, XIV, 1897, p. 324 et un autre par Thate, *Zeit. angew. Mik.*, 1900, p. 73 ; *Journ. Roy. Mic. Soc.*, 1900, p. 645.

tinction qui existe entre les faces de la lame et les facettes du biseau [1], nous pouvons dire que le rasoir forme un coin dont l'angle dépend du rapport entre la hauteur de sa base et la distance de la base au tranchant. Pour un coin quelconque, plus est grande la distance de la base au tranchant, et plus l'angle devient aigu. Or en donnant de l'obliquité au rasoir, nous effectuons ce qui équivaut à une augmentation de la distance de la base au tranchant : car nous augmentons ainsi la distance entre le point du biseau qui est le premier à toucher l'objet et le point de sa base qui est le dernier à le quitter. Lorsque le couteau est placé perpendiculairement, la ligne selon laquelle un point de son tranchant passe à travers l'objet coïncide avec la ligne la plus courte de ce point à sa base ; et l'angle *effectif* de biseau employé est le moins aigu qui puisse se réaliser avec ce couteau. Si au contraire il est placé aussi obliquement que possible, la ligne selon laquelle un point de son tranchant traverse l'objet coïncide avec la ligne la plus longue possible qui traverse le biseau de ce point-là à la base ; et l'angle *effectif* de biseau obtenu ainsi est le plus aigu qu'on puisse obtenir avec ce couteau, et ainsi pour les positions intermédiaires. De sorte qu'avec un seul et même rasoir nous pouvons, dans de certaines limites, obtenir *pratiquement* un biseau plus ou moins aigu à volonté. (On fera bien de consulter les constructions stéréométriques de ces rapports données par Schiefferdecker, *op. cit.*, p. 115, de même que les figures, plus instructives, d'Apathy, dans *Sitzber. med. naturw. Section d. Siebenbuergischen Museumvereins*, XIX, Heft 7, p. 1, 1897 (Kolozsvár, A. K. Altai).

Les objets très grands se coupent le mieux avec le rasoir oblique, de même que tous les objets d'une consistance très hétérogène, tels que des organes qui contiennent beaucoup de chitine. Et en général tous les objets difficiles se coupent mieux au rasoir oblique qu'au rasoir perpendiculaire, et mieux avec un microtome travaillant lentement qu'avec un microtome rapide tel que le Cambridge ou le Minot. Des masses très molles, telles que la gélatine, ou la celloïdine coupée sous l'alcool, ne peuvent être coupées qu'au rasoir oblique. La position oblique a l'avantage de produire moins de tassement ou compression des coupes que la position perpendiculaire. Elle a le défaut, pour les coupes à la paraffine, de produire l'enroulement des coupes plus facilement que la position perpendiculaire. Celle-ci est nécessaire pour la production de rubans de coupes à la paraffine.

(b). Par l'*élévation* du rasoir nous entendons l'angle qu'un plan

---

[1] Le biseau d'un rasoir de microtome se compose de deux surfaces planes, que nous appellerons ses facettes supérieure et inférieure, qui se rencontrent selon un angle aigu en avant constituant le tranchant, et qui postérieurement sont soudées aux faces supérieure et inférieure (qui peuvent être concaves, évidées) de la lame. On peut consulter de bonnes figures de rasoirs de différentes formes dans *Das Mikroskop* de Behrens, Kossel und Schiefferdecker, p. 115 et sq., et dans le mémoire d'Apathy cité plus loin.

passant par le dos et le tranchant fait avec le plan des coupes, ce qui pour le microtome Thoma revient à n'être autre chose que le plus ou moins d'élévation du dos du rasoir au-dessus de son tranchant. (Il ne faut pas confondre cette élévation du plan du rasoir avec l'inclinaison de son axe vers l'horizon : une inclinaison quelconque du rasoir en ce sens est sans importance pour la production des coupes.)

La question du degré d'élévation qu'il convient de donner au rasoir selon les circonstances a été examinée par APATHY (*loc. cit. supra*). Il conclut que : 1° le rasoir doit avoir au moins un peu plus d'élévation que celle qui suffirait tout juste à maintenir la facette inférieure du biseau au-dessus de la surface affranchie de l'objet (en d'autres termes seul le tranchant extrême du biseau doit toucher l'objet en-dessous) ; 2° en général il doit avoir moins d'élévation pour les objets durs et cassants que pour les objets mous ; donc, *ceteris paribus*, moins pour la paraffine que pour la celloïdine ; 3° le degré d'élévation utile peut varier entre 0 et 16 degrés (ou rarement jusqu'à 20) ; 4° une élévation excessive tend à provoquer des éraillements longitudinaux dans la paraffine, et des failles longitudinales qui dans des cas extrêmes peut déchirer la masse en des rubans étroits. Elle a une tendance à provoquer l'enroulement des coupes. Elle peut être cause que le couteau ne mord pas et manque une coupe. Elle peut produire une surface de coupe ondulée, ce qui est dû à des vibrations qui s'établissent dans la lame, et qui se font entendre comme un bruit de battement sourd.

J'ajoute pour ma part qu'elle peut faire que le couteau agisse comme racloir, et emporte intégralement des portions de tissu de leurs places. Un degré excessif d'élévation se laisse souvent reconnaître à un son sec métallique qu'émet le rasoir au moment d'achever la coupe et de quitter l'objet. Avec des rasoirs à faces inférieures planes il est rarement indiqué de donner moins de 10 degrés d'élévation. Des rasoirs à face inférieure évidée demandent au contraire une position presque horizontale. Les pinces à rasoirs (*Messerhalter*) ordinaires de Jung donnent en général une élévation d'environ 9 degrés, ce qui n'est suffisant que pour la confection de coupes en rubans avec de la paraffine dure.

Un rasoir à élévation insuffisante fait souvent une deuxième coupe sans que l'objet ait été élevé ou avancé par la vis micrométrique : ce qui montre que pendant que la première coupe se faisait l'objet se trouvait être écrasé par le rasoir, et qu'ensuite il a repris ses dimensions naturelles grâce à son élasticité. Ce défaut se reconnaît sou-

vent à un son métallique résonnant qu'émet le rasoir en *repassant* au-
dessus de l'objet avant que celui-ci ait été avancé par la vis, de même
qu'à un son de ferraillement sourd qu'il émet pendant que la coupe
se fait. Une élévation insuffisante est cause également du plissement des coupes, et est défavorable à l'obtention de coupes très
fines, car elle ne permet pas au tranchant de mordre suffisamment.

La confection de rubans de coupes à la paraffine demande une
paraffine relativement dure et une élévation relativement faible.
Avec la celloïdine il est très important d'éviter une élévation trop
faible, car la celloïdine, étant très élastique, cède devant un couteau
trop peu élevé, sans se laisser couper.

Le *réglage de l'élévation* du rasoir se fait au moyen de dispositifs
mécaniques *ad hoc*. Parmi les plus simples de ceux-ci sont les coins
de Neumayer (voir le prix courant de Jung, n° 132 de l'édition de 1895).
Ce sont des coins évidés en fer à cheval pour embrasser la vis de
pression de la pince à rasoir. Ils sont faits par paires dont chaque
membre a le même angle. On en met un sous la pince, le biseau en
avant, et l'autre au-dessus, le biseau en arrière (la fonction de celui-
ci est de permettre à la vis de pression de porter à plat). Jung fournit
trois paires de ces coins, d'angles différents ; ce qui suffit pour la
plupart des travaux. D'autres dispositifs ayant le même but consistent en des pinces à couteaux qui permettent de donner au rasoir
un mouvement de rotation sur son axe. Ils sont plus coûteux de
beaucoup que les coins, mais pour les travaux qui exigent la préparation d'un grand nombre de coupes on les trouvera certainement
très commodes, et s'épargnera bien des déboires. Pour ces appareils
voyez des descriptions de divers modèles dans la *Zeit. f. wiss. Mik.*
de ces dernières années, puis celui d'Apathy, décrit *loc. cit. supra*,
et surtout la description des deux derniers modèles de Jung, à savoir
son modèle *l* et modèle *n* par Mayer et Schoebel dans *Zeit. f. wiss.
Mik.*, XVI, 1899, p. 29.

2° *Consistance et forme et orientation de la masse*. La paraffine
varie énormément de dureté selon la température du milieu ambiant.
Il est donc nécessaire de varier la paraffine selon la température du
laboratoire en prenant une paraffine plus dure (c'est-à-dire de point
de fusion plus élevé) en été, et une paraffine plus tendre en hiver.
Voyez numéro 163.

La forme à donner à la masse à couper et son orientation par
rapport au rasoir doivent varier selon qu'on désire couper avec le
rasoir oblique ou perpendiculaire. Pour le rasoir oblique, il vaut
mieux en général donner au bloc de paraffine la forme d'un prisme

trièdre, et l'orienter comme dans la figure 4, de sorte que le couteau
attaque la masse à l'angle *a* et la quitte à l'angle *c*.

Alors, lorsqu'une coupe est faite elle restera attachée au tranchant
du rasoir seulement par l'angle *c*, ce qui donne
le plus de facilité pour la détacher au moyen d'un
pinceau ou d'une aiguille. En taillant le bloc il
faut faire en sorte que l'objet lui-même se trouve
près de la ligne *b c*, de sorte qu'au commencement
de la coupe le couteau ne taille que la paraffine
et que si la coupe fait mine de s'enrouler on
puisse la saisir avec un pinceau ou un *Schnitts-*
trecker et la maintenir plate, avant que l'objet lui-
même n'ait été atteint.

Pour le couteau perpendiculaire, si l'on désire
faire des coupes *isolées*, il vaut mieux tailler la
masse en un prisme à quatre pans, et l'orienter
comme dans le premier cas, de sorte que le cou-
teau l'attaque par un angle. Mais si l'on désire faire des *coupes en*
rubans il faut l'orienter de manière à avoir un de ses côtés parallèle au tranchant du couteau, et son côté opposé exactement parallèle à celui-là.

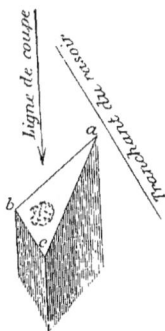

Un appareil pour assurer l'orientation exacte de blocs très petits a
été décrit par NOACK (*Zeit. wiss. Mik.*, XV, 1899, p. 538; aussi *Journ. Roy.*
Mic. Soc., 1899, p. 550).

On a aussi imaginé des instruments spéciaux pour la « définition » des
blocs de paraffine, c'est-à-dire pour permettre de les tailler avec une
régularité géométrique en vue de la reconstruction aussi exacte que
possible des objets d'après les coupes. Celui d'ÉTERNOD (outre mesure
compliqué) est décrit *Zeit. wiss. Mik.*, XV, 1899, p. 421 (aussi *Journ. Roy.*
Mic. Soc., 1899, p. 450) ; celui de SCHAFFER, plus simple, *Zeit. wiss. Mik.*,
1900, p. 417.

Ces appareils ne sont nécessaires que pour les travaux qui demandent
une exactitude extraordinaire de reconstruction.

157. Confection des coupes. — Les coupes à la paraffine se font
à sec, c'est-à-dire avec un couteau qui n'est ni mouillé d'alcool ni
d'aucun autre liquide.

Les coupes faites de cette manière ont une grande tendance à
s'enrouler sur la lame du couteau et à former ainsi des rouleaux qu'il
est toujours difficile et souvent impossible d'étaler sans les briser.
Voici quelques indications qui peuvent aider à parer à cet inconvénient.

Le couteau doit, autant que possible, avoir une position perpendi-

ANAT. MICROSC.   8

culaire, faisant un angle droit avec la ligne de section ; car les couteaux obliques provoquent ou du moins facilitent l'enroulement.

La paraffine doit posséder un degré de *dureté proportionné à la température du laboratoire* et être plutôt tendre que dure ; car c'est le trop de dureté de la paraffine qui est la cause principale de l'enroulement. Pour le choix de la paraffine voyez numéro 163.

Si, après qu'on a commencé de faire des coupes, on s'aperçoit que la masse n'a pas été convenablement choisie, on peut encore la corriger sans déranger l'objet. Si la masse est trop dure, il faut placer près du microtome une lampe ou autre source de chaleur. La température convenable s'obtient en approchant ou éloignant la lampe. J'ai trouvé qu'une simple lampe à alcool établie près de l'objet suffira quelquefois en peu de minutes à ramener la paraffine à la bonne consistance. Malheureusement, la paraffine recevant plus de chaleur du côté qui est tourné vers la lampe, se ramollit le plus de ce côté-là, et les coupes qu'on fait ensuite tendent à se tasser et à se plisser de ce côté de la masse.

Si, au contraire, la masse s'est montrée trop molle, on peut la durcir en plaçant près d'elle un morceau de glace au lieu d'une source de chaleur (Fol, *Lehrb.*, p. 123).

Il suffit du reste souvent de modifier la température de l'appartement en ouvrant ou en fermant une fenêtre, ou de changer la position du microtome de manière à le mettre plus au frais ou plus au chaud.

On peut éviter l'enroulement en faisant les coupes en chaînes ou rubans continus. Dans ces conditions il n'y a en général que la première coupe de la chaîne qui se roule. Nous décrivons ce procédé au numéro 159.

On peut empêcher l'enroulement par des moyens mécaniques. Le plus simple de ces moyens consiste à retenir avec une aiguille courbée, avec une languette de papier, ou, ce que nous préférons, avec un petit pinceau, le bord de la coupe qui commence à se rouler. Des appareils très ingénieux, consistant en des barres ou des rouleaux ajustés le long du tranchant du couteau, ont été proposés. On trouvera la description du *Schnittstrecker* de F.-E. Schulze dans le *Zool. Anzeig.*, 1883, p. 100 ; de celui de Mayer, Andres et Giesbrecht dans *Mitth. a. d. Zool. Stat. Neapel*, IV, 1883, p. 429 ; de celui de Decker dans *Arch. f. mik. Anat.*, XXIII, 1884, p. 537 ; de celui de Francotte dans *Bull. Soc. Belge de Mic.*, X, 1883, p. 55 ; de celui de Gage and Smith dans *The Microscope*, Feb. 1884, et dans Whitman, *Methods of research in microscopical Anatomy*, 1885,

p. 91 ; de celui de STRASSER dans *Zeit. f. wiss. Mik.*, IV, 2, 1887, p. 218 ; de celui de BORN, *ibid.*, X, 2, 1893, p. 157, et dans *Journ. Roy. Mic. Soc.*, 1894, p. 132. De tous ces instruments, c'est celui de MAYER, ANDRES et GIESBRECHT, qui s'est montré en général le plus pratique. Il est un peu délicat à régler. Du reste, on a beaucoup renoncé à l'emploi de ces appareils depuis que les méthodes pour l'étalage des coupes, numéro 160, ont été perfectionnées.

Enfin, on peut renoncer à empêcher l'enroulement, et se borner à le rendre moins nuisible. A cet effet, on taille le bloc de paraffine contenant l'objet en prisme à arête très aiguë (fig. 4), et dont la hauteur ait au moins cinq ou six fois la longueur de la base. L'arête du prisme étant orientée vers le tranchant du couteau, on obtient des coupes enroulées dont les spires vont en s'élargissant du sommet à la base, la section de l'objet se trouvant dans la dernière spire, qui est la plus ouverte. La coupe étant placée sur un porte-objet avec la dernière spire en bas, il suffit de chauffer légèrement pour que la partie contenant l'objet se déroule complètement.

Il est un autre défaut, qui est l'opposé de celui de l'enroulement, et qui consiste en le plissement des coupes, provenant de ce que la paraffine a été tassée ou comprimée par le rasoir, au lieu d'être coupée nette. Le tassement de la masse ne se trahit pas toujours par des plis, souvent seulement par le fait que les coupes ont une superficie plus petite que celle du bloc de paraffine dont elles sont tirées. C'est un défaut qui peut être très grave, car le tassement de la préparation peut avoir pour effet de combler des cavités importantes, d'effacer les limites entre des assises cellulaires, etc. Ce défaut provient le plus souvent d'une paraffine trop molle, mais peut provenir aussi d'un rasoir émoussé ou mal ajusté. Pour le corriger, il faut régler le couteau, ou refroidir la paraffine, ou refaire l'inclusion dans une paraffine plus dure. Si les coupes ne sont pas plissées au point que les plis se collent les uns aux autres, les coupes peuvent en général être parfaitement déplissées par la méthode de l'étalage sur l'eau (n° 160).

On a cru pouvoir faciliter les coupes en chauffant le rasoir, ou en le refroidissant. Des dispositifs à cet effet sont décrits par VAN WALSEM (*Zeit. wiss. Mik.*, XI, 1894, p. 218) et dans le prix courant de JUNG. J'ai essayé cette manœuvre, sans beaucoup de succès.

158. Collodionnage des coupes fragiles. — Malgré les plus grandes précautions, il arrive quelquefois que l'objet à couper se brise devant le rasoir, ou ne donne que des coupes si friables qu'il est impossible de les monter sans déranger les rapports de quelques-unes de leurs

parties. Les œufs surtout présentent assez souvent cet inconvénient.
On y remédie en enduisant la surface de l'objet avant chaque coupe
d'une mince couche de collodion, qui sert d'une manière parfaitement
efficace à maintenir en position les parties des coupes les plus fragiles.
En traitant de la même manière des objets qui ne sont pas particulièrement fragiles, on peut obtenir des *coupes beaucoup plus minces* que celles
qu'on obtiendrait autrement. En opérant ainsi, Bürschli a obtenu des
coupes de moins de 1 μ d'épaisseur.

On avait débuté en déposant, avant chaque coupe, sur la surface
libre de l'objet une goutte de collodion. Cette pratique a un inconvénient : la quantité de collodion employée ramollit la paraffine à un
degré nuisible, et, de plus, en séchant, donne aux coupes une tendance
à s'enrouler. Voici, d'après Mark (*Amer. Natural.*, 1885, p. 628 ; *Journ.
Roy. mic. Soc.*, 1885, p. 738), comment il faut procéder :

Dans un petit flacon muni d'un pinceau qui passe à travers son bouchon et plonge, mais à une faible profondeur seulement, dans le collodion, on met un peu de collodion fluide. Le critère de la bonne consistance du collodion est que, quand on en applique une couche mince
sur la paraffine, cette couche doit sécher en deux ou trois secondes,
sans laisser de vernis luisant à la surface de la paraffine. Dans cet
état, le collodion paraît ne pas produire de membrane à la surface de la
paraffine, et ainsi ne cause pas de tendance à s'enrouler dans les
coupes ; d'autre part, il paraît pénétrer la préparation à une certaine
profondeur et en fixer les parties dans leurs positions. Pour maintenir
le collodion à ce degré de consistance, on a sous la main un flacon
d'éther, avec lequel on allonge le collodion aussitôt qu'il commence à
laisser des traces luisantes sur la paraffine.

Tout étant prêt pour l'opération des coupes, on retire le pinceau du
flacon de collodion, on l'exprime en l'essuyant sur le goulot du flacon,
de manière à l'avoir chargé seulement de peu de collodion, et, sans
tarder, on enduit rapidement la surface de la préparation d'une mince
couche de collodion. Il faut avoir soin de ne pas collodionner les faces
verticales du bloc de paraffine, et surtout celle qui est tournée vers
l'opérateur, car si cela arrive, la coupe risque de s'attacher au couteau
par ce bord et même d'être emportée et d'adhérer à la surface inférieure du couteau. Aussitôt que le collodion aura séché (nous avons dit
que ce doit être en deux ou trois secondes), on fait une coupe. On retire
le couteau et, sans tarder, on passe une deuxième couche de collodion
sur la surface nouvellement affranchie de la paraffine. Pendant que
cette deuxième couche sèche, on enlève du couteau la première coupe
et on la porte sur un porte-objet préparé avec le fixatif de Schællibaum
en ayant soin de l'y poser avec la surface collodionnée en dessous.
Puis on fait la deuxième coupe, et l'on répète toute la série des opérations que nous avons décrites. Avec un peu de pratique on peut arriver
à faire des coupes en chaîne, en collodionnant chaque coupe.

Henking (*Zeit. f. wiss. Mik.*, III, 4, 1886, p. 478) reproche à ce procédé
que l'éther du collodion ramollit la paraffine, et préfère une solution
de paraffine dans l'alcool absolu, ou bien, pour des objets extrêmement
fragiles, comme les œufs des Phalangides, une solution très claire de
gomme laque dans l'alcool absolu.

RABL (*ibid.*, XI, 2, 1894, p. 170) emploie de la paraffine surchauffée, maintenue à environ 100° C. au bain-marie. Ce procédé a aussi l'avantage d'empêcher l'enroulement des coupes.

Voyez à ce sujet le procédé compliqué de LENDENFELD, *ibid.*, XVIII, 1901, p. 18.

HEIDER (*ibid.*, VIII, 4, 1892, p. 509 ; *Embryonalentw. von Hydrophilus*, p. 12) emploie une solution faite en mélangeant du collodion à un volume égal de solution sirupeuse de mastic dans l'éther, et en allongeant le mélange d'éther jusqu'à ce qu'il soit parfaitement liquide.

APATHY (*Mikrotechnik*, p. 183) se sert d'une solution de celloïdine à 1 p. 100, laisse les coupes s'enrouler, et les aplatit par la méthode de l'eau (n° 160).

JORDAN (*Zeit. wiss. Mik.*, XVII, 1900, p. 192) se sert d'un mélange de 15 cc. celloïdine à 0,5 ou 1 p. 100 avec 5 gouttes d'essence de cèdre, et trouve que les coupes ne s'enroulent pas.

159. Coupes en chaîne. — Rubans de coupes. — Il arrive,
dans certaines conditions, que si l'on fait une série de coupes sans enlever du couteau chaque coupe à mesure qu'elle se fait, mais en les laissant reposer sur la lame dans la position qu'elles y prennent d'elles-mêmes, on obtient une chaîne ou un ruban de coupes, chaque coupe se collant d'elle-même par ses bords antérieur et postérieur à celle qui la précède et à celle qui la suit. Des chaînes de coupes ainsi faites présentent sur les coupes isolées des avantages qui sont souvent d'une grande importance. La série se coupe beaucoup plus rapidement. Elle se laisse monter aussi beaucoup plus facilement, car pour placer la série sur le porte-objet, on n'a qu'à saisir la chaîne par un bout et la transporter intégralement sur la lame de verre. De plus, l'intégrité de la chaîne nous garantit l'intégrité de la série ; nous pouvons être certain qu'aucune coupe n'a été égarée, et que toutes ont gardé l'ordre de succession dans lequel elles ont été coupées ; ce qui est souvent un avantage précieux.

Voici quelles sont, d'après notre expérience, les conditions nécessaires pour la production des chaînes de coupes.

1° La paraffine doit avoir une certaine consistance, plutôt tendre que dure (voy. n° 163).

On a recommandé de faire l'inclusion dans de la paraffine dure, d'en tailler un bloc contenant l'objet, puis d'entourer ce bloc d'une mince couche de paraffine molle, qu'on enlève ensuite des côtés du bloc, de sorte que les coupes présentent sur leurs bords antérieur et postérieur seulement une marge de paraffine dure. On obtient facilement la production d'une couche de paraffine molle autour du bloc en plongeant celui-ci pendant un instant dans de la paraffine molle fondue.

SPEE, BRASS et FOETTINGER recommandent une préparation spéciale de la paraffine d'inclusion. Nous parlerons plus loin de ces modes de préparation.

On a aussi proposé d'enduire d'une couche très mince de solution de baume du Canada le côté du bloc de paraffine qui est tourné vers le couteau.

L'une et l'autre de ces méthodes peuvent être utiles, mais aucune n'est indispensable en général.

Cependant Mayer (*Grundzüge*, Lee und Mayer, p. 86) fait remarquer que si elles ne sont pas nécessaires lorsqu'on emploie pour l'inclusion une paraffine plutôt tendre, elles le sont si l'on emploie une paraffine très dure.

2° Le bloc de paraffine doit être taillé de façon à avoir ses bords, antérieur et postérieur, parallèles au tranchant du couteau.

3° Le couteau doit avoir la position perpendiculaire, c'est-à-dire que son tranchant doit faire angle droit avec la ligne de coupe.

4° Il faut faire les coupes en succession aussi rapidement que possible, et imprimer au couteau un mouvement rapide. Pour réaliser cette condition, les microtomes de Caldwell, de la Cambridge Scientific Instrument Company, de Minot, Reinhold-Giltay, etc., se montrent d'un grand secours, mais ils ne sont nullement obligatoires ; on se tire bien d'affaire avec le microtome à glissement de Thoma, et autres semblables.

Il arrive quelquefois que le ruban de coupes s'électrise, se tord et ondoie dans l'air d'une façon fantastique et très peu désirable. On peut le rectifier en chauffant avec précaution ; mais on ne connaît pas de moyen pour empêcher le phénomène de se produire.

160. Étalage des coupes. — C'est un moment très important de la préparation. Si les coupes qu'on a obtenues sont absolument parfaites, c'est-à-dire ni enroulées ni plissées, ni le moins du monde comprimées, on peut sans autre manipulation en éloigner la paraffine et les monter. Mais si elles montrent l'un ou l'autre de ces défauts, il faut d'abord les dérouler ou déplisser, ou si elles sont simplement comprimées, les dilater à leurs dimensions normales. Il est important de ne pas négliger cette opération d'étalage pour les coupes qui sans être formellement enroulées ou plissées sont comprimées, c'est-à-dire qui montrent une superficie plus petite que celle du bloc dont elles ont été coupées.

Le meilleur procédé d'étalage est la *méthode de l'eau chaude* (Gaskell, *Quart. Journ. Mic. Sci.*, XXXI, 1890, p. 382 ; Duval, *Journ. de l'Anat. et de la Phys.*, 1891, p. 26 ; Henneguy, *ibid.*, 1891, p. 398 ; Gulland, *Journ. of Anat. and Phys.*, 1891, p. 56 ; et d'autres). Il se pratique de deux manières. Ou bien on fait flotter les coupes sur de l'eau chaude (ou de l'alcool chaud) contenue dans un vase plat, etc., elles s'y étalent d'elles-mêmes immédiatement, et il n'y a plus qu'à les transporter sur un porte-objet. Cela se fait facilement en faisant glisser celui-ci sous les coupes flottantes. Ou bien on fait l'étalage directement sur le porte-objet. On étale avec une baguette ou pinceau une couche d'eau sur le porte-objet, on y transporte les coupes, on chauffe avec précaution (seulement à un point au-dessous du point de fusion de la paraffine), et en quelques secondes on a les coupes étalées sur place.

Ce procédé d'étalage par l'eau se laisse mettre à profit pour le montage de nombreuses coupes en séries sur un seul porte-objet, comme nous le décrirons plus en détail au numéro 203.

Un bain-marie spécial pour faciliter l'étalage des coupes est décrit par NOWAK dans *Zeit. wiss. Mik.*, XII, 1896, p. 447. Pour un appareil plus compliqué à cet effet et vraisemblablement moins efficace, de VAN WALSEM, voyez *op. cit.*, XI, 1894, p. 228, ou *Journ. Roy. Mic. Soc.*, 1895, p. 121.

161. Nettoyage et montage des coupes. — Pour débarrasser les coupes de la paraffine dont elles sont infiltrées, nous avons le choix entre de nombreux dissolvants de la paraffine. On emploie la térébenthine, la créosote, l'essence de girofle, le naphte, l'essence de bergamote, l'essence de cèdre et d'autres essences, l'alcool absolu chaud, la benzine, le xylol, et même (pour des coupes contenant très peu de paraffine), la solution de baume de Canada dans le xylol dont on se sert pour le montage. Personnellement, nous donnons au *xylol* la préférence sur tous ces dissolvants. Le naphte ne doit pas être employé pour les coupes destinées à être montées directement dans le baume, vu qu'il ne se mêle pas parfaitement avec cette substance.

Pour terminer la préparation, on chauffe le porte-objet (nous supposons qu'on y a déjà collé les coupes) au-dessus d'une petite flamme, et on le plonge aussitôt que la paraffine s'est fondue dans un tube de xylol ou autre dissolvant. Un séjour de quelques minutes ou même quelques secondes suffira pour éloigner la paraffine par le xylol. Il n'y a plus alors qu'à ajouter une goutte de baume et un verre à couvrir (si les coupes sont déjà colorées).

Le chauffage n'est nécessaire que pour les coupes épaisses. Les coupes minces (jusqu'à 10 μ ou plus) se débarrassent parfaitement de leur paraffine en quelques secondes ou minutes dans du xylol à froid.

Si les coupes ne sont pas colorées, on passe du dissolvant de la paraffine à l'alcool, et de là à la teinture.

On peut (MAYER, *Mitth. Zool. Stat. Neapel*, XII, 1896, p. 320) les colorer sans enlever la paraffine en les faisant *étaler* (nº précédent) sur une solution colorante au lieu d'eau. De même SCHMORL (*Path. Hist. Untersuchungsmethoden*, Leipzig, 1897, p. 38), et SMITH, (*Journ. of. Anat. and Phys.*, XXXIV, 1899, p. 151). Après coloration, on n'a qu'à laisser sécher les coupes sur la lame (nº 203), et enlever la paraffine par un dissolvant et monter au baume *sans passer par l'alcool*, ce qui peut être un avantage pour certaines colorations qui ne supportent pas l'alcool.

162. Résumé de la méthode de la paraffine. — Voici un exemple d'une inclusion à la paraffine réduite à sa plus simple expression, c'est-à-dire dépouillée de tous les procédés accessoires ayant trait à l'orientation, à la collodionisation et à la sériation des coupes, etc. Déshydratez un petit objet dans l'alcool absolu. Mettez dans un petit tube bas un peu d'essence de bois de cèdre (assez pour couvrir l'objet). Versez sur l'essence une quantité pareille d'alcool absolu. Mettez l'objet dans cet alcool. Laissez-le (au mieux en bouchant le tube) jusqu'à ce qu'il soit tombé au fond de l'essence de cèdre, et que sa surface ne montre plus de couches réfringentes brillantes dues au mélange imparfait des liquides. Enlevez l'alcool avec une pipette. Faites fondre de la paraffine dans un verre de montre et mettez-y l'objet.

Maintenez le tout à la température de fusion de la paraffine, ou peu au-dessus. Après quelque temps, portez l'objet dans un autre verre de montre avec une nouvelle quantité de paraffine fondue. Ayez bien soin de ne pas laisser monter la température au-dessus du point de fusion de la paraffine. Aussitôt que vous pensez que l'objet doit être parfaitement pénétré de paraffine pure, faites flotter le verre de montre sur de l'eau froide. Après refroidissement, découpez avec un scalpel légèrement chauffé un bloc de paraffine contenant l'objet. Avec une aiguille chauffée fixez ce bloc sur un cône de paraffine déjà fixé sur le porte-objet du microtome. Il n'y a plus qu'à couper. Désirez-vous avoir les coupes en ruban ? Alors taillez soigneusement le bloc de paraffine en rectangle ; taillez tout près de l'objet sur trois côtés, mais laissez un petit mur de paraffine sur le quatrième. Mettez le couteau dans la position transversale. Orientez le bloc de sorte que le côté qui a le mur de paraffine soit tourné vers le tranchant du couteau et soit parallèle à lui. Coupez rapidement. Étalez les coupes sur le porte-objet par la méthode de l'eau (nº 160). Chauffez un instant sur la flamme. Mettez pendant cinq minutes

dans un tube de xylol. Montez au baume ou passez à l'alcool pour
colorer ensuite.

163. Paraffine pure. — Suivant nous, la paraffine *pure* forme,
du moins pour les travaux ordinaires, une masse bien préférable
aux divers mélanges qu'on a recommandés. Aucune préparation spéciale de la paraffine est nécessaire. Ce qui est important, c'est qu'elle
soit de la dureté qui convient à la température du laboratoire. Une
paraffine *se fondant à environ* 50° C. est celle qui, d'après mes observations (A. B. L.), donne les meilleurs résultats tant que la température du laboratoire se trouve entre 15° et 17° C. Pour une température supérieure, il faut une paraffine plus dure, et pour une
température inférieure une paraffine plus tendre (fondant, par
exemple, à 45° C.)

Des échantillons de paraffine de divers degrés de dureté se trouvent dans le commerce (il vaut toujours mieux se procurer sa paraffine chez GRÜBLER, ou du moins une maison connue pour les fourni-
tures de microscopie). Des paraffines de degrés intermédiaires se
font facilement en mélangeant une paraffine dure avec une paraffine
tendre.

J'ai trouvé qu'un mélange à parties égales de celle qui se fond à
53° (c'est une paraffine plutôt dure) et de celle qui se fond à 45°
(c'est ce qu'on appelle tendre) donne une masse fondant à 50°, et
que deux parties de paraffine fondant à 50° avec une de paraffine
fondant à 36° (très tendre) donnent une masse fondant à 48°.

Pour des coupes minces la paraffine doit être plus dure que pour
les coupes épaisses ; et plus on désire les avoir minces plus la
paraffine doit être dure.

Les chiffres que j'ai indiqués plus haut sous ma responsabilité se
rapportent à des résultats obtenus avec le microtome Thoma, c'est-
à-dire un microtome à rasoir libre. Or il faut savoir que les microtomes à rasoir fixe, tels que le Cambridge, le Minot, le Reinhold-Gil-
lay, donnent de bons résultats avec une paraffine plus dure, ils
demandent même qu'elle soit plus dure.

Beaucoup de travailleurs de la plus grande compétence préfèrent
des masses plus dures que celles que j'ai recommandées, des
masses d'un point de fusion variant entre 50° et 55° pour la température normale ; quelques-uns même emploient des masses ne fondant qu'à 60° ou plus.

Ainsi Heidenhain (58°), Apathy (55°), Rabl (56°), Mayer (58° à 60° en été ; en hiver environ 56°, jamais moins de 50°). Mais il ne faut pas oublier qu'à Naples, pendant cinq mois d'été et d'automne, la température du laboratoire dépasse 22° C. et atteint quelquefois 30° C. De telles températures se réalisent beaucoup plus rarement dans le Nord, de sorte que j'admets que, si la paraffine si dure recommandée par Mayer peut avoir sa raison d'être pour les pays chauds, elle est par cela même en général trop dure pour des climats plus tempérés.

Brass (*op. cit.*, p. 300) recommande d'employer de la paraffine *vieillie*, car il a remarqué que la paraffine qui a été gardée pendant des années a perdu la faculté de cristalliser. Je pense que cette observation est fondée.

164. Paraffine préparée (Graf Spee. *Zeit. f. wiss. Mik.*, II, 1885, p. 8). — Graf Spee prend de la paraffine fondant à 50° C. environ. Il chauffe dans une capsule de porcelaine avec une lampe à esprit-de-vin jusqu'à ce qu'il se produise des vapeurs blanches désagréables et que le volume de la masse éprouve une légère réduction. Cela arrive en un laps de temps variant de une à six heures, selon la quantité de paraffine employée. La masse est devenue d'un jaune brun, et au refroidissement elle présente une surface de section graisseuse ou savonneuse au toucher. Le point de fusion de la masse s'est élevé de quelques degrés.

Spee recommande cette masse pour la production de coupes en chaînes. Elle n'est nullement nécessaire pour cela. On la trouve toute faite chez Grübler.

Foettinger (*Arch. de Biologie*, VI, 1885, p. 124) décrit aussi un procédé compliqué de préparation qui ne nous a pas donné de bons résultats.

164 *bis*. Mélanges à la paraffine. Presque tous les travailleurs ont renoncé à ajouter d'autres substances à la paraffine. Je suis un peu surpris de voir que Van Walsem (*Verh. k. Akad. Wetensch. Amsterdam*, 1899 ; *Zeit. wiss. Mik.*, XVII, 1900, p. 228) préconise toujours l'addition de 5 p. 100 de cire jaune.

164 *ter*. Masses au savon. Ces masses sont maintenant entièrement abandonnées. Voyez les *éditions précédentes* de ce livre, ou Poelzam (*Morph. Jahrb.*, III, 1877, p. 558 ; Kadyi (*Zool. Anz.*, 1879, p. 477) ; Doellken (*Zeit. wiss. Mik.*, XIV, 1887, p. 32).

Pour celle de Fischer, voy. n° 870.

GÉLATINE

165. L'inclusion à la gélatine est une méthode qui offre l'avantage d'être applicable à des objets qui *n'ont pas été déshydratés*.

Elle peut donc rendre des services importants pour l'étude d'organismes délicats et très riches en eau, tels que plusieurs Cœlentérés. Le mode opératoire est le même que pour les autres masses liquides à chaud, si ce n'est que pour la gélatine les objets doivent être pénétrés par l'eau et non par l'alcool ou une essence. Après inclusion et refroidissement de la masse on peut quelquefois procéder immédiatement à l'opération des coupes ; mais il est rare que la masse acquière sans autre traitement une consistance suffisante. Pour la durcir, on peut la traiter pendant dix à trente minutes avec l'alcool absolu (KAISER), ou pendant quelques jours par l'alcool à 90 p. 100 suivi d'alcool absolu (KLEBS), ou par l'acide chromique (KLEBS) ; ou le formol (NICOLAS) ; ou bien on peut la geler (SOLLAS).

La masse se sépare des coupes par le lavage à l'eau chaude.

APATHY (*Mitth. zool. Stat. Neapel*, XII, 1897, p. 718) fait pénétrer ses objets par de la gélatine glycérinée assez fluide, laisse évaporer l'eau de la masse dans un dessiccateur maintenu à la température de fusion de la masse, fait l'inclusion définitive dans les moules métalliques (n° 148), durcit dans l'alcool absolu et coupe sous l'alcool.

166. **Gélatine à la glycérine** (KLEBS, *Arch. f. mik. Anat.*, 1869, p. 165). — Solution concentrée de colle de poisson dans l'eau, 2 parties ; glycérine, 1 partie.

167. **Gélatine à la glycérine.** (KAISER, *Bot. Centralbl.*, 1880, p. 25 ; *Journ. Roy. Mic. Soc.*, 1880, p. 504). — On fait gonfler 1 partie de gélatine française pendant deux heures dans 6 parties d'eau ; on ajoute 7 parties de glycérine, et un centième du poids du mélange d'acide phénique concentré. On chauffe pendant dix à quinze minutes, en remuant le tout jusqu'à ce que les flocons produits par l'acide phénique aient disparu. On filtre à chaud à travers du verre pilé fin, humecté, et placé dans un entonnoir.

168. **Gélatine à la glycérine** (GERLACH, *Unters. a. d. Anat. Inst. Erlangen*, 1884 ; *Jour. Roy. Mic. Soc.*, 1885, p. 541). — Gélatine, 40 grammes ; solution saturée d'acide arsénieux, 200 centimètres cubes ; glycérine, 120 centimètres cubes. On clarifie la solution avec du blanc d'œuf. On peut la garder pendant des années dans un flacon bien bouché. Gerlach prépare ses objets pour l'inclusion par un bain de glycérine diluée (1 partie de glycérine pour 2 d'eau), dans lequel il les laisse jusqu'à ce qu'ils en soient parfaitement pénétrés. Il trouve avantageux d'ajouter un peu de thymol à la glycérine.

169. Gélatine à froid (Bruxotti, *Journ. de Botan.*, VI, 1892, p. 194). — On fait dissoudre à l'aide de la chaleur 20 grammes de gélatine dans 200 cc. d'eau distillée, on filtre et on ajoute 1 gramme de sublimé corrosif dans 30 à 40 cc. d'acide acétique cristallisable. Cette masse possède à 15° C. la consistance d'un sirop épais. Les objets doivent être pénétrés d'abord par un mélange de 1 volume de cette masse avec 2 à 3 volumes d'eau, puis par la masse concentrée. Puis on durcit dans de l'alcool ou dans du bichromate de potasse, acide picrique, etc. On voit que ce procédé écarte entièrement l'emploi de la chaleur.

170. Méthode de Nicolas (*Bibliogr. Anal.*, 1896, p. 274). — Les pièces doivent êtres trempées pendant un jour ou deux dans une solution de gélatine de 3 à 4 p. 100, maintenue à une température de 25° C., puis pendant le même temps dans une solution à 10 p. 100, et finalement pendant deux ou trois jours dans une solution à 20 ou 25 p. 100 contenant 8 à 10 p. 100 de glycérine et maintenue à une température de 35° C. L'inclusion se fait dans cette dernière masse dans des boîtes de papier, et aussitôt que la masse s'est figée le tout est mis dans un mélange de 1 partie de formol avec 7 d'eau. Après quelques jours la gélatine y est devenue dure et insoluble, et l'on peut couper, ou bien conserver la masse pendant des mois dans une solution faible de formol, ou d'alcool, ou de glycérine, ou même dans de l'eau pure. La masse se coupe comme la celloïdine, mais prend fortement les teintures plasmatiques. Les coupes doivent être passées avec beaucoup de précaution à travers les divers degrés d'alcool pour la déshydratation, car elles s'y recroquevillent facilement. Cependant elles s'étalent facilement quand on les transporte de l'alcool absolu dans du crésylol, et de là on peut les monter dans le baume. Il est naturellement facile de les monter dans la glycérine.

CHAPITRE X

COLLODION (CELLOÏDINE), GOMME, GOMME-COPAL, ETC.

171. Avantages de la méthode au collodion. — Les masses d'inclusion au collodion sont assez transparentes et offrent des avantages pour l'orientation des objets à couper. L'inclusion peut s'opérer sans l'aide de la chaleur ; de plus, les objets, quoiqu'ils doivent être déshydratés par l'alcool absolu, n'ont pas besoin d'être traités par une essence avant l'inclusion. Il résulte de ces propriétés que le collodion est une masse éminemment favorable à la bonne conservation des éléments délicats. Il a un autre avantage qui est précieux pour certains cas : on peut colorer les coupes dans les teintures histologiques ordinaires (carmin, hématoxyline, et quelques anilines, — pas toutes), *sans qu'il soit nécessaire d'enlever la masse* au préalable ; car le collodion ne se colore pas dans ces teintures, et ne s'oppose pas non plus à la coloration des tissus. De plus, on peut monter les coupes dans la glycérine ou dans le baume, *sans enlever la masse*, qui demeure parfaitement transparente et homogène, et par conséquent invisible, dans ces milieux. C'est là un avantage précieux lorsqu'il s'agit de coupes d'objets dont les parties n'ont pas de cohésion naturelle et qui se briseraient ou tomberaient en morceaux si elles n'étaient pas enrobées pendant toutes ces manipulations dans une substance protectrice. Mais la qualité la plus importante des masses au collodion est peut-être la faculté qu'elles ont d'imbiber les pièces volumineuses. Le séjour dans les solutions de collodion étant absolument inoffensif pour les éléments les plus délicats, on peut prolonger à volonté pendant des jours ou des semaines le bain nécessaire pour infiltrer les objets, et arriver ainsi à l'inclusion d'objets qui seraient littéralement cuits si on les chauffait pendant le même temps dans un bain de paraffine.

Un défaut de cette méthode, c'est que les masses au collodion

ne présentent pas d'habitude une consistance permettant d'obtenir
facilement des coupes suffisamment fines pour plusieurs recherches
d'anatomie et d'histologie. Pour obtenir des coupes au-dessous de
10 μ, il faut des soins très minutieux, tandis qu'on en obtient facilement de beaucoup plus minces avec la paraffine. Un inconvénient,
c'est que c'est un procédé très long. Il faut environ trois jours pour
faire à la celloïdine une inclusion qui demanderait une heure à la
paraffine. Il est vrai que le temps nécessaire se trouve notablement
abrégé par la méthode rapide de Gilson (n° 184).

172. Marche générale. — La marche générale diffère de celle
de la méthode à la paraffine surtout en ce que la masse ne durcit
pas spontanément, mais demande des opérations spéciales pour lui
procurer la consistance voulue. Jusqu'à ces derniers temps, on a eu
l'habitude de ne procéder à l'éclaircissement qu'après la confection
des coupes. Une modification récente qui me paraît être pour beaucoup d'objets un grand perfectionnement, consiste à éclaircir la
masse avant de faire les coupes. Nous décrirons d'abord la marche
traditionnelle telle qu'elle se pratique dans la plupart des laboratoires, et nous donnerons dans un paragraphe spécial la *méthode par
éclaircissement avant les coupes*. J'ajoute que pour ma part cette
dernière méthode est celle que je pratique et que je recommande.

173. Collodion, Celloïdine et Photoxyline. — La méthode de
l'inclusion au collodion est due à M. Duval (*Journ. de l'Anat.*, 1879,
p. 185). La « celloïdine », recommandée plus tard par Merkel et Schiefferdecker (*Arch. f. Anat. u. Phys.*, 1882, p. 200), n'est autre chose
qu'un collodion pharmaceutique qui présente l'avantage d'être livré
sous forme de plaques solides qui sont solubles dans un mélange à
parties égales d'éther et d'alcool absolu. On en trouve chez Grübler
et chez la plupart des fournisseurs de microscopie.

Dans une exposition plus récente de sa méthode (*Journ. de Micr.*,
1888, p. 197), Duval enseigne que la celloïdine ne possède aucun
avantage réel sur le collodion. Schiefferdecker, dans un nouveau
travail (*Zeit. f. wiss. Mik.*, V, 4, 1888, p. 504), déclare qu'elle lui est
supérieure en bien des points. Il me semble que la celloïdine permet
d'obtenir des masses plus parfaitement anhydres, et qu'elle permet
de doser plus commodément la concentration des solutions. Mais
pour l'un et l'autre le résultat définitif me paraît être le même.

Unna (*Monatsschr. pr. Dermatol.*, XXX, 1900, p. 422, 476; *Zeit. wiss.
Mik.*, XVIII, 1901, p. 32) dit qu'on obtient une masse moins élastique

en ajoutant à de la celloïdine 2 p. 100 d'essence de térébenthine, ou de stéarate de soude, ou d'huile de ricin. Cette masse est livrée sous le nom de *celloïdinum inelasticum* par la maison Schering, de Berlin.

La **photoxyline** (KRYSINSKY, *Virchow's Arch.*, CVIII, 1887, p. 217 ; BUSSE, *Zeit. f. wiss. Mik.*, IX, 1, p. 47, etc.) est également un collodion breveté. C'est un produit sec. On se le procure aux mêmes sources que la celloïdine. D'après BUSSE, elle aurait l'avantage de fournir une masse qui après durcissement dans l'alcool à 85 p. 100 demeure parfaitement transparente. Mais puisque par la méthode récente d'éclaircissement avant les coupes, que nous décrivons plus loin, on obtient avec la celloïdine ou le collodion ordinaire des masses d'une transparence parfaite, il me semble qu'on pourra pour la plupart des travaux se passer de photoxyline. Quelques auteurs disent qu'elle donne une meilleure consistance que la celloïdine ; mais d'autres (APATHY, par exemple) le nient.

174. Pénétration par un liquide intermédiaire. — Les objets doivent être *bien déshydratés* par l'alcool absolu. S'ils sont de nature à se laisser facilement pénétrer, on les transportera directement dans une solution très peu épaisse de collodion, mais, s'ils sont de nature peu perméable, on les pénétrera d'abord par l'éther, ou par un mélange d'éther et d'alcool absolu.

On peut prendre un mélange de 1 volume d'éther, ou 2, ou jusqu'à 10 volumes pour 1 d'alcool absolu ; c'est un point qui n'a pas grande importance. FISH (n° suiv.) se sert d'acétone comme liquide intermédiaire.

175. Les bains de collodion. — Le secret du succès ici c'est de pénétrer les objets d'abord par une solution peu épaisse, ensuite par une solution très épaisse. L'emploi de la celloïdine est très commode, parce qu'il permet de titrer exactement les solutions. Suivant APATHY (*Zeit. f. wiss. mik.*, VI, 2, 1889, p. 164), il est bon d'employer la celloïdine desséchée. On débite une quantité de celloïdine en tranches minces qu'on laisse sécher à l'air jusqu'à ce qu'elles soient devenues jaunes, transparentes et d'une consistance cornée, puis on les fait dissoudre dans un mélange à parties égales d'éther et d'alcool absolu. ELSCHNIG (*ibid.*, X, 4, 1893, p. 443) a observé que la dissolution se fait plus vite si on laisse d'abord tremper les morceaux pendant vingt-quatre heures dans la quantité nécessaire d'alcool, et qu'on ajoute l'éther ensuite. Après essai, il me semble bien qu'il en est ainsi. L'emploi de celloïdine séchée fournit des solutions qui sont privées de l'excès d'eau qui se trouve dans la celloïdine fraîche, et d'après Apathy donnent après durcissement une masse plus transparente et d'une consistance meilleure.

On peut appeler « peu épaisse » une solution contenant de 4 à 6 p. 100 de celloïdine séchée, et solution « épaisse » celle qui en contient de 10 à 12 p. 100. Les proportions suivantes pour trois bains successifs ont été établies par Besse (*ibid.*, IX, 1, 1892, p. 47) : — Nº 1, 10 parties de celloïdine séchée, ou de photoxyline, pour 150 du mélange d'éther et alcool absolu ; nº 2, 10 parties pour 105 du mélange ; nº 3, 10 parties pour 80 du mélange.

Je n'emploie d'habitude que deux solutions, une faible et une forte, correspondant à peu près au numéro 2 de Besse. Le numéro 3 de cet auteur est si épais que son emploi exige beaucoup de patience.

Fish (*Journ. Applied Microscopy*, II, 1899, p. 323) pénètre d'abord par l'*acétone* (qui lui sert en même temps d'agent fixateur et déshydratant), puis par une solution à 4 p. 100 de pyroxyline dans de l'acétone, et finalement par une solution à 8 p. 100 de pyroxyline dans de l'acétone.

Les objets doivent rester dans le premier bain (dans un flacon ou autre récipient bien bouché) jusqu'à ce qu'ils soient parfaitement pénétrés. Il faut pour cela des jours, même pour de petits objets ; pour de gros objets, comme les embryons humains de six à douze semaines, il faut des semaines et même des mois. Lorsque l'objet est dûment pénétré par la solution faible on passe à la ou aux solutions fortes. Quelques observateurs recommandent de ne pas sortir l'objet de la solution faible, mais de laisser celle-ci se concentrer graduellement par évaporation tout en ajoutant de temps à autre un peu de solution forte. Apathy (*Mikrotechnik*, p. 120) trouve qu'il vaut toujours mieux transporter dans une solution fraîche plus concentrée, car on obtient ainsi une meilleure consistance après durcissement.

176. Inclusion définitive. — *Si l'objet est tel qu'il n'y a pas d'inconvénient à le coller directement sur un support adapté au porte-objet du microtome, et si l'on n'a pas besoin de manipulations spéciales d'orientation de l'objet ni de sériation des coupes, aucune inclusion spéciale n'est nécessaire*, et aussitôt que les objets sont bien pénétrés par la solution forte on peut procéder au durcissement. Pour les objets qui pour l'un ou l'autre de ces motifs demandent une inclusion afin de les avoir enrobés *dans un bloc* de collodion (ce qui du reste est toujours préférable pour le travail exact), on procède comme suit :

Les objets une fois pénétrés, on peut faire l'inclusion définitive dans des boîtes de papier, selon l'une des méthodes connues décrites numéro 148. Pour ces inclusions, les boîtes en papier rondes (fig. 2, n° 148) sont particulièrement recommandables, le bouchon se prêtant de la manière la plus commode à fixer l'objet dans le microtome. Avant de faire l'inclusion dans ces boîtes, il est bon de les préparer en y versant une goutte de collodion qu'on laisse sécher complètement. Cela a pour but d'empêcher que des bulles ne se dégagent du bouchon et ne viennent se loger dans la masse d'enrobage.

Les verres de montre profonds, des godets à couleurs humides pour aquarelle, etc., forment de bons moules à inclusion. Il faut veiller à ce qu'ils soient parfaitement *secs*.

D'après une troisième méthode, qui se laisse utiliser pour les petits objets, l'inclusion se fait dans une éprouvette. Après durcissement par le chloroforme, la masse un peu rétractée se laisse extraire de l'éprouvette à l'aide d'une brusque secousse. (Voy. n° 178) (*b*).

Il se peut que pendant ces opérations il se soit produit des bulles dans la masse. En ce cas, avant d'aller plus loin, il convient d'exposer le tout pendant une heure ou deux, jusqu'à ce que ces bulles aient disparu, à l'action des vapeurs d'éther dans un récipient bien clos. Il faut veiller à ce que la masse ne soit pas en contact avec l'éther liquide (BUSSE, *Zeit. f. wiss. Mik.*, VIII, 4, 1892, p. 467).

177. Orientation. — Désire-t-on marquer la position de l'objet dans la masse pour faciliter ensuite l'orientation des lignes de coupe, on peut employer la méthode d'EYCLESHYMER (*Amer. Nat.*, XXVI, 1892, p. 354 ; *Journ. Roy. Mic. Soc.*, 1892, p. 563). On fait l'inclusion dans une boîte métallique pareille à celles décrites au numéro 148. Les parois tant latérales que terminales de la boîte sont percées d'une ligne de petits trous régulièrement espacés. A travers la boîte sont tendus des fils de soie qui passent dans les trous et sont assujettis sur l'extérieur de la boîte au moyen d'une goutte de celloïdine. On laisse à chacun un bout libre de 4 à 5 centimètres. On trempe ces bouts libres dans une solution peu épaisse de celloïdine mêlée de noir de fumée. On pose l'objet sur le treillis formé par les fils tendus à l'intérieur de la boîte, on remplit de collodion, et l'on durcit le tout. Après durcissement, on dissout au moyen d'une goutte d'éther le collodion qui assujettit les fils en dehors et on les tire à travers la masse. Ils laissent derrière eux une série de lignes noires servant à l'orientation. Voy. aussi la méthode similaire de WILSON, n° 154.

Apathy (*Zeit. f. wiss. Mik.*, V, 1, 1888, p. 47) conseille d'arranger les objets sur une petite plaque rectangulaire de gélatine posée sur le fond du récipient. On sort cette plaque après durcissement avec le bloc à couper, et on la coupe avec lui. Les bords de la plaque forment de bonnes lignes d'orientation. Voy. aussi Hoffmann, n° 154.

Halle et Born (*Zeit. wiss. Mik.*, XII, 1896, p. 364) se servent de petites plaques de blanc d'œuf durci, dans lesquelles une petite entaille servant à recevoir les objets a été pratiquée au moyen d'un instrument spécial. Voy. aussi les autres travaux cités n° 593, puis un procédé de Friedmann, *Zeit. wiss. Mik.*, XVIII, 1901, p. 14.

178. Durcissement. — *a)* On procède d'habitude comme suit, par *évaporation graduelle* suivie d'un traitement par *l'alcool*.

On fait l'inclusion dans *très peu* de masse ; il est bon qu'il y en ait juste assez pour couvrir largement l'objet. Si l'on s'est servi d'un godet de porcelaine, on le couvre avec un verre renversé, de manière à laisser à découvert un coin ou une marge de la masse pour qu'une lente évaporation puisse avoir lieu. Si ce sont des boîtes de papier, on les met sous une cloche, en faisant en sorte que celle-ci ne s'applique pas exactement sur son support. Au bout de quelques heures, le collodion s'est durci à l'extérieur et s'est un peu rétracté, de sorte que l'objet enrobé commence à être à sec. On le couvre d'une goutte de collodion, et l'on remet la préparation à couvert comme auparavant. (Si l'on a laissé trop sécher la première couche de collodion, il est bon de la mouiller avec une goutte d'éther, pour assurer que la deuxième couche adhère à la première.) Après quelques heures, on ajoute une nouvelle goutte de collodion, et l'on répète cette opération à des intervalles de quelques heures pendant deux ou trois jours, ou plus. On trouve enfin que l'objet est enrobé dans une masse d'une certaine consistance sans avoir subi de ratatinement.

Le secret de la réussite du durcissement par évaporation consiste à rendre l'évaporation *très graduelle*. Si les objets sont gros, il est bon de mettre la masse qui les contient sous une cloche fermant *hermétiquement*, et de ne soulever la cloche, pour permettre aux vapeurs d'alcool et d'éther de s'échapper, que pendant quelques secondes une ou deux fois par jour.

Nous avons souvent trouvé avantageux de durcir nos objets dans *la vapeur d'alcool*. A cet effet nous les mettons, après enrobage sur du liège ou dans les boîtes de papier, dans un flacon contenant assez d'alcool pour baigner à peine le fond de la masse.

Lorsque la masse a atteint une consistance telle que le bout du doigt (la pulpe, pas l'ongle) ne l'impressionne plus, on achève le durcissement en jetant le tout dans l'alcool. (On *peut commencer par l'alcool*, en y jetant la masse liquide, mais ce procédé donne lieu très souvent à la formation de bulles d'air.) On éloigne d'abord le papier, ou l'on sort la masse du récipient qui l'a contenue et on la porte dans une quantité considérable d'alcool (si la masse ne se laisse pas dégager au premier moment, il faut attendre qu'elle ait fait un court séjour dans l'alcool). On a employé pour le durcissement des titres d'alcool très divers. On peut maintenant regarder comme établi par les expériences *ad hoc* de Busse (*Zeit. f. wiss. Mik.*, IX, 1, 1892, p. 49), que l'alcool de 85 p. 100 est celui qui convient le mieux, tant sous le rapport de la transparence de la masse définitive que sous celui de sa consistance pour les coupes. C'est du reste là une conclusion qui se rapproche beaucoup de la pratique de la plupart des anatomistes.

Quelques travailleurs emploient de l'alcool plus faible, 70 p. 100 ou moins. Apathy (*Mikrotechnik*, p. 185) mentionne un mélange d'alcool et de glycérine. Blum (*Anat. Anz.*, XI, 1896, p. 724) mentionne « l'alcool faible additionné de formol », ajoutant que le formol durcit la celloïdine.

Il faut de un jour à quelques semaines pour achever le durcissement.

Le *récipient contenant l'alcool ne doit pas être hermétiquement clos*, mais doit être au moins légèrement ouvert.

On voit que ce procédé est d'une longueur excessive. Je pense qu'il n'a de raison d'être que si, comme le prétendent quelques auteurs, les objets *volumineux* se durcissent mieux par cette méthode que par celles que nous allons maintenant exposer.

b) La méthode du *durcissement par le chloroforme* est due à Viallanes (*Rech. sur l'Hist. et le Dév. des Insectes*, 1883, p. 129) ; c'est pour les petits objets la méthode la plus sûre et la plus rapide. Elle consiste à jeter les objets enrobés dans du chloroforme. Sous l'influence de ce réactif, le collodion se prend immédiatement en une masse suffisamment dure pour être coupée ; il n'y a plus qu'à attendre que l'action du chloroforme se soit propagée jusqu'au centre de la masse, ce qui a lieu en quelques heures ou en quelques jours, selon les cas. Si l'inclusion a été faite dans un tube, il n'y a qu'à verser sur le collodion une quantité suffisante de chloroforme ; après durcissement, la masse, un peu rétractée, se laisse facilement extraire du tube. Nous recommandons ce procédé pour les objets petits et moyens ; il est moins recommandable pour les objets très volumineux, parce que le durcissement trop énergique des couches

extérieures de la masse fait obstacle à la diffusion nécessaire pour
que le durcissement de l'intérieur se produise. Il arrive parfois que
le collodion devient opaque sous l'action du chloroforme ; en ce cas,
il n'y a qu'à attendre, car il s'éclaircit toujours par la suite, après un
temps plus ou moins long. Il est très important d'employer du chloroforme absolu, car celui qui contient de l'eau ne produit pas la
réaction voulue. En faisant usage de la méthode d'inclusion dans un
tube, il convient de retirer la masse de l'éprouvette aussitôt qu'elle
est suffisamment durcie pour permettre cette manœuvre, et de la
mettre dans un récipient convenable avec une quantité considérable
de chloroforme, jusqu'à ce qu'on ait obtenu la consistance voulue
de toute la masse.

Cette méthode est incomparablement plus rapide que celle de
l'alcool, et d'après mon expérience, elle donne une consistance pour
le moins aussi bonne, souvent meilleure.

Depuis longtemps je fais mes durcissements à la *vapeur de chloroforme*. Pour cela il suffit de mettre la masse liquide (après en
avoir éloigné les bulles, si elle en contient, par la vapeur d'éther
comme nous l'avons dit plus haut) dans un dessiccateur sur le fond
duquel on a versé un peu de chloroforme. L'action est très rapide,
et il me semble que la transparence de la masse se maintient mieux
qu'avec le chloroforme liquide et que la consistance définitive est
meilleure. Nous reviendrons sur ce sujet, numéro 185.

FLORMAN (*Zeit. f. wiss. Mik.*, VI. 2. 1889, p. 184) a conseillé de renoncer
à tout durcissement secondaire et d'achever le durcissement en continuant soigneusement l'évaporation graduelle de la manière décrite au
commencement de ce numéro, en ayant soin de dégager la masse de
son récipient et de la retourner fréquemment. Je puis constater qu'on
peut arriver au but par ce moyen, mais il faut les plus grandes précautions pour éviter un ratatinement nuisible.

La communication de WOLFF (*op. cit.*, XVI, 1900, p. 427) ne contient
rien de nouveau.

Une pratique récente consiste à compléter le durcissement du collodion par la *congélation*. A cet effet, on durcit d'abord la masse par
l'alcool selon l'une des méthodes que nous avons décrites. Puis on la
met dégorger pendant quelques heures dans l'eau, pour enlever la
majeure partie de l'alcool (il n'est pas bon d'enlever l'alcool entièrement, car en ce cas la masse peut facilement acquérir par la congélation une dureté excessive). On trempe finalement la masse pendant
un moment dans une solution de gomme qui sert à la faire adhérer à
la platine du microtome, et l'on fait geler. A mesure qu'elles sont faites,
on met les coupes dans de l'eau chaude. Si la masse est devenue d'une
dureté trop grande pour fournir de bonnes coupes, on y remédie en
chauffant le couteau dans de l'eau chaude.

179. Conservation des blocs. — Si l'on ne désire pas passer immédiatement à la mise en coupes, on peut conserver indéfiniment les blocs de collodion durci dans de l'alcool faible (70 p. 100). Ou bien, en les plongeant dans de la paraffine fondue (APATHY, *Zeit. f. wiss. Mik.*, V, 1, 1888, p. 45), ou, après un rinçage à l'eau, dans de la gélatine glycérinée, qu'on peut éloigner avec de l'eau chaude avant de couper (APATHY, *Mitth. Zool. Stat. Neapel*, XII, 1897, p. 372).

Des numéros d'ordre peuvent être écrits avec un crayon tendre sur le fond des boîtes de papier servant à l'inclusion, ou avec un crayon gras sur le fond des verres de montre. Après dégagement de la masse durcie, on trouvera l'écriture imprimée sur le collodion (APATHY).

180. Mise en coupes. — Le collodion formant une masse très transparente, il est quelquefois difficile, si le matériel n'est pas coloré, d'apercevoir les contours des coupes à mesure qu'on les fait, ce qui nous prive d'un secours utile pour l'orientation de coupes de petits objets sur le porte-objet. Il est donc souvent bon d'employer pour l'inclusion du collodion teint (par exemple, par l'acide picrique dissous dans l'alcool) assez pour que les contours des coupes puissent être aperçus.

Si les objets ont été enrobés sur du liège ou sur de la moelle de sureau, il n'y a plus qu'à adapter le tout à l'étau du microtome. Si l'on a employé des boîtes de papier ou des godets de porcelaine, il faut prendre un morceau de liège ou de moelle de sureau, ou, ce qui vaut souvent mieux, de bois tendre, et le couvrir d'une couche de collodion qu'on laisse sécher. On retire la masse contenant l'objet, on la taille de manière à obtenir une surface lisse en dessous, on mouille cette surface avec une goutte d'alcool absolu, puis avec une goutte d'éther, et on l'applique *fermement* sur le morceau de bois tendre ou de moelle de sureau, sur lequel on a préalablement déposé au moment même une nouvelle goutte de collodion *très épais*. On met le tout pendant quelques heures dans l'alcool faible pour achever la réunion des pièces; ou bien dans le chloroforme, qui consolidera le joint beaucoup plus vite, quelquefois en peu de minutes.

M. LINDSAY JOHNSON m'écrit qu'il trouve très commode d'employer pour cette opération un mastic fait d'environ une partie de cire avec deux parties de colophane. Il faut bien sécher le fond du bloc de collodion, chauffer légèrement le porte-objet du microtome, si possible, au-dessus d'une flamme, laisser tomber dessus quelques gouttes du mastic fondu, et appliquer le bloc de collodion. L'union est parfaite en quelques secondes.

Il est un avertissement que nous croyons devoir donner. S'il s'agit d'objets volumineux et résistants, il faut bien se garder de les fixer

sur un morceau de liège et de mettre celui-ci entre les mors d'une
pince de microtome. Car le liège n'est pas un corps rigide : lorsqu'on
serre la pince, il se déforme, et la masse élastique de collodion qu'il
porte se déforme avec lui. Nous avons vu des embryons se courber
sous l'influence de la pince à tel point que les coupes obtenues
étaient de véritables calottes. Si donc on se sert d'un microtome
dont le porte-objet est muni d'une pince, nous recommandons de
coller les objets sur un morceau de bois tendre. Le nouveau porte-
objet à cylindre mobile, du microtome Thoma, n'a pas l'inconvénient dont nous parlons, et permet d'employer le liège.

JELINEK (*Zeit. f. wiss. Mik.*, XI, 2, 1894, p. 237) conseille de monter les
objets sur du « stabilite », qui est un matériel de caoutchouc employé
comme isolant électrique. On en trouve des blocs convenables chez
JUNG.

Les coupes se font avec le *rasoir oblique*, largement mouillé
d'alcool (de 70 à 85°). Il est avantageux d'employer une disposition
permettant de faire tomber automatiquement de l'alcool goutte à
goutte sur la lame pendant toute la durée de l'opération des coupes.
Il est quelquefois nécessaire de couper entièrement sous l'alcool
ce qui n'est guère praticable sans le secours d'un microtome *ad hoc*,
tel que celui de Gudden ou celui de Malassez.

Les coupes de matériel très fragile peuvent être collodionnées
(n° 158).

181. Traitement des coupes. — Les coupes doivent être transportées dans l'alcool (de 70 à 85 p. 100), à mesure qu'elles sont
faites. On peut ensuite les traiter par les réactifs colorants ou
autres, ou les monter dans la glycérine, *sans qu'il soit nécessaire
d'enlever la masse.*

Certaines couleurs d'aniline cependant colorent fortement le collodion. Si on les emploie, il faut prendre le parti d'enlever la masse
ensuite.

Pour monter dans le baume, il faut quelques précautions, si l'on
ne veut pas voir se dissoudre la masse, qui remplit la fonction très
utile de maintenir en place les parties détachées des préparations.
Il faut déshydrater avec un alcool d'un titre qui ne doit jamais être
supérieur à 95°. NIKIFOROW (*Zeit. f. wiss. Mik.*, VIII, 2, 1891, p. 189)
déshydrate dans un mélange à parties égales d'alcool et de chloroforme.

Pour éclaircir ensuite les coupes, on a recommandé l'essence de bergamote, l'essence de bois de santal ou l'essence d'origan. On recommande surtout d'éviter l'essence de girofle, qui ordinairement dissout le collodion très rapidement. Il y a cependant des échantillons d'essence de girofle qui le dissolvent très lentement et peuvent être employés. L'essence d'origan donne, selon l'échantillon qu'on emploie, des résultats très divers : tantôt elle n'éclaircit pas le collodion, et tantôt elle le dissout. On recommande de prendre l'*Oleum origani Cretici,* et non l'*Ol. orig. Gallici,* mais voyez aux n°s 135, 136.

Avec l'essence de bergamote on réussit ; mais on lui reproche de ratatiner les coupes. Minot recommande le chloroforme. L'essence de bois de cèdre a l'inconvénient d'agir très lentement, mais elle donne en définitive les meilleurs résultats pour celui qui a la patience de les attendre.

Duham (d'après Minot, *Zeit. f. wiss. Mik..* 1886, p. 175) recommande particulièrement un mélange de 3 parties d'essence blanche de thym (*white oil of thyme*) avec une partie d'essence de girofle.

Fish (*Amer. Mic. Soc., Proceedings 16th Ann. Meeting,* 1893) recommande un mélange d'essence rouge de thym, 1 partie, avec 3 parties d'huile de ricin (cette dernière est ajoutée en vue de la nature volatile de l'essence rouge de thym). D'après une communication récente, écrite (dont j'ai à remercier M. Fish), on peut avec avantage substituer l'essence blanche à l'essence rouge du mélange ; cela facilite les orientations.

On a recommandé l'acide phénique ; mais c'est là un réactif qui n'est pas du tout bon pour certains tissus. Weigert (*Zeit. f. wiss. Mik.,* III, 4, 1886, p. 480) a conseillé un mélange de 3 parties de xylol avec 1 partie d'acide phénique anhydre. Ce mélange ne doit pas être employé après des colorations aux anilines basiques, car elle les décolore. Pour celles-ci, prendre 1 partie d'huile d'aniline à la place de l'acide phénique dans le mélange.

L'aniline seule éclaircit bien, mais elle brunit les préparations si l'on n'a pas soin de l'éloigner parfaitement. On y arrive en mettant les préparations pendant vingt-quatre heures dans le chloroforme (van Gilson, *Journ. Roy. Mic. Soc.,* 1887, p. 519, revue de tous ces éclaircissants).

La créosote a été recommandée par Max Flesch.

Eycleshymer (*ibid.,* 1892. p. 565) emploie un mélange de parties égales d'essence de bergamote, essence de cèdre et acide phénique.

Pour l'essence de cajeput voyez n° 137 ; et pour d'autres éclaircissements voyez le travail de Jordan (*Zeit. wiss. Mik.,* XV, 1898 p. 50).

182. Revue. — Dans les paragraphes précédents, nous avons exposé la marche de la méthode du collodion telle qu'elle se pratiquait anciennement. C'est une méthode minutieuse, longue et compliquée. Après une opération longue et délicate de pénétration par le collodion, elle exige une opération longue et encore plus délicate de durcissement par l'alcool. Puis il faut se soumettre à l'obligation de tenir les pièces constamment mouillées d'alcool pendant l'opération des coupes. Et même la manipulation subséquente des coupes exige quelques précautions spéciales. Plusieurs de ces inconvénients sont écartés par la pratique d'*éclaircissement avant coupes*, méthode qui me paraît certainement destinée, du moins pour bien des objets, à remplacer l'ancienne. Elle donne des masses aussi transparentes que le verre, ce qui facilite plus qu'aucune autre méthode d'inclusion l'orientation de l'objet dans le microtome. Elle donne une meilleure consistance à la masse et permet ainsi de réaliser des coupes beaucoup plus fines. Elle abolit l'obligation de tenir l'objet mouillé d'alcool pendant les coupes. Elle permet de conduire beaucoup plus rapidement toutes les opérations à partir de l'inclusion définitive.

183. Procédé par éclaircissement avant les coupes. — Ce procédé est dû en premier lieu à E. Meyer (*Biol. Centralbl.*, X, 1890, p. 508) qui recommanda de tremper les blocs pendant vingt-quatre heures dans de la glycérine avant de faire les coupes.

Bumpus (*Amer. Natural.*, XXVI, 1892, p. 80 ; *Journ. Roy. Mic. Soc.*, 1892, p. 438) fait l'inclusion comme d'habitude, et il durcit la masse dans du chloroforme. Après durcissement, il la met dans de l'essence blanche de thym, jusqu'à ce qu'elle soit parfaitement éclaircie, la colle avec du collodion sur un morceau de bois adapté au porte-objet du microtome, et durcit le joint dans du chloroforme. Il coupe avec un couteau inondé d'essence de thym.

Eycleshymer (*op. cit.*, p. 354, ou *Journ.*, p. 563) recommande également ce procédé, le bloc de collodion étant éclairci au moyen d'acide phénique, ou de glycérine, ou du mélange cité numéro 181.

Fish (*loc. cit.*, n° 181) recommande également ce procédé. Il éclaircit dans le mélange que nous avons cité, numéro 181.

De même Gage, *Trans. Amer. Mic. Soc.*, XVII, 1896, p. 361.

Tous ces auteurs coupent avec un rasoir mouillé du liquide éclaircissant. J'ai trouvé un grand avantage à faire les coupes à sec (n° 185).

184. Méthode rapide de Gilson. — M. le professeur Gilson a bien voulu me communiquer (avril 1892) le procédé suivant : déshydrater, imprégner d'éther, plonger dans du collodion ou de la celloïdine diluée, dans un tube à réaction ; faire bouillir en plongeant le tube dans un bain de paraffine fondue, jusqu'à ce que le liquide prenne la consistance sirupeuse et soit réduit à un tiers environ de son volume primitif (cette ébullition se faisant à une température très basse n'altère pas les tissus) ; monter la pièce dans ce même collodion épaissi sur un bloc ; durcir dans le chloroforme (environ une heure) ; éclaircir dans l'huile de cèdre (ou bien durcir directement dans un mélange de chloroforme et huile de cèdre) ; mettre au microtome et couper en couvrant chaque fois la pièce d'une goutte d'huile de cèdre pour faire flotter la coupe.

Il est évident que ce procédé a le grand avantage d'abréger énormément le temps nécessaire pour l'imbibition des pièces par le collodion.

185. Procédé des coupes à sec. — Voici comment je procède moi-même (A. B. L.) depuis longtemps, m'inspirant de la méthode de Gilson. L'inclusion se fait de la manière usuelle, et la masse est durcie pendant une heure ou plusieurs dans la *vapeur de chloroforme* (il n'y a qu'à poser le récipient contenant la masse dans un dessiccateur ou dans une *Siebdose* de Suchannek sur le fond de laquelle on a versé un peu de chloroforme). Une heure suffira bien pour de petits objets, mais on peut laisser le tout indéfiniment dans la vapeur de chloroforme. Il est bon de sortir la masse de son récipient aussitôt qu'elle est devenue suffisamment résistante pour permettre cette opération, pour qu'elle soit exposée à l'action des vapeurs sur toute sa surface. (En tout cas, il me semble que le durcissement préliminaire à la vapeur garantit une consistance meilleure que celle qu'on obtient en passant directement au mélange durcissant et éclaircissant.) Après durcissement, j'éclaircis dans le mélange de Gilson (numéro précédent), soit en général 1 partie de chloroforme pour 2 parties d'essence de cèdre. De temps à autre, j'ajoute un peu d'essence de cèdre, et je continue ainsi jusqu'à ce que le mélange ne contienne que très peu de chloroforme ; ou bien, aussitôt l'objet pénétré, on laisse le flacon débouché et le chloroforme se volatilise. Il n'est pas bon de prendre d'emblée de l'essence de cèdre pure, parce que dans ce cas l'éclaircissement est très lent, tandis que dans le mélange, il est rapide Après éclaircissement, on peut couper tout de suite, ou l'on peut conserver les blocs indéfiniment à sec dans un récipient clos. Il est souvent bon de les laisser évaporer pendant

quelques heures avant de faire les coupes. *Je fais les coupes à sec.*
La masse n'évaporant qu'excessivement lentement, il n'y a aucune
nécessité à la couvrir d'essence pendant l'opération des coupes. J'ai
eu des blocs qui sont restés pendant des semaines sur le microtome
sans inconvénient. Celle-ci est la méthode que je recommande personnellement. Elle a les avantages que nous avons exposés au
numéro 182.

STEPANOW (*Zeit. wiss. Mik.*, XVII, 1900, p. 185) fait l'inclusion dans une
solution de celloïdine dans un mélange à parties égales d'éther et essence de girofle, durcit à l'alcool ou à la vapeur de chloroforme, ou dans
du *benzol*, et coupe soit au couteau mouillé, soit à sec. Voyez aussi là-
dessus TSCHERNISCHEFF, *ibid.*, p. 449.

JORDAN (*ibid.*, p. 193) décrit un procédé très semblable, consistant en
l'inclusion en un mélange de 5 parties de solution de celloïdine à
8 p. 100 avec une partie d'essence de cèdre, suivie de durcissement
d'abord par les vapeurs de chloroforme et puis par un mélange de
5 parties de chloroforme avec 1 d'essence de cèdre, les coupes étant
faites au rasoir mouillé ou à sec.

186. Inclusion double dans le collodion et la paraffine. — Cette
manœuvre est parfois utile pour l'inclusion d'objets dont on désire avoir
des coupes très fines et qui sont trop fragiles pour donner de bons résultats par l'inclusion à la paraffine seule.

Procédé de KULTSCHIZKY (*Zeit. f. wiss. Mik.*, IV, 1, 1887, p. 48). Imbiber de
celloïdine (vingt-quatre heures). Puis, sans autre traitement, mettre
la pièce dans l'essence d'origan. Ensuite dans un mélange de paraffine
et essence d'origan, chauffé à pas plus de 40° C. Puis mettre dans de la
paraffine pure.

RYDER (*Journ. Roy. Mic. Soc.*, 1888, p. 512) recommande ce procédé,
mais en substituant le chloroforme à l'essence d'origan.

De même IDE (*La Cellule*, VII, 1891, p. 347, et VIII, 1892, p. 114).

Ces procédés ont le défaut de ne pas assurer une pénétration complète de l'objet par la paraffine, et en conséquence ils ne réussissent
pas toujours. FIELD et MARTIN (*Bull. Soc. zool. de France*, 1894, t. XIX, p. 48)
ont imaginé d'obvier à cet inconvénient en faisant des inclusions *simul-
tanées* dans la celloïdine et la paraffine. On prépare l'objet en l'impré-
gnant d'un mélange à parties égales d'alcool absolu et toluène. On fait
une solution (de la consistance d'essence de girofle) de celloïdine sèche
dans le même mélange d'alcool et toluène. On sature cette solution de
paraffine, ajoutée en copeaux à une température qui ne doit pas dépasser 20 à 23° C. On pénètre l'objet de cette solution (la pénétration est
plus rapide que dans la celloïdine usuelle). On durcit la masse en la
jetant dans une solution saturée de paraffine dans du chloroforme, et
finalement on fait l'inclusion dans de la paraffine pure de la manière
ordinaire. Ou bien, on durcit dans une solution de paraffine dans du
toluène, et l'on procède comme précédemment. Les coupes se font
comme pour la paraffine seule.

Voyez aussi, Dahlgren, *Journ. Applied Microscopy*, 1898, p. 97, ou *Journ. Roy. Mic. Soc.*, 1898, p. 489; Sabussow, *Mitth. Zool. Stat. Neapel*, XII, 1896, p. 353; Mitrophanow, *Arch. Zool. Expér.* [3], 1896, p. 617; Stepanow, *Zeit. wiss. Mik.*, XVII, 1900, p. 188; Jordan, *ibid.*, p. 194.

AUTRES MASSES LIQUIDES A FROID ET SOLIDIFIABLES PAR ÉVAPORATION

187. L'inclusion à la gomme peut être utile dans certains cas. Les objets sont enrobés dans une masse transparente et ne sont en aucune façon privés de leur eau naturelle; de sorte que, pour des tissus très délicats et en même temps très riches en eau, cette méthode peut rendre des services.

188. Gomme simple (Stricker, *Handb. d. Gewelehre*, p. xxiv). — On fait infiltrer les objets avec une solution concentrée de gomme arabique; puis on fait l'inclusion, dans une boîte de papier, et l'on met le tout, pour durcir la masse, pendant quelques jours dans l'alcool. J'ai vu faire de cette manière des masses excellentes. L'alcool doit être de 80 p. 100 environ (Mayer).

188 bis. Gomme glycérique (Joliet, *Arch. de Zool. exp. et gén.*, t. X, 1882, p. XLIII du n° 3). — On fait une solution de gomme arabique pure, ayant la consistance d'un sirop épais. Ou bien, on se sert des solutions de gomme qu'on trouve dans le commerce sous le nom de « colle blanche liquide ». Ces solutions ont l'avantage d'avoir une consistance uniforme. On verse un peu de la solution dans un verre de montre, de manière à ne pas l'emplir tout à fait. Puis on ajoute 6 à 10 gouttes de glycérine pure, qu'on mélange aussi parfaitement que possible à la gomme. On met les objets dans la masse, et on laisse sécher le tout pendant un à quatre jours. Au bout de ce temps, la gomme doit avoir pris la consistance du cartilage. On découpe alors dans la masse une lame contenant l'objet, on la retourne et on la laisse sécher jusqu'à ce qu'on la trouve bonne à être coupée. Avec une étuve ou avec le secours du soleil on peut arriver à dessécher les pièces très rapidement, mais il vaut certainement mieux employer un desséchement très lent.

Les proportions de glycérine et de gomme doivent varier avec la saison et la nature des objets. On mettra un peu moins de glycérine en hiver ou par un temps pluvieux qu'en été ou par un temps sec.

189. Dextrine (Robertson, *Journ. of Anat.*, XXIV, 1890, p. 230). — On mêle ensemble 5 parties de glucose, 10 de dextrine et 1 d'acide borique. On ajoute de l'eau en raison de 3 parties d'eau pour 2 du mélange et l'on fait dissoudre en chauffant à ébullition. Emploi comme pour la masse de JOLIET, ci-dessus.

190. Gomme-laque (HYATT, *Amer. Mon. Mic. Journ.*, I, 1880, p. 8; *Journ. Roy. Mic. Soc.*, 1880, p. 520).

Cette méthode a été imaginée uniquement pour permettre de faire des coupes à travers des *organes chitineux très durs*.

COUPES PAR USURE [1]

191. Gomme-copal (v. KOCH, *Zool. Anzeig.*, 1878, p. 36). — Triturer des fragments de gomme-copal dans un mortier avec du sable, verser du chloroforme dessus en quantité suffisante pour obtenir une solution peu épaisse, et filtrer. Les objets, déshydratés par l'alcool, sont mis dans une capsule avec la solution de copal, qu'on évapore lentement en plaçant la capsule sur une tuile chauffée par une veilleuse. Aussitôt que la solution se laisse étirer en fils qui sont cassants après refroidissement, on enlève les objets de la capsule et on les met sécher pendant quelques jours sur la tuile. Lorsqu'ils ont acquis une dureté telle qu'ils ne se laissent pas marquer par l'ongle, on peut faire les coupes.

Pour les objets pour lesquels cette méthode fut imaginée — les Coraux — les coupes se font par *la méthode d'usure*. On fait d'abord des tranches aussi minces que possible, à l'aide d'une scie fine. On les use d'un côté sur une pierre à aiguiser de manière à obtenir une surface lisse, et on les cimente, la surface lissée en bas, sur un porte-objet, à l'aide d'une solution de copal ou de baume de Canada. On laisse sécher le porte-objet pendant quelques jours sur la tuile chauffée. Lorsque le mastic est devenu parfaitement dur, on use la surface exposée des coupes, d'abord sur une meule, puis sur une pierre fine à aiguiser, jusqu'à ce qu'elles soient suffisamment minces et polies; on lave à l'eau et l'on monte au baume de Canada.

Cette méthode est extrêmement importante pour l'étude d'objets contenant des parties très dures et des parties molles dont on désire connaître les rapports. Imaginée pour l'étude des Coraux, on peut la mettre aussi à profit pour l'étude du tissu osseux, des dents, des coquilles calcaires, etc. Elle n'est nullement difficile à pratiquer.

192. Colophane et cire (EHRENBAUM, *Zeit. f. wiss. Mik.*, 1884, p. 414). — EHRENBAUM recommande de faire pénétrer les objets par une

[1] Pour les manipulations de l'usure des substances dures en général, voyez, outre RANVIER, *Traité*, p. 32, particulièrement la nouvelle édition (1901) de CARPENTER, *The Microscope* (Churchill, London).

masse consistant en 10 parties de colophane et 1 partie de cire. L'addition de la cire a pour but de rendre la masse moins cassante. On traite les coupes par les méthodes d'usure connues (n° 191). Lorsqu'elles sont achevées on les traite d'abord par l'essence de térébenthine, puis par le chloroforme, pour faire disparaître les dernières traces de la masse.

193. Baume du Canada (Weil, *Zeit. f. wiss. Mik.*, V, 2, 1888, p. 200). — Baume sec, dissous dans du chloroforme (pour plus de détails voyez *loc. cit*, ou *Journ. Roy. Mic. Soc.*, 1888, p. 1042).

194. Baume du Canada (Johnstone Lavis et Vosmaer, *Journ. Roy. Mic. Soc.*, 1887, p. 200). — Les pièces, déjà imbibées d'alcool, sont soigneusement infiltrées d'abord par du benzol, ensuite par une solution de baume dans du benzol, d'abord fluide, puis épaisse. On les sèche pendant un jour à l'air, puis pendant plusieurs jours dans une étuve. On fait les coupes par usure. Pour plus de détails voyez l'original. Les auteurs réclament pour leur procédé plusieurs avantages sur celui de von Koch.

195. Gomme-laque (Giesbrecht, *Morph. Jarhb.*, VI, 1880, p. 95; *Grundzüge* de Lee et Mayer, 1898, p. 111).

MÉTHODES DE CONGÉLATION ET AUTRES

196. Congélation. — On peut soumettre les tissus frais à la congélation sans les avoir fait pénétrer par aucune masse d'inclusion. Mais cette pratique est défectueuse parce qu'elle donne lieu à la formation de cristaux de glace qui déchirent les tissus. Il faut donc chercher à pénétrer les tissus avec une masse qui ne cristallise pas en se gelant.

On emploie très communément à cet effet la gomme arabique. Après imbibition, on en entoure l'objet placé sur la platine ou dans le cylindre du microtome, et l'on fait geler.

197. Sirop de gomme pour congélation (Hamilton, *Journ. of Anat. and Physiol.*, 1878, p. 254). — Il paraît que la présence du sucre dans l'eau a pour effet de produire à la congélation une glace présentant, au lieu d'aiguilles, des granules qui ne nuisent pas aux tissus. Hamilton fait donc pénétrer ses objets par un sirop obtenu en faisant dissoudre deux parties de sucre blanc dans une partie d'eau. Il importe que le sirop ait cette concentration-là. Puis il les fait pénétrer par une solution de gomme, dans laquelle ils sont gelés.

198. Gomme et sirop (Cole, *Methods of Mic. Research*, p. xxxix).

Mucilage de gomme arabique P. B. . . . . 5 parties.
Sirop officinal P. B . . . . 3 —

Mêlez, et ajoutez au mélange 1 p. 100 d'acide phénique pur.

Pour le cerveau, la moelle, la rétine, enfin tous les organes fragiles, il faut prendre 4 parties de sirop pour 5 de mucilage.

Le mucilage de gomme arabique P. B. se compose de 4 parties de gomme arabique dissoutes dans 6 parties d'eau distillée, la solution étant passée à travers de la mousseline fine.

Le sirop se fait en dissolvant 1 partie de sucre blanc dans 1 partie d'eau, et en faisant bouillir.

Après pénétration, les objets sont essuyés et entourés de solution de gomme pure, dans laquelle ils sont gelés. Cette pratique a pour but d'empêcher les coupes de s'enrouler.

199. Dextrine (Webb, *Journ. Roy. Mic. Soc.*, 1890, p. 113). — Solution épaisse de dextrine dans de la solution d'acide phénique dans l'eau à 2.5 p. 100.

200. Huile d'anis (Kühne, *Centralblatt f. Bact.*, XII, 1892, p. 28 ; *Journ. Roy. Mic. Soc.*, 1892, p. 706). — Pénétrer par l'huile d'anis, geler sur le microtome, couper, enlever l'huile par de l'alcool, ou bien (Moore), monter directement dans le baume. Cette méthode est quelquefois commode à cause de la facilité de congélation ; l'huile d'anis se solidifie à 10° C.

Voy. aussi Moore, *Journ. Roy. Mic. Soc.*, 1895, p. 247 ; et Stepanow, *Zeit. wiss. Mik.*, XVII, 1900, p. 181, qui recommande l'anéthol au lieu d'huile d'anis.

201. Autres méthodes. Gélatine glycérique (Sollas, *Quart. Journ. Mic. Soc.*, 1884, p. 163 ; **Gomme et gélatine** (Jacobs, *Amer. Nat.*, 1885, p.734 ; *Journ. Roy. Mic. Soc.*, 1885, p. 900) ; **Blanc d'œuf** (Rollett, *Denkschr. math. naturw. Kl. k. Acad. Wiss. Wien.*, 1885 ; *Zeit. f. wiss. Mik.*, 1886, p. 92). On trouvera les détails de ces méthodes dans nos *Éditions précédentes*.

Pour le procédé de la solidification du **formol** au moyen de la résorcine, voy. Doellken, *Zeit. wiss. Mik.*, XIV, 1897, p. 33, ou *Journ. Roy. Mic. Soc.*, 1897, p. 448.

CHAPITRE XI

MÉTHODES POUR COLLER LES COUPES EN SÉRIES SUR LE PORTE-OBJET

202. Choix d'une méthode. Nous recommandons, pour les coupes à la paraffine, en premier lieu la méthode à l'eau toutes les fois que le permet la nature du matériel. En second lieu, pour le matériel difficile, l'albumine de Mayer. Pour les petites coupes à la celloïdine, l'albumine de Mayer. Pour les grandes, la méthode de Weigert ou celle d'Obregia.

A. — MÉTHODES POUR COUPES A LA PARAFFINE

203. La méthode à l'eau (GAULE, *Arch. f. Anat. u. Phys.*, *Abth.*, 1881, p. 156 ; SUCHANNEK, *Zeit. wiss. Mik.*, VII. |1891, p. 464 ; GULLAND, *Journ. of Anat. and Phys.*, XXVI, 1891, p. 56 ; SCHIEFFER-DECKER, *Zeit. wiss. Mik.*, IX, 1892, p. 202 ; HEIDENHAIN, *Kern u. Protoplasma*, 1892, p. 114 ; NUSSBAUM, *Anat. Anz.*, XII, 1896, p. 52 ; MAYER, *Grundzüge* de LEE et MAYER, 1898, p. 113 ; DE GROOT, *Zeit. wiss. Mik.*, XV, 1898, p. 62 ; et d'autres, parmi lesquels des variantes irrationnelles que nous supprimons). — Le principe de cette méthode consiste à faire coller les coupes au porte-objet au moyen de l'adhésion moléculaire provoquée par le simple contact physique intime, sans l'intervention d'aucune substance faisant ciment : les coupes étant mises en ce contact intime avec le verre en étant attirées à lui par l'évaporation graduelle d'une couche d'eau sur laquelle on les fait flotter. Elle se pratique aujourd'hui, avec quelques variantes sans importance, comme suit :

a) *Pour des coupes grandes et peu nombreuses.* — On fait étaler les coupes en les faisant flotter sur l'eau chaude par le procédé décrit n° 160. On les arrange en séries sur le porte-objet, on laisse égoutter celui-ci et le laisse sécher jusqu'à ce que la dernière trace d'eau se soit parfaitement évaporée de dessous les coupes. C'est tout!

On peut laisser sécher à la température du laboratoire. En ce cas il faudra plusieurs heures ; même pour être sûr d'obtenir une bonne adhésion il vaut mieux en général laisser sécher jusqu'au lendemain. Ou bien on peut sécher dans une étuve ou au-dessus du bain-marie à inclusion. En ce cas il faut que ce soit à une température de quelques degrés *inférieure à celle où la paraffine fond* (au mieux pas au-dessus de 40 C.) ; la fixation sera beaucoup plus rapide; de grandes coupes minces doivent être en général parfaitement fixées en une heure, quoique des coupes épaisses en demandent quelquefois plusieurs. Il faut avoir soin de *ne pas laisser fondre la paraffine avant que les coupes ne soient parfaitement sèches*, autrement elles se détacheront infailliblement par la suite. Les coupes bien séchées se reconnaissent à un certain aspect transparent et brillant. Aussitôt qu'elles sont sèches la fixation est achevée, et l'on peut les traiter avec n'importe quel liquide sans plus de risque de les voir se détacher qu'il n'y en a avec les autres méthodes de collage.

Pour enlever la paraffine la plupart des travailleurs la font fondre, puis l'enlèvent au moyen d'un dissolvant. Je trouve qu'il n'est pas nécessaire de faire fondre, il suffit de mettre le porte-objet pendant quelques minutes dans un tube de xylol qui enlève la paraffine parfaitement à froid.

b) *Pour des séries de coupes nombreuses et petites* — On prend un porte-objet parfaitement nettoyé et dégraissé au point que l'eau puisse s'y étaler en couches minces sans se ramasser ou tasser en goutte (pour le dégraissage, voyez p. suivante). Soufflez sur le porte-objet, et avec un pinceau étalez-y une bande d'eau de la largeur des coupes et un peu plus longue que la première série de coupes qu'on veut poser. Avec un pinceau sec posez sur cette bande la première ligne de coupes (ce peut être ou des coupes isolées ou un ruban de coupes) et arrangez-les en place. Respirez de nouveau sur le porte-objet, étalez-y une nouvelle bande d'eau au-dessous de la première, et posez-y une deuxième ligne de coupes, et ainsi de suite jusqu'à ce que toutes celles que vous désirez monter soient en place. Respirez de nouveau sur le verre, et avec un pinceau ajoutez une goutte d'eau à chaque bout de chaque ligne de coupes, de façon à leur permettre de s'étaler facilement en longueur, puis chauffez pour faire étaler les coupes, en prenant bien soin de *ne pas faire chauffer au point de faire fondre la paraffine*.

On peut chauffer en tenant la préparation pendant quelques instants à une certaine distance au-dessus d'une flamme. Je préfère poser le porte-objet sur une plaque épaisse de verre, que je tiens dans le tiroir du bain-marie, de façon à l'avoir à la température convenable ; cela permet de surveiller l'étalage avec une loupe. On peut aussi chauffer convenablement en posant le porte-objet au-dessus de l'étuve ou bain-marie. Aussitôt que les coupes sont étalées, on enlève l'excédent d'eau en la retirant du bord des coupes avec un pinceau sec et l'on fait sécher comme ci-dessus (a).

Il est absolument nécessaire pour la réussite de cette méthode que les coupes soient *parfaitement étalées,* de sorte qu'elles puissent s'appliquer étroitement au verre du porte-objet par tous les points de leur surface. Et pour réaliser cela il est nécessaire que le porte-objet soit absolument libre de toute trace de graisse, de sorte que l'eau puisse l'humecter parfaitement partout. On peut reconnaître l'absence de graisse à deux épreuves. D'abord, si l'on respire sur le verre, l'haleine doit s'y condenser d'une manière égale partout, et doit disparaître, en s'évaporant, d'une manière égale. Puis, des bandes d'eau dessinées sur le verre avec un pinceau ne doivent pas couler, l'eau doit demeurer parfaitement étalée. Ce n'est pas toujours facile d'obtenir un porte-objet remplissant ces conditions.

Pour le faire, il convient de nettoyer une provision de porte-objet par un des procédés décrits n⁰ˢ 898 et 899, les rincer à l'eau distillée, et les conserver dans l'alcool à 90 p. 100. Au moment de s'en servir, on les retire avec une pince, pas avec les doigts, et l'on essuie avec un linge très propre. On essaie une lame par l'épreuve de l'haleine. Si elle montre une trace de graisse, on dépose une goutte d'eau sur le verre, et l'on frotte vigoureusement avec un linge mouillé, et l'on essaie de nouveau en respirant dessus. Si l'on n'obtient pas un résultat satisfaisant, on enveloppe un doigt du coin du linge humide, on frotte cette portion du linge avec un morceau de craie, et avec cette portion on frotte la lame vigoureusement, puis on polit avec de l'eau et un linge propre (de GROOT, *l. c. supra*). Si après avoir fait cette opération deux fois le porte-objet se refuse encore à prendre l'eau comme il faut, on doit le rejeter et en prendre un autre : car il y a apparemment des sortes de verre qu'il est impossible de faire mouiller par l'eau de la manière voulue.

On peut employer l'eau distillée ou l'eau de source. L'eau de source a l'avantage de s'étaler plus facilement et de coller les coupes plus fortement ; mais elle a le désavantage de produire un léger

dépôt sur le verre, ce qui cependant n'aura d'inconvénient que pour
les travaux très fins. NUSSBAUM ajoute à l'eau une trace de solution de
gomme arabique, une ou deux gouttes pour un verre d'eau; et
APATHY (*Mikrotechnik*, p. 126) ajoute 1 pour cent d'albumine de
MAYER.

Quelques anatomistes ont employé de l'alcool, de 50 à 70 p. 100,
au lieu d'eau ; mais presque tous trouvent l'eau préférable.

La méthode à l'eau est la plus élégante de toutes les méthodes de
fixation des coupes. Comme on n'y emploie pas de colle, il n'y a rien
sur la lame, excepté les coupes, qui *puisse se colorer dans les teintures*, ou apparaître comme une saleté dans les préparations. Les
tissus ne souffrent pas du séchage pourvu que le matériel ait été
dûment infiltré de la masse d'inclusion. Les coupes se collent si fortement par cette méthode qu'elles résistent parfaitement à la coloration sur porte-objet ; elles résistent même au traitement pendant
des semaines entières par des liquides aqueux ou autres (pourvu que
ceux-ci ne soient pas alcalins, ce qui peut leur faire perdre leur
adhésion). C'est une méthode parfaitement sûre, *pour du matériel
convenable*. Les coupes doivent être telles qu'elles puissent offrir
une surface continue d'une étendue suffisante, partout en contact
avec le verre. Des coupes d'organes parenchymateux se collent
bien, tandis que des coupes d'organes tubulaires à parois minces
se collent mal, souvent si mal qu'il vaut mieux recourir à une autre
méthode. Des coupes d'organes chitineux se collent très peu sûrement. Plus les coupes sont grandes et minces, et mieux elles se
collent. Des coupes de matériel fortement fixé dans des liquides
chromiques ou osmiques adhèrent, à ce qu'on dit, moins bien que
des coupes de matériel fixé à l'alcool ou au sublimé : cependant j'ai
trouvé que les miennes se collent parfaitement bien pourvu qu'elles
soient convenables sous d'autres rapports. D'après MAYER, si l'on
emploie du matériel déjà coloré, certaines colorations délicates peuvent souffrir.

204. Albumine (PAUL MAYER, *Mitth. Zool. Stat. Neapel*, IV, 1883,
p. 521 ; *Intern. Monatsschr. f. Anat.*, IV, 1887, p. 42). -- 50 grammes
de blanc d'œuf, 50 grammes de glycérine, et un gramme de salicylate
de soude, les bien agiter ensemble et filtrer. Je préfère en premier
lieu dissoudre le salicylate dans un peu d'eau; car il ne se dissout
que difficilement dans l'albumen et la glycérine. Le filtrage peut
demander des jours, ou une semaine, mais la préparation ne se gâte
pas pendant ce temps.

On étale ce fixatif en couche aussi mince que possible sur le porte-objet au moment de s'en servir, on pose les coupes sur la couche humide, on chauffe pendant quelques minutes au bain-marie ou pendant quelques secondes au-dessus d'une flamme, et l'on enlève la paraffine fondue par un dissolvant ; on peut enlever à froid par le xylol si l'on veut.

Fol fait observer que dans tous les cas les coupes, colorées ou non, qui sont destinées à être montées dans le baume, doivent être soigneusement lavées dans l'alcool ; autrement il restera dans l'albumine des traces de glycérine qui troublent les préparations par la suite.

Cette méthode est particulièrement appropriée aux séries de coupes qu'on désire traiter par les teintures. L'albumine est extraordinairement tenace, de sorte qu'on ne risque aucunement de voir les coupes se détacher, pourvu qu'on évite d'employer des liquides alcalins.

Elle se laisse facilement combiner avec le procédé de l'étalage et déplissage des coupes sur l'eau (nos 160 et 203), comme suit (HENNEGUY, *Journ. de l'Anat. et de la Phys.*, 1891, p. 398). Après avoir étalé au pinceau une couche d'albumine de MAYER aussi mince que possible sur le porte-objet, on laisse tomber sur celui-ci quelques gouttes d'eau distillée qu'on étale avec un agitateur tenu horizontalement. Les coupes sont ensuite disposées en série à la surface de la couche d'eau. On chauffe pour les faire étaler (n° 203). Au bout de dix minutes, un quart d'heure, sur l'étuve, l'eau est suffisamment évaporée, et on peut alors faire fondre la paraffine et ajouter un dissolvant.

La fixation est donc plus rapide qu'avec la méthode de l'eau simple.

La méthode attribuée à IKEDA, sous le nom de « méthode japonaise », par REINKE (*Zeit. wiss. Mik.*, XII, 1895, p. 21), n'est autre que celle de HENNEGUY.

Dans notre expérience, la méthode de MAYER au blanc d'œuf est une méthode *absolument sûre*.

Il arrive souvent que le mélange de MAYER se trouble après quelque temps, ce que l'on a attribué au développement d'un microbe. On a dit (VOSSELLR, *Zeit. f. wiss. Mik.*, VII, 1891, p. 457, et GRANDIS, *Atti Accad. Lincei, Rend.*, VI, 1890, p. 138 ; *Arch. ital. Biol.*, XIV, 1891, p. 412), que le mélange devenu trouble a perdu ses propriétés adhésives et doit être jeté. Dans mon expérience voici ce qui se passe. Le liquide devient laiteux, puis se trouble, enfin se caille tout à fait, en passant à un état caséeux.

Mais à aucun moment il n'a perdu ses propriétés adhésives. Tant qu'il conserve assez d'humidité pour humecter le pinceau, il colle aussi bien que le premier jour, sinon mieux.

J'ajouterai que je crois qu'il y a quelquefois avantage à allonger le mélange d'eau ; il le supporte très bien.

205. Albumine (Mann, *Zeit. f. wiss. Mik.*, XI, 4. 1894, p. 486). — Du blanc d'œuf bien secoué avec 10 volumes d'eau distillée et filtré deux fois à travers le même papier. En enduire une provision de lamelles, les laisser sécher à l'abri de la poussière (elles se conserveront indéfiniment dans l'état voulu). Faire flotter les coupes sur de l'eau chaude (40° C.), n° 160, dans un récipient profond. Glisser une lamelle sous les coupes, les arranger, retirer la lamelle et la poser pendant cinq minutes sur une étuve à 35° C. Xylol, alcool, etc., etc.

Des lamelles enduites d'albumine et conservées à sec avaient déjà été employées par Gage pour coupes au collodion (Voir *Zeit. f. wiss. Mik.*, X, 1, 1893, p. 77).

206. Collodion (Schiellibaum. *Arch. f. mik. Anat.*, 1883, p. 565). — On mêle ensemble une partie de collodion et, selon la consistance du collodion, 3 ou 4 parties d'essence de girofle. On étale une quantité minime de la solution claire ainsi obtenue sur le porte-objet, à l'aide d'un petit pinceau. Cela forme une couche collante sur laquelle on dépose les coupes, en les étalant et en les aplatissant un peu avec un pinceau, à mesure qu'elles sont faites. Pour les fixer, Schiellibaum chauffe le porte-objet à une douce chaleur sur un bain-marie jusqu'à évaporation de l'essence de girofle, ce qui a lieu en cinq à dix minutes.

On traite alors les coupes par un dissolvant quelconque de la paraffine qui n'attaque pas le collodion (Schiellibaum recommande l'essence de térébenthine ; pour notre part, nous préférons et nous recommandons le xylol). L'on monte au baume, ou bien on passe par l'alcool absolu aux alcools plus faibles et à la coloration dans une teinture alcoolique ou aqueuse.

Personnellement, nous ne recommandons pas la méthode de Schiellibaum pour les *coupes à colorer*, parce que nous ne l'avons pas trouvée suffisamment sûre, les coupes ayant trop de tendance à se détacher dans l'alcool. Elle a le défaut de ne pas bien se prêter aux manipulations nécessaires pour étaler les coupes plissées ; et pour ce motif elle est aujourd'hui à peu près abandonnée. Pour plus de détails, et des variantes, voyez l'édition précédente de ce livre, ou bien Rawl. *Zeit. f. wiss. Mik.*, XI, 1894, p. 470 ; Field et Martin, *Bull. Soc. Zool. de France*, XIX, 13 mars 1894, p. 48 ; Summers, *The Microscope*, 1886, p. 66, et *Journ. Roy. Mic. Soc.*, 1886, p. 544 ; Strasser, *Zeit. f. wiss. Mik.*, IV, 1, 1887, p. 45, et VI, 2, 1889, p. 153 ; Gallemaerts, *Bull. Soc. Belge de Micr.*, XV, 1889, p. 56.

207. Gomme-laque (Giesbrecht, *Zool. Anzeig.*, 1881, p. 484). — On fait une solution pas trop forte de laque rouge dans l'alcool absolu, et on la filtre. On prend un porte-objet chauffé, et on le couvre d'une couche mince de laque à l'aide d'une baguette de verre qu'on plonge dans la solution et qu'on passe une seule fois horizontalement sur la lame. On laisse sécher cette couche.

Au moment de faire les coupes, on rend la couche de laque collante en la brossant légèrement avec un pinceau imbibé de créosote. On pose les coupes sur cette couche ; on chauffe le tout au point de fusion de la paraffine pendant un quart d'heure, ce qui fait évaporer la créosote ; on éloigne la paraffine en traitant les coupes par quelques gouttes de térébenthine, et l'on monte au baume de Canada.

CALDWELL (*Quart. Journ. Mic. Sc.*, 1882, p. 336). On prépare la lame au moment de s'en servir en la brossant légèrement avec une forte solution de gomme-laque dans la créosote. Après avoir posé les coupes, on les chauffe pendant une demi-heure à une température un peu supérieure au point de fusion de la paraffine, et on les traite par la térébenthine, comme nous l'avons dit.

MAYER (*Intern. Monâtsschr. f. Anat.*, 1887, IIft 2) prépare des lamelles à la laque alcoolique selon le procédé de GIESBRECHT, y pose les coupes a sec, en les appliquant fortement sur la couche de laque, et expose pendant une demi-minute aux vapeurs d'éther.

Ces méthodes ne permettent ni la coloration ni l'étalage des coupes. Pour plus de détails, voyez notre dernière édition, et les *Grundzüge* de LEE et MAYER, 1890, p. 118.

208. Autres méthodes pour coupes à la paraffine. Méthode d'OBREGIA, nᵒ 215.

Pour une modification de la méthode de WEIGERT, qui permet de conserver de grandes coupes non montées, voyez BLOCHMANN, *Zeit. wiss. Mik.*, XIV, 1897, p. 189. Pour d'autres méthodes à la gomme, à la gélatine, etc., supprimées comme superflues, voyez notre *dernière édition*.

B. — MÉTHODES POUR COUPES AQUEUSES

209. Gélatine (FOL, *Lehrbuch*, p. 132). — On fait dissoudre 4 grammes de gélatine dans 20 cc. d'acide acétique cristallisable, en chauffant au bain-marie et en agitant fréquemment. A 5 cc. de la solution on ajoute 70 cc. d'alcool à 70 p. 100 et 1 à 2 cc. d'une solution d'alun de chrome à 5 p. 100 dans l'eau. On verse ce mélange sur le porte-objet à préparer. On laisse sécher à l'air, et au bout de quelques heures la couche de gélatine passe à l'état insoluble. Cependant la gélatine conserve la faculté de se gonfler un peu et de devenir collante en présence de l'eau. On plonge donc le porte-objet sous la surface de l'eau dans laquelle nagent les coupes, on fait glisser les coupes à leur place et on lève le tout avec précaution ; les coupes se trouvent fixées en place.

Cette méthode s'applique au cas de coupes faites sous l'eau, les grandes coupes à la celloïdine entre autres.

La méthode d'OBREGIA, n° 215, peut aussi très bien s'appliquer aux coupes aqueuses.

C. — MÉTHODES POUR COUPES AU COLLODION

210. Albumine. J'ai trouvé (A. B. L.) qu'on peut très bien monter les coupes à la celloïdine sur l'albumine de MAYER, et en enlever la celloïdine si l'on le désire, en les mettant dans un mélange d'éther et alcool.

De même, JORDAN (*Zeit. wiss. Mik.*, XV, 1898, p. 54, et XVII, 1900, p. 193), qui fait coaguler l'albumine en chauffant, ce qui me parait inutile et dangereux ; et AUGUSTINSKI, *ibid.*, p. 37.

211. Méthode à l'éther (SUMMERS, *Journ. Roy. Mic. Soc.*, 1887, p. 523). — Outre le procédé cité numéro 206, qui est applicable aux coupes au collodion, SUMMERS trouve que le suivant suffit parfaitement. On met les coupes pendant un instant dans l'alcool à 95 p. 100, on les dispose sur le porte-objet et l'on verse dessus de la *vapeur* d'éther. Le collodion se ramollit et devient transparent, et l'on porte la lamelle dans l'alcool à 80 ou même 95 p. 100. On peut colorer.

Naturellement on peut traiter les coupes par la vapeur d'éther dans un tube bouché.

Personnellement je n'ai pas trouvé cette méthode très sûre.

GAGE (*Zeit. f. wiss. Mik.*, X, 1, 1893, p. 77) trouve que si les coupes doivent être colorées il est préférable d'employer des lames albuminées selon le procédé indiqué n° 205 ; les coupes y adhèrent mieux.

AUBERTIN (*Anat. Anz.*, XIII, 1896, p. 90) arrange ses coupes sur une lame propre, les sèche avec du papier buvard, les traite d'abord par l'alcool absolu, puis par un mélange d'alcool et d'éther, qui dissout le collodion, puis laisse évaporer, de sorte que le collodion dissous vient à former sur la lame une couche continue, et finalement traite par l'alcool à 70 p. 100 et les autres liquides désirés.

212. Méthode à l'essence de bergamote (APATHY, *Mitth. Zool. Stat. Neapel*, 1888, p. 742 ; *Journ. Roy. Mic. Soc.*, 1887, p. 670). — Faire les coupes avec un couteau enduit de vaseline jaune et mouillé d'alcool à 95 p. 100. Faire flotter les coupes sur de l'essence de bergamote (elle doit être verte, doit se mêler parfaitement à l'alcool à 90 p. 100 et ne pas avoir d'odeur de térébenthine). Les coupes s'étalent sur l'essence. Avant qu'elles ne s'y enfoncent on les conduit en place sur une petite bande de papier à décalquer préalablement plongée dans l'essence. Lorsqu'on a ainsi disposé une série, on laisse égoutter le papier, on en sèche la face inférieure avec du papier buvard, on le retourne et on le presse, les coupes en bas, sur un porte-objet bien sec. Les coupes se collent au verre et l'on enlève le papier en le roulant graduellement d'un bout à l'autre. On enlève des traces d'essence qui peuvent être restées autour des coupes avec un papier à cigarette. S'il n'y a pas de coloration à faire, il n'y a plus qu'à ajouter du baume et un verre à couvrir.

On peut simplifier (APATHY, *Mikrotechnik*, p. 127) en supprimant l'alignement sur le papier et en transportant les coupes directement de l'essence de bergamote sur la lame. Celle-ci (*ibid.*, p. 176) peut avoir été préalablement collodionnée et séchée.

Dans le cas d'objets non colorés ou très petits, il est bon d'ajouter à l'essence de bergamote un peu de solution alcoolique de safranine. Le collodion des coupes s'y colore, et rend les coupes visibles. La couleur disparaît d'elle-même après quelques jours dans le baume.

Si les coupes doivent être colorées, après enlèvement de l'essence on traite par la vapeur d'un mélange d'alcool et d'éther (voyez au numéro précédent).

Si la coloration doit être faite dans un liquide aqueux, il faut avoir soin, en arrangeant les coupes, de faire en sorte que la marge de celloïdine de chacune recouvre un peu celle de sa voisine; alors l'éther les fond toutes par les bords en une lamelle continue. Ce feuillet se détache du verre dans les liquides aqueux, et on le traite ensuite comme une seule coupe.

213. Méthode au couteau (APATHY, *Zeit. f. wiss. Mik.*, VI, 2, 1888, p. 168). — Le couteau est couvert de vaseline jaune et d'alcool comme dans la méthode précédente. A mesure que les coupes sont faites on les conduit à l'aide d'une aiguille ou d'un petit pinceau à un endroit sec de la lame du couteau (c'est-à-dire un endroit où il n'y a pas trop d'alcool, mais bien de la vaseline, le tout est censé être enduit de vaseline). On les dispose en séries en cet endroit, la marge de celloïdine de chacune recouvrant celle de sa voisine. Les séries doivent être de la longueur du verre à couvrir et être disposées en un carré des dimensions de ce verre. Lorsqu'un carré est complet, on sèche les coupes en tamponnant le tout avec du papier buvard ; il n'y a pas de risque qu'elles s'attachent au papier, car elles sont retenues par la vaseline. On enduit maintenant le tout avec de la solution très peu épaisse de celloïdine, et l'on laisse évaporer pendant cinq minutes à l'air. Puis on enlève le couteau du microtome et on le met pour une demi-heure avec les coupes dans de l'alcool à 70 p. 100.

Si l'on désire préparer plus d'un carré de coupes à la fois, il n'y a qu'à mouiller le premier avec de l'alcool à 70 p. 100 et le laisser en place pendant qu'on prépare les autres. Le séjour dans l'alcool fait solidifier la celloïdine en un feuillet continu qu'on détache avec un scalpel et qu'on peut colorer en masse. Il est bon de le mettre immédiatement sur une lame, en mouiller les bords avec un mélange d'alcool et éther pour qu'il ne se détache pas, et porter le tout dans la teinture.

214. Méthode de Weigert (*Zeit. f. wiss. Mik.*, 1885, p. 490). —

Les coupes sont faites, comme d'habitude, avec un rasoir mouillé d'alcool. Il faut faire attention à ne pas avoir sur la lame assez d'alcool pour faire flotter les coupes. On ne prend pas les coupes avec un pinceau, mais avec une bandelette de papier. La bandelette de papier doit avoir environ deux fois la largeur des coupes. Elle doit être découpée dans du papier assez poreux pour s'imbiber facilement d'alcool, et en même temps assez résistant, à l'état imbibé, pour ne pas se déchirer sous l'influence d'une légère traction. WEIGERT recommande le « papier-closet »; nous pensons qu'on trouvera facilement cette sorte de papier chez les pharmaciens, surtout les pharmaciens anglais (demander du « Closet-paper »). On prend par les deux bouts la bandelette de papier imbibée d'alcool, on la tend légèrement et on l'abaisse sur la coupe; la coupe y adhère et on l'enlève en faisant passer la bandelette horizontalement, ou en la levant légèrement, au delà du tranchant de la lame. On commence par poser la première coupe vers le bout du papier qu'on tient dans la main gauche; les autres coupes trouvent leur place sur le papier en suivant de gauche à droite. Entre chaque coupe on pose la bandelette de papier, les coupes en haut, sur un fond humide préparé d'avance en mettant dans une assiette du papier buvard, à plusieurs épaisseurs, couvert d'une feuille du même papier-closet, le tout étant saturé d'alcool. Lorsqu'on a ainsi aligné sur du papier-closet toutes les coupes qu'on désire monter, on passe à la deuxième manipulation, qui est le collodionnage de la série.

Cela se fait en deux étapes. La première consiste à poser la série sur une plaque de verre collodionné. A cet effet, on a préparé d'avance des plaques de verre en versant dessus du collodion qu'on laisse s'étaler en une couche unie, comme le font les photographes.

On laisse sécher cette couche (les plaques ainsi préparées peuvent être gardées indéfiniment en provision). On prend une de ces plaques, de dimensions convenables (pour les petites séries, les porte-objets suffisent ; pour les grandes coupes, on se sert de plaques de dimensions correspondantes) ; on pose sur la surface collodionnée une des bandelettes de papier avec les coupes, les coupes en bas, et on la presse légèrement contre la plaque ; les coupes adhèrent à la surface collodionnée, et l'on peut maintenant avec un peu de précaution éloigner le papier sans les déranger. Il faut observer la précaution de ne pas coller plus d'une à deux lignes de coupes sur la même plaque de verre ; autrement les premières risqueraient de se dessécher pendant que l'on prépare les suivantes. S'il se trouve un excès d'alcool autour des coupes, on enlève avec du papier buvard. On passe ensuite à la deuxième phase du collodionnage. Elle consiste à verser sur les coupes du collodion qu'on laisse s'étaler en une couche unie et sécher superficiellement. Aussitôt que cette couche est sèche à la surface, on inscrit au coin de la plaque, avec un pinceau chargé de bleu de méthylène, les indications nécessaires, et l'on plonge la plaque ou bien dans la solution colorante, ou bien dans de l'alcool à 80 p. 100. Dans le liquide, les deux couches de collodion ne tardent pas à se détacher du verre en emportant les coupes. Celles-ci gardent leurs positions relatives, fermement emprisonnées entre les deux feuilles de collodion. On les colore, on les lave, on déshydrate à la manière ordinaire, si ce n'est qu'on évite naturellement pour la déshydratation l'emploi d'un alcool d'un titre supérieur à 90 à 96 p. 100. On éclaircit avec le mélange cité numéro 181, en prenant toutefois la précaution de laisser les séries soit dans l'alcool, soit dans l'éclaircissant plus longtemps qu'on n'y laisserait des coupes libres. On découpe les séries dans les longueurs voulues pendant qu'elles sont encore dans l'alcool ; on peut les poser à cet effet, pour plus de sûreté, sur une bandelette de papier-closet saturée d'alcool. On monte définitivement selon les procédés connus.

Les avantages de cette méthode se trouvent dans la sûreté des manipulations, et dans sa rapidité. Du moment que les coupes ont été alignées sur le papier, on traite la série entière presque comme une seule coupe. Elle est plutôt indiquée pour des coupes grandes et épaisses, qui ne demandent pas à être déplissées, que pour des séries de petites coupes minces.

La modification apportée à ce procédé par WINTERSTEINER (*Zeit. f. wiss.*

Mik., X, 3, 1893, p. 316) consiste simplement à supprimer l'alignement des coupes sur la bande de papier, et à les faire glisser directement du couteau sur la plaque de verre collodionnée.

STRASSER suggère l'emploi de papier gommé au lieu de plaques de verre collodionnées.

215. Méthode d'Obregia (*Neurol. Centralb.*, IX, 1890, p. 295 ; voy. aussi GULLAND, dans *Journ. of Pathology*, Feb. 1893 ; et MERCIER, *Les coupes du système nerveux central*, 1894, 133). — C'est une modification assez commode de la méthode de WEIGERT. On fait un mélange de

Solution sirupeuse de sucre candi pulvérisé, dans l'eau distillée bouillante.	30 cc.
Alcool à 95 p. 100	20 —
Solution sirupeuse transparente de dextrine dans l'eau distillée bouillante.	10 —

On prépare les plaques de verre avec ce mélange comme on les prépare avec le collodion dans le procédé de WEIGERT, mais seulement deux ou trois jours avant de s'en servir. On les laisse sécher lentement jusqu'à ce que la surface ne colle plus que légèrement au doigt. On fait les coupes et on les cueille, comme dans le procédé de WEIGERT, sur une bande de papier de soie satiné, en prenant les coupes sur la face satinée. Lorsque toute la série a été cueillie, on la couche sur la plaque préparée, on enlève le papier, et l'on inonde la plaque d'une solution de celloïdine ou de photoxyline à 3 p. 100 dans un mélange d'éther et alcool absolu à parties égales. On pose les plaques à plat, et on laisse évaporer. Aussitôt que la pellicule de collodion a acquis une certaine consistance, on la divise en rubans avec la pointe d'un couteau ; on peut alors mettre le tout de côté, la couche de sucre retenant assez d'humidité pour prévenir le desséchement des coupes. Lorsqu'on désire achever la préparation on met le tout dans de l'eau, la pellicule de collodion se détache et on la traite comme dans la méthode de WEIGERT.

Ce qui précède a trait aux coupes au *collodion*. Pour les coupes à la *paraffine*, les opérations sont simplifiées en ce qu'on supprime l'alignement sur la bande de papier. On pose les coupes directement sur la plaque préparée, on la chauffe pendant 10 minutes à l'étuve à une température de 57 à 60° C., on enlève la paraffine fondue avec du papier buvard et un dissolvant (xylol, térébenthine), on met pour quelques minutes dans de l'alcool absolu, on laisse égoutter, on couvre de la solution de collodion et l'on procède comme ci-dessus.

Le procédé d'Obregia s'applique également bien aux coupes à la celloïdine, aux coupes de matériel qui n'a pas été enrobé du tout, et aux coupes à la paraffine, tandis qu'on ne peut pas bien employer la méthode de Weigert pour ces dernières.

Dimmer (*Zeit. wiss. Mik.*, XVI, 1899, p. 44) prépare les plaques de verre avec une solution de 16 parties de gélatine dans 300 d'eau chaude, les laisse sécher pendant deux jours, et procède comme ci-dessus.

216. Pour la méthode de Giacomini pour les grandes coupes voyez notre *première édition*, p. 392, ou *Zeit. wiss. Mik.*, 1885, p. 531.

CHAPITRE XII

DES TEINTURES

217. Des diverses sortes de teintures. — Les colorations histologiques peuvent se diviser en deux groupes : les *colorations générales* (ou diffuses), et les *colorations électives* (ou sélectives).

Nous appelons coloration générale, une coloration qui intéresse également *dans leur totalité tous les éléments* anatomiques d'une préparation.

Nous appelons coloration élective, une coloration qui n'intéresse que *quelques-uns de ces éléments*, les autres demeurant incolores ou se colorant d'une autre façon que les premiers. C'est cette *différenciation* des éléments histologiques par la couleur qui est le but principal pour lequel on emploie des réactifs colorants dans la pratique de l'anatomie microscopique.

Les colorations électives se laissent diviser en deux groupes : il y a l'élection *histologique* et l'élection *cytologique*. Dans l'élection histologique, la coloration se porte avec l'élection sur tous les éléments appartenant *à un tissu donné*, les autres éléments histologiques de la préparation demeurant incolores, ou du moins se colorant d'une autre façon; exemple : coloration des terminaisons nerveuses par le chlorure d'or ou par le bleu de méthylène. Les colorations de cette sorte s'appellent aussi *colorations spécifiques*.

Dans l'élection cytologique, au contraire, la coloration se porte avec élection sur l'un des *éléments cytologiques des cellules* de tous les tissus de la préparation, c'est-à-dire qu'elle choisit soit les noyaux en général ou un élément des noyaux, soit le cytoplasme ou un élément du cytoplasme, son réticulum, son enchylème, ses granulations ou autres enclaves. La première de ces colorations cytologiques s'appelle coloration *nucléaire* ou *chromatinique*, la seconde, coloration *plasmatique*. Ce sont les teintures nucléaires

qui sont, en anatomie microscopique générale, la classe la plus
importante de colorations. Car, la plupart du temps, c'est surtout
en vertu de leurs propriétés d'élection pour la substance nucléaire
que les teintures rendent des services à l'anatomiste. Il s'en sert
quelquefois à titre de réactifs chimiques, comme cela arrive, par
exemple, lorsqu'il fait usage du vert de méthyle pour déceler la présence de la nucléine, ou pour constater son absence, dans une structure quelconque ; de semblables réactions jouent un rôle considérable dans les études cytologiques. Mais, le plus souvent, le point
de vue chimique est relégué à l'arrière-plan, et tout ce que l'anatomiste demande aux teintures, c'est de lui fournir des jalons indiquant
les centres histologiques des tissus. Ces jalons, qui sont des noyaux
vivement colorés, attirent le regard, qui peut ensuite déchiffrer avec
aisance les contours et les rapports des éléments auxquels ces
centres appartiennent ; et l'on préfère en général que tout ce qui
est en dehors des noyaux reste incolore pour ne rien enlever à la
transparence des préparations. Les colorants à action *diffuse*, que
nous avons dit être ceux qui se portent sur la *totalité* des éléments
des tissus aussi bien que sur les noyaux, sont aujourd'hui de plus
en plus abandonnés.

Les *colorants plasmatiques électifs*, au contraire, sont de la plus
grande utilité pour certaines recherches spéciales et il devient tous
les jours plus évident que pour les études cytologiques ils sont indispensables.

218. Les deux méthodes de teinture. — Dans la pratique, on
cherche à réaliser des colorations électives de deux manières qui
reposent sur des principes opposés. Ce sont la méthode PROGRESSIVE
et la méthode RÉGRESSIVE.

Dans la première, on fait usage de teintures électives, c'est-à-dire
de couleurs qui ont comme une affinité spéciale pour les éléments
qu'on désire mettre en relief et les colorent *plus rapidement* que les
autres éléments de la préparation ; on interrompt la coloration et
on procède au lavage et à la fixation de la couleur au moment où
celle-ci a été suffisamment absorbée par les éléments à colorer sans
avoir encore envahi les autres. Elle présente deux grands avantages : elle permet de colorer en bloc des pièces volumineuses,
car le progrès de la teinture n'exige pas un contrôle minutieux ;
et elle permet l'emploi des couleurs les plus stables. C'est la
méthode des colorations ordinaires *en bloc* par le carmin et l'hématoxyline.

Dans l'autre manière de réaliser des colorations électives, ou méthode régressive, on ne cherche pas à produire une localisation directe de la couleur sur les éléments à colorer; mais on produit d'abord une coloration générale de tous les éléments et l'on cherche ensuite à enlever par des lavages la couleur absorbée par les éléments que l'on désire épargner. C'est la méthode *de coloration suivie de décoloration*, que nous pratiquons si souvent sous forme de teinture au carmin boracique ; c'est aussi la méthode connue sous le nom de procédé de Flemming. C'est le contre-pied exact de la première méthode ; dans celle-ci, on interrompt la *teinture* avant qu'elle ait intéressé les éléments à épargner ; dans l'autre, on interrompt les *lavages* avant qu'ils aient intéressé les éléments dont on désire conserver la coloration. La méthode régressive s'emploie surtout pour la coloration des *coupes*. Elle ne s'applique que dans des cas plutôt exceptionnels (carmin boracique) aux pièces volumineuses, car elle exige en général que la décoloration soit surveillée de près ; elle trouve son application la plus importante dans les recherches cytologiques. Elle a l'avantage de fournir des colorations d'une extrême précision, et, ce qui est encore plus important, de permettre d'utiliser des couleurs produisant leur effet sur des tissus qui ont été fixés par des réactifs, tels que l'acide chromique, qui font obstacle à la coloration directe par les colorants ordinaires.

Ces deux méthodes peuvent se combiner. Si, par exemple, nous avons cherché à arriver à une coloration nucléaire par voie progressive avec le picro-carmin, et que, n'ayant pas interrompu la coloration à temps, nous avons laissé s'établir une coloration diffuse, nous pouvons cependant arriver à la localisation voulue en procédant à la décoloration des éléments extra-nucléaires par le lavage avec une solution faible d'acide chlorhydrique, lavage que nous aurons soin d'interrompre avant qu'il ait intéressé les noyaux.

219. De la préparation préalable des tissus à colorer. — Les *fixations* ont tout autant d'importance pour la réussite des colorations que pour la conservation des tissus. Les éléments des tissus (à part quelques exceptions) ne se colorent pas ou ne se colorent que d'une façon fort incomplète, dans les teintures à l'état vivant. Les tissus récemment morts et non fixés s'y colorent, mais mal, et ne prennent guère qu'une coloration fugitive. *Seuls, les tissus convenablement fixés* prennent dans les teintures des colorations à la fois énergiques et stables.

Cette différence entre la réaction des tissus vivants ou frais et la réaction des tissus fixés envers les matières colorantes s'explique peut-être par les considérations suivantes :

Il y a des motifs pour croire que la coloration des tissus fixés se réalise de deux manières. Ou bien elle résulte d'une combinaison de la matière colorante avec certains composés organiques ou inorganiques (des phosphates, par exemple) qui existaient déjà dans les tissus pendant la vie, et y ont été précipités *in situ* par l'agent fixateur ; comme cela a lieu lorsqu'on a employé pour la fixation un réactif tel que l'alcool. Ou bien elle résulte d'une combinaison de la matière colorante avec certains composés qui ne préexistaient pas dans les tissus, mais qui y ont été formés par la combinaison d'éléments constitutifs des tissus avec des éléments chimiques apportés par l'agent fixateur ; comme cela a apparemment lieu lorsqu'on a employé pour la fixation un réactif tel que l'acide chromique. (Ces composés doivent être pour la plupart des albuminates métalliques ; voyez les explications que nous avons données sur la théorie de la fixation, n° 32.)

Or ni l'une ni l'autre de ces conditions ne se réalisant dans les tissus non fixés, on comprend qu'ils ne réagissent pas envers les colorants de la même manière que les tissus fixés ; et l'on comprend également jusqu'à quel point la qualité des colorations dépend du traitement préalable des tissus.

Nous revenons sur cette question à propos du Mordançage, n° 222.

219 *bis*. Coloration à nouveau de vieilles préparations. — De vieilles préparations dont la coloration s'est altérée, ou dont on veut changer la coloration ou le médium, peuvent souvent être facilement démontées, débarrassées du médium, et colorées à nouveau. Bien des vieilles préparations reprises ainsi avec de nouveaux procédés de coloration m'ont donné d'agréables surprises (HENNEGUY). S'agit-il de coupes, on se trouvera bien de les avoir collées sur le porte-objet par l'albumine de MAYER, ou par la méthode à l'eau (n° 203). On n'a alors qu'à mettre la préparation, debout, dans un tube de xylol ou de benzol, attendre que le verre à couvrir se soit détaché de lui-même (un jour ou deux), puis laver pendant quelques heures dans du xylol propre, et passer par l'alcool au nouveau colorant. Pour des coupes collées par la gomme-laque, voy. MAYER, *Biol. Centralb.*, X, 1890, p. 509, ou le *Vade-mecum* de LEE, 1900, p. 501.

220. Les phénomènes moléculaires de la teinture. — On a récem-

ment beaucoup discuté la question de savoir si les phénomènes tant
des colorations histologiques que de la teinture industrielle sont d'ordre
chimique, ou simplement d'ordre physique. La discussion de cette
question théorique serait hors du cadre que nous nous sommes tracé
dans cet ouvrage. On peut consulter l'exposé très instructif du point
de vue physique fait par A. FISCHER, dans son *Fixirung, Färbung und
Bau des Protoplasmas*, 1899. Le point de vue chimique a trouvé un nouveau défenseur en PAPPENHEIM (voy. son *Grundrisse der Farbchemie*,
1901).

220 bis. Métachromasie. — On appelle *métachromasie*, ou coloration métachromatique, le phénomène, assez souvent observé, de
la teinture d'un élément d'un tissu en une couleur qui n'est pas celle
de la solution colorante employée. Ainsi, la safranine, qui est rouge
en solution, colore en rouge pur la chromatine des noyaux, mais en
orange la substance fondamentale du cartilage et la mucine; le bleu
de méthylène donne aux granulations des *Mastzellen* une coloration
spécifique rouge violette, et le vert de méthyle, qui colore la chromatine en vert, teint en violet intense la matière amyloïde. La métachromasie dépend quelquefois de la présence d'une autre matière
colorante à titre d'impureté dans la matière colorante employée; il
en est ainsi pour le vert de méthyle qui contient presque toujours du
violet de méthyle; et pour le bleu de méthylène, qui contient toujours
une certaine quantité d'une couleur rouge. Mais elle peut provenir
aussi d'une décomposition de la couleur par les tissus; ou enfin il
paraîtrait qu'elle peut provenir d'une « modification optique », sans
changement chimique, de la matière colorante.

221. Des colorations vitales. — Il a été très souvent question
depuis quelques années de la propriété qu'ont certaines substances
de colorer tant bien que mal des éléments cellulaires *pendant la vie*
et sans porter atteinte d'une façon sérieuse à leur vitalité. Telles sont,
en solutions extrêmement diluées, la quinoléine, le bleu de méthylène, le brun Bismarck, le noir d'aniline, le dahlia, le violet de gentiane, le rouge neutre (Neutralroth), le bleu du Nil (Nilblau). Le rouge
Congo est inoffensif envers certains organismes, même en solutions
assez concentrées, et colore certains éléments des cellules pendant
la vie (SCHOLTZ, *Centralb. f. d. med. Wiss.*, 1886, p. 449; Cf. *Journ.
Roy. Mic. Soc.*, 1886, p. 1092). On peut y colorer des Rotifères, en
partie (consultez aussi à ce sujet le travail de MARTINOTTI, *Zeit. f. wiss.
Mik.*, V, 3, 1888, p. 305). Pour obtenir les résultats dont nous parlons, il faut employer des solutions colorantes très diluées et à réaction neutre ou très faiblement alcaline (les acides, même très faibles,

sont presque toujours toxiques pour les cellules). On trouve alors qu'elles teignent légèrement pendant la vie le cytoplasme de certaines cellules, jamais le noyau d'après mon expérience, ou en tout cas jamais *la chromatine du noyau;* si celle-ci se colore, c'est un signe de la mort de l'élément. Il est vrai que plusieurs observateurs ont affirmé que des noyaux peuvent être teints à l'état vivant par le brun Bismarck, le rouge Congo, le bleu de méthylène, le bleu du Nil, la safranine. Mais je n'ai pas pu trouver, d'après les descriptions de ces auteurs, que la coloration qu'ils ont observée portât sur la *chromatine* du noyau. Au contraire, il semblerait plutôt qu'elle ne fût qu'une coloration diffuse de la substance achromatique du noyau, ce qui ne constitue pas une coloration nucléaire proprement dite.

La coloration est tantôt répandue à travers toute la substance du cytoplasme, tantôt limitée à certains granules ou autres enclaves du cytoplasme.

Voyez aussi Henneguy (*Intermédiaire des biologistes*, I, n° 9, 1898) et Fischel (*Anat. Hefte*, Abth. 1901, p. 417) qui trouve comme moi que le noyau ne se colore pas à l'état vivant, et que les tissus vraiment vivants ne se colorent pas du tout par les couleurs « acides », et seulement par certaines des couleurs « basiques ».

J'ai fait, depuis la publication de la 1re édition, des expériences assez étendues sur le sujet de ces colorations « vitales ». Je suis arrivé à la conclusion qu'en aucun cas il ne se produit une teinture de la matière vivante pareille à celles que nous réalisons sur les tissus morts. Lorsqu'il se produit la coloration diffuse dont j'ai parlé plus haut on trouvera toujours, si la cellule est restée bien vivante, qu'il ne s'agit pas d'une teinture proprement dite, mais d'une simple absorption ou imbibition de la solution colorée par la cellule. Si l'on transporte la cellule dans un milieu privé de la matière colorante, elle abandonnera telle quelle la couleur qu'elle avait absorbée, et qui n'avait donc subi pendant son séjour dans la cellule aucun changement chimique, mais était restée simplement engagée d'une façon mécanique dans les interstices de sa substance. Si au contraire il se produit une coloration des granules ou autres enclaves dont j'ai parlé plus haut, il se peut bien que cette coloration soit quelquefois une véritable teinture (elle ne l'est certainement pas toujours, ce qui se laisse démontrer en remettant la cellule dans un milieu non coloré et en constatant la disparition de la couleur). Mais en ce cas, s'il y a eu teinture véritable, on pourra toujours se convaincre que cette teinture est limitée à des enclaves, c'est-à-dire à des éléments ne faisant pas partie de la trame vivante de la cellule. Ce seront des

granules de substances venues du dehors et en train d'être assimilées,
du *pabulum* cellulaire, ou des produits cataboliques, des matériaux
de rebut, ou bien encore des parties de la cellule qui ont subi plus
ou moins l'action toxique de la solution colorante et se trouvent en
état de vitalité amoindrie sinon éteinte ; en aucun cas, ce ne sera de
la matière pleinement et parfaitement vivante. Je pense même que
ces colorations nous fournissent un moyen de distinguer dans une
cellule les éléments vitaux de ceux qui ne le sont pas, ou le sont à
un degré moindre. Ces conclusions sont aussi celles de l'excellent
travail de GALEOTTI (*Zeit. f. wiss. Mik.*, XI, 2, 1894, p. 172). Ce travail,
dont je recommande beaucoup la lecture, apporte à l'appui de la
thèse une abondance de preuves que je ne puis songer à donner
dans l'espace très limité de ce paragraphe. Voyez aussi sur ce sujet
l'ouvrage de FISCHER cité au numéro 220.

Au chapitre **Bleu de méthylène** se trouvent d'autres observations qui se rapportent à ce sujet.

Tout en étant d'avis qu'il n'existe pas de colorations « vitales »
proprement dites, je me hâte cependant de dire que l'emploi de solutions colorées inoffensives dans l'étude des cellules vivantes est
souvent d'une utilité réelle. On trouvera souvent avantage à broyer
un peu de gentiane, de dahlia, de brun Bismarck ou de bleu de
méthylène dans un liquide « indifférent » et à s'en servir pour l'observation de cellules des tissus. Le bleu de méthylène (de même que
le brun Bismarck, le rouge Congo et le rouge neutre) offre l'avantage
d'être amplement soluble dans l'eau de mer, ce qui permet de l'employer pour l'étude d'organismes marins. La gentiane et le dahlia ne
sont pas suffisamment solubles dans l'eau salée pure, mais j'ai trouvé
qu'ils le deviennent si l'on y ajoute une trace d'hydrate de chloral
(0,25 p. 100 suffit amplement). La coloration du brun Bismarck peut
être fixée dans les cellules au moyen d'acide chromique à 0,2 p. 100
ou de solution de sublimé (MAYER) ou d'acide osmique à 1 p. 100
(LOISEL, *Journ. de l'Anat.*, 1898, p. 212, travail qui contient beaucoup
de renseignements au sujet des colorations vitales). Voyez aussi
OVERTON dans *Pringsheims Jahrb. wiss. Bot.*, XXXIV, 1899, p. 669
(plutôt botanique). Le bleu de méthylène fera l'objet d'un chapitre
spécial (ch. XVIII).

222. Des colorations directes et par Mordançage. — On
distingue des couleurs qui se fixent directement sur les tissus ; et
d'autres qui ne s'y fixent que par l'intermédiaire d'une substance
appelée « mordant ».

La plupart des colorations histologiques s'obtiennent par la voie directe, sans qu'il soit nécessaire de traiter les tissus préalablement par une substance destinée formellement à les mordancer. Cependant, comme nous l'avons déjà indiqué au numéro 219, il semble que beaucoup de ces colorations faites sans mordançage intentionnel, dépendent cependant d'un mordançage non intentionnel par les substances apportées par les agents fixateurs. Quelques-unes de ces substances produisent des modifications dans les tissus qui s'*opposent à leur coloration* avec certaines couleurs ; d'autres, au contraire, en facilitent la teinture *en jouant le rôle de mordants*. Telles sont (pour certaines couleurs) le chrome et ses sels, puis le sublimé corrosif, les aluns, les sels de fer, de platine, de palladium et d'uranium. On cherchera donc à tirer parti de cette propriété de ces substances lorsque l'occasion s'en présentera, et l'on ne perdra pas de vue l'utilité que peut souvent avoir la présence d'une substance agissant *comme mordant* dans les teintures elles-mêmes. L'alun, par exemple, joue dans beaucoup de teintures un rôle très important, qui paraît bien être celui d'un mordant. L'iode, dans plus d'un procédé, joue un rôle semblable, qu'on ne peut expliquer qu'en lui attribuant le caractère de mordant vis-à-vis de *certains éléments* et de *certaines couleurs*. En outre il faut noter que l'emploi de l'huile d'aniline dans les solutions colorantes, comme aussi celui de l'acide chromique, de l'acide picrique ou de l'iode employés avant la teinture ou ajoutés aux liquides de lavage paraît rentrer dans cette catégorie. Je pense qu'on peut regarder comme établi que l'iode sert de mordant pour plusieurs couleurs d'aniline (safranine, violet de gentiane, vert de méthyle, bleu Victoria). Pour ces deux dernières au moins il suffit de traiter les coupes pendant un quart d'heure, avant coloration, par de la teinture d'iode ordinaire pour voir s'augmenter beaucoup la résistance de la couleur à l'alcool de lavage. Voy. au demeurant, chapitre xvi, *Safranine* et *Violet de Gentiane*.

La pratique du mordançage est mise en œuvre intentionnellement dans certaines colorations à l'hématoxyline (BENDA, WEIGERT et autres) et pour les couleurs de la houille dans les procédés de HENNEGUY, RAWITZ, et d'autres. Il faut admettre que le mordançage a souvent une utilité très grande en nous permettant de fixer des couleurs sur les tissus qui sans cela seraient rebelles à la coloration. Cependant, il semblerait qu'il y a aujourd'hui quelque risque de voir cette pratique dégénérer en un abus. Car certes le but primaire d'une coloration histologique (qui est l'opposé de celui de la teinture industrielle) est de mettre en évidence les éléments des tissus qui ont pour la matière

colorante une affinité *naturelle*. Ce but se réalise au mieux par le
moyen des colorations directes, car ici les affinités mutuelles des
tissus et de la matière colorante entrent en jeu d'une façon spontanée
et sans contrainte. Or dans la coloration par mordançage il n'en est
pas ainsi. Ici, la matière colorante est pour ainsi dire contrainte à
une union forcée et non naturelle avec les éléments des tissus, parmi
lesquels il peut y en avoir beaucoup qui n'ont pas même la plus
faible affinité naturelle pour la couleur. Dans ce cas (comme par
exemple dans l' « inversion » de la coloration produite par le procédé
de RAWITZ, n° 295), la distinction entre des éléments chromatiques
et des éléments achromatiques est effacée, et les images fournies
par des préparations faites de cette manière sont d'une interprétation
plus difficile, et prêtent à des erreurs plus facilement que celles
qui sont fournies par les préparations à coloration directe, c'est-à-dire
sans mordançage.

223. Choix d'une teinture. — Les quelques conseils qui suivent
sont à *l'usage des commençants* seulement.

A. Pour les objets qui doivent être *colorés en entier*, nous recommandons en premier lieu le *carmin au borax alcoolique* de GRENA-
CHER. C'est un réactif qui, pour les travaux ordinaires d'anatomie
microscopique, rend de grands services. C'est un colorant des plus
énergiques et des plus précis, et le plus facile de tous à employer.
On y pourra substituer, selon les cas, le *Paracarmin* de MAYER. Ce
colorant me paraît être un réactif plus délicat, mais qui demandera
souvent la possession de plus de jugement de la part de l'opérateur.

Pour les objets petits et facilement pénétrables, le *carmin à l'alun*
(en comprenant sous ce titre les formules de GRENACHER et de PARTSCH
et le *Carmalun* de MAYER), réussit très bien. Pour les objets fixés par
les sels de chrome, nous recommandons, outre ces teintures, qui
avec ces objets ne donnent pas toujours les résultats voulus, les colorants à l'hématéine, soit l'*Hémalun* ou l'*Hémacalcium* de MAYER.

B. Pour la *coloration de coupes*, outre l'Hémalun, nous recommandons l'*hématoxyline au fer* de BENDA.

Pour les objets frais (non fixés) et dissociés, le *vert de méthyle*, si
l'on ne désire pas faire des préparations permanentes; pour celles-
ci, le carmin à l'alun ou le picro-carmin.

Les commençants feront peut-être bien de ne pas essayer d'ajouter
à ces teintures une coloration plasmatique.

224. Produits chimiques tinctoriaux. — Dans la plupart des procédés de coloration histologique il est important de travailler avec des produits chimiques purs. Cela est particulièrement essentiel pour les teintures aux *couleurs de la houille*. Pour celles-ci, *il ne suffit pas* de se procurer un produit portant le même nom qu'un produit qui a été décrit comme donnant tels ou tels résultats histologiques. Il faut que ce soit *la même marque de la même fabrique* qui a été employée par l'auteur qui l'a recommandée. Des produits portant le même nom, mais fournis par des maisons diverses, donnent très souvent des résultats tout à fait différents. (Voy. au paragraphe SAFRANINE ce qui est dit sur les différentes marques commerciales de cette substance.)

Je recommande particulièrement comme fournisseur la maison GRÜBLER et HOLLBORN, 63, Bayersche Strasse, Leipzig. Cette maison a la spécialité de réactifs histologiques *vérifiés* et ne livre que des couleurs qui ont bien fourni à l'essai la teinture désirée. La maison livre également des liquides colorants ou fixateurs, masses d'inclusion ou d'injection, etc., préparés selon les formules classiques. Je recommande beaucoup ces produits, qui sont en général supérieurs à ceux que les histologistes préparent eux-mêmes. On peut les commander d'après le prix courant, ou simplement en citant les numéros des formules de ce livre.

Une autre maison allemande de confiance est celle du Dʳ G. MÜN-DER, Mikroskopisch-chemisches Institut, Göttingen.

Le lecteur connaîtra sans doute des maisons françaises de confiance pour les réactifs chimiques ordinaires. J'ai tenu ici à insister sur ce que, pour les teintures histologiques aux *couleurs d'aniline*, il est absolument nécessaire, pour les procédés classiques, que les couleurs employées proviennent en dernier lieu des sources indiquées par les auteurs, lesquelles sont presques toutes des fabriques allemandes.

CHAPITRE XIII

CARMIN ET COCHENILLE

225. Théorie des teintures du carmin. — Les considérations suivantes sont prises dans l'important mémoire de PAUL MAYER, *Ueber das Färben mit Carmin, Cochenille und Hämatein-Thonerde*, dans *Mitth. a. d. Zool. Stat. zu Neapel*, X, Hft. 3, p. 480. Les principes de la teinture histologique au carmin ont été pendant longtemps obscurcis par l'idée erronée que le carmin ne serait que de l'acide carminique avec au plus quelques impuretés. Or il n'en est pas ainsi. D'après l'analyse de LIEBERMANN (*Ber. d. chem. Ges.*, Jahrg. 18, 1886, p. 1969-1975), le carmin serait un très remarquable *composé alumino-calcio-protéique de l'acide carminique*, véritable composé chimique, duquel en tout cas *l'aluminium* et le *calcium* ne peuvent pas plus être absents que le sodium du sel de cuisine. Son analyse donne environ 17 p. 100 d'eau, 20 p. 100 de matières azotées, 56 p. 100 d'acide carminique, au moins 3 p. 100 d'alumine et 3 p. 100 de chaux, avec une faible proportion de magnésie, de potasse, de soude, d'acide phosphorique, et une trace de cire. Les expériences de MAYER l'ont conduit à la conclusion que dans la teinture *histologique* (il ne s'agit pas ici de teinture industrielle) les éléments actifs de ce composé sont en général seulement l'acide carminique et l'alumine, avec, en certains cas particuliers, la chaux. Les autres bases sont inactives; et les matières azotées, si tant est qu'elles agissent, ont un effet nuisible, car c'est à leur présence qu'est due la putrescibilité des solutions.

Ces conclusions une fois établies, il est tout à fait logique d'admettre *qu'il convient de prendre comme base de nos teintures, non le carmin, mais l'acide carminique*. Cette proposition avait déjà été faite par DIMMOCK (*Amer. Natural.*, XVIII, 1884, p. 324-7). Mais la tentative de DIMMOCK n'avait pas réussi, pour ce motif, que dans la composition de ses teintures, il avait omis l'*élément essentiel*, l'*alumine*. Il colorait, par exemple, avec des solutions alcooliques d'acide carminique pur, ou de carminate d'ammoniaque pur. De telles solutions colorent, il est vrai, mais faiblement et d'une manière diffuse. Mayer a donc cherché la manière de les combiner avec l'alumine.

L'acide carminique est une substance solide d'un brun pourpre, facilement soluble dans l'eau et dans l'alcool. D'après Nietzki (*Chemie der organischen Farbstoffe*, 1889, p. 231-234) c'est un acide bibasique faible (Liebermann dit *fort*), formant avec les métaux alcalins des sels solubles, avec les métaux terreux et lourds des sels violets insolubles. On ne sait que peu de chose de la nature chimique de ces sels.

Le sel aluminique (carminate d'alumine) s'obtient en précipitant une solution d'acide carminique ou de carminate d'ammoniaque par de l'acétate d'alumine. Il a la propriété remarquable d'être soluble en même temps dans les acides et les sels acides, tels que l'alun, et dans les alcalis et les sels alcalins, tels que le borax, à condition qu'on ne prenne comme dissolvant que l'eau ou de l'alcool allongé d'eau.

Il se laisse précipiter également de ces solutions par le chlorure d'aluminium, mais seulement en partie ; l'alun ne donne pas lieu à un précipité, il se forme du carminate qui reste en solution. De là, la composition de la teinture décrite plus loin sous le titre de Carmalun.

Nous avons dit que les solutions se précipitent en partie par le chlorure d'alumine. Le carminate ainsi précipité se redissout dans un excès de chlorure, ajouté avec précaution. Cette opération fournit la teinture décrite au n° 231, teinture qui trouvera son utilité pour les cas où il est désirable de ne pas employer un liquide contenant de l'alun.

L'une et l'autre de ces teintures colorent en un ton violet assez semblable à celui du carmin à l'alun de Grenacher. On peut obtenir un ton plus rouge en ajoutant du chlorure de calcium à la solution de Carmalun. Mais cela n'est pas à conseiller, car l'addition de chlorure de calcium précipite la solution en formant du gypse. L'addition de chlorure de calcium ne précipite naturellement pas la solution au chlorure d'aluminium ; mais pour d'autres motifs on n'obtient pas de bons résultats en additionnant ainsi la solution de chlorure d'aluminium dont nous avons parlé jusqu'ici. On arrive au but en additionnant de chlorure de calcium une solution *alcoolique* de chlorure d'aluminium. De cette façon on obtient une teinture *alcoo-*

lique donnant une coloration *rouge*. Ce liquide sera étudié plus loin sous le titre de PARACARMIN.

226. Théorie des teintures à la cochenille. — D'après MAYER, dont les plus anciennes recherches sur cette matière se trouvent confirmées par ses études les plus récentes (*Mitth. Zool. Stat. Neapel*, X, 3, 1892, p. 496), le principe actif des extraits ou teintures histologiques de cochenille n'est pas l'acide carminique libre, mais un composé de cet acide avec une base, laquelle n'est pas la chaux mais un alcali. L'extrait aqueux de cochenille ne contient que des traces de chaux, l'extrait alcoolique n'en renferme pas même des traces. L'extrait aqueux, préparé au moyen de l'*alun* (soit cochenille de Partsch ou de Czokor), doit ses propriétés tinctoriales à la formation d'un *carminate d'alumine*, sel dont les propriétés générales ont été discutées dans le paragraphe précédent. La teinture préparée avec l'*alcool pur* ne contient au contraire que *ce carminate d'un alcali* que nous avons mentionné tout à l'heure. Ce carminate *seul* colore d'une façon faible et diffuse, comme le fait l'acide carminique seul. Mais s'il se rencontre, dans les tissus à teindre, avec des sels de chaux, d'alumine ou de magnésie qui soient capables d'entrer en combinaison avec lui et de fournir au sein des tissus des précipités colorés insolubles, alors il peut résulter une coloration énergique et très élective. En effet, l'*ancienne teinture alcoolique simple* de MAYER, n° 249, donne des colorations superbes avec certains objets, c'est-à-dire avec ceux qui contiennent les sels en question. Malheureusement les objets ainsi constitués sont plutôt rares, et avec la plupart des objets histologiques la coloration fournie par cette teinture est assez pâle.

Or MAYER a trouvé qu'en ajoutant les sels en question à la teinture on obtient une solution colorante qui contient elle-même tous les éléments nécessaires pour fournir une coloration forte et élective avec toutes sortes d'objets. D'où la *nouvelle formule*, n° 250.

227. Acide carminique pur. — On peut se le procurer chez E. MERCK à Darmstadt, ou chez GRÜBLER et HOLLBORN (adr. dans le chap. précédent). Le prix (variable) est dans les environs de 2 fr. 50 à 5 fr. par 10 grammes. M. le Dr Mayer m'écrit du reste que la qualité laisse souvent à désirer ; des échantillons récemment fournis se sont trouvés contenir souvent un peu d'ammoniaque ou d'alcali fixe.

228. Considérations générales. — Dans mon opinion, l'utilité essentielle des teintures au carmin se trouve dans leurs excellentes qualités pour les colorations d'*objets entiers*. Pour les coupes, je les trouve décidément inférieures aux anilines classiques et à plusieurs teintures à l'hématéine. Mais pour la coloration d'objets entiers, de matériel en bloc, elles donnent souvent de meilleurs résultats qu'aucune autre teinture. Car la plupart des teintures à l'hématéine ont une grande tendance à donner des colorations excessives fort gênantes, et les couleurs de la houille sont à peu près inapplicables aux colorations en masse.

Les colorations excessives au carmin peuvent toujours être atténuées et différenciées par l'acide chlorhydrique faible (par exemple, 0,1 p. 100). HENNEGUY (*Journ. de l'Anat. et de la Phys.*, XXVII, 1891, p. 400) a trouvé qu'elles peuvent être facilement éloignées par le permanganate de potasse ; mais c'est là une décoloration en masse plutôt qu'une différenciation. Toutes les colorations au carmin, excepté celle du carmin acétique, sont permanentes dans le baume. Aucune des formules de Grenacher, ni aucune solution acide, ne doit être employée pour des objets contenant des éléments calcaires qu'on désire conserver (à moins toutefois de les employer à un état de dilution extrême).

229. Choix d'une teinture. — On peut recommander aux commençants le carmin alcoolique au borax de GRENACHER, comme étant peut-être le plus facile à manier de ces teintures. Le carmalun, ou un carmin à l'alun quelconque, est également un colorant facile et sûr.

TEINTURES AQUEUSES

a. *Solutions acides*[1].

230. Carmalun (MAYER, *Mitth. Zool. Stat. Neapel*, X, 3, 1892, p. 489). — Acide carminique, 1 gr. ; alun, 10 gr. ; eau distillée, 200 centimètres cubes. Faire dissoudre à l'aide de la chaleur ; décanter ou filtrer. Il faut ajouter un antiseptique, soit quelques cristaux de thymol, ou 1 p. 1000 d'acide salicylique, ou enfin 5 p. 1000 de salicylate de soude.

Liquide d'un rouge clair, d'un ton violacé. Il colore bien les pièces volumineuses, même après traitement par les solutions osmiques.

---

[1] Les solutions aluniques qui vont suivre doivent être évitées pour les objets qui contiennent des éléments *calcaires*.

On peut laver à l'eau distillée, mais en ce cas le plasma demeurera un peu coloré. Si l'on désire éviter cela, il faut laver, avec précaution, dans une solution d'alun, ou dans des cas difficiles, avec un acide très faible. L'effet général est celui d'une coloration au carmin aluné. La différence principale, c'est que le Carmalun est très approprié aux *colorations en masse* de pièces assez volumineuses, besogne pour laquelle le carmin à l'alun n'est pas très adapté si l'on s'en sert sans autres précautions (mais voy. au n° 234).

On peut faire une solution moins forte en prenant de 2 à 3 fois autant d'alun et 5 fois autant d'eau et en faisant dissoudre à froid. On obtient une solution qui ressemble peut-être encore plus au carmin aluné, mais qui colore cependant en un ton un peu plus rouge. Cette teinture me paraît bien un peu faible pour le travail ordinaire.

Il faut bien observer qu'avec l'une ou l'autre de ces solutions les tissus à colorer *ne doivent pas avoir une réaction alcaline*.

Les autres propriétés de ces solutions sont très semblables à celles du carmin aluné (voy. § 232).

RAWITZ (*Anat. Anz.*, XV, 1899, p. 438) prend 2 grammes d'acide carminique, 20 d'alun d'ammoniaque, 150 d'eau, et 150 de glycérine, mais ne recommande cette solution que pour des coupes. MAYER n'admet pas les prétendus avantages de l'alun d'ammoniaque.

231. Solution au chlorure d'aluminium (MAYER, *op. cit.*, § 230, p. 490). — Acide carminique, 1 gramme; chlorure d'aluminium, 3 grammes; eau, 200 centimètres cubes. Ajouter un antiseptique, comme pour le Carmalun.

Emploi comme pour le Carmalun. La coloration est d'un violet bleu, énergique et élective; le plasma cependant s'y colore un peu plus fortement qu'avec le Carmalun. MAYER recommande cette teinture *seulement à titre de succédané du Carmalun*, pour les cas où celui-ci serait contre-indiqué à cause de l'alun qu'il contient, ou pour un autre motif semblable.

232. Carmin à l'alun; Carmin aluné; Carmin alunique (GRENACHER, *Arch. f. mik. Anat.*, XVI, 1879, p. 465). — A une solution aqueuse d'alun de potasse ou d'ammoniaque, d'une concentration de 1 à 5 p. 100, ou de toute autre concentration qu'on préfère, on ajoute 0.5 à 1 p. 100 de carmin en poudre, et l'on fait bouillir pendant dix à vingt minutes. Il vaut peut-être mieux se servir d'une solution d'alun très concentrée, et, après l'avoir fait bouillir avec le carmin, l'allonger au degré voulu. Après refroidissement, filtrer. (Nous avons l'habitude d'ajouter à notre solution un peu d'acide phénique ou un cristal de thymol pour prévenir le développement de moisissures.)

Nous avons déjà dit que le carmin à l'alun est, de tous les carmins, le réactif le plus délicat dans ses résultats. C'est un colorant nucléaire presque absolument pur. En dehors de la chromatine des noyaux, il n'y a guère que les nucléoles et la substance contractile des muscles striés qui s'y colorent. Ce carmin présente le grand avantage qu'on peut laisser les préparations indéfiniment dans les solutions sans crainte de voir se produire des surcolorations. Les colorations sont stables dans le baume et la glycérine neutre ; elles le sont moins dans la glycérine acidulée.

Il ne faut pas employer ce colorant pour des objets contenant des éléments calcaires qu'on désire conserver.

Cette teinture a deux défauts : elle colore lentement, et pénètre assez mal. Ce dernier inconvénient peut être écarté par l'emploi du procédé de Henneguy, numéro 234.

Des modifications de cette formule, qui nous paraissent peu utiles, ont été proposées par Tizzoni (*Bull. Sc. Med. Bologna*, 1884, p. 259 ; *Journ. Roy. Mic. Soc.*, 1885, p. 730) ; Pisenti (*Gazzetta degli Ospedali*, n° 24, 1885 ; *Zeit. f. wiss. Mik.*, II, 1885, p. 376) ; et Grier (*Mem. Soc. Ital. Sci.*, t. VI, n° 9, 1887 ; *Zeit. f. wiss. Mik.*, VII, 1, 1890, p. 47).

Mayer (*ibid.*, XIV, 1897, p. 29) prépare une teinture plus forte en prenant 2 grammes de carmin, 5 grammes d'alun, et 100 grammes d'eau, et en faisant bouillir pendant une heure, ce qui met en liberté un peu d'acide carminique. On obtient le même résultat en ajoutant de l'acide carminique au carmin aluné ou au carmalun.

233. Cochenille à l'alun (Partsch, *Arch. f. mik. Anat.*, XIV, 1877, p. 180). — Faire bouillir de la cochenille avec une solution d'alun à 5 p. 100, filtrer, et ajouter un peu d'acide salicylique pour prévenir le développement de moisissures.

Une autre formule a été donnée par Czokor (*Arch. f. mik. Anat.*, XVIII, 1880, p. 413).

Les deux formules ont été soigneusement étudiées par Mayer (*Mitth. Stat. Zool. Neapel*, X, 3, 1892, p. 496), qui trouve que celle de Partsch est la plus rationnelle. Elle contient la bonne proportion d'alun, tandis que la formule de Czokor n'en contient pas assez. Aussi la solution de Partsch se conserve mieux ; celle de Czokor précipite volontiers.

Le mode de préparation conseillé par Rabl (*Zeit. f. wiss. Mik.*, XI, 2, 1894, p. 168) n'est qu'une modification insignifiante de celui de Czokor.

Ces solutions colorent en un temps plus ou moins long des tissus qui ont subi n'importe quel genre de préparation préalable.

Elles sont peut-être supérieures comme richesse de coloration au carmin à l'alun.

On les emploie de la même manière.

234. Carmin aluné à l'acide acétique (HENNEGUY). — On fait bouillir du carmin en excès dans une solution saturée d'alun de potasse. Après refroidissement, on ajoute 10 p. 100 d'acide acétique cristallisable, et on laisse reposer pendant plusieurs jours. Il se fait un dépôt de carmin et d'alun ; on filtre.

Pour colorer les pièces, on les porte de l'alcool dans l'eau distillée, à laquelle on ajoute quelques gouttes de la solution de carmin, de manière à obtenir une teinte rose foncée. Elles restent dans la teinture vingt-quatre à quarante-huit heures, selon leur nature ; puis on les lave pendant une heure ou deux dans de l'eau distillée. Il importe d'employer de l'eau distillée, pour éviter la formation de cristaux dans les pièces. On traite ensuite par l'alcool à la manière ordinaire.

L'avantage de ce carmin est d'avoir un *pouvoir pénétrant* très grand et de colorer également toutes les parties aussi bien profondes que superficielles. Il a l'inconvénient de donner une coloration lilas qui n'est pas agréable à l'œil ; mais on peut rendre la coloration plus rouge en plaçant les pièces lavées dans de l'alcool additionné d'acide chlorhydrique, comme lorsqu'on emploie le carmin au borax.

Les préparations se conservent très bien dans le baume, moins bien dans la glycérine.

235. Carmins picro-alunés. — Les préparations faites au carmin aluné peuvent être traitées après coup par l'acide picrique, et fournir ainsi des colorations doubles. LEGAL combine les deux teintures, à raison de dix volumes de carmin à l'alun et un volume de solution saturée d'acide picrique (*Morphol. Jahrb.*, VIII Bd., p. 353). On peut en agir ainsi avec n'importe lequel des carmins alunés que nous venons de passer en revue. Les résultats sont quelquefois fort beaux.

236. Carmin acétique (SCHNEIDER, *Zool. Anzeig.*, 1880, p. 254). — On fait bouillir une solution d'acide acétique d'une concentration de 45 p. 100, et l'on ajoute du carmin jusqu'à ce qu'il ne s'en dissolve plus ; puis on filtre. (C'est, à ce que dit Schneider, à la concentration de 45 p. 100 que l'acide acétique dissout la plus grande proportion de carmin.)

Pour s'en servir, on peut ajouter une goutte de la solution concentrée à des objets frais placés sur le porte-objet. Ainsi employée, elle fixe en même temps qu'elle colore. La solution est extrêmement pénétrante, *fixe* bien pour un certain temps (mais seulement pour un certain temps) et peut ainsi servir pour l'étude d'objets frais. Coloration nucléaire. Malheureusement les préparations ne se conservent pas.

Ou bien, on peut se servir d'une solution diluée à 1 p. 100 pour la coloration lente.

Ce carmin a rendu des services autrefois comme *fixateur colorant*. Je pense qu'aujourd'hui il vaut mieux s'adresser pour cela au vert de méthyle acide.

Une teinture semblable, à l'acide formique, a été recommandée par PIANESE (*Zeit. wiss. Mik.*, X, 1894, p. 502).

237. Carmin à l'acide pyroligneux (BURCHARDT. Voy. *Arch. mik. Anat.*, LIII, 1898, p. 232).

238. Carmin ferrique de Zacharias (*Zool. Anz.*, n° 440, 1894, p. 62).

> Acide acétique dil. à 3 p. 100. . . . . . 150 à 200 gr.
> Carmin . . . . 1 —

Faire bouillir en remuant continuellement pendant vingt minutes, laisser refroidir et filtrer plusieurs fois. Colorer pendant plusieurs heures, six à vingt-quatre ou plus. Rincer à l'acide acétique dilué, et mettre (il faut éviter de toucher les objets avec des instruments métalliques) dans une solution à 1 p. 100 de citrate de fer ammoniacal (*Ferri et Ammoniæ Citras* des pharmacies). On peut y laisser les objets jusqu'à deux ou trois heures. Ils y prennent une teinte noire (pour les coupes, c'est une teinte grise, qui arrive déjà au bout de quelques minutes). Il ne faut pas prolonger le séjour dans la solution de sel de fer au delà du temps nécessaire, car les surcolorations sont à craindre. On lave pendant plusieurs heures à l'eau distillée, on déshydrate et monte au baume.

Après essai, je pense que cette méthode pourra bien rendre des services dans certains cas. La chromatine est bleuâtre (franchement bleue à l'état kinétique), les éléments plasmatiques brunâtres. Ce procédé a l'avantage de pouvoir s'appliquer à la coloration d'*objets entiers*, à condition qu'ils soient *petits* (sans cela le sel de fer envahit tout). Au point de vue surtout de la *coloration plasmatique*, j'estime que c'est une méthode sérieuse.

Comme me l'a fait observer MAYER, on obtient le même effet en traitant par le sel de fer après coloration par le *Carmalun*.

PFEIFFER VON WELLHEIM (*Zeit. wiss. Mik.*, XV, 1898, p. 123) mor-

dance pendant six à douze heures dans une solution très faible de
sesquichlorure de fer dans l'alcool à 50 p. 100, lave à l'alcool à
50 p. 100, et colore pendant quelques heures dans une solution très
faible d'acide carminique dans l'alcool à 50 p. 100. Les colorations
excessives se corrigent par l'alcool contenant 0,1 à 0,5 p. 100 d'acide
chlorhydrique.

J'ai obtenu récemment des résultats qui me paraissent encore
meilleurs et qui sont certainement très beaux, en mordançant des
coupes par le *Liquor Ferri* de Benda (n° 274) et colorant dans une
solution d'acide carminique à 0,5 p. 100 dans l'alcool à 50 p. 100.
La coloration a obtenu toute son intensité au bout d'une heure. On
lave à l'alcool à 50 p. 100 et aucune différenciation n'est nécessaire.
C'est une coloration chromatinique presque pure, tout aussi précise
que l'hématoxyline ferrique, mais beaucoup moins intense.

b. *Solutions alcalines ou neutralisées.*

239. Carmin à l'ammoniaque. Entièrement surannée, voy. au besoin
notre *première édition.*

240. Carmin au lithium (ORTH. *Berliner klin. Wochensch.*, 28, 1883,
p. 421). — Superflu. Macère du reste considérablement (MAYER).

241 Carmin à la magnésie (MAYER, *Zeit. wiss. Mik.*, XIV, 1897, p. 23 ;
au besoin. LEE. *Micro. Vade-Mecum*, 1900, p. 174). — 1 gramme carmin,
0,1 de magnésia usta, et 50 d'eau distillée : faire bouillir cinq minutes
et ajouter 3 gouttes de formol.

241. Le « picro-carminate d'ammoniaque », ou picro-carmin est
un mélange de carmin et d'acide picrique donnant une coloration
double. Les solutions sont passablement stables ; et les colorations sont
parfaitement permanentes, soit dans le baume, soit dans la glycérine,
à condition cependant que la glycérine soit acidulée avec 1 p. 100 environ d'acide acétique, ou d'acide formique (ce qui est mieux).

On peut facilement corriger les surcolorations ou les colorations
diffuses en lavant à l'acide chlorhydrique. On peut prendre à cette fin
le mélange d'acide chlorhydrique et d'alcool dont on se sert pour décolorer les pièces qui ont été colorées par le carmin au borax ; ou bien
on peut avec avantage employer un mélange de glycérine et de HCl
(jusqu'à 0,5 p. 100).

Ce n'est point selon nous dans la coloration double que fournit le
picro-carmin qu'il faut voir la valeur essentielle de ce réactif. C'est plutôt en ce qu'il est assez inoffensif pour les cellules, et en conserve bien
les formes, tout en donnant lieu à une légère macération.

J'ai essayé bon nombre des formules de préparation qui ont été proposées. Aucune ne m'a paru avoir des avantages réels sur les autres.

Voy. sur ce sujet, MAYER, *Ueber Picrokarmin*, dans *Zeit. wiss. Mik.*, XIV, 1897, p. 18.

242. Picro-carmin (RANVIER, *Traité*, p. 100). — Dans une solution saturée d'acide picrique, on verse du carmin dissous dans l'ammoniaque, jusqu'à saturation ; puis on évapore dans une étuve. Après réduction des quatre cinquièmes, la liqueur refroidie abandonne un dépôt, peu riche en carmin, qui est séparé par filtration. Les eaux mères évaporées donnent le picro-carmin sous la forme d'une poudre cristalline de la couleur de l'ocre rouge. Cette poudre doit se dissoudre entièrement dans l'eau distillée ; une solution au centième est la plus convenable.

Ce mode de préparation ne donnant nullement toujours un produit constant, VIGNAL recommande le suivant :

243. Picro-carmin. *Mode de préparation employé dans le laboratoire d'Histologie du Collège de France.* — Nous devons la formule suivante à l'obligeance de M. Vignal :

Eau	1.000
Acide picrique	20
Carmin	10
Ammoniaque	50

Mettre dans un flacon bouché et laisser pendant deux ou trois mois dans un endroit chaud. Puis laisser pourrir dans un grand cristallisoir ; lorsque le liquide est évaporé jusqu'à ne plus occuper que les 4/5 du volume primitif, enlever les cristaux d'acide picrique qui sont au fond du vase. Laisser sécher, puis dissoudre dans un peu d'eau chaude. Filtrer et examiner au microscope si le carmin est bien dissous. Dans le cas où il ne l'est pas, ajouter de l'eau et de l'ammoniaque et laisser pourrir de nouveau ; puis refaire la même opération que précédemment.

Lorsque le carmin se dissout bien, faire sécher la liqueur à l'étuve et la réduire en poudre.

Un gramme de poudre dissous à chaud dans 100 grammes d'eau donne le picro-carmin. On y ajoute un petit cristal de thymol, pour éviter le développement des moisissures.

244. Picro-carmin magnésique (MAYER, *Zeit. wiss. Mik.*, XIV, 1897, p. 25). — 1 volume de solution de carmin à la magnésie (n° 241), et 10 volumes d'une solution de picrate de magnésie à 0,6 p. 100. On peut se procurer ce picrate ou la teinture chez GRÜBLER et HOLLBORN. D'après MAYER, cette formule donnerait un produit relativement constant et inoffensif envers les tissus.

245. Autres formules pour le picro-carmin. Voy. au besoin nos *éditions précédentes.* Aussi, VAN WIJHE, *Proc. K. Akad. Wetensch. Amsterdam*, Feb. 24, 1900.

246. Autres solutions aqueuses (acides ou alcalines). Voy. nos *éditions précédentes.* Pour le mucicarmin de Mayer, voy. paragraphe 826 ; pour celui de Rawitz, paragraphe 828.

247. Carmin au borax alcoolique (Grenacher, *Arch. f. mik. Anat.*, XVI, 1879, p. 466 et suivantes). — On fait une solution concentrée de carmin dans une solution de borax (carmin, 2 à 3 p. 100 ; borax, 4 p. 100)[1] ; on ajoute un volume égal d'alcool à 70 degrés ; on laisse reposer[2], et l'on filtre. On y laisse les préparations le temps nécessaire pour qu'elles soient pénétrées, et on les porte, sans lavage préalable, dans de l'alcool[3] contenant 4 à 6 gouttes d'acide chlorhydrique par 100 centimètres cubes. On les laisse dans ce liquide jusqu'à ce qu'ils présentent une certaine transparence et un certain aspect brillant qui indiquent que les tissus sont suffisamment décolorés et la couleur fixée dans les noyaux. Il faut pour cela quelquefois des jours entiers. Puis on les lave à l'alcool pur.

Pour les objets qui demandent une immersion de plusieurs jours dans la teinture au lieu de quelques heures, il y a utilité à augmenter la dose d'alcool ; la conservation des cellules en est souvent sensiblement meilleure, la solution étant en même temps plus neutre et moins aqueuse. On peut ajouter de l'alcool jusqu'à en élever le titre à 50 p. 100 ; en tout cas pas au delà de 60 p. 100 (Mayer).

Ce carmin peut servir à colorer des objets qui ont été fixés dans le mélange de Flemming, à condition qu'ils aient été bien lavés.

Il est certainement l'une des plus commodes de toutes les teintures pour la coloration en masse, étant d'un emploi très facile et donnant de belles colorations. Mais il n'est pas aussi pénétrant qu'on pourrait le croire, et il a le défaut de produire quelquefois dans les cavités d'objets volumineux des précipités difficiles à éloigner. Étant alcalin il peut quelquefois être nuisible à des objets délicats.

248. Paracarmin (Mayer, *Mitth. Zool. Stat. Neapel.* X, 3, 1892, p. 491). — Acide carminique, 1 gr. ; chlorure d'aluminium, 0.5 gr. ; chlorure de calcium, 4 gr. ; alcool 70 p. 100, 100 cc. Faire dissoudre au froid ou à l'aide de la chaleur, laisser déposer, et filtrer. Liquide d'un rouge clair, très propre aux colorations en masse ; c'est la teinture qui se rapproche le plus du carmin au borax alcoolique de Grenacher.

---

[1] Faire bouillir pendant une demi-heure ou plus (Mayer).
[2] Vingt-quatre heures (Mayer).
[3] A 70 p. 100 ; cela est absolument nécessaire (Mayer).

Les tissus à colorer *ne doivent pas avoir une réaction* alcaline[1]. Après coloration, les coupes (ou les objets destinés à être débités en coupes) doivent être lavées à l'alcool pur à 70 p. 100. Les objets destinés à être montés entiers peuvent être lavés dans une solution faible de chlorure d'aluminium dans l'alcool ; ou, si cela ne suffit pas, avec de l'acide acétique (à 5 p. 100 si on prend l'acide ordinaire ; 2,5 p. 100 si l'on prend l'acide cristallisable) dans l'alcool.

Pour la coloration d'objets volumineux à grandes cavités (par ex. *Salpa*), allonger d'alcool et *acidifier légèrement*.

Coloration nucléaire, rouge, mais d'un rouge moins éclatant que celui du carmin au borax. Cette teinture possède les points suivants de supériorité sur le carmin au borax. Elle n'est pas alcaline, ce qui fait qu'elle est plus inoffensive au point de vue de la conservation des tissus ; elle est plus fortement alcoolisée, ce qui fait qu'elle a plus de pénétration ; elle n'a pas cette tendance qu'a le carmin au borax de former des précipités granuleux à l'intérieur de certains objets et elle se conserve d'habitude parfaitement sans précipiter.

249. Teinture de cochenille de Mayer, *ancienne formule* (Mayer, *Mitth. Zool. Stat. Neapel*, II, 1881, p. 14). — On fait macérer de la cochenille en poudre pendant plusieurs jours dans de l'alcool à 70 degrés. Il faut prendre environ 8 à 10 cc. d'alcool pour chaque gramme de cochenille, remuer fréquemment, puis filtrer.

Les objets à colorer doivent être imbibés d'alcool au même titre que celui qui a servi à faire la solution ; et il faut avoir soin d'employer toujours de l'alcool de ce titre pour le lavage des objets ou pour diluer la solution elle-même. Il faut changer l'alcool de lavage jusqu'à ce qu'il ne se colore plus. On peut l'employer chaud.

Il est très important de bien débarrasser les objets de l'acide avant de les colorer. Si l'on néglige cette précaution, on n'obtient que des colorations diffuses. Les objets préparés à l'acide osmique ne se colorent que faiblement, à moins qu'on ne les ait préalablement *blanchis*. Les objets préparés à l'acide chromique se colorent bien, encore mieux ceux qui ont été fixés par un liquide picrique ou par l'alcool absolu.

Les colorations excessives ont très rarement lieu. On peut les corriger par de l'alcool acidulé avec 1 p. 100 d'acide acétique ou 0,1 p. 100 d'acide chlorhydrique.

[1] Ni contenir beaucoup de carbonate de chaux (spicules ou portions squelettiques calcaires des Coraux, etc.), qui donnerait lieu à des précipités. (Mayer.)

Nous avons indiqué (n° 226) les raisons pour lesquelles cette teinture ne fournit des colorations parfaitement réussies qu'avec certains objets. Pour celui qui étudie l'histologie des Arthropodes, j'estime que c'est un réactif indispensable. La nouvelle formule donne un liquide qui, pour bien des objets, est insuffisamment alcoolique. Ajoutons que l'ancienne teinture est à réaction neutre et peut être employée avec des objets calcaires. Quoi de meilleur, par exemple, pour préparer un *Pluteus ?*

250. Teinture de cochenille de Mayer, *nouvelle formule (Mitth. Zool. Stat. Neapel, X, 3, 1892, p. 498).* — Cochenille, 5 gr.; chlorure de calcium, 5 gr.; chlorure d'aluminium, 0,5 gr.; acide nitrique (d'une densité de 1,20), 8 gouttes; alcool à 50 p. 100, 100 cc. On pulvérise finement la cochenille et on la broye intimement avec les sels en nature, on ajoute l'alcool et l'acide, on chauffe à l'ébullition, on laisse refroidir, on laisse le tout pendant quelques jours en agitant fréquemment, et l'on filtre.

Les objets doivent être saturés d'alcool à 50 p. 100 avant la coloration, et c'est dans de l'alcool de ce titre qu'il faut les laver ensuite.

Coloration assez semblable à celle du Paracarmin, mais ni aussi énergique ni aussi élective. MAYER *propose cette teinture seulement comme succédané du Paracarmin.*

Ce liquide est contre-indiqué pour des tissus contenant des éléments calcaires.

251. Carmin à l'acide chlorhydrique, alcoolique. — Ces solutions ont sur le carmin au borax l'avantage de contenir incomparablement plus de carmin dans l'alcool *très fort.* On les emploie comme le carmin au borax, en opérant la décoloration avec le même alcool acidulé d'acide chlorhydrique. Cependant, avec une solution heureusement combinée, on peut obtenir de prime abord des colorations électives qui n'ont pas besoin de décoloration. Les colorations sont permanentes dans tous les milieux conservateurs.

a. FORMULE DE GRENACHER *(Arch. f. mik. Anat.,* XVI, 1879, p. 468). — Demande le plus souvent des opérations ennuyeuses de neutralisation.

b. FORMULE DE P. MAYER *(Intern. Monatsschr. f. Anat. u. Phys.,* IV, 1887, p. 43). — Carmin, 4 grammes; eau, 15 cc.; acide chlorhydrique, 30 gouttes. Faire bouillir jusqu'à dissolution du carmin, ajouter 95 cc. d'alcool à 85 p. 100, et neutraliser en ajoutant de l'ammoniaque jusqu'à ce que le carmin commence à se déposer.

Cette solution donne toujours des colorations un peu diffuses; pour les rendre électives, il faut décolorer par de l'alcool *très faiblement* acidifié par l'HCl.

Si l'on désire diluer l'une ou l'autre de ces solutions, il ne faut pas employer à cet effet de l'eau, mais de l'alcool du même titre que celui qui a servi à faire la solution.

252. Autres carmins alcooliques. — Voy. notre *première édition.*

CHAPITRE XIV

HÉMATOXYLINE (HÉMATÉINE)

253. Introduction. — Les teintures à l'hématoxyline se divisent en deux groupes, celui pour colorations directes par les solutions aluniques, et celui pour colorations indirectes après mordançage par le fer, le chrome, le cuivre et quelques autres métaux. (On a essayé tous ou presque tous les autres métaux ; mais il n'y a que ceux que nous citerons qui donnent des colorations utiles.)

Les procédés par mordançage s'emploient surtout pour des coupes ou pour des colorations spécifiques du tissu nerveux et quelques autres objets assez spéciaux. Les colorations directes par les solutions aluniques s'emploient tant pour la coloration d'objets ou de matériel en bloc que pour des coupes.

Employée de l'une ou de l'autre façon, l'hématoxyline a sur le carmin l'avantage de colorer beaucoup plus facilement et énergiquement des tissus qui, ayant été traités par les fixateurs osmiques ou chromiques, etc., ne se colorent que difficilement. Elle est capable de donner les colorations les plus énergiques qui soient connues. Elle fournit, selon le mode d'emploi, une coloration nucléaire ou une coloration plasmatique, ou les deux en même temps. La coloration chromatinique qu'elle fournit par le procédé ferrique est si belle qu'elle a aujourd'hui à peu près pris la place des colorations aux couleurs de la houille qui étaient si fort à la mode pour l'étude du noyau il y a quelques années. Les colorations plasmatiques qu'elle fournit par la voie du mordançage sont également des plus importantes. Elles sont fournies surtout par les laques ferrique et chromique.

A. — TEINTURES ALUNÉES

254. Théorie des teintures alunées. — Il paraît maintenant parfaitement établi (NIETZKI, *Chemie der organischen Farbstoffe*,

1889, p. 215) que le principe colorant des teintures d'hématoxyline n'est autre que *l'hématéine*. De plus, il faut également admettre que l'hématéine des solutions histologiques usuelles est un produit de l'oxydation (par le moyen de l'air) de leur hématoxyline originelle (Mayer, *Ueber das Färben mit Hæmatoxylin*, dans *Mitth. Zool. Stat. Neapel*, X, 1, 1891, p. 170-186 ; puis Unna, *Ueber die Reifung unserer Farbstoffe*, dans *Zeit. f. wiss. Mik.*, VIII, iv, 1892, p. 483). Le changement produit dans les solutions par cette oxydation a été connu des histologistes depuis longtemps sous le nom de « maturation » des solutions ; on se rendait bien compte que, jusqu'à ce qu'il se fût produit, les solutions n'étaient pas en état de fournir des colorations ayant les qualités désirées.

Pour réaliser la « maturation » voulue, les histologistes se fiaient jadis (d'après une tradition tout empirique et indépendante de toute théorique chimique) à l'absorption spontanée de l'oxygène de l'air par les solutions d'hématoxyline. Nous devons à Mayer et à Unna la découverte importante qu'il n'y a rien de plus facile que de réaliser cette réaction d'une manière artificielle. Il suffit, par exemple, d'ajouter à une solution alunique d'hématoxyline une faible quantité de solution neutralisée de peroxyde d'hydrogène. La solution hématoxylique « mûrit » instantanément, virant à un bleu foncé, et se trouve dès l'instant dans l'état de maturité voulue pour les colorations.

Il faut donc admettre que *l'hématéine* est toujours l'élément colorant essentiel de ces solutions[1]. Faut-il également admettre que cet élément seul suffirait ? Les recherches de Mayer (*loc. cit.*) ont démontré qu'il ne suffirait pas. Une solution d'hématéine pure et libre ne fournirait pas une coloration *élective* semblable à nos colorations histologiques ; elle ne saurait fournir au plus qu'une teinture plate et confuse de tous les éléments, teinture faible et sans relief et par conséquent pas du tout bonne.

Elle demande l'adjonction d'un métal, tel que le chrome, le fer, l'aluminium. Ces principes étant admis, il suit que la première préoccupation de l'histologiste qui travaille avec des teintures à base d'hématoxyline doit être de réaliser la conversion de l'hématoxyline de ses solutions en hématéine, afin d'obtenir la formation de la laque

---

[1] Nous limitons expressément cette affirmation au cas des *solutions alunées*. En effet, il paraît possible que dans les procédés de teinture par les laques chromique ou ferrique le corps colorant puisse être l'hématoxyline, ou au contraire un produit de son oxydation encore plus oxydé que l'hématéine. Cf. Mayer dans *Anat. Anz.*, XIII, 1897, p. 318.

aluminique d'hématéine désirée. S'il se contente de laisser l'oxydation
se faire par le procédé anciennement usité de « maturation » des solutions par l'action de l'air, il surgit des inconvénients. En premier
lieu, la maturation spontanée est fort longue ; elle exige des semaines,
souvent même des mois. Ensuite, le processus d'oxydation ainsi
mis en jeu ne s'arrête pas au moment voulu, c'est-à-dire aussitôt
que l'hématoxyline a été convertie en hématéine. Il continue, et
l'hématéine formée subit à son tour une oxydation ultérieure qui la
convertit en des composés incolores ; la solution devient *trop mûre*,
et commence à précipiter. Une telle solution est donc en réalité un
mélange, dans des proportions toujours changeantes, d'éléments pas
mûrs, d'éléments mûrs et d'éléments trop mûrs. Les premiers et les
derniers de ces éléments sont sans effet pour la teinture ; et en conséquence la puissance colorante de la solution est très inconstante.

Cet inconvénient ne se laisse éliminer que très imparfaitement par
les anciennes méthodes. Maintenant, grâce aux importantes recherches de MAYER et d'UNNA, un grand progrès a été réalisé.

Le point essentiel des résultats de MAYER, c'est qu'il faut prendre
pour base des solutions colorantes *non l'hématoxyline* mais *l'hématéine*. Nous sommes ainsi soulagés du coup de l'obligation de la
maturation ennuyeuse et aléatoire des solutions par l'air, d'après la
vieille méthode. Nous avons d'emblée une solution mûre. Et pour
empêcher la surmaturation spontanée de cette solution, nous avons
une méthode très simple d'UNNA, dont il sera question tout à
l'heure.

Si cependant on préfère employer l'hématoxyline, ou qu'on soit
forcé de le faire, il faut du moins ne pas procéder en faisant dissoudre des cristaux d'hématoxyline d'emblée dans les autres ingrédients de la solution qu'on prépare. Il convient au contraire de la
préparer avec une forte solution d'hématoxyline dans l'alcool absolu
qu'on doit garder en provision à cet effet. On peut faire dissoudre
une partie d'hématoxyline dans 10 d'alcool absolu, et conserver cette
solution très longtemps — un an, si possible, plusieurs mois en tout
cas — avant de l'employer. Elle devient peu à peu d'un rouge
brun foncé ; alors son hématoxyline s'est en grande partie convertie
en hématéine, et donnera une teinture raisonnablement mûre.

255. Solution mi-mûre et constante d'Unna (*Zeit. f. wiss. Mik.*, VIII,
4, 1892, p. 483). — Unna a cherché le moyen d'arrêter au point voulu ce
processus d'oxydation continue et spontanée qui, comme nous l'avons
dit, conduit rapidement à un état de maturité excessive. On arrive à ce

résultat en additionnant simplement la solution d'un *agent réducteur*. Unna recommande la formule suivante :

Hématoxyline	1
Alun	10
Alcool	100
Eau	200
Soufre sublimé	2

En ajoutant le soufre à la solution hématoxylique au moment où celle-ci est devenue assez fortement bleuie, par exemple, après avoir attendu deux ou trois jours, on *fixe* le degré d'oxydation que la solution a atteint à ce moment. On peut alors employer la solution telle quelle pour la teinture.

Mayer (*Mitth. Zool. Stat. Neapel*, XII, 2, 1896, p. 309) trouve que ce moyen ne conserve pas la solution pour bien longtemps ; l'addition de glycérine le fait beaucoup mieux (v. n° 264).

256. Hématéine (Mayer, *loc. cit.*, n° 254). — L'hématéine se dissout entièrement, quoique non sans peine, dans l'eau distillée et dans l'alcool, en donnant une solution d'un brun jaunâtre qui ne se trouble pas par l'addition d'acide acétique. Avec les alcalis elle donne des solutions d'un violet bleu.

Elle se trouve aujourd'hui dans le commerce ; mais Mayer n'a pu se la procurer pure que chez Geigy and C⁰, à Bâle. Heureusement il se trouve aussi dans le commerce un composé ammoniacal d'hématéine, c'est l'*Hæmatein-Ammoniak*, ou *hématéate d'ammoniaque*, connu aussi sous le nom de *hæmateïnum crystallisatum*. On trouve ce produit, d'une pureté suffisante, chez Grübler et Hollborn. Ce composé est plus facilement soluble dans l'eau et dans l'alcool que ne l'est l'hématéine, et sert tout aussi bien pour les teintures. On peut du reste très facilement se le préparer soi-même, ce qui se fait de la manière suivante :

257. Hématéate d'ammoniaque (Mayer, *ibid.*). — On fait dissoudre à l'aide de la chaleur 1 gramme d'hématoxyline dans 20 centimètres cubes d'eau distillée et l'on filtre s'il y a lieu. On ajoute 1 centimètre cube d'ammoniaque caustique (d'une densité de 0,875) et l'on porte le liquide pourpre qu'on a ainsi obtenu dans une capsule de telles dimensions que le fond n'en soit pas couvert à plus d'un demi-centimètre de profondeur. On laisse évaporer à la température de l'air et à l'abri de la poussière. On doit recueillir en hématéate d'ammoniaque une quantité approximativement égale à celle de l'hématoxyline employée. Il ne faut pas activer l'évaporation par la chaleur, car cela pourrait provoquer la formation de composés insolubles dans l'alcool. Le produit ne doit pas être touché par des instruments d'une substance autre que le verre, la porcelaine ou le platine, jusqu'à ce qu'il soit devenu parfaitement sec.

La méthode d'oxydation par le peroxyde d'hydrogène d'Unna n'est rien moins que pratique, et nous la supprimons.

258. Caractères des teintures aux solutions alunées. —

Les solutions aluminiques d'hématéine (soit hématoxyline, — nous avons suffisamment expliqué que les soi-disant teintures à l'héma-toxyline sont en réalité des teintures à l'hématéine) colorent en divers tons de bleu ou de violet rougeâtre selon la réaction de la solution employée. Les solutions neutres ou alcalines colorent en bleu pur ; les solutions acides donnent un ton rougeâtre. Pour faire virer au bleu le ton rouge produit par les solutions acides, c'est une pratique assez générale de traiter les préparations par de l'ammo-niaque très diluée. Cette pratique repose sur la croyance que le virage au bleu serait l'effet de la neutralisation par l'ammoniaque de l'acide qui aurait été la cause du ton rouge. Il est des motifs pour croire que cette croyance est erronée. Squire (*Methods and Formulæ*, etc., 1892, p. 22) a démontré que des tissus colorés par la solution acide d'Ehrlich peuvent être bleuis par l'eau distillée par-faitement pure et ne contenant pas même une trace d'ammoniaque. Squire admet cependant que le virage est activé par la présence dans l'eau d'une trace d'un alcali ; ce qui explique la pratique, éga-lement très répandue, qui consiste à bleuir les préparations en les lavant pendant un temps suffisant (qui peut être jusqu'à plusieurs heures) dans de l'eau de source, qui est généralement chargée d'une quantité suffisante de carbonate de chaux ou autres corps basiques. Mayer donne une autre explication de la réaction. L'am-moniaque n'agirait pas en neutralisant l'acide, mais en précipitant l'alumine combinée à l'hématéine. S'il n'y avait pas d'alumine en jeu, l'ammoniaque produirait un virage au violet, non au bleu. Fis-cher (*Fixirung*, etc., p. 156, 157), n'admet pas cette explication, et en propose une autre, de nature fort spéculative.

En tout cas, ce qu'il importe de retenir, c'est qu'on peut le plus souvent arriver au but par la simple eau de source, et qu'on y arrive avec une entière certitude par une solution de bicarbonate de soude, ou d'acétate de soude ou de potasse. C'est ce dernier qui est le plus inoffensif (Mayer). (Le virage de coupes peut être obtenu en quelques minutes en les traitant par une solution à 1 p. 1000 de bicarbonate de soude dans l'eau distillée (Squire, *l. c.*). (Voyez aussi *Hæmacalcium*, n° 270.) Et c'est bien là la marche à préférer, car l'ammoniaque n'est certes pas un réactif inoffensif pour les éléments histologiques délicats. Naturellement toute cette question de virage est à distinguer de celle de la nécessité qu'il peut y avoir de neutraliser par un alcali des tissus qui ont été traités par un acide pour corriger une surcoloration. Dans ce cas la neutralisation peut être indiquée dans l'intérêt de la *permanence* de la coloration.

Les teintures hématoxyliques à laque alunique passent pour être des colorants nucléaires. Mais avec la plupart de ces solutions les colorations excessives s'établissent avec la plus grande facilité. On les corrige par des lavages prolongés dans de la solution d'alun (d'une concentration de 0,5 à 1 p. 100 par exemple), mais cela demande le plus souvent beaucoup de patience. On arrive plus vite au but en employant un acide quelconque, par exemple l'acide chlorhydrique (de 0,1 à 0,2 ou même 0,5 p. 100). Carnoy (*La Cellule*, XII, 1897, p. 215) recommande l'eau iodée. Après ces lavages, pour assurer la permanence de la teinture, il faut neutraliser les tissus avec un alcali (voyez plus haut ce qui a été dit à propos du bleuissage de la coloration).

Le bicarbonate de soude à 0,1 p. 100 sert bien pour ces neutralisations. Si l'on désire employer ce sel en solution alcoolique, on peut procéder comme l'indique von Wistinghausen (*Mitth. Zool. Stat. Neapel*, X, 1891, p. 41; *Zeit. f. wiss. Mik.*, X, 4, 1893, p. 480). On fait dissoudre du bicarbonate de soude à l'aide de la chaleur dans de l'alcool à 70 p. 100 (il s'en dissout très peu), et l'on filtre après refroidissement. Pour les lavages, on ajoute 3 à 5 gouttes de la solution à un verre de montre d'alcool à 70 p. 100.

Les colorations excessives peuvent être évitées en colorant très lentement dans des solutions extrêmement diluées. Les colorations chromatiniques les plus pures s'obtiennent cependant en colorant pendant pas trop longtemps (p. ex., trente minutes pour des coupes de matériel au sublimé) dans des solutions d'une concentration moyenne, telles que le hémalun allongé de 10 à 20 volumes d'eau. Avec les solutions très fortes, ou avec les solutions très diluées qu'on laisse agir pendant longtemps, la coloration qu'on obtient est plasmatique en même temps que nucléaire, ce qui peut ou non être à désirer. (Mayer, dans les *Grundzüge*, p. 151, dit qu'on peut obtenir une coloration nucléaire pure avec des solutions très diluées à condition de les allonger avec de la solution d'alun, ou de les acidifier.) Le matériel fixé au mélange de Flemming ne donnera de coloration

nucléaire pure qu'à condition d'être très frais ; en conséquence il
est presque impossible d'obtenir une coloration nucléaire pure avec
des coupes à la paraffine de ce matériel, toujours ces coupes montrent une coloration plasmatique à côté de la coloration nucléaire,
ce qui n'est pas le cas avec du matériel au sublimé.

Aucune des *anciennes* solutions préparées avec l'*hématoxyline*
n'est parfaitement stable (ni du reste l'hémalun non plus, comme
nous l'avons suffisamment expliqué plus haut) ; tout au plus en trou-
verait-on une ou deux qui soient un peu tolérables à cet égard
(celle d'Ehrlich cependant se maintient très bien) (MAYER).

Il faut user de précautions sérieuses pour assurer la permanence
de la coloration. Si l'on a employé des acides, il faut les enlever
complètement ou les neutraliser avec le plus grand soin. La plupart
des teintures donnent des colorations qui se conservent mieux dans
le baume que dans les milieux aqueux. Mayer trouve que ses préparations à l'hématéine se sont bien conservées tant dans des milieux
aqueux que dans le baume (voyez plus loin). Le baume à l'essence
de térébenthine est à éviter.

Les *nouvelles teintures à base d'hématéine* sont en grande partie
exemptes des inconvénients que nous venons d'énumérer.

Nous recommandons surtout l'hémalun et l'hémacalcium de
Mayer.

a. *Solutions aqueuses.*

259. **Hémalun** (MAYER, *Mitth. Zool. Stat. Neapel*, X, I, 1891,
p. 172). — On fait dissoudre 1 gramme d'hématéine ou d'hématéate
d'ammoniaque (n° 257) à l'aide de la chaleur dans 50 centimètres
cubes d'alcool à 90 p. 100, ou (*Grundzüge*, p. 152) on le triture
dans un mortier avec très peu de glycérine et on l'ajoute à une
solution de 50 grammes d'alun dans un litre d'eau distillée.
On laisse refroidir et déposer, on filtre s'il y a lieu, et l'on ajoute
un cristal de thymol. On obtient un liquide foncé d'un ton violet
rougeâtre. Le ton exact dépendra beaucoup de la qualité de
l'alun (MAYER). Cette teinture correspond à l'hématoxyline de
BÖHMER[1]. Elle colore largement aussi bien, et cela soit immédiatement, soit plus tard, car elle est naturellement mûre dès le
premier moment. On peut s'en servir, soit concentrée, soit diluée.

[1] Comme pour la formule de Böhmer, il n'est pas nécessaire de se conformer
exactement aux proportions indiquées. On peut toujours improviser une solution
d'hémalun en ajoutant quelques gouttes de solution alcoolique d'hématéine à une
solution d'alun de la concentration qu'on voudra.

A l'état concentré, elle colore presque instantanément (des coupes ont été colorées en les inondant une seule fois du liquide). Allongée de vingt volumes d'eau distillée, elle colorera des tentacules de *Tubularia* à travers toute leur épaisseur en une heure (pour allonger les solutions, il faut avoir soin de n'employer que l'eau distillée ou plutôt une solution faible d'alun dans l'eau distillée). Les lavages peuvent se faire soit à l'eau distillée, soit à l'eau de source pour bleuir.

Cette teinture est *admirable pour les colorations d'objets entiers*. Des objets volumineux demanderont cependant un bain de vingt-quatre heures et un lavage de même durée (au mieux dans de la solution d'alun au centième, si l'on désire une coloration nucléaire très précise).

Les préparations se conservent bien dans la glycérine, pourvu que celle-ci ne soit pas acide, et aussi dans le baume. Il faut observer que si l'on a employé l'essence de bergamote pour l'éclaircissement, il faut l'enlever soigneusement par de l'essence de térébenthine avant de passer au baume ; et que l'emploi de l'essence de girofle n'est pas sans danger. Il vaut mieux (MAYER, *in litt.*) n'employer que le xylol, le benzol et le chloroforme, et monter dans le baume au xylol ou au chloroforme.

La solution d'hémalun peut être additionnée de carmin à l'alun, de fuchsine-acide, etc., afin de produire des colorations doubles ; mais pour ce but il semble préférable d'employer les deux teintures successivement. Elle ne se conserve pas très bien ; avec l'âge elle se précipite et s'affaiblit. Si cela arrive, il convient de retirer la quantité qu'on désire employer pour une coloration en la puisant chaque fois du milieu de sa provision avec une pipette. Celle-ci doit être essuyée au dehors avant d'en laisser écouler le liquide.

260. Hémalun acide (MAYER, *loc. cit.*, p. 174, note). — C'est de l'hémalun additionné de 2 p. 100 d'acide acétique cristallisable (ou de 4 p. 100 d'acide acétique ordinaire). Emploi comme pour l'hémalun simple, lavage à l'eau de source pour bleuir la coloration. Cette solution donne une coloration nucléaire peut-être encore plus précise que l'hémalun simple, et se conserve mieux.

261. Glychémalun (MAYER, *Mitt. Zool. Stat. Neapel*, XII, 1896, p. 310). — Hématéine (ou hématéate d'ammoniaque), 0,4 gr. (à triturer dans un mortier avec quelques gouttes de glycérine jusqu'à ce qu'elle se dissolve) ; alun, 5 gr. ; glycérine, 30 gr. ; eau distillée, 70 gr. La coloration n'est pas purement nucléaire, mais le devient après lavage par une solution d'alun ou un acide faible. La solution se conserve admirablement.

262. Solution mûre de Hansen (*Zool. Anz.*, 1895, p. 158). — Solution alunique d'hématoxyline oxydée au moyen de permanganate de potasse. Hansen dit que sa solution se conserve mieux que les autres. Celle que j'ai préparée a formé en peu de jours une pellicule qui a rendu nécessaire une filtration ; et peu de jours après le phénomène s'est renouvelé. Et Mayer (*in litt.*) a trouvé après peu de jours un fort précipité.

Voy. notre *édition* 1896 ; aussi Mayer, *Mitth. Zool. Stat. Neapel*, XII, 1896, p. 309 ; ou *Grundzüge*, Lee und Mayer, 1898, p. 153.

263. Solution mûre de Harris (*Journ. Roy. Mic. Soc.*, 1900, p. 649. *Journ. Applied Microscopy*, III, 1900, p. 777). — Solution alunique d'hématoxyline oxydée au moyen d'oxyde mercurique (0,25 p. 100, ajouté à la solution bouillante).

264. Hématoxyline de Bœhmer (*Arch. f. mik. Anat.*, 1868, p. 345 ; *Ærztliches Intelligenzbl.*, Baiern, 1865, p. 382). — On fait une solution de :

Hématoxyline cristallisée. . . . . 1 partie.
Alcool absolu . . . . 12 —

Et une seconde solution de :

Alun purifié . . . . 1 partie
Eau distillée. . . . . 240 —

On ajoute deux ou trois gouttes de la première à un verre de montre plein de la seconde.

Pour avoir de *bonnes* colorations il faut que la coloration alcoolique soit vieille et brune, comme nous l'avons dit à la fin du numéro 254.

265. Hématoxlyine à l'alun (Ranvier, *Comptes rendus Acad. Sc.*, 1882, 2e Sem., t. XCV, p. 1375, — et Contejean, *Bull. Soc. Philomath.*, Paris, 8, 3, 1891, p. 117).

266. Hématoxyline de Delafield (*Zeit. f. wiss. Mik.*, II, 1885, p. 288 ; souvent attribuée par erreur à Grenacher ou à Prudden). — A 400 cc. d'une solution saturée d'alun d'ammoniaque dans l'eau (il s'en dissout environ 1 partie dans 11 d'eau), on ajoute 4 grammes d'hématoxyline cristallisée dissoute dans 25 cc. d'alcool fort. On laissse le tout exposé à l'air et à la lumière pendant trois ou quatre jours, on filtre et on ajoute 100 cc. de glycérine et 100 cc. d'alcool méthylique (esprit-de-bois, CH^4O). On laisse reposer jusqu'à ce que la solution ait acquis une couleur suffisamment foncée (on fera bien de laisser mûrir très longtemps, six semaines à deux mois), on filtre, et l'on conserve la solution dans un flacon bien bouché. Au moment de s'en servir, on doit l'étendre d'une quantité considérable d'eau.

On peut, et avec avantage, se servir d'hématéine pour fabriquer cette teinture (Mann, *Zeit. f. wiss. Mik.*, XI, 4, 1895, p. 487).

Cette solution est une teinture *très énergique*, et donne facilement une coloration plasmatique aussi bien que nucléaire.

Bütschli (*Unters. ueb. mikroskopische Schäume*, etc., 1892; *Zeit. f. wiss. Mik.*, XI, 2, 1892, p. 197) a recommandé d'allonger la solution fortement d'eau et d'y ajouter assez d'acide acétique pour donner un ton franchement rouge.

267. Hématoxyline acide d'Ehrlich (*Zeit f. wiss Mik.*, 1886, p. 150).

    Eau . . . . 100 cc.
    Alcool absolu . . . . 100 —
    Glycérine . . . . 100 —
    Acide acétique cristallisable . . . .   10 —
    Hématoxyline . . . .   2 gr.
    Alun. . . . . en excès.

On laisse ce mélange exposé pendant longtemps à la lumière, jusqu'à ce qu'il ait pris une teinte rouge saturée. A partir de ce moment, la solution est devenue stable et sa puissance de coloration ne varie pas, même pendant des années.

Des coupes se colorent en quelques minutes, et donnent une coloration nucléaire *sans aucune surcoloration*. Pour cette raison, cette teinture est très propre à la coloration de pièces en masse.

Pour avoir la coloration bleue, il faut laver à l'eau de source.

Il me semble que de toutes les anciennes formules que j'ai essayées, c'est celle-ci qui m'a donné les colorations nucléaires les plus précises et les plus faciles à réaliser.

On peut avec avantage se servir d'hématéine pour faire la teinture (Mann, *Zeit. f. wiss. Mik.*, XI, 1895, p. 487). Il en faut prendre 0,4 gr., pas plus (Mayer, Lee und Mayer, *Grundzüge*, 1898, p. 154).

268. Glycérine hématoxylique de Renaut (*Arch. de Physiol.*, 1881, p. 640).

269. Autres solutions aluniques aqueuses. - Voy. nos *Éditions précédentes*. Le mélange à l'acide pyroligneux de Brücmandt (*Arch. mik. Anat.*, LIII, 1898, p. 232) nous paraît pour le moins superflu.

b. *Solutions alcooliques.*

270. Hémacalcium (Mayer, *Mitth. Zool. Stat. Neapel*, X, 1, 1891, p. 182). — Hématéine (ou bien hématéate d'ammoniaque, n° 257), 1 gr. ; chlorure d'aluminium, 1 gr. ; chlorure de calcium, 50 gr. ; acide acétique cristallisable, 10 cc. (ou 20 cc. de l'acide ordinaire) ; alcool à 70 p. 100, 600 cc. Broyez intimement ensemble les deux premiers ingrédients ; ajoutez l'acide et l'alcool et faites dissoudre à l'aide de la chaleur ou à froid ; ajoutez en dernier lieu le chlorure de calcium.

Liquide d'un violet rougeâtre, imaginé pour remplacer l'hématoxyline de Kleinenberg en vue des sérieux désavantages qui sont insépa-
rables de la préparation de cette dernière. Si les tissus se colorent
en un ton trop rouge, il faut les traiter par une solution de chlorure
d'aluminium dans l'alcool (2 p. 100 environ), ou par une solution
(de 0,5 à 1 p. 100) d'acétate de soude ou de potasse dans l'alcool
absolu, ou par du bicarbonate de soude (voyez au n° 258, vers la fin).
Mais en général un simple lavage à l'alcool neutre suffira.

Avec certains objets, la pénétration de cette teinture laisse à
désirer. On remédie à cela soit en acidifiant la solution, soit (ce qui
vaut mieux) en laissant les objets pendant quelque temps avant la
coloration dans de l'alcool acidifié. En tout cas, les tissus à colorer
ne doivent pas avoir une réaction alcaline. En prenant ces précautions, il ne sera pas nécessaire d'employer des acides pour les lavages.

Enfin, pour certains objets (Hydraires, par exemple), on peut
augmenter la puissance de pénétration du liquide en l'allongeant
d'environ un tiers de glycérine ou en augmentant la proportion de
chlorure d'aluminium, jusqu'à environ huit fois celle de l'hématéine.

Mayer a trouvé depuis (*Mitth.*, X, 3, 1892, p. 499) que la solution n'est
pas parfaitement stable, mais vire au bleu avec le temps et précipite.
Pour éviter cet inconvénient on peut faire le mélange dans deux flacons,
dont chacun contiendra la moitié de l'alcool et de l'acide, mais l'un
d'eux contiendra en outre tout le chlorure de calcium, et l'autre toute
l'hématéine et tout le chlorure d'aluminium. On prend alors pour préparer le bain de teinture une quantité égale dans chaque flacon.

Il faut bien comprendre que Mayer ne recommande pas cette solution comme donnant d'aussi bons résultats, *comme teinture,* que
l'hémalun ; elle lui est au contraire inférieure sous le rapport de la
coloration. Mayer est même d'avis qu'aucune solution *alcoolique*
d'hématéine ne saurait fournir une coloration aussi précise que les
solutions aqueuses ; car la nature aqueuse de la menstrue paraît être
en elle-même une condition favorable pour la qualité de la coloration. Il la recommande seulement à titre de remplaçant de l'hématoxyline de Kleinenberg pour les cas qui demandent une teinture
alcoolique, comme étant facile à préparer, commode à employer,
et d'un effet constant. Or aucune de ces qualités ne peut être attribuée à l'hématoxyline de Kleinenberg.

271. Solution hématéinique I A d'Apathy (*Mitth. Zool. Stat.
Neapel,* XII, 1897, p. 172). On fait (A) une solution de 9 p. 100 d'alun,
3 p. 100 d'acide acétique cristallisable, et 0,1 p. 100 d'acide salicy-

lique dans de l'eau, et (B) une solution de 1 p. 100 d'hématoxyline dans de l'alcool à 70 p. 100, qu'on conserve pendant six à huit semaines dans un flacon pas entièrement rempli. Puis on mêle 1 partie de A avec 1 de B et 1 de glycérine. La solution se conserve pendant des années, et peut être employée tant pour du matériel en bloc que pour des coupes. Apáthy l'emploie pour la coloration de ses « fibrilles nerveuses primitives » ; ce n'est donc pas un colorant nucléaire pur.

272. Hématoxyline alcoolique de Kleinenberg (*Éléments d'embryologie* de Foster et Balfour, 1877, p. 296; *Quart. Journ. Mic. Science*, 1879, p. 208). Très irrationnelle et très inconstante dans ses effets. Voy. nos *éditions précédentes;* puis Mayer (*Mitth. Zool. Stat. Neapel*, X, 1, 1891, p. 174); Squire (*Methods and Formulæ*, etc., 1892, p. 25); Dippel (dans son *Handb. der Mikroskopie*); et von Wistinghausen (*Mitth. Zool. Stat. Neapel*, X, 1891, p. 41; *Zeit. f. wiss. Mik.*, X, 4, 1893, p. 479).

B. — Autres laques

273. Hématoxyline ferrique. Introduction. — L'hématoxyline ferrique est due à Benda. C'est un procédé régressif, par mordançage, et qui ne s'applique qu'à des coupes. Pour celles-ci, c'est certainement une des méthodes de coloration les plus importantes, sinon la plus importante, qui aient été trouvées jusqu'à ce jour. Elle se pratique sous deux formes, celle de Benda et celle de M. Heidenhain, toutes les deux dues en principe à Benda. Je me suis fait un devoir de comparer soigneusement, pendant une longue série de mois, les deux procédés ; et j'ai trouvé qu'ils donnent des résultats absolument identiques. Celui de Benda sera plus commode, parce que sa solution ferrique est facile à se procurer et se conserve indéfiniment en solution; tandis que l'alun ferrique de Heidenhain ne peut se trouver que dans les grandes fabriques de produits chimiques et se conserve mal.

Les colorations réussies sont à la fois extraordinairement énergiques et précises, et d'une *qualité optique* particulièrement propre à l'emploi des plus forts grossissements microscopiques ; il est parfaitement vrai qu'elles rendent possible l'emploi d'*oculaires plus forts* qu'on ne peut employer avec les colorations ordinaires.

Les résultats diffèrent selon la durée du mordançage et de la coloration (ou peut-être d'autres conditions inconnues). Si l'on n'a donné que peu de durée aux bains dans le mordant et dans la teinture, par exemple une demi-heure dans chaque, on obtiendra une coloration *bleue*. Ces préparations montreront une coloration très intense et élective de tous les éléments des noyaux, tant achromatiques que chromatiques, les éléments du cytoplasme demeurant peu colorés. Si au contraire on a prolongé l'action des bains (12 à 18 heures) dans le mordant et dans la teinture (ce qui rendra nécessaire une différenciation un peu prolongée dans le deuxième bain de fer), on obtiendra une coloration *noire*. Ces préparations montrent les éléments des noyaux colorés comme dans la première méthode, mais en outre les « centrosomes » ou corpuscules polaires colorés en noir intense, la masse générale du cytoplasme tantôt incolore, tantôt grise, et en ce cas les fuseaux achromatiques et les plaques cellulaires sont colorés ; en outre, les fibres du tissu conjonctif sont noires, les corpuscules rouges du sang sont noirs, et les micro-organismes, s'il en existe dans les tissus, sont nettement démontrés. Le muscle strié devient également très beau. Ce procédé s'applique à toute sorte d'organes et donne en particulier une excellente coloration pour les cylindres-axes et les éléments achromatiques de cellules en spermatogenèse. On peut très souvent avec avantage ajouter une deuxième coloration par la fuchsine acide (auquel cas il est bon d'avoir différencié dans la solution de fer, qui agit comme mordant pour la fuchsine). On doit obtenir la chromatine, les centrosomes et les vestiges fusoriaux (*Zwischenkörper*) colorés en noir ; les filaments de « linine » et les filaments des fuseaux en rouge.

Je ne puis que recommander beaucoup l'hématoxyline ferrique, qui m'a donné pour bien des objets de meilleurs résultats qu'aucune autre méthode à l'hématoxyline. On peut l'employer après fixation par le sublimé ou par les mélanges chromo-osmiques ou par l'alcool. Elle est facile à exécuter et donne des colorations parfaitement permanentes.

274. Hématoxyline ferrique de Benda (*Verh. d. anat. Ges.*, VII, Vers. Göttingen, 1893, p. 161 ; *Zeit. f. wiss. Mik.*, XI, I, 1894, p. 69). — Cette méthode (comme celle de Heidenhain) est une modification d'une ancienne méthode, maintenant abandonnée, de Benda (*Verh. phys. Ges. Berlin*, 1885-6, n°s 12, 13, 14 ; *Arch. f. Anat. u. Phys.*, 1886, p. 562). Benda mordançait dans l'alun ferrique, mais différenciait dans de l'acide chromique.

Or le mordançage à l'alun ferrique (n° suivant) a le grand inconvénient de donner lieu à la formation de précipités amorphes dans les préparations. Pour les éviter Benda procède maintenant comme suit. On emploie un matériel fixé de n'importe quelle façon. Les coupes (coupes *seulement*) sont mordancées pendant vingt-quatre heures dans le *Liquor ferri sulfurici oxydati* de la Pharmacopæa Germanica[1], allongé d'un ou deux volumes d'eau. On lave bien à l'eau distillée, puis à l'eau de source, et l'on porte les coupes dans une solution aqueuse d'hématoxyline à 1 p. 100 où on les laisse jusqu'à ce qu'elles soient devenues noires. On lave et différencie dans de l'acide acétique à 30 p. 100 en surveillant la marche de la décoloration sous le microscope; ou bien dans un acide plus faible, auquel cas il n'y aura pas besoin de surveiller la décoloration; ou bien aussi dans la solution de sulfate de fer fortement allongée d'eau. (J'ai l'habitude d'ajouter 20 ou 30 volumes d'eau.)

Il ne sera nullement toujours nécessaire de s'en tenir à la durée du mordançage indiquée par Benda; un temps beaucoup plus court suffira en général. Et en revanche il conviendra souvent de prolonger le bain de teinture jusqu'à vingt-quatre ou quarante-huit heures.

J'ai trouvé qu'on peut employer une solution d'hématoxyline dans de l'*alcool* (à 50 p. 100); je pense que de cette manière on peut éviter ou atténuer certains gonflements qui se produisent quelquefois dans les tissus : à part cela, les résultats sont les mêmes.

Pour les caractères de la coloration, voyez n° 273.

Une autre méthode de différenciation a été indiquée par Benda dans une note ajoutée à un travail de Fraenkel, « zur Lehre von den Geschwülsten der Rückenmarkshäute, » dans *Deutsch. medicin. Wochenschr*, n° 30, 1898, p. 20 du tiré à part. On différencie (cinq minutes environ pour des coupes de 20 à 30 μ) dans la picro-Säurefuchsin de van Gieson. Coloration polychromatique.

275. Hématoxyline ferrique de Heidenhain. (M. Heidenhain, *Ueber Kern. u. Protoplasma*, dans *Festschr. f. Kölliker*, 1892, p. 118). — *Pour les coupes seulement.* Des coupes sont traitées pendant une demi-heure, ou au plus deux ou trois heures, par une solution aqueuse d'alun ferrique (sulfate double d'ammoniaque et de sesquioxyde de fer : $(NH_4)_2 Fe_2 (So_4)_4$. On les lave un moment à l'eau et on colore (de une demi-heure jusqu'à douze heures) dans une solution aqueuse d'hématoxyline (0,5 p. 100 environ). On rince à l'eau, et l'on traite de nouveau par la même solution d'alun de fer qui a servi au mordançage. La décoloration se fait assez lentement. On peut et on doit en contrôler le progrès sous le microscope (on

---

[1] Sulfate de fer, 80; eau, 40; acide sulfurique, 15; acide nitrique, 18.
[2] « Schwefelsaures Eisenammonoxyd », sel double du sesquioxyde, en beaux cristaux violets; ne pas confondre avec le sel double du protoxyde (cristaux verts, sel de Mohr), qui ne peut pas servir.

peut dans ce but remettre les coupes dans de l'eau autant de fois qu'on
voudra). La différenciation obtenue, on lave bien à l'eau (je conseille
de laver *beaucoup, au moins* un quart d'heure dans de l'eau courante,
cependant pas plus de trente minutes à une heure (Heidenhain). On
déshydrate, et l'on monte au baume.

Voici quelques détails supplémentaires qui ont été donnés par
Heidenhain dans *Arch. f. mik. Anat.*, XLIII, 3, 1894, p. 431, 435.
Pour faire la teinture, il vaut mieux employer l'hématoxyline que
l'hématéine. L'alun de fer à employer doit se présenter sous forme
de cristaux transparents d'un violet clair ; si ces cristaux deviennent
jaunâtres et opaques, c'est qu'ils sont vieillis et ne peuvent plus
servir. Il faut les conserver dans un flacon bien bouché à l'émeri. La
solution doit être faite sans chaleur.

Pour la coloration de corpuscules centraux, objet pour lequel
l'hématoxyline ferrique est la méthode de beaucoup la plus importante, les détails suivants sont à observer (*Zeit. wiss. Mik.*, XIII,
1896, p. 186). Il faut soigneusement éloigner tout l'alcool des coupes
avant de les mettre dans le mordant. Celui-ci doit être une solution
d'alun ferrique de 2,5 p. 100, *pas plus faible*. Elles doivent y demeurer
de six à douze heures, en tout cas pas moins de trois. Si elles sont
collées sur porte-objet (au mieux par la méthode de l'eau, n° 203),
il faut maintenir les lames debout dans le liquide, pas à plat.
Lavez *soigneusement* à l'eau avant de colorer. Colorez dans une
solution bien mûrie d'hématoxyline, c'est-à-dire une solution préparée depuis au moins un mois [à moins qu'elle n'ait été faite avec
de la solution alcoolique vieille, n° 254]. Colorez pendant vingt-
quatre à trente-six heures. Employez autant que possible un bain
d'hématoxyline qui a déjà servi à plusieurs reprises, jusqu'à ce
qu'il se soit sensiblement troublé ; car les solutions usagées donnent une coloration plus forte, due à une trace de fer introduite par
les coupes [1]. Différenciez dans de l'alun de fer à 2,5 p. 100. Rincez
pendant dix minutes à l'eau courante, éclaircissez au xylol, pas
avec une essence, et montez au baume. Voyez aussi numéro 657.

276. Hématoxyline noire de Janssens (*La Cellule*, XIV, 1897, p. 207).
— Mélange semblable à celui de Delafield, n° 266, mais fait avec de l'alun
ferrique au lieu d'alun d'ammoniaque. Colorant *progressif*, nucléaire.

277. Hématoxyline à l'acétate de fer (Bütschli, *Unters. ueber mikroskopische Schäume u. das Protoplasma*, 1892; *Zeit. f. wiss. Mik.*, IX, 2, 1892,

Held (*Arch. Anat. Phys., Anat. Abth., Supp.*, 1897, p. 277) ajoute d'emblée
au bain de teinture assez d'alun ferrique pour produire « un commencement de
précipité ».

p. 197). Les tissus sont traités d'abord par une faible solution d'acétate de fer, d'un brun clair, puis lavés, et colorés dans une solution d'hématoxyline à 0,5 p. 100 dans l'eau. Ce procédé donne une coloration d'un noir bleu ou brun d'une intensité extraordinaire, qui intéresse le protoplasma en même temps que les noyaux. Il n'a de raison d'être que là où l'on demande surtout une intensité spéciale de coloration plasmatique.

278. Hématoxyline à l'acétate de cuivre de Benda (*Arch. Anat. u. Phys., Phys. Abth.,* 1886, p. 186, et *Arch. f. mik. Anat.,* XXX, p. 49). — D'après mon expérience, très inférieure à l'hématoxyline ferrique. Voyez au besoin l'*édition précédente*.

279. Hématoxyline au cuivre de Viallanes, pour le système nerveux central (*Ann. des sc. nat.,* XIII, 1892, p. 356). — On mordance les pièces pendant douze heures dans du sulfate de cuivre à 1 p. 100 dans l'eau distillée. On lave ensuite pendant cinq à six heures dans l'eau distillée, fréquemment renouvelée. On colore pendant douze heures dans une solution fraîchement préparée de 0gr,25 d'hématoxyline dans 25 centimètres cubes d'alcool absolu avec 75 centimètres cubes d'eau parfaitement distillée. On traite ensuite pendant douze heures par une solution de sulfate de cuivre à 1 p. 100, on lave pendant plusieurs heures et on passe à l'alcool (parfaitement neutre), puis au chloroforme et à la paraffine.

C'est une méthode excellente pour le système nerveux central d'Invertébrés. Elle a été expérimentée par M. Nabias pour les Mollusques (*Rech. hist. et org. sur les centres nerveux des Gastéropodes,* Bordeaux, 1894, p. 27), par Binet pour les Insectes (*Journ. de l'Anat. et de la Physiol.,* 1894), et par l'un de nous (Henneguy) pour d'autres objets. Elle donne une coloration cylindraxile. Binet traite par la safranine après la différenciation dans le sulfate de cuivre, et obtient ainsi des différenciations encore plus prononcées.

280. Hématoxyline chromique (Heidenhain, *Arch. f. mik. Anat.,* XXIV, 1884, p. 468, et XXVII, 1886, p. 383). — Les pièces, durcies à l'alcool ou à l'acide picrique, sont colorées pendant douze à vingt-quatre heures dans une solution aqueuse d'hématoxyline à 1,3 p. 100 et décolorées ensuite dans une solution à 0,5 p. 100 de chromate simple de potasse, qu'on renouvelle, s'il y a besoin, plusieurs fois. On enlève ensuite l'excédent de chromate en lavant à l'eau.

On ne doit employer que de petits objets. On peut employer des objets chromiques à condition qu'ils aient été bien lavés. On peut prendre du bichromate au lieu de chromate simple, pour la différenciation, mais la coloration est moins précise.

Les pièces qui ont été fixées par le sublimé doivent en avoir été débarrassées par un lavage prolongé à l'eau, car les traces de sublimé qui restent dans les tissus forment avec l'hématoxyline neutre un précipité noir foncé ; pour éviter la formation de ce précipité, il est bon de colorer à l'obscurité. (Tornier, *Arch. f. mik. Anat.,* XXVIII, 1886, p. 181 ; *Zeit. f. wiss. Mik.,* III, 3, 1886, p. 467.)

Les noyaux sont colorés en noir, les autres éléments en diverses nuances de gris.

Le procédé peut s'appliquer à la coloration d'*objets entiers*, vu qu'on peut toujours les décolorer autant qu'on veut en prolongeant le lavage dans le chromate.

281. Procédé au bichromate d'Apathy (*Zeit. f. wiss. Mik.*, V, 1888. p. 47, et VI, 1889, p. 170). — Cette modification de la teinture de Heidenhain est un procédé *alcoolique*. On colore dans une solution à 1 p. 100 d'hématoxyline dans de l'alcool à 70 ou 80 p. 100. On différencie dans une solution à 1 p. 100 de bichromate de potasse dans de l'alcool à 70 ou 80 p. 100. Des coupes minces, c'est-à-dire de 10 à 15 μ, demanderont une différenciation durant la moitié du temps employé à la coloration ; et des coupes épaisses, c'est-à-dire de 25 à 40 μ, demanderont une différenciation de deux fois la durée de la coloration.

Le bichromate de potasse est très peu soluble dans l'alcool fort. On peut commodément préparer la solution en mélangeant 1 partie d'une solution aqueuse à 5 p. 100 avec environ 4 parties d'alcool de 80 à 90 p. 100. Le mélange doit être fraîchement préparé au moment de servir, et il doit être tenu à l'obscurité complète pendant toute la durée de la différenciation, vu que la lumière le ferait précipiter. Il doit être renouvelé plusieurs fois pendant la durée de la différenciation. Lorsque les objets auront été suffisamment décolorés, ils doivent être soigneusement lavés (toujours dans l'obscurité) dans de l'alcool à 70 p. 100, plusieurs fois renouvelé.

281 bis. Braziline (S. G. Hickson, *Quart. Jour. of mic. Sc.*, XLIV, p. 469, 1901). — Les coupes sont laissées pendant une à trois heures dans une solution d'alun de fer (1 p. 100 d'alun dans l'alcool à 70°), lavées rapidement dans l'alcool à 70° puis placées dans une solution de $\frac{1}{2}$ p. 100 de braziline dans l'alcool à 70°, pendant trois à seize heures. Lavage à l'alcool à 70° pur, puis traitement par les alcools gradués et montage au baume. Il est rarement nécessaire de traiter les coupes par l'alun de fer après la coloration.

La coloration de la chromatine est nettement définie et le cytoplasme a une teinte différente.

L'avantage de cette méthode sur celle de l'hématoxyline au fer serait que les coupes ne sont pas passées à l'eau et que le nombre des lavages est très réduit.

282. Hématoxyline phospho-molybdique (Mallory, *Anat. Anz.*, 1891, p. 375). — Une partie de solution d'acide phospho-molybdique à 10 p. 100, une d'hématoxyline, 100 d'eau, et 6 à 10 d'hydrate de chloral. Dissolvez, laissez mûrir pendant une semaine au soleil, et filtrez. Pour le système nerveux central, mais peut s'employer aussi pour d'autres objets. Colorer des coupes pendant dix minutes à une heure, laver dans de l'alcool à 40 ou 50 p. 100, renouvelé deux ou trois fois. La celloïdine ne s'y colore pas. Colore les cylindres-axes, et beaucoup d'autres éléments. Pour avoir de bons résultats il est nécessaire que la solution soit *saturée* d'hématoxyline ; si elle ne donne pas d'abord une bonne coloration, il faut en ajouter.

Voy. aussi Ribbert, *Centralb. allg. Path.*, VII, 1896, p. 427, ou *Zeit. wiss. Mik.*, XV, 1898, p. 93.

C'est cette méthode, précédée d'un mordançage de vingt-quatre heures dans du sulfate de cuivre à 5 p. 100, qui a été décrite comme due à Kenyon par Sargent (*Anat. Anz.*, XV, 1898, p. 214).

283. Hématoxyline phospho-tungstique (Mallory, *Journ. exper. Med.*, II, 1897, p. 531). — Faire dissoudre 0,1 gr. d'hématoxyline dans un peu d'eau chaude, laisser refroidir, et ajouter 100 cc. de solution d'acide phospho-tungstique à 1 p. 100. Colorer de deux à vingt-quatre heures. Noyaux bleus, substances conjonctives roses.

284. Méthodes de Minot (*Zeit. f. wiss. Mik.*, 1886, p. 177. — Ce sont des modifications des procédés de Weigert, de Heidenhain et de Bœhmer. Voy. aussi Bolton, *Journ. f. Anat. and. Phys.*, XXXII, 1898, p. 247, et XXXIII, 1899, p. 207.

CHAPITRE XV

DES COULEURS DE LA HOUILLE

ET DES COLORATIONS RÉGRESSIVES

285. Chimie. — Nous renvoyons aux traités de Chimie et de Teinturerie pour tout ce qui regarde la chimie si compliquée de ces nombreux corps colorants. Le lecteur trouvera du reste des exposés élémentaires de ce sujet difficile dans GIERKE, *Færberei zu mik. Zwecken* (*Zeit. f. wiss. Mikroskopie*, II, 1885, p. 21 à 36, et 164 à 183); puis dans TASSART, *Les Matières colorantes*, Paris, Baillère, 1890 (ouvrage trop peu détaillé pour être très utile); BENEDIKT et KNECHT, *Chemistry of the Coaltar Colours*, London, Bell, petit manuel excellent); PAPPENHEIM, *Grundriss der Farbchemie*, Berlin, Hirschwald, 1901); et il pourra consulter les tableaux de réactions donnés par GRIESBACH, *Arch. mik. Anat.*, XXII, p. 134, et par BEHRENS dans ses *Tabellen zum Gebrauch bei mikroskopischen Arbeiten*, Braunschweig, Bruhn.

286. Couleurs basiques, acides et neutres. — La plupart des couleurs de la houille se présentent sous la forme de *sels*, dans lesquels le groupe moléculaire qui leur donne leurs propriétés colorantes existe tantôt comme un acide, ou en joue le rôle, tantôt comme une base. Les chimistes appellent « basiques » les couleurs dans lesquelles ce principe colorant existe sous forme de base unie à un groupe incolore qui se comporte comme un acide ; et « acides » celles dans lesquelles le principe colorant existe sous la forme d'un acide ou en joue le rôle [1]. Par exemple, la fuchsine ordinaire est

---

[1] Nous ne traitons ici que des couleurs de la houille. Mais ces principes de chimie s'appliquent également à *toutes* les matières colorantes. Ainsi le carmin est une couleur « acide », son principe étant l'acide carminique. L'hématoxyline de même.

une couleur « basique ». C'est le chlorhydrate de la rosaniline considérée comme base, et c'est à cette base que sont dues les propriétés colorantes du composé, et non à son acide chlorhydrique. Mais la couleur connue sous le nom de fuchsine acide (*Säurefuchsin*) est une couleur « acide ». C'est le sel de sodium de la rosaniline di- ou trisulfoconjuguée, c'est-à-dire d'un acide di- ou trisulfonique de rosaniline, et ses propriétés colorantes sont dues à la rosaniline qui y existe comme acide, et non au sodium. Ou pour prendre un cas plus simple, le picrate d'ammoniaque est une couleur « acide » dans le sens de la chimie des couleurs, et ses propriétés colorantes sont évidemment dues à l'acide picrique du composé, et non à son ammoniaque. A ces deux groupes de couleurs vient s'ajouter un troisième, celui des couleurs « neutres », dans lesquelles le principe colorant possède à la fois des propriétés basiques et acides. Ces couleurs ne sont pour ainsi dire pas fabriquées industriellement, la seule que j'ai pu trouver mentionnée dans les traités étant l'indigo artificiel, dérivé de l'acide propiolique. Mais il s'en forme fréquemment lorsqu'on mélange les solutions d'une couleur « basique » et d'une couleur « acide ». Ainsi si l'on mélange la couleur acide picrate d'ammoniaque avec la couleur basique chlorhydrate de rosaniline, il se forme du sel ammoniac et du picrate de rosaniline, corps colorant « neutre ». Ces couleurs sont presque insolubles dans l'eau pure mais se dissolvent en général dans un excès soit de la couleur acide, soit de la basique, et sont toujours solubles dans l'alcool. Peu employées jusqu'à présent, il y a cependant apparence qu'elles sont appelées à acquérir une importance considérable en histologie (voy. nᵒˢ 307 bis, 322).

Voyez sur les couleurs neutres, Rosin, « Ueber eine neue Gruppe der Anilinfarbstoffen », dans le *Berliner klin. Wochenschrift*, XII, 1898, p. 251 ; *Zeit. wiss. Mik.*, XVI, 1899, p. 223 ; *Journ. Roy. Mic. Soc.*, 1899, p. 547.

D'après Ehrlich (*Zeit. klin. Med.*, I, 1880, p. 555 ; *Verh. d. Berl. phys. Gesellsch.*, 16 mai 1879 ; dans *Reichert u. du Bois-Reymond's Arch. f. Anat. u. Phys., Phys. Abth.*, 1879, p. 571), les *couleurs basiques* possèdent en général une tendance à se localiser d'elles-mêmes et directement dans les noyaux ; tandis que les *couleurs acides* colorent d'une manière diffuse, ou se localisent principalement dans le cytoplasma et les substances intercellulaires, et les « couleurs neutres » auraient des affinités spéciales pour certaines enclaves cellulaires.

Nous aurions donc ainsi trois groupes de couleurs, qui seraient définis en même temps par leur constitution chimique et par leurs affinités cytologiques :

Nous aurions les couleurs *basiques*, qui seraient des colorants de la chromatine, ou des colorants nucléaires ; les couleurs *acides*, qui seraient des colorants *plasmatiques ;* puis les couleurs *neutres*, qui seraient des colorants *spécifiques* pour certains éléments des cellules. Mais il semble que la généralisation d'Ehrlich, peut-être exacte au point de vue théorique, ne se laisse pas appliquer sans beaucoup de restrictions aux réalités de la technique. Nous avons à tenir compte dans la pratique non seulement des affinités de la couleur pour tel ou tel élément comme elles se révèlent à la teinture *progressive;* il nous faut aussi tenir compte de la résistance de la couleur aux liquides de lavage et de déshydratation et éclaircissement, en un mot, de sa manière de se comporter à la teinture régressive. Et cela est ici particulièrement important parce que, en effet, l'emploi principal des couleurs de la houille se trouve dans la coloration par voie *régressive* de coupes destinées à être déshydratées par l'alcool et montées au baume. Or les expériences d'Ehrlich ne tiennent pas compte de ces conditions. Elles ont été faites avec des cellules isolées, étalées en couche mince sur des verres à couvrir, et sans emploi d'alcool pour la déshydratation. Il en résulte que ces catégories chimiques, *couleurs basiques, couleurs acides,* ne correspondent pas exactement aux catégories techniques de *colorants nucléaires, colorants plasmatiques.*

Par exemple, l'orange est une couleur *acide*. Mais cela n'empêche pas que, employée en teinture régressive, elle ne se montre comme colorant nucléaire donnant une coloration très précise de la chromatine et des nucléoles plasmatiques. La fuchsine acide, ou Säurefuchsin, est une couleur très acide. Elle se montre en général comme colorant plasmatique ; mais souvent à la teinture régressive elle donne de vigoureuses colorations nucléaires. La safranine est une couleur *basique ;* mais par l'emploi de mordants appropriés on peut en faire un colorant plasmatique. Le bleu de méthylène est une couleur *basique;* mais on sait qu'employé d'après la méthode d'Ehrlich, pour les soi-disant colorations vitales de nerfs ou d'autres tissus, ce qu'il fournit c'est surtout une coloration plasmatique, la coloration des noyaux qui s'y présente quelquefois n'étant qu'un épiphénomène accidentel. La nigrosine est une couleur *acide;* mais employée en teinture régressive elle m'a donné des colorations nucléaires de toute beauté, le cytoplasme ne retenant pour ainsi dire qu'une trace de couleur ; le bordeaux, également

une couleur *acide*, est un colorant nucléaire, en même temps que
plasmatique. Il ne serait pas difficile de donner encore plusieurs
exemples de ce genre. Ainsi, le carmin et l'hématoxyline sont des
couleurs « acides » ; mais employés avec des mordants (alun, sels
de fer, etc.), ils deviennent des colorants nucléaires. Ce ne serait
pas trop dire que d'affirmer qu'il y a à peine une couleur, soit
acide, soit basique, qui ne puisse fournir ou une coloration nucléaire
ou une coloration plasmatique, selon la manière dont on l'emploie
(voy. nᵒˢ 395 et 339).

Il semble donc que la généralisation d'EHRLICH, quelque importante
qu'elle puisse être au point de vue de la théorie, ne suffit pas à
fournir une classification des couleurs de la houille au point de vue
de la technique histologique. Il peut être vrai *grosso modo* que les
colorants les plus importants de la chromatine se trouvent parmi
les couleurs « basiques », et la plupart des colorants plasmatiques
parmi les couleurs « acides » ; mais on ne peut pas dire que sans
exception les couleurs basiques sont des colorants nucléaires et les
couleurs acides des colorants plasmatiques.

287. Colorants progressifs et régressifs. — Bien peu des
couleurs de la houille donnent de bonnes colorations nucléaires
par voie progressive (nᵒ 218). Il y en a deux, le vert de méthyle et le
brun Bismarck, qui sont des colorants nucléaires progressifs de
première importance. Il y en a d'autres qui peuvent fournir des colorations plus ou moins électives pour les noyaux par la voie progressive (surtout après addition d'acide acétique), mais les deux couleurs
que nous venons de nommer sont sans contredit les plus importantes de ce groupe.

De même, bien peu de ces couleurs donnent une coloration plasmatique pure, épargnant entièrement les noyaux. La plupart en
donnent une coloration diffuse qui par la différenciation (*méthode
régressive*, nᵒ 218) devient une coloration chromatinique des plus
précises.

Cette méthode (méthode de FLEMMING) était il y a quelque dix ans
la méthode classique de la coloration chromatinique, et pendant un
certain temps était plus employée qu'aucune autre. Aujourd'hui elle
est très généralement abandonnée en faveur de l'hématoxyline ferrique. Nous pensons cependant que ce serait exagéré que de la considérer comme superflue.

*Instructions générales pour les Colorations régressives
aux couleurs de la houille* [1].

288. Coloration. — Des *coupes seulement*, ou des portions de
tissu assez minces pour se comporter comme des coupes, des membranes minces par exemple, peuvent être traitées par cette méthode.

Les solutions colorantes se font avec l'alcool, l'eau ou une solution d'huile d'aniline dans l'eau (voy. ch. suiv., *Safranine et Gentiane*), selon les diverses solubilités des couleurs employées. Il
n'y a pas en général de motif spécial pour employer l'alcool si l'eau
peut suffire ; le point essentiel est d'obtenir une *solution très forte*.
Les solutions dans l'alcool très fort donnent même des résultats
moins bons que celles dans l'eau ou l'alcool faible. L'alcool à
50 p. 100 est très souvent employé et donne de bons résultats. Les
coupes doivent être *très fortement colorées* dans la teinture. En règle
générale on ne saurait les y laisser trop longtemps ; car plus elles sont
fortement colorées et mieux elles résistent à la décoloration, ce qui
est un avantage. Avec les puissantes teintures obtenues au moyen
de l'huile d'aniline, il suffit souvent d'un bain de quelques minutes
ou une demi-heure, mais il est souvent bon d'y laisser les coupes
de douze à vingt-quatre heures ou plus. Les objets préparés dans le
mélange de FLEMMING ou dans celui de HERMANN sont ceux qui donnent les plus beaux résultats ; mais le matériel au sublimé, etc.,
peut être employé.

Avant de procéder à la décoloration il est toujours bon de *rincer*
les coupes dans l'eau, quelquefois même de les y *bien laver*, cela
aide à fixer la couleur. Pour les procédés de *mordançage*, voyez
aux n°s 293 à 295.

289. Différenciation. — Les coupes traitées comme ci-dessus
se trouvent être *surcolorées*, c'est-à-dire colorées d'une manière à
la fois excessive et diffuse. Il s'agit maintenant de produire l'élection
voulue par la différenciation de cette coloration diffuse ; il faut les
décolorer jusqu'à un certain point.

La décoloration se fait le plus souvent par le lavage à l'alcool,
tantôt pur, tantôt acidifié par l'acide chlorhydrique. Si les coupes
sont isolées (coupes à la celloïdine), on les porte dans un verre de

[1] Le principe de cette méthode est dû à HERMANN et BŒTTCHER ; mais elle est
généralement connue sous le nom de FLEMMING, à qui revient le mérite d'en avoir
amélioré et réglé la pratique en des points essentiels.

montre d'alcool. Si elles sont montées en série sur porte-objet, on met le tout dans un tube d'alcool. Il est possible de différencier simplement en versant l'alcool sur le porte-objet; mais il vaut en général mieux employer un tube ou autre bain. Les coupes isolées dans le verre de montre commencent aussitôt à céder leur couleur à l'alcool, sous forme de nuages qui se produisent d'abord très rapidement, mais après un temps plus lentement. Les coupes sur porte-objet rendent leur couleur sous forme de rivières coulant le long du verre, ce que l'on constate plus facilement si de temps à autre on soulève la lame pour un instant au-dessus du niveau de l'alcool. Après quelque temps on constate que la formation des nuages ou des rivières de couleur paraît être *sur le point de cesser;* les coupes sont maintenant devenues pâles et un peu *transparentes,* et, dans le cas de tissus fixés aux liquides chromo-osmiques, ont *pris un autre ton de couleur,* ce qui est dû à ce que le fond général du tissu, teinté par le liquide fixateur, reparaît aux endroits d'où la couleur a été enlevée. Par exemple, les tissus préparés au liquide de Flemming et colorés à la safranine passent d'un rouge opaque à un violet délicat. À ce moment la différenciation est complète et *doit être arrêtée,* ce qui se fait de la manière que nous disons au numéro 291.

On recommande en général de prendre, pour la décoloration, de l'alcool *absolu.* Il n'y a pas de mal à cela, mais en général l'alcool à 95 p. 100 suffira.

La différenciation à l'alcool pur s'appelle différenciation ou extraction *neutre,* celle par l'acide, différenciation *acide.* L'extraction à l'acide est énormément plus rapide que l'extraction neutre, et partant plus difficile à contrôler. La proportion d'acide chlorhydrique à employer doit être de 1 : 1 000 environ, ou moins, rarement plus.

Il sera en général bon de n'employer la décoloration acide qu'avec des tissus très bien fixés dans un mélange chromo-osmique ou un liquide semblable; car l'acide peut très bien produire des gonflements dans les tissus imparfaitement fixés. Il faut observer aussi que l'acide extrait la couleur plus rapidement des noyaux *au repos* que de ceux qui sont *en kinèse,* ce qui est un avantage ou non selon le but que l'on a en vue. En thèse générale, on peut dire que le lavage doit se faire à l'alcool pur toutes les fois que l'on désire avoir les noyaux au repos colorés en même temps que ceux qui sont en kinèse; les autres procédés de lavage servant surtout à *différencier* les kinèses.

Quant à la durée des lavages, elle varie beaucoup selon la nature des tissus et les détails du procédé que l'on met en œuvre; peut-être

pourrait-on dire qu'elle ne saurait être de moins de trente secondes,
et que le plus souvent elle ne prend pas plus de deux minutes.

290. Substitution. — Un procédé très intéressant est celui de la
décoloration par une deuxième teinture à couleur d'aniline. Par ce
procédé la deuxième couleur se substitue à la première dans le fond
général des tissus, laissant les noyaux colorés par la première teinture,
ce qui produit une coloration double. Ainsi le bleu de méthylène et le
violet de gentiane peuvent être enlevés des portions plasmatiques par
une solution *aqueuse* de vésuvine ou d'éosine ; la fuchsine peut être
enlevée des portions plasmatiques par une solution *aqueuse* de bleu de
méthylène, tout en laissant les noyaux en possession de la première
couleur. Flemming a obtenu des résultats importants en différenciant
des coupes colorées au violet de gentiane dans une solution aqueuse
d'orange (voyez pour tous ces procédés au chapitre des *colorations combinées*). Flemming paraît attribuer cette réaction à la nature « *acide* » de
l'orange. Je ne puis pas dire jusqu'à quel point la nature *acide* des couleurs dans le sens de la chimie tinctoriale leur peut prêter une action
décolorante sur les couleurs basiques ou moins acides. Il est certain,
en tout cas, que les couleurs *basiques* peuvent servir de décolorants ;
nous en avons donné deux exemples tout à l'heure : — la vésuvine et
le bleu de méthylène sont tous les deux des couleurs *basiques*.

Dans un travail de Resegotti (*Zeit. wiss. Mik.*, V, 1888, p. 320) il est dit
qu'en thèse générale les couleurs qui ne donnent pas une coloration
nucléaire par la méthode régressive peuvent servir à extraire celles
qui le font. Mais les expériences de Resegotti ne paraissent pas prouver
la thèse. Car il a employé la deuxième couleur en solution *alcoolique* :
de sorte que l'extraction de la première peut tout aussi bien être due à
l'alcool employé comme dissolvant qu'à la deuxième couleur elle-
même.

291. Éclaircissement. — La différenciation étant complète, la
décoloration doit être arrêtée, comme nous l'avons dit. Il suffit pour
cela de mettre les coupes dans de l'eau ; mais la pratique usuelle
est d'éclaircir et monter tout de suite.

On peut éclaircir par l'essence de girofle, *qui enlèvera encore de la
couleur aux tissus*. Ou bien on peut employer un éclaircissant qui
soit sans action sur la couleur (essence de cèdre, de bergamote, xylol,
toluol, et d'autres, voyez chapitre VII). Si l'on a décoloré à l'alcool
pur, il est souvent préférable d'employer l'essence de girofle, parce
que l'alcool pur n'enlève pas toujours parfaitement la couleur aux
portions plasmatiques, surtout si la coloration a été longue. Mais si
elle ne l'a pas été, et surtout si l'on a décoloré à l'alcool acidifié,
l'essence de girofle ne sera pas nécessaire, et du moment qu'elle
n'est pas nécessaire il vaut mieux ne pas l'employer, car elle diminue
quelque peu le brillant de la coloration. Cette essence a la propriété

particulière de décolorer la chromatine des *noyaux au repos plus rapidement* que celle des noyaux en kinèse, ce qui fait qu'elle aide à un degré important à la *différenciation des mitoses*.

Certaines couleurs sont beaucoup plus sensibles à l'action de l'essence de girofle que d'autres. Il faut aussi tenir compte de la qualité de cette essence si fréquemment falsifiée. L'essence fraîche décolore plus rapidement que la vieille.

Des séries de coupes montées sur porte-objet se laissent éclaircir commodément en les inondant de l'agent éclaircissant.

Lorsque l'éclaircissement a été obtenu, on monte au baume ; ou bien si l'on ne désire pas monter tout de suite et que l'on ait employé l'essence de girofle, il faut arrêter la décoloration en transportant les coupes dans un milieu qui n'attaque plus la couleur (xylol, essence de cèdre, etc.).

Pour le montage il faut éviter les solutions faites au chloroforme, ce corps attaquant souvent la couleur.

292. Résultats généraux. — Le résultat final dépend beaucoup du traitement préalable des tissus. Si vous leur avez fait subir une fixation prolongée dans le mélange *fort* de FLEMMING et si vous avez décoloré à l'alcool acidifié et éclairci à l'essence de girofle, il ne restera en général de coloré que les nucléoles plasmatiques et la chromatine des noyaux en kinèse, la chromatine des noyaux au repos s'étant décolorée. Si vous avez donné une fixation plus légère, soit avec le mélange *faible* de FLEMMING, soit avec un autre fixateur favorable à la coloration, et que vous ayez décoloré à l'alcool pur, la chromatine des noyaux au repos demeurera colorée. Si l'on n'a décoloré que fort légèrement, le protoplasma demeurera coloré.

293. Méthode au permanganate (HENNEGUY, *Journ. de l'Anal. et de la Physiol.*, XXVII, 1891, p. 397). — Il a été établi par HENNEGUY que le permanganate de potasse agit comme mordant pour plusieurs couleurs d'aniline, et permet de réaliser de bonnes colorations dans des cas où les procédés ordinaires échouent.

Les coupes, collées sur porte-objet, sont traitées pendant cinq minutes par une solution de permanganate de potasse à 1 p. 100. On lave à l'eau et l'on passe au bain de teinture dans la safranine, rubine, violet de gentiane, vésuvine, etc.

La couleur qui réussit le mieux est la safranine préparée avec de l'eau d'aniline et de l'alcool absolu.

Les coupes doivent séjourner dans la solution colorante un temps environ moitié moindre que si elles n'avaient pas été au préalable traitées par le permanganate. La préparation se termine à la manière ordinaire au moyen de l'alcool absolu et de l'essence de girofle.

La décoloration marche en général assez lentement, et la coloration sera d'autant plus élective que la décoloration aura duré plus longtemps. Celle-ci continue quelquefois lorsque les coupes sont montées dans le baume, surtout s'il reste sous la lamelle des traces d'essence de girofle. Des préparations qui, au moment où elles étaient montées dans le baume, étaient trop fortement colorées ont présenté souvent, vingt-quatre et quarante-huit heures après, une coloration élective parfaite.

Le protoplasma présente une teinte gris orangé, qui met en relief les structures les plus délicates, entre autre les figures achromatiques de la cytodiérèse ; les chromosomes et la membrane des noyaux sont vivement colorés en rouge, les sphères attractives et leurs corps centraux sont colorés moins fortement, mais tranchent nettement sur le reste du protoplasma.

L'action mordançante du permanganate est tellement énergique que si elle se prolonge un peu trop longtemps avant la coloration par la safranine et surtout par la rubine, il devient à peu près impossible de décolorer convenablement les coupes ; on n'y arrive qu'en les laissant pendant près d'un mois dans l'essence de girofle.

Mordançage au sulfocyanure d'ammonium. — HENNEGUY (*C. R. de la Soc. philomathique,* 14 nov. 1898) place les coupes pendant dix minutes dans une solution à 1 p. 100 de sulfocyanure d'ammonium faiblement teintée par le violet acide (Säureviolett) et l'orange G. Au sortir de la solution elles sont rapidement lavées à l'eau puis mises pendant un quart d'heure dans une solution de safranine de ZWAARDE-MAKER, nouveau lavage à l'eau, puis nouvelle immersion dans la solution de sulfocyanure, déshydratation rapide par l'alcool absolu, essence de girofle et montage au baume. Les éléments nucléaires sont nettement colorés en rouge, tandis que les formations cytoplasmiques sont teintées en bleu ou en gris bleuâtre.

294. Mordançage par la formaline — OHLMACHER (*Medical News,* Feb. 16, 1895) dit que la formaline est un mordant énergique pour les couleurs d'aniline, si énergique qu'employée avec la safranine elle en fait un colorant plasmatique. On peut employer la formaline soit combinée à la teinture, soit en traitement séparé précédant la teinture. Il suffit d'un traitement pendant très peu de temps (une minute pour des préparations sur verre à couvrir) par une solution de formaline de 2 à 4 p. 100, pour mordancer des cellules isolées, avant coloration. Pour la combiner à la teinture, il convient en général de faire la solution de la couleur dans de la formaline à 4 p. 100. Ainsi, 1 gramme de bleu de méthylène dissous dans 100 cc. de solution aqueuse de formaline à 4 p. 100. Il suffit d'y colorer pendant une demi-minute, de laver à l'alcool absolu, d'éclaircir au xylol et de monter au baume, pour avoir une coloration nucléaire très précise sans danger d'une décoloration excessive dans l'alcool. On peut employer de la même manière la fuchsine, le violet de gentiane et le violet de méthyle.

295. Mordançage au tanin et tartre stibié. — Rawitz (*Sitzb. Ges. Naturf. Freunde Berlin*, 1892, p. 174; *Zeit. f. wiss. Mik.*, XI, 4, 1895, p. 503; et *Leitfaden f. histologische Untersuchungen*, Iena, 1895, p. 76) a trouvé qu'employées après un mordançage énergique par le tanin et le tartre stibié, la safranine et la fuchsine donnent ce qu'il appelle une « inversion » de la coloration, et deviennent des colorants plasmatiques.

Après des essais consciencieux, je ne puis regarder ce procédé, d'ailleurs fort aléatoire, que comme une curiosité technique. Pour plus de détails voy. notre *édition précédente*.

296. Choix d'une couleur. — Dans les couleurs basiques c'est la safranine et le violet de gentiane qui sont les couleurs les plus employées; elles sont excellentes, tant sous le rapport de l'énergie et la précision de la coloration que sous celui de sa permanence. On peut prendre l'une ou l'autre de ces couleurs selon qu'on désire avoir une coloration rouge ou bleue. La safranine sera souvent à préférer s'il ne s'agit que d'une coloration simple. Elle donne aux forts grossissements de bonnes images tant à l'éclairage du jour qu'à l'éclairage artificiel. Tandis que j'ai toujours remarqué que le violet de gentiane (et la plupart des bleus) donnent à la lampe des images dichroïques qui ne sont pas favorables à une bonne définition.

Il est une autre considération qui peut influer sur le choix. Quelques-unes de ces couleurs donnent une coloration *mate;* il en est ainsi pour le violet de gentiane, à tel point que dans les fortes colorations les chromosomes et nucléoles plasmatiques paraissent parfaitement opaques. Cela est favorable à la définition des limites de ces éléments, mais défavorable à la transparence des préparations; de telles colorations ne sont à préférer que pour des *coupes très minces.* La safranine, le vert d'aniline, l'orange et quelques autres couleurs donnent une coloration *transparente* de ces éléments. C'est certainement un avantage pour des coupes tant soit peu épaisses; mais cette transparence n'est pas favorable à la bonne définition d'objets difficiles, car elle donne lieu à la formation de lignes de diffraction. La coloration de la safranine n'est cependant pas d'une transparence excessive, et donne de bons résultats sous ce rapport.

S'agit-il de faire des colorations doubles, les bleus seront souvent à préférer comme colorants nucléaires. Car il y a plusieurs rouges qui sont de bons colorants plasmatiques, mais dans les bleus, pour autant que j'ai pu le constater, il y en a moins. Après un colorant nucléaire bleu (ou avant) vous pouvez employer la fuchsine acide (Säurefuchsin), le Congo, etc. Tandis qu'avec la safranine je ne connais guère de colorant plasmatique faisant contraste qui soit bien satisfaisant.

CHAPITRE XVI

COULEURS DE LA HOUILLE POUR COLORATION NUCLÉAIRE

A. — COLORANTS RÉGRESSIFS

297. Safranine. — Colorant de premier ordre, énergique, brillant, très électif, parfaitement permanent dans le baume.

La condition première de la réussite dans les teintures à la safranine est *de posséder une bonne marque de safranine*. Nous insistons ici de nouveau sur ce que nous avons dit au numéro 224 ; — avant de se mettre à travailler avec ce réactif il convient de s'adresser à GRÜBLER ou un autre des fournisseurs que nous avons cités et commander une provision de la couleur en spécifiant l'emploi pour lequel elle doit servir, si c'est pour la coloration nucléaire en général, ou si c'est pour des colorations spécifiques de fibres élastiques ou pour autre emploi.

Il y a dans le commerce au moins une vingtaine de marques de safranine, qui diffèrent à un degré important sous les rapports de la couleur, du poids, de la solubilité et surtout sous le rapport des colorations qu'elles fournissent. Les unes sont facilement solubles dans l'eau, mais pas dans l'alcool ; pour d'autres c'est le contraire ; quelques-unes sont facilement solubles dans les deux menstrues. RESEGOTTI (*Zeit. f. wiss. Mik.*, V, 3, 1888, p. 320) en a étudié quatorze marques. Celle dont je me sers depuis longtemps et qui donne de bons résultats est la « Safranine O » de GRÜBLER. Il faut se rappeler que, comme les procédés de fabrication changent continuellement, les résultats ne seront nullement toujours identiques.

Coloration.

Bon nombre de safranines ne sont pas suffisamment solubles dans l'eau, ce qui oblige à l'emploi d'autres menstrues.

La solution de PFITZNER (*Morph. Jahrb.*, VI, p. 478, et VII, p. 291) se compose de 1 partie de safranine, 100 d'alcool absolu et 200 d'eau, cette dernière n'étant ajoutée qu'au bout de quelques jours.

La solution de FLEMMING (*Arch. f. mik. Anat.*, XIX, 1881, p. 317) consiste en une solution concentrée dans l'alcool absolu, allongée de moitié d'eau.

Les solutions de BABES (*op. cit.*, 1883, p. 356) sont : (A) un mélange à parties égales d'une solution concentrée dans l'alcool et d'une solution concentrée dans l'eau (j'ai trouvé cela excellent), puis (B) une solution aqueuse sursaturée faite à l'aide de la chaleur.

La *solution anilinée* de BABES (*Zeit. f. wiss. Mik.*, IV, 4, 1887, p. 470) consiste en 100 parties d'eau, 2 parties d'huile d'aniline et un excès de safranine. Babes chauffe le mélange à 60° ou 80° C. et filtre à travers un filtre humide. Cette solution pourra être conservée pendant un mois ou deux.

La solution de ZWAARDEMAKER (*op. cit.*, IV, 2, 1887, p. 212) est un mélange à parties égales de solution alcoolique de safranine et d'eau anilinée. L'eau anilinée se fait en agitant un peu d'huile d'aniline avec de l'eau qu'on filtre ensuite. Cette solution se conserve indéfiniment.

Moi-même j'emploie un mélange à parties égales de solution saturée dans l'eau anilinée et de solution saturée dans l'alcool absolu.

On admet que l'aniline dans ces liquides sert de mordant et permet de raccourcir notablement la durée de la teinture.

On peut employer n'importe laquelle de ces teintures avec n'importe lequel des procédés de décoloration qui vont suivre.

Décoloration et éclaircissement.

Pour les règles générales à ce sujet, voyez ci-dessus, n°s 289, 291.

Méthode de FLEMMING (première méthode). Alcool pur (« extraction neutre »), suivi d'essence de girofle. Les noyaux au repos sont colorés en même temps que les noyaux en kinèse.

Méthode de FLEMMING (deuxième méthode, « Extraction acide ») (*Zeit. f. wiss. Mik.*, 1, 3, 1884, p. 356). Décolorer, jusqu'à ce que les coupes ne cèdent presque plus de couleur, dans de l'alcool contenant 0,5 p. 100 d'acide chlorhydrique, achever la déshydratation dans l'alcool pur, puis traiter par l'essence de girofle (On peut si on le préfère employer l'acide en solution dans l'eau.) La proportion d'acide indiquée paraît plus forte qu'il ne serait nécessaire, et en conséquence j'ai presque toujours employé une dose ne dépassant

ANAT. MICROSC.

14

pas 0,2 p. 100; et plus récemment suivant un travail plus récent de
FLEMMING (*Arch. f. mik. Anat.*, XXXVII, 1891, p. 249), j'ai obtenu
de bons résultats en employant une dose de 1 p. 1000 ou moins.
Cette méthode suppose un matériel bien fixé dans le mélange fort de
FLEMMING et coloré pendant au moins plusieurs heures. Cette méthode
ne laisse de colorés que la chromatine en kinèse et les nucléoles
plasmatiques.

Une méthode de PODWYSSOZKI (*Zeit. f. wiss. Mik.*, III, 1886, p. 405)
consiste à décolorer (quelques secondes à deux minutes) dans une
forte solution alcoolique d'acide picrique suivie d'alcool pur. Mêmes
résultats, si ce n'est qu'on obtient une coloration brunâtre au lieu de
rouge.

BABES recommande pour les coupes colorées dans sa solution anilinée un traitement par l'iode d'après la méthode de GRAM que nous
décrirons au numéro suivant.

OHLMACHER (*Journ. Amer. Med. Ass.*, XX, n° 5, 1893, p. 111) a montré que si des tissus colorés à la safranine sont traités ensuite par des
solutions qui contiennent de l'iode ou de l'acide picrique, il s'y forme
un précipité d'une substance d'un rouge foncé, de nature cristalline,
mais revêtant des formes lancéolées, semi-lunaires, falciformes ou
naviculaires. Ce précipité se forme tant dans les tissus normaux que
dans les tissus pathologiques, et tant dans les noyaux que dans le
cytoplasme. Il se forme très facilement dans les tissus carcinomateux;
et OHLMACHER a conclu que bien des corps qui ont été décrits comme
« Coccidies, Sporozoaires », ou autres « parasites » des carcinomes, ne
sont pas autre chose que des éléments de ce précipité. Voy. aussi un
travail plus récent du même auteur, *op. cit.*, June 30, 1894.

Les méthodes de différenciation de MARTINOTTI et RISEGOTTI (*Zeit. wiss.
Mik.*, IV, 1887, p. 328) et de GARBINI (*ibid.*, V, 1888, p. 470) sont supprimées comme superflues.

Dans des tissus fixés au liquide de FLEMMING, la safranine colore,
outre les noyaux, les fibres élastiques, les corps cellulaires de certains épithéliums cornés, et le contenu de certaines cellules glandulaires (la mucine entre autres).

Les solutions aqueuses acidulées par l'acide acétique donnent des
colorations nucléaires *progressives* assez bonnes sur des tissus frais.

298. Violet de gentiane. — Également une des plus importantes
des couleurs d'aniline. C'est un colorant tout aussi précis que la
safranine et encore plus énergique. On peut colorer dans une solution aqueuse simple, ou dans une solution alcoolique concentrée

allongée de moitié d'eau (FLEMMING, *Zellsubst.*, etc., p. 384). On peut décolorer soit à l'alcool pur, soit (FLEMMING, *Zeit. f. wiss. Mik.*, I, 1884, p. 350) à l'alcool acidifié, comme nous l'avons dit ci-dessus pour la safranine.

BIZZOZERO (*Zeit. f. wiss. Mik.*, III, 1886, p. 24) colore dans la solution employée par EHRLICH pour les bactéries (violet, 1 ; alcool, 15 ; aniline, 3 ; eau, 80). Pour son procédé compliqué et superflu de différenciation à l'acide chromique, voy. notre *édition précédente*.

Dans certains cas, surtout lorsqu'il s'agit de tissus dont les noyaux retiennent mal la couleur, on obtient de meilleurs résultats en employant le procédé qui a été indiqué par GRAM pour la coloration de micro-organismes dans les tissus (*Fortschr. d. Medicin.*, II, 1884, n° 6 ; *Brit. Med. Journ.*, 6 sept. 1884, p. 486 ; *Journ. Roy. Mic. Soc.*, N. S., IV, 1884, p. 317).

Les coupes, après coloration, sont traitées pendant deux ou trois minutes par une solution de :

Iode	1 gr.
Iodure de potassium.	2 –
Eau.	300 —

Elles deviennent noires, et sont alors différenciées par l'alcool neutre jusqu'à ce qu'elles virent au gris, puis par l'essence de girofle.

Dans les préparations bien réussies, le protoplasma cellulaire est incolore ; dans les noyaux au repos, les nucléoles seuls sont faiblement colorés ; les mitoses sont d'un violet intense, presque brun.

Le violet de gentiane donne des colorations extrêmement énergiques et d'une nature *opaque*. Il en résulte qu'il convient mieux pour des coupes très minces que pour celles qui ne le sont pas. La coloration se conserve bien dans le baume ; mais j'engage à laisser les préparations le moins possible à la lumière.

Les solutions aqueuses acidifiées par l'acide acétique (à 1 p. 100 par exemple) sont des colorants nucléaires *progressifs* pour le tissu frais.

HERMANN (*Arch. mik. Anat.*, XXXIV, 1889, p. 58) colore pendant vingt-quatre à quarante-huit heures dans la safranine anilinée, décolore *incomplètement* à l'alcool, colore de nouveau pendant trois à cinq minutes dans une solution anilinée de violet de gentiane, met dans la solution de GRAM pendant une ou deux heures, différencie à l'alcool, et passe au xylol. Cela donne une coloration double, plasmatique en même temps que nucléaire.

299. Thionine. — Le chlorhydrate de thionine (violet de Lauth) est une couleur basique, homologue du bleu de méthylène. Nous la plaçons ici comme colorant régressif, mais son action est si élective dès le commencement qu'on pourrait bien la considérer comme colorant progressif. Si l'on colore pendant peu de temps (quelques minutes) dans une solution aqueuse concentrée, il n'y a guère que la chromatine qui se colore. Si l'on prolonge la coloration, les éléments achromatiques commenceront à se colorer. Après un bain court dans la teinture, aucune différenciation spéciale ne sera nécessaire : il n'y a qu'à rincer à l'eau, déshydrater et monter. Après un bain prolongé on peut décolorer à l'alcool comme d'habitude, avec cette différence que la couleur résiste si fortement à l'alcool qu'il n'y a aucun risque de dépasser le point voulu de différenciation ; la couleur n'est pas plus extraite en une heure que ne l'est celle du violet de gentiane ou du dahlia en une minute ; de sorte que l'on peut contrôler la décoloration sous le microscope si l'on veut. Pour ce motif cette couleur peut avoir un avantage spécial pour les commençants. La coloration est très belle et très énergique ; mais personnellement je lui préfère toujours le violet de gentiane.

La thionine est un colorant spécifique de la mucine. Quelques observateurs ont trouvé que la coloration se fane avec le temps. Pour éviter cela il convient (WOLFF, *Zeit. wiss. Mik.*, XV, 1899, p. 312) de monter dans du baume (ou de la colophane) en nature, fondu au-dessus d'une flamme.

300. Autres colorants nucléaires par voie régressive. — Les couleurs que nous venons de décrire suffisent amplement pour tous les besoins usuels. Nous ne citons que pour mémoire quelques autres couleurs qui donnent de bons résultats (voy. aussi FLEMMING, *Arch. mik. Anat.*, XIX, 1881, p. 317 et 742).

Violet dahlia (FLEMMING, *op. cit.*, p. 317). Coloration plus pâle que le violet gentiane.

Bleu Victoria (LUSTGARTEN. *Med. Jahrb. k. Ges. d. Ærzte zu Wien,* 1886, p. 285-91). La couleur est peu résistante à l'alcool. J'ai trouvé que la résistance en est beaucoup augmentée si l'on mordance les coupes avant coloration en les traitant pendant un quart d'heure par la teinture d'iode. La décoloration à l'acide chlorhydrique est absolument à éviter.

Dans ces préparations la mucine est (quelquefois du moins) colorée au même titre que la chromatine.

La **Fuchsine** est le nom de toute une série de sels de rosaniline

qui se trouvent dans le commerce sous les marques de **fuchsine,
rouge d'aniline, rubine, roséine, Magenta, Solférino, coral-
line**, etc., et qui diffèrent plus ou moins dans leurs réactions.
Graser (*Zeit. f. wiss. Mik.*, V, 3, 1888, p. 278) dit avoir obtenu les
meilleurs résultats avec cette couleur de la manière suivante. Ou
bien on l'emploie comme nous le dirons plus loin pour le *violet de
méthyle* (n° 304), ou bien, on l'emploie d'après la méthode de Baumgarten, en coloration double avec le bleu de méthylène, comme
nous le dirons au chapitre des *Colorations combinées*.

La **fuchsine carbolique** de Ziehl est une teinture qui est souvent
recommandée. Je n'ai pas pu trouver la source originelle de publication et je cite d'après *Zeit. f. wiss. Mik.*, VII, 1, 1890, p. 39.

La solution colorante se compose de :

Fuchsine	1 gramme.
Acide phénique cristallisé	5 —
Alcool	10 -
Eau distillée	100 —

Ou bien on prend une solution d'acide phénique à 5 p. 100 dans
l'eau et on la sature de solution alcoolique concentrée de fuchsine.
(Le point de saturation se manifeste par la formation d'une pellicule
à reflet métallique à la surface du liquide.) On décolore à l'alcool
suivi d'essence de girofle.

Le **Brun Bismarck** donnerait d'après Keiser (*Bibl. Zool.*, VII, 1 Hfte,
1891 ; *Zeit. f. wiss. Mik.*, VIII, 3, 1891, p. 363) de bons résultats comme
suit. On colore pendant quarante-huit heures à une température de 60° C.
dans une solution saturée de la couleur dans de l'alcool à 60 p. 100,
bouillant. On décolore dans de l'alcool à 60 p. 100 additionné de 2 p. 100
d'acide chlorhydrique ou 3 p. 100 d'acide acétique.

La **Nigrosine** soluble à l'eau est une des Indulines, petit groupe de
couleurs classé par Ehrlich dans les couleurs « acides » sulfoniques,
par Benedikt dans les couleurs « basiques » (il se trouve dans le commerce les deux sortes de couleurs, des sels basiques et des acides sulfoniques).

Cette couleur a été recommandée comme réactif colorant des noyaux
par Errera (*Proc.-verb. Soc. Belge de Mic.*, 1881, p. 134). Je l'ai essayée ;
la couleur s'est montrée très résistante à l'alcool.

Le **Violet de méthyle**.

La **Benzoazurine** (Martin, *Zeit. f. wiss. Mik.*, VI, 2, 1889, p. 193). Colorer pendant une heure ou deux dans une solution aqueuse diluée, et
décolorer dans de l'alcool additionné d'acide chlorhydrique (0,5 à
1 p. 100). Ce colorant a été recommandé pour l'étude de la ligne d'ossification par Zschokke (*op. cit.*, X, 3, 1893, p. 384).

Le **Bleu de méthylène**.

Le **Bleu de toluidine** m'a donné de superbes colorations de la chromatine, malheureusement accompagnées d'une coloration diffuse du cytoplasme. Mann (*Zeit. f. wiss. Mik.*, XI, 4, 1894, p. 489) dit avoir eu de bons résultats en l'employant après l'éosine, ce qui produit une coloration double. Voy. aussi sur cette couleur, Harris, dans *The Philadelphia Med. Journ.*, May 14, 1898. Elle a beaucoup de rapports avec le bleu de méthylène.

B. — COLORANTS PROGRESSIFS

301. Introduction. — Nous rappelons que la plupart des couleurs « basiques » donnent une coloration nucléaire plus ou moins précise par voie directe si l'on acidifie les solutions par l'acide acétique (0,5 à 1 p. 100). Nous ne décrirons ici que les procédés qui fournissent des colorations recommandables sous les rapports essentiels de la simplicité des manipulations et la précision et la permanence de la coloration.

302. Le **Vert de méthyle**, actuellement le plus répandu des verts dits d'*aniline*, se trouve communément dans le commerce passant sous le nom d'autres verts plus coûteux, surtout sous celui de *vert d'iode*. Il importe de ne pas le confondre avec ce dernier, ni avec le *vert d'aldéhyde* (*vert d'Eusèbe*), ou les rosanilines phénylées, le *vert de Paris* et le *vert d'alcali* ou *véridine*. Il paraît être aussi connu sous les noms de *vert de méthylaniline*, *vert lumière*, « *Lichtgrün* » (ces deux derniers sont en réalité les noms d'une tout autre couleur). En 1874, lorsqu'il fut étudié pour la première fois par Calberla (*Morphol. Jahrb.*, III, 1877, p. 625), il portait le nom de *vert en cristaux*.

Le vert de méthyle est un chlorure double de zinc et de violet pentaméthylé. Il est préparé actuellement par l'action du chlorure (ou du nitrate) de méthyle sur la base du violet de méthyle, c'est-à-dire sur le violet de rosaniline méthylée (Benedikt, *Chemistry of Coaltar Colours*; Tassart, *les Matières colorantes artificielles*). Le produit commercial est très variable de qualité, souvent impur, et souvent falsifié (Benedikt). Il contient toujours (celui du commerce) du violet de méthyle comme impureté résultant d'une purification défectueuse. Il est quelquefois falsifié avec du bleu d'aniline (bleu soluble) et avec une couleur verte, produit accidentel de la fabrication, le chlorure de nona-méthyle para-leucaniline.

D'après Mayer (*Mitth. Zool. Stat. Neapel*, XII, 1896, p. 312), pour constater la présence de l'impureté bleue, il suffit de déposer une goutte de la solution de la couleur sur du papier à filtrer et de tenir celui-ci au-dessus d'un flacon d'ammoniaque. Si la couleur est pure, la tache verte disparaîtra ; si elle ne l'est pas, la tache virera au violet. Le violet se laisse facilement séparer en agitant la solution avec du chloroforme. Fischer (« Fixirung, Færbung und Bau des Protoplasmas », p. 89) agite la solution aqueuse dans une burette avec un peu d'alcool amylique, qui devient rapidement violet et se rassemble au haut du liquide, d'où l'on peut le décanter et répéter l'opération.

On sait depuis longtemps que le produit commercial colore souvent en violet ou en rose la *matière amyloïde*, et en conséquence on l'a proposé comme réactif de la dégénérescence amyloïde (Heschl, *Wiener med. Wochenschr.*, 2, 1879 ; puis Curschmann (*Virchow's Arch.*, t. LXIX, 1880, p. 556). Il est désormais acquis (Fol, *Lehrb.*, p. 192 ; Squire, *Methods.* etc., p. 37 ; Paul Mayer, *in litt*) que cette réaction est due à ce que la couleur employée contient du *violet de méthyle* comme impureté. Un produit pur *ne donne pas cette réaction* (Squire, *l. c.*). Le vert d'iode du reste est dans le même cas.

Le vert de méthyle est extrêmement sensible à l'action des alcalis. Il importe donc de ne l'employer que sous forme de solutions acidifiées, et de n'employer que des solutions acides ou du moins neutres pour les lavages et la conservation.

C'est un réactif histologique *très important,* surtout comme colorant nucléaire, chromatinique, pour des *tissus frais, pas fixés.*

Il est bon d'employer, pour les tissus frais, une solution un peu forte additionnée de 1 p. 100 d'acide acétique. La coloration est *instantanée*, et, après lavage, d'une électivité incomparable.

Si les tissus ont été fixés auparavant avec l'acide acétique, on n'obtiendra pas une coloration chromatique pure, ni après fixation par le sublimé additionné d'acide acétique ; tandis que le sublimé pur permettra une coloration chromatinique (Burckhardt, *La Cellule,* XII, 1897, p. 364).

Le vert de méthyle, qui *est par lui-même un agent fixateur* suffisant à fixer et à conserver les éléments dans leur forme, du moins pendant quelques heures, l'est à un plus haut degré quand il est combiné avec l'acide acétique. Il a l'avantage de pouvoir être employé sur les tissus frais *en combinaison avec d'autres liquides fixateurs* ou « indifférents ». Ainsi Carnoy (*Biologie cellulaire*, p. 127, 144, 211) l'emploie tantôt avec l'acide acétique seul, tantôt avec une trace d'acide osmique, tantôt ajouté à la solution de Ripart et Petit, car on peut l'ajouter à ces liquides *sans amener de précipité.*

Employé sur des tissus frais ou seulement légèrement fixés, le vert de méthyle est le réactif colorant par excellence de la chromatine. Car *au sein du noyau* il ne colore absolument *rien que la chro-*

matine ; il ne colore ni les nucléoles plasmatiques, ni le caryoplasme, ni le fuseau. Les recherches minutieuses de contrôle de CARNOY ont mis ces faits hors de doute. *En dehors du noyau,* le vert de méthyle peut colorer diverses substances, telles que les enclaves du protoplasma cellulaire, le protoplasma lui-même, certaines membranes et certaines sécrétions, telles que la soie et la mucine.

On peut aussi employer pour les colorations des solutions alcooliques. Elles doivent être acidifiées par l'acide acétique.

La conservation des objets offre quelques difficultés, car on ne peut rendre la coloration un peu permanente qu'à force de précautions spéciales. Le mieux est de les monter dans un milieu aqueux (glycérine, glycérine gélatinée, liqueur de Ripart et Petit), en ayant soin *d'éviter les solutions salines,* d'employer toujours un milieu *légèrement acide,* et d'ajouter sur le bord de la préparation, avant de la fermer, une petite goutte de la solution de vert de méthyle. On peut aussi réussir à conserver ces préparations dans le baume, en employant pour la déshydratation des alcools acidulés par l'acide acétique et chargés d'une quantité suffisante de vert de méthyle ; mais ce procédé est assez aléatoire.

M. HEIDENHAIN a trouvé qu'en mordançant par la teinture d'iode, la résistance du vert de méthyle à l'alcool (au moins dans la combinaison Ehrlich-Biondi) est sensiblement augmentée.

HENNEGUY a trouvé que la couleur se conserve très bien dans le liquide de BRUX à la glucose.

303. Brun Bismarck (Vésuvine). — C'est un bon colorant électif des noyaux, et pouvant être employé aussi bien pour des tissus frais que pour ceux qui ont été conservés par les méthodes ordinaires. Les objets traités par l'acide chromique s'y colorent, mais moins bien que d'autres.

Le brun Bismarck ne se dissout pas très facilement dans l'eau. On peut le faire bouillir dans l'eau, et filtrer après un jour ou deux (WEIGERT, *Arch. f. mik. Anat.,* XV, 1878, p. 258). On peut additionner les solutions aqueuses d'acide acétique et d'acide osmique. MAYZEL (*Arch. f. mik. Anat.,* XVIII, 1880, p. 237 et 250) fait dissoudre la couleur directement dans l'acide acétique; en ce cas, les colorations ne sont pas permanentes. On peut aussi employer une solution dans l'alcool pas trop fort.

Il y a quelquefois avantage à employer une solution dans de la glycérine allongée de 50 à 60 p. 100 d'eau. Les solutions faites à l'eau demandent à être souvent filtrées. On a recommandé d'y ajouter de l'acide phénique (*Journ. Roy. Mic. Soc.*, 1886, p. 908).

C'est un colorant énergique. On peut laver à l'eau et monter à la glycérine ; ou bien, passer par les alcools, l'essence de girofle et le baume.

Il produit rarement des colorations excessives, et, la couleur ne se laissant pas trop facilement extraire par l'alcool, il est très facile de faire des préparations permanentes au baume, même d'objets entiers.

Il sert aussi pour les « colorations vitales ».

304. **Violet de méthyle (Violet de Paris).** — GRASER (cité d'après SCHIEFFERDECKER, *Zeit. f. wiss. Mik.*, V, 3, 1888, p. 378) procède comme suit. Des coupes sont colorées pendant douze à vingt-quatre heures dans une solution si diluée qu'au bout de ce temps elles en ont absorbé toute la couleur. Décoloration dans l'alcool acidifié suivi d'alcool pur. D'après SCHIEFFERDECKER la différenciation des figures karyokinétiques serait encore plus belle qu'avec la safranine.

La *matière amyloïde* paraît rouge dans les préparations colorées au violet de méthyle.

CHAPITRE XVII

COULEURS DE LA HOUILLE POUR COLORATION PLASMATIQUE

305. Colorations plasmatiques en général. — Par coloration plasmatique on entend en général, d'une façon un peu vague, une coloration qui intéresse les éléments extranucléaires des cellules et la substance organisée des tissus. Pour être exact, il faudrait subdiviser ce groupe, et parler de colorations cytoplasmiques, colorations de granules, colorations de substance fondamentale, etc. ; mais le sens général et vague du terme pourra suffire pour les besoins de ce chapitre.

Les bons colorants plasmatiques nous manquent beaucoup : c'est à peine s'il en existe de vraiment bons. Car il ne suffit pas qu'un colorant teigne des substances extra-nucléaires pour être un bon colorant plasmatique : il faut qu'il le fasse d'une façon *élective*. Or presque tous les colorants plasmatiques sont des colorants diffus. Quelques-uns il est vrai peuvent montrer une électivité considérable, mais alors il est le plus souvent difficile de leur faire produire exactement le genre d'élection qu'on voudrait. Ceux qui ne sont pas suffisamment électifs ne sont que de peu d'utilité. Nous avons en conséquence supprimé un grand nombre de formules qui nous paraissent sans utilité scientifique : on les trouvera au besoin dans nos éditions précédentes.

306. Acide picrique. — Il ne s'emploie jamais seul pour les colorations. Mais, colorant rapide et facile à manier, il peut être utile pour les colorations doubles en combinaison avec une couleur élective pour les noyaux. Ainsi, on peut facilement teindre en jaune par une solution alcoolique d'acide picrique des préparations colorées par le carmin au borax, le carmin aluné, l'hématoxyline, sans que la première coloration soit altérée par l'action de l'acide.

Comme mode d'emploi, il suffit tout simplement d'en ajouter à l'alcool de déshydratation.

S'agit-il de carmin au borax, il faut savoir que l'acide picrique ne doit pas être dissous dans l'alcool acidulé par l'acide chlorhydrique, vu que, en cette combinaison, il agit comme un décolorant énergique. Il faut d'abord décolorer par l'alcool à l'acide chlorhydrique, puis bien laver, et ensuite colorer dans de l'alcool additionné d'acide picrique.

L'acide picrique est un colorant plasmatique *diffus*, il colore *tout*. C'est un réactif commode, mais qui ne donnera jamais de colorations plasmatiques finement différenciées.

Comme colorant cytologique je le trouve franchement détestable. Il a l'avantage qu'on peut l'employer pour la coloration d'*objets entiers*, et étant très pénétrant il peut être utile pour la coloration en entier de petits Arthropodes ou Nématodes ou autres objets difficilement pénétrables.

307. Orange G. — C'est le benzen-azo-béta-naphtol-disulfonate de soude, et il ne doit pas être confondu avec de nombreuses autres couleurs qui se trouvent dans le commerce sous le nom d'Orange, avec ou sans suffixe. C'est une couleur « acide » dans le sens tinctorial; et d'après FLEMMING (*Arch. mik. Anat.*, XXXVII, 1891, p. 685) ce serait aussi une couleur acide dans le sens ordinaire, c'est-à-dire que sa solution dans l'eau aurait une réaction acide. Cependant, l'échantillon dont je me sers, fourni par Grübler et Hollborn et dit être identique à celui fourni à Flemming, ne montre pas la moindre réaction acide; et Mayer en a examiné deux autres échantillons, avec le même résultat. Probablement Flemming s'est servi d'un échantillon imparfaitement purifié.

Cette couleur est d'après mes expériences un colorant plasmatique excellent, montrant souvent une électivité très précise. Je me sers d'une solution saturée dans l'eau, que je laisse agir sur des coupes pendant quelques minutes. La colorartion est rapide, mais pâle et transparente.

307 *bis*. Safranine, gentiane et orange (FLEMMING, *Arch. f. mik. Anat.*, XXXVII, 1891, p. 249 et p. 685). — Colorer au mieux pendant deux ou trois jours ou même semaines (*Ergeb. der Anat.*, III, p. 68) dans de la safranine anilinée, rincer à l'eau, décolorer dans de l'alcool acidulé au maximum par 0,1 p. 100 d'acide chlorhydrique jusqu'à ce qu'il ne s'extraie presque plus de couleur. Colorer ensuite pendant une à trois heures dans du violet de gentiane, laver à l'eau, et traiter par une solution aqueuse concentrée d'orange G (numéro précédent), laquelle « en vertu de ces propriétés acides » extrait plus ou moins du violet de gentiane. Après quelques minutes au maximum, et pendant que les coupes cèdent encore de pâles nuages violets si on les agite, on les met dans l'alcool absolu; on les y laisse jusqu'à ce qu'elles n'y perdent presque plus de couleur, on éclaircit à l'essence de girofle ou de bergamote, et avant que les derniers pâles nuages de couleur aient cessé de se montrer on monte au baume.

Ce procédé n'est pas censé donner une coloration *triple*, mais une coloration *mixte*. Je n'ai pas pu trouver que l'orange agit en se substituant au violet de gentiane (mais voyez numéro précédent) ; il me paraît plutôt qu'il forme avec lui une couleur « neutre » (voy. plus loin). Jamais très populaire, cette méthode *extrêmement aléatoire* est maintenant à peu près abandonnée. Elle servait dans le temps pour la coloration de corpuscules centraux ; mais l'hématoxyline ferrique le fait beaucoup mieux.

Voici maintenant une modification du procédé de FLEMMING, préconisée par BLANKE (*Arch. f. mik. Anat.*, XLIV, 2, 1894, p. 262). Des coupes (de matériel fixé au liquide de HERMANN) sont mises pour vingt-quatre heures dans une solution concentrée de sulfite de potassium. On rince à l'eau et on colore pendant une ou deux heures dans de la safranine. On lave bien à l'eau et l'on colore pendant vingt-quatre heures dans un mélange « neutre » de violet de gentiane et d'orange qu'on prépare comme suit.

On ajoute à une solution aqueuse concentrée de violet de gentiane *quelques gouttes* de solution aqueuse [concentrée d'orange. La solution se précipite en partie par suite de la formation d'une couleur « neutre » (n° 286) imparfaitement soluble, mais redevient presque claire si l'on ajoute un excès d'eau. Une goutte du mélange déposée sur du papier buvard doit faire une tache d'un violet pur ou brun au centre avec un étroit liséré d'orange pâle.

On met les coupes « dans cette solution » sans avoir filtré (je traduis littéralement; il est impossible de comprendre si l'auteur veut dire le mélange concentré ou le mélange étendu d'eau). Après vingt-quatre heures on déshydrate rapidement dans l'alcool absolu, et on éclaircit à l'essence de girofle.

On peut conserver la solution de gentiane neutre en y ajoutant un tiers d'alcool.

Un essai fait avec le mélange, mais sans mordançage préalable par le sulfite de potassium, m'a donné des résultats sensiblement identiques à ceux du procédé de FLEMMING.

308. La tropæoline 000 n° 1, le jaune métanil, le jaune solido, jaune acide (Echtgelb ou Säuregelb) **et l'orange III**, sont toutes des couleurs azoïques et acides et possèdent une certaine électivité pour les tissus conjonctifs et glandulaires. Voy. GIERKE, *Arch. f. mik. Anat.*, XXII, p. 132, et *Zeit. f. wiss. Mik.*, IV, 4, 1887, p. 448.

309. Fuchsine acide (Säurefuchsin, Fuchsin S., Rubin S., Säurerubin, Magenta acide, Magenta S.). — Cette matière colorante est une couleur « acide », dans le sens que nous avons expliqué au numéro 286. Il importe de ne pas la confondre avec la fuchsine basique, comme on l'a fait.

Cette couleur est très importante, étant un des meilleurs, sinon tout à fait le meilleur, des colorants plasmatiques. Sa dissolution dans l'eau colore rapidement et énergiquement l'élément plastinien du cytoplasme et du caryoplasme, tout en respectant suffisamment la chromatine. Cette électivité, qui peut être très précise, ne s'obtient cependant pas toujours sans l'observation de certaines précautions ; un certain degré d'acidité de la solution est, paraît-il, souvent une condition nécessaire. (Voyez sur ce sujet HEIDENHAIN, *Ueber Kern und Protoplasma*, 1892, et *Neue Untersuchungen*, etc., dans *Arch. f. mik. Anat.*, 43, 3, 1894.) La coloration résiste fortement au lavage par l'alcool et aux acides. Elle est au contraire extrêmement peu résistante aux alcalis. Cela fait que les colorations excessives se laissent facilement éloigner par un alcali quelconque, même très faible : un simple lavage à l'eau de source pendant quelques minutes suffit souvent.

La fuchsine acide sert rarement seule, mais surtout après un colorant nucléaire. Pour cet emploi, une solution à 0,5 p. 100 convient très bien. On la laisse agir seulement quelques minutes, pour du matériel au sublimé, etc., ou autant d'heures pour du matériel aux mélanges osmiques, etc.

310. Säurefuchsin et Orange G. — SQUIRE (« Methods », p. 42) indique une solution de 1 gr. de fuchsine acide et 6 d'orange dans 240 cc. d'eau avec 60 d'alcool à 80 p. 100. Faisant cette solution avec de l'orange G (ce qui n'est pas indiqué par Squire) j'ai eu des résultats excellents. On obtient ou bien une coloration mixte ; ou bien, pour certains tissus, une belle élection de certains éléments par l'orange et d'autres par la Säurefuchsin. Personnellement je l'ai trouvée bien préférable à la picro-säurefuchsin actuellement si fort à la mode.

311. Picro-säurefuchsin (VAN GIESON, cité d'après *Zeit. wiss. Mik.*, XIII, 1896, p. 344). — A une solution saturée d'acide picrique dans l'eau on ajoute quelques gouttes (jusqu'à coloration rouge-grenat) de solution saturée de fuchsine acide dans l'eau. Après coloration, rincer à l'eau, déshydrater, et éclaircir par l'essence d'origan.

D'après MOELLER (*op. cit.*, XV, 1898, p. 174) une bonne formule, due à WEIGERT, serait : solution d'acide picrique saturée à chaud, 150 ; solution de fuchsine acide, saturée à chaud, 3.

OHLMACHER (*Journ. Exper. Med.*, II, 1897, p. 675) fait dissoudre 0,5 p. 100 de fuchsine acide dans une solution saturée d'acide picrique allongée d'un volume d'eau, et s'en sert après coloration par le violet de gentiane.

RAMON Y CAJAL (cité d'après SCHAFFER, *Zeit. wiss. Zool.*, LXVI, 1899, p. 214) prend 0,1 gr. de fuchsine acide pour 100 cc. de solution saturée d'acide picrique.

HANSEN (*Anat. Anz.*, XV, 1898, p. 152) ajoute 5 cc. d'une solution de fuchsine acide à 2 p. 100 à 100 cc. de solution saturée d'acide picrique, et avant de colorer ajoute un tiers de goutte d'acide acétique à 2 p. 100 à 3 cc. de la solution. Après coloration il rince dans 3 cc. d'eau additionnée de deux gouttes de la teinture acidifiée.

La picro-säurefuchsin est fort recommandée par des auteurs récents comme donnant de très bonnes différenciations de substance collagène, de tissu élastique et de tissu musculaire lisse. Pour ces objets ce mélange peut avoir sa raison d'être : comme colorant cytologique je l'ai trouvé détestable. Il est en tout cas d'un effet assez aléatoire.

312. Mélange Ehrlich-Biondi (ou Ehrlich-Biondi-Heidenhain) (*Pflüger's Arch. f. d. ges. Phys.*, XLIII, 1888, Supp., p. 40 ; *Zeit. f. wiss. Mik.*, V, 4, 1888, p. 519). — Ce mélange a été pendant quelque temps l'objet d'un véritable engouement. La préparation en est assez délicate ; on peut se le procurer tout fait chez GRÜBLER et HOLLBORN.

Ce liquide fut imaginé en premier lieu par EHRLICH, puis modifié par R. HEIDENHAIN et BIONDI. Nous citons d'après R. HEIDENHAIN.

A 100 cc. de solution saturée d'orange G. dans l'eau on ajoute, en agitant constamment, 20 cc. de solution saturée de fuchsine acide (Säurefuchsin) dans l'eau, et 50 cc. d'une solution pareille de vert de méthyle.

Il est absolument nécessaire que l'orange soit l'orange G, que la fuchsine acide soit la Rubin S (on sait que « rubine » est synonyme de « fuchsine »), et que le vert de méthyle soit le Methylgrün OO, toutes de la fabrication de la Aktienfabrik für Anilinfabrikation à Berlin (on peut se les procurer chez Grübler et Hollborn).

D'après KRAUSE (*Arch. Mik. Anat.*, XLII, 1893, p. 59) 100 parties d'eau dissolvent environ 20 de Rubin S, 8 d'orange G, et 8 de vert de méthyle.

Les solutions doivent être *absolument saturées*, ce qui n'arrive qu'au bout de plusieurs jours.

Elles ont une tendance à précipiter au mélange. En conséquence Squire (*Methods*, etc., p. 37) recommande de les allonger de la proportion d'eau voulue pour la dilution définitive *avant* de les mélanger.

On allonge le mélange de 60 à 100 volumes d'eau. Le mélange allongé doit virer au rouge d'une manière évidente par addition d'acide acétique. Si l'on en pose une goutte sur du papier buvard, elle doit former une tache d'un vert bleuâtre au centre et orange vers les bords. Si la zone orangée est entourée d'une zone rouge plus large, c'est que le mélange contient trop de fuchsine.

Ces réactions ne suffisent pas pour assurer une bonne solution. Une solution ainsi préparée ne donne pas infailliblement l'électivité voulue de la coloration de la fuchsine acide ; et les préparations ont une tendance à se faner en peu de temps. En acidifiant la solution on obtient une teinture plus élective et donnant des préparations qui ne se fanent pas. Mais il faut user de grandes précautions en acidifiant ; car si l'on ajoute trop d'acide on nuira à l'électivité de la teinture en provoquant une coloration de la substance interfilaire en même temps que l'élément plastinien. Voici, d'après Warburg (cité d'après *Zeit. f. wiss. Mik.*, XI, 3, 1894, p. 382) une manière d'acidifier la solution due à M. Heidenhain : — on prend « 2 cc. de mélange Biondi (1 : 30) + 40 cc. d'eau distillée + 3 cc. de solution de fuchsine acide à 0,5 p. 100 + 0,2 cc. d'acide acétique à 1 : 500 ». (D'après Grouven, *op. cit.*, XII, 1896, p. 379, ce serait 4 gouttes de l'acide acétique qu'il faut prendre.)

Pour un autre procédé, compliqué et difficile, d'acidification, décrit par M. Heidenhain (*Kern und Protoplasma*, p. 116) voyez notre *édition précédente*. Voyez aussi Israël, *Praktikum Path. Hist.*, 2 Anfl., p. 69 ; Trambusti, *Ricerche Lab. Anat. Roma*, V, 1896, p. 82 ; *Zeit. wiss. Mik.*, XIII, 1896, p. 357.

La teinture ne doit pas être filtrée, car la filtration peut la rendre moins acide. Et si on l'a conservée pendant quelque temps, il faut l'additionner d'un peu d'acide, parce qu'elle aura dissous des traces de verre, qui est un corps alcalin. (Heidenhain, *Arch. mik. Anat.*, XLIII, 1894, p. 430.)

D'autres proportions des ingrédients ont été recommandées. Ainsi Krause (*loc. cit. supra*) prend 4 centimètres cubes de la solution de fuchsine acide, 7 de l'orange et 8 du vert de méthyle, et allonge de 50 à 100 volumes d'eau. Thomé (*Arch. mik. Anat.*, LII, 1898, p. 820) donne les rapports de 2 : 5 : 8, et allonge de 100 volumes d'eau.

On colore *des coupes seulement* pendant six à dix-huit heures. On rince à l'eau, on déshydrate aussi rapidement que possible dans l'alcool, on éclaircit au xylol, et on monte au baume. On déshydrate *aussi rapidement que possible* pour deux motifs : l'un, c'est que la méthode est censée être une teinture *progressive* ne demandant pas de différenciation après coup ; l'autre, c'est que le vert de méthyle est très peu résistant à l'alcool, et s'en irait à coup sûr à un lavage prolongé.

Pour assurer la permanence de la coloration il est bon (M. HEIDENHAIN) de traiter les coupes pendant deux heures par l'acide acétique dilué à 0,1 p. 100, de les mettre ensuite pendant un quart d'heure dans de la teinture d'iode, et rincer ensuite à l'alcool, avant de les mettre dans le bain de teinture. Le traitement par l'acide a pour but d'assurer que les préparations aient une réaction acide lorsqu'on les monte au baume. Le traitement par l'iode a pour effet de rendre plus énergique la coloration de la chromatine par le vert de méthyle et de rendre plus élective la coloration des éléments protoplasmiques. Les meilleurs résultats sont fournis par du matériel fixé au sublimé ; le matériel chromo-osmique se colore beaucoup plus difficilement.

Les résultats varient beaucoup selon la nature des tissus. On peut dire en somme que la chromatine se colore en bleu à l'état de repos, en vert à l'état kinétique, et que les éléments plasmatiques prennent divers tons de rouge, rarement orange. L'électivité est très précise, ce qui ne veut cependant pas dire que la fuchsine et l'orange colorent infailliblement tous les éléments plasmatiques qu'on voudrait avoir mis en évidence.

Dans les préparations réussies l'effet est de toute beauté. Mais il est incontestable que, malgré les plus grandes précautions, elles ne réussissent pas toujours.

Il est absolument nécessaire de n'employer que des coupes très minces, car il faut que la déshydratation puisse être faite très rapidement, sans cela les noyaux perdent infailliblement leur couleur. Et le moindre défaut ou excès d'acidité de la solution peut rendre la coloration par la fuchsine acide diffuse au lieu d'être nettement localisée dans l'élément plastinien. Les préparations ne se conservent que moyennant toutes les précautions que nous avons indiquées. En somme donc je pense qu'il faut admettre que cette méthode a sa raison d'être pour les objets très spéciaux qu'avaient en vue les auteurs qui l'ont imaginée, pour les recherches sur les granulations cytoplasmiques d'Ehrlich, ou pour les recherches sur le réticulum cytoplasmatique de Martin Heidenhain, pour des études sur des glandes et d'autres objets semblables. Mais vouloir, comme l'ont fait certains observateurs, en faire une méthode à appliquer à toute sorte d'objets, c'est tomber dans l'exagération.

Pendant longtemps elle a joui d'une vogue extraordinaire, mais on en est bien revenu, comme dans notre dernière édition nous avons prédit qu'on le ferait. On a fini par reconnaître que c'est une méthode qui ne possède absolument pas les qualités d'une méthode générale, et actuellement elle n'est plus guère employée que pour des recherches spéciales dans le genre de celles que nous avons mentionnées.

313. Mélange triacide d'Ehrlich. — Suivant l'exemple d'Ehrlich on appelle mélange triacide (*Triacidlösung*) un mélange des mêmes trois couleurs que celles du réactif Ehrlich-Biondi du numéro précédent, mais dans des proportions telles que tous les trois groupes moléculaires basiques du vert de méthyle sont combinés avec les deux couleurs acides (voy. *Grundzüge* Lee et Mayer, 1901, p. 212).

D'après la formule la plus récente (Ehrlich et Lazarus, *Die Anœmie*, 1 Abth., p. 28 ; *Spec. Path. u. Ther.*, von Nothnagel, VIII, 1898, p. 28) on prépare des solutions saturées dans l'eau d'Orange G, de Säure-fuchsin et de vert de méthyle. On les laisse bien déposer, et l'on mélange dans l'ordre suivant exact 14 cc. de l'orange, 6 de la Säure-fuchsin, 15 d'eau distillée, 15 d'alcool, 12,5 du vert de méthyle, 10 d'alcool et 10 de glycérine (bien agiter après addition du vert de méthyle).

Pour une recette plus ancienne d'Ehrlich, voyez notre édition précédente ; et pour une modification de Mayer, voy. *Grundzüge*, 1901, p. 212.

Il faut veiller à ce que les solutions soient absolument concentrées, et il ne faut jamais agiter le mélange, mais en puiser chaque fois ce qu'il faut avec une pipette plongée dans la couche superficielle. Avec ces précautions le mélange se conservera pendant des années.

Ce mélange me paraît avoir en général les qualités et les défauts de celui de Ehrlich-Biondi. C'est cependant un colorant plus énergique, et il me semble que le vert de méthyle y résiste mieux à l'alcool, de sorte qu'il me paraît un peu mieux approprié aux travaux ordinaires.

314. Bordeaux R. — Couleur « acide », rouge. Colorant intéressant la chromatine et le cytoplasme et donnant de très bonnes colorations plasmatiques. Heidenhain s'en sert pour colorer des coupes avant de colorer par l'hématoxyline ferrique (voy. n° 657).

315. Bordeaux R, Thionine et Vert de méthyle. — Voy. Grabberg. *Zeit. wiss. Mik.*, XIII, 1896, p. 460.

316. Rouge Congo (Congoroth) (ne pas confondre avec d'autres Congos, comme le jaune Congo, Congo brillant, etc. Introduit dans la technique par Griesbach, *Zeit. f. wiss. Mik.*, III, 3, 1886, p. 379). — Couleur azoïque, acide. Sa solution aqueuse a une réaction neutre ou alcaline. C'est une des couleurs les mieux tolérées par les cellules vivantes (voyez n° 221). La solution, de même que la coloration qu'elle donne aux tissus, est naturellement rouge ; mais la couleur dans les deux cas passe à un beau bleu en présence de la moindre trace d'acide (réaction servant à démontrer la présence d'acides libres dans les tissus, voyez les travaux cités par Griesbach, *loc. cit.*). Loisel (*Journ. de l'Anat et de la Phys.*, 1898, p. 230) dit qu'avec les composés du chlore il donne la même réaction, et donne d'autres détails sur ce sujet et sur les colorations vitales.

Je m'en suis servi comme colorant plasmatique *avant* un colorant nucléaire bleu, et j'en ai eu de très belles préparations. Malheureusement la couleur ne s'est pas conservée.

Cependant Carnoy (*La Cellule*, XII, 1897, p. 216) a eu de bons résultats en l'employant après l'hématoxyline de Delafield, la coloration se conservant bien. Il s'est servi d'une solution à 0,5 p. 100 dans l'eau.

317. Benzopurpurine, benzopurpurine B et deltapurpurine. Voy. Griesbach, *loc. cit.*, n° précédent, et Zschokke, *ibid.*, V, 1888, p. 466.

318. Rouge neutre (Neutralroth) (Ehrlich, *Allg. med. Central-zeitg.*, 1894, 2, p. 20 ; *Zeit. f. wiss. Mik.*, XI, 2, 1894, p. 250 ; Galeotti *ibid.*, p. 193). — Couleur voisine des safranines par sa constitution chimique. C'est une couleur *basique*, l'adjectif « neutre » se rapportant à la nuance de la couleur, et non à sa constitution chimique. On peut se la procurer chez Grübler et Hollborn. C'est une des plus importantes des couleurs employées pour les colorations « vitales » (n° 221).

Des têtards tenus dans une solution à 1 p. 10000 ou 100000 en absorbent en un ou deux jours une quantité telle que tous leurs tissus paraissent d'un rouge foncé. La coloration est liée à des granulations cytoplasmiques (Ehrlich), ou bien en outre au contenu des cellules mucipares (Galeotti).

EHRLICH et LAZARUS (*Spec. Pathol. und Therapie,* herausgeg. von Nothnagel, VIII, 1898, p. 1 ; *Zeit. wiss Mik.,* XV, 1899, p. 338) ont montré qu'on peut l'employer pour les colorations vitales de tissus de la même manière exactement que le bleu de méthylène (chap. suiv.), c'est-à-dire soit par injection, ou par imbibition au contact de l'air. C'est surtout un colorant de *granulés.* Ces résultats sont confirmés par ARNOLD (*Anat. Anz.,* XVI, 1899, p. 568) et d'autres mémoires. Voyez aussi LOISEL, *Journ. de l'anat. et de la phys.,* 1898, p. 197, 210, 217 (coloration vitale d'Éponges) et PROWAZEK, *Zeit. wiss. Zool.,* LXII, 1897, p. 187 (coloration vitale de Protozoaires). Moi-même (A.B.L.) je l'ai trouvé excellent pour des colorations vitales.

S. MAYER (*Lotos,* Prague, 1896, nº 2) dit qu'elle colore la myéline en dégénérescence. On l'a trouvée utile pour colorer les corpuscules de Nissl des cellules nerveuses.

La couleur vire au rouge vif par les acides, au jaune par les alcalis. La coloration des tissus est en général métachromatique, les noyaux étant rouges, le cytoplasme jaune (cf. ROSIN, *Deutsche med. Wochenschr.* XXIV, 1898, p. 615 ; *Zeit. wiss. Mik.,* XVI, 1899, p. 238). Pour la coloration de matériel fixé on emploie d'habitude de fortes solutions dans l'eau (1 p. 100, ou à saturation). Voyez aussi sous NISSL.

Vert Janus (MICHAELIS ; *Arch. f. mik. Anat.,* LV, p. 558, 1900). — Employé pour colorer à l'état frais certaines granulations (pancréas, glandes salivaires, etc.) : solution à 1 pour 30 000.

319. **Biebricher Scharlach (Écarlate de Biebrich),** colorant rouge vif, diffus (voy. GRIESBACH, *Arch. mik. Anat.,* XXII, 1883, p. 140).

320. **Les éosines (éosine soluble, éosine B, éosine A extra, rose Bengale, primerose, érythrosine, pyrosine, phloxine, safrosine, rose B à l'eau,** et d'autres marques). — Les corps indiqués par ces noms sont tous des phtaléines ; ils ne sont pas identiques par leur constitution chimique et leurs propriétés histologiques, quoique assez semblables.

Ces éosines sont solubles à l'eau ou à l'alcool, selon l'étiquette.

L'éosine est un colorant très énergique et très pénétrant, mais *diffus.* Sa principale utilité se trouve dans la propriété qu'elle possède de colorer électivement les globules rouges du sang, certains granules de leucocytes, et certaines sortes de vitellus.

Comme colorant isolé, cette couleur est entièrement démodée, mais peut trouver un emploi utile pour des *Colorations combinées.* Voir cependant au besoin FISCHER (*Arch. f. mik. Anat.,* XII, 1875, p. 349). — LAVDOWSKY (*Arch. f. mik. Anat.,* XIII, 1876, p. 359). —

Éloui, *Rech. hist. sur le tissu conj. de la cornée*, Paris, 1881 ; *Zeit. f. wiss Mik.*, I, 1884, p. 389), et (**Rose Bengale**) Griesbach (*Zool. Anz.*, 1883, p. 172).

321. Éosine et Vert de méthyle (Calberla, *Morph. Jahrb.*, III, 1877, p. 625) ; List (*Zeit. f. wiss. Mik.*, II, p. 147) ; Rhumbler (*Zool. Anz.*, 1893, p. 47, 57-62) ; Balbiani (*Ann. Microgr.*, VII, 1895, p. 245).

322. Éosine et Bleu de méthylène (Chenzinsky, cité d'après *Zeit. f. wiss. Mik.*, XI, 2, 1894, p. 260). — Ne se conserve que pendant une huitaine de jours.

    Bleu de méthylène, solution saturée aqueuse . . 40 grammes.
    Éosine, 0,5 p. 100 dans de l'alcool à 70 p. 100. . 20   -
    Eau distillée (ou glycérine) 40   —

Recommandé comme colorant du sang. Je l'ai essayé pour des tissus, sans obtenir de bons résultats.

Le mélange de Pianese (*Riforma med.*, 1893, p. 828 ; *Zeit. f. wiss. Mik.*, XI, 3, 1894, p. 345) contient les mêmes ingrédients dans les mêmes proportions, avec une forte addition de carbonate de lithine.

Pour le mélange de Bremer, voyez *Arch. mik. Anat.*, XLV, 1895, p. 433, ou *Zeit. wiss. Mik.*, XII, 1896, p. 380.

Voyez aussi, Rosin, *ibid.*, XVI, 1899, p. 223, et XVII, 1900, p. 333.

Laurent (*Centralb. allgem. Path.*, XI, 1900, p. 86 ; *Zeit. wiss. Mik.*, XVII, 2, 1900, p. 201) explique que ces effets particuliers de ces mélanges sont dus à une couleur « neutre » (n° 286) insoluble dans l'eau à froid, qui se forme au mélange des deux couleurs. Il donne des instructions pour la préparation et l'emploi de cette couleur, mais le tout nous paraît beaucoup trop compliqué pour être pratique (il faut colorer dans une solution presque bouillante). La maison Grübler et Hollborn a du reste entrepris de préparer la couleur et la mettre en vente.

Voy. aussi n°⁸ 820 (Jenner), et 821 et 895 (Romanowsky, Ziemann, Feinberg et Zettnow).

323. Lichtgrün F. S. et Säureviolett. — Colorants plasmatiques importants, employés d'après la méthode de Benda (*Verh. d. Phys. Ges. zu Berlin*, 1891, 4 et 5, 1891). — Colorer des coupes pendant vingt-quatre heures dans de la safranine anilinée ; puis colorer pendant environ une demi-minute dans une solution de 0,5 gramme de Lichtgrün ou Säureviolett (à prendre chez Grübler et Hollborn) dans 200 cc. d'alcool, déshydrater, et passer par l'essence de bergamote et le toluol au baume de Canada. Je reproche à cette méthode d'exiger l'emploi de coupes exceptionnellement minces. Il faut faire très attention à ne pas prolonger la coloration par le Lichtgrün, qui exerce une action décolorante considérable sur la safranine. Les préparations réussies sont dans les plus belles que je connaisse ; mais j'ai trouvé que la coloration pâlit beaucoup après quelques mois, tant avec le Lichtgrün qu'avec le Säureviolett.

324. Le vert malachite a été employé par van Beneden pour la coloration de la « sphère attractive », dans des préparations glycériques. Je l'ai essayé pour des préparations à monter au baume, mais sans résultat, la couleur ne résistant pas du tout à l'alcool.

325. Cœrulein S. — Cette couleur verte est recommandée pour la coloration des fibrilles musculaires lisses ou striées par von Lenhossék (*Anat. Anz.*, XVI, 1899, p. 339).

326. Bleu de quinoléine (Chinolinblau ; Cyanine) (Ranvier, *Traité technique*, p. 102). — Ce bleu a une grande puissance colorante, et il faut l'employer en solutions très faibles. Il serait d'après Ranvier un colorant plus ou moins spécifique de la graisse.

La solution aqueuse de quinoléine sert à colorer les Infusoires, soit morts, soit vivants (voy. au chapitre des *Protozoaires*).

327. Les Indulines. — Couleurs basiques ou acides, dérivées de la violaniline. Elles comprennent les marques **Induline, Nigrosine, Indigène, Bleu de Coupier, Bleu noir, Fast blue, Blackley blue, Guernsey blue, Indigo Substitute.**

L'induline est une marque bleuâtre, la nigrosine une marque plus noire (Behrens). Les indulines solubles du commerce sont pour la plupart des acides mono ou di-sulfoniques (Benedikt).

D'après Calberla (*Morph. Jahrb.*, III, 1877, p. 627), l'*induline* peut se dissoudre dans l'eau chaude ou dans l'alcool dilué. Pour colorer, on étend la solution aqueuse concentrée de six volumes d'eau. Les coupes s'y colorent en cinq à vingt minutes ; on les traite par l'eau suivie de glycérine, ou par l'alcool suivi d'essence de girofle.

Cette teinture, de même que la quinoléine, a la particularité d'épargner en général les noyaux ; les autres éléments des tissus se colorent en un beau bleu.

La **Nigrosine** a été considérée plus haut, n° 300. D'après mes expériences, ce n'est pas un bon colorant plasmatique.

328. Picro-nigrosine. — Pfitzer (*Deutsch. Botan. Ges.*, I, 1883, p. 44 ; *Zeit. f. wiss Mik.*, I, 1884, p. 116) dissout la nigrosine dans une solution saturée d'acide picrique dans l'eau. On peut employer ce liquide pour *fixer et colorer en même temps*. On lave à l'eau ou à l'alcool dilué ; on monte à la glycérine ou au baume. Pfitzer dit que la méthode est utile pour fixer et colorer des organismes sur le porte-objet.

Des solutions semblables sont employées pour la coloration de tissu conjonctif, de tissu élastique, de centres nerveux, etc. (voy. entre autres n°s 742, 799, 810).

329. Mélange acidophile d'Ehrlich (mélange pour cellules éosinophiles, mélange C; cité d'après une communication du Dr Grübler). — Ce mélange consiste en : aurantia, éosine et induline, de chacune 2 parties, avec 30 parties de glycérine.

C'est une solution de consistance très épaisse, sirupeuse. Pour l'employer, on peut faire flotter sur le liquide des verres à couvrir portant du sang étalé, etc. ; ou bien on peut en verser quelques gouttes sur des coupes collées sur porte-objet et poser la lame à plat pendant que la coloration se fait.

Nikiforow (*Zeit. f. wiss Mik.*, VIII, 2, 1891, p. 189, et XI, 2, 1894, p. 246) a fait remarquer que ce mélange est non seulement utile pour le but pour lequel il a été imaginé (coloration de certains granules de leucocytes), mais aussi pour la coloration de coupes. Il convient de colorer pendant vingt-quatre heures, de laver à l'eau, de déshydrater rapidement et de monter au baume. La coloration est très élective et permanente. Je l'ai trouvée beaucoup plus résistante à l'alcool que celle du mélange Ehrlich-Biondi, et partant plus appropriée au travail ordinaire. Dans mes préparations, la chromatine est d'un bleu foncé, et le cytoplasme d'un bleu plus clair (excepté dans les endroits où il montre la couleur de l'aurantia ou de l'éosine). Dans cette combinaison l'induline se comporte donc tout autrement que quand elle est employée seule (voy. au n° 327).

Israel (*Praktik. Path. Hist.*, p. 68) donne une formule plus compliquée pour ce mélange.

330. Nigrosine ou carmin d'indigo et safranine (Kossinski, *Zeit. f. wiss. Mik.*, VI, 1, 1889, p. 64). — J'ai essayé la combinaison avec la nigrosine et n'ai pas réussi.

331. Bleu d'aniline. — C'est le nom générique de plusieurs couleurs dérivées de la rosaniline et connues sous les marques **Bleu alcool, Bleu gentiane 6B, Spirit blue O, Bleu opale, Bleu de nuit, Bleu lumière, Bleu de Parme** (Benedikt), **Bleu de Lyon** (Gierke). Couleurs basiques.

Il nous semble que la dénomination « Bleu d'aniline » devrait être abandonnée comme étant trop vague, et que les formules des auteurs qui s'en servent sans autre spécification devraient être négligées ; car à défaut d'indication plus précise il est impossible de savoir quelle serait la couleur qu'ils ont employée. Il semblerait qu'on a confondu ces couleurs basiques avec les couleurs acides également dérivées de la rosaniline, qui appartiennent au groupe qui passe sous le nom de « Bleu de méthyle » (n° suivant).

La seule de ces couleurs qui paraisse avoir quelque importance en histologie est le **Bleu de Lyon.** (Quelques auteurs donnent les noms de **Bleu de nuit** et **Grünstichblau** comme synonymes du Bleu de Lyon.) Je trouve que c'est un très bon colorant plasmatique, réservant suffisamment les noyaux. On peut l'employer comme l'indiquent MAURICE et SCHULGIN (*Ann. Sci. Nat. Zool.*, XVII, 1884) qui colorent des *objets entiers*, et préalablement colorés au carmin boracique, pendant quinze à vingt heures dans une solution extrêmement faible de bleu de Lyon dans l'alcool à 70 p. 100 additionné de quelques gouttes d'acide acétique. BAUMGARTEN (*Arch. mik. Anat.*, XL, 1892, p. 512) colore pendant douze heures dans une solution à 0,2 p. 100 dans l'alcool absolu. Après lavage à l'alcool on monte au baume. J'ai obtenu ainsi de bonnes différenciations de cartilage et de tissu nerveux. J'ai essayé d'employer cette couleur après la safranine, et j'ai obtenu des résultats passables, mais j'ai trouvé le procédé trop aléatoire pour que je puisse le recommander.

TONKOFF (*Arch. mik. Anat.*, LVI, 1900, p. 392) trouve avantageux de mordancer des coupes au préalable par une faible solution d'iode dans de l'alcool à 96 p. 100 ou d'ajouter quelques gouttes de teinture d'iode au bleu de Lyon dissous dans de l'alcool à 96 p. 100.

332. Bleu de méthyle. — Sous ce titre sont compris des dérivés phénylés trisulfoconjugués de rosaniline, couleurs en conséquence acides. Elles portent les marques : **bleu de méthyle, bleu coton, Wasserblau (water-blue, méthyl water-blue), bleu de Chine (China-blau, China blue), bleu soluble,** etc.

Parmi ces marques le **Wasserblau** paraît posséder des propriétés utiles. D'après MITROPHANOW (*Zeit. f. wiss. Mik.*, V, 4, 1888, p. 513), sa solution concentrée dans l'eau donne de très bons résultats en coloration double avec la safranine, la couleur étant fort peu extraite par l'alcool.

Après essai, je crois pouvoir recommander ce procédé comme donnant de bons résultats, et étant facile à exécuter. Il faut colorer par le bleu *avant* la safranine, car si on l'emploie après il détruit en peu de temps la coloration de la safranine. Mes préparations ne se sont pas très bien conservées.

MANN (*ibid.*, XI, 4, 1894, p. 490) a employé cette couleur en combinaison

avec l'éosine pour la coloration de cellules ganglionnaires. Pour les
détails un peu compliqués du procédé, voyez le travail cité.

333 La couleur dite « **Aniline Blue-Black** » a été préconisée par
BEVAN LEWIS et d'autres pour des colorations du système nerveux central.
Malheureusement ces auteurs n'ayant pas précisé de quelle couleur il
s'agit nous ne pouvons dire si c'est le **Blue-Black** de la série des couleurs azoïques, couleur très voisine du noir naphtol, ou si c'est le noir
d'aniline de Lightfoot, connu aussi sous les noms de noir de Colin, nigraniline (Gierke). Le Dr GRÜBLER m'a écrit que l' « Anilin blue-black » du
prix-courant de la maison Grübler et Hollborn est la couleur oxy-azo
« Blue-black B », ou « Azoschwarz », et qu'il croit que la nigraniline et
le noir Colin ne se fabriquent plus.

334. Le **Bleu carmin** (breveté Meister, Lucius et Brünig, à Höchst a. M.)
— JANSSENS (*La Cellule*, IX, 1, 1893, p. 9) a démontré qu'il a une électivité
spéciale pour les parties du protoplasma qui subissent la différenciation
cuticulaire. Janssens l'emploie le plus souvent en solution alcoolique
additionnée de 2 à 3 gouttes d'un acide (p. ex. HCl) par 100 centimètres
cubes. On peut monter au baume.

335. **Violet B** (S. MAYER, *Sitzb. d. k. Akad. d. Wiss.*, III Abth., 1882,
Feb.). — Ce violet est un violet de méthyle, préparé par Bindschedler
et Busch à Bâle, et par l'Action-fabrik für Anilinfarben à Berlin
(Hallesches Thor). — MAYER fait une solution avec 1 gramme de violet
et 300 grammes de solution de chlorure de sodium à 0,5 p. 100. Il
emploie des tissus absolument frais, n'ayant été traités par aucun
réactif. Ils se colorent en quelques secondes. La coloration est élective pour tous les éléments constitutifs du système vasculaire, à tel
point que des préparations d'objets favorables (membranes séreuses)
présentent l'apparence de pièces injectées et sont même supérieures
à celles-ci sous bien des rapports pour des études angiologiques. Il
est très difficile de conserver les préparations ; l'acétate de potasse
donne les résultats les moins mauvais ; ou bien on peut prendre un
mélange à parties égales de glycérine et solution saturée de picrate
d'ammoniaque (*Anat. Anz.*, 1892, p. 221).

Pour le **Violet de crésyle**, voy. n° 707 *bis*.

336. **Säureviolett.** — Voy. n° 323.

337. La **Benzoazurine** (n° 300) peut fournir une coloration plasmatique.

338. **Fuchsine et bleu de méthylène.** - Méthode de BAUMGARTEN (*Zeit.
f. wiss. Mik.*, I, 1884, p. 415). - Les coupes de tissus durcis par l'acide
chromique sont placées pendant vingt-quatre heures dans une solu-

tion alcoolique concentrée de fuchsine étendue d'eau (8 à 10 gouttes dans un verre de montre rempli d'eau), puis lavées rapidement dans l'alcool absolu. On les traite ensuite par une solution aqueuse concentrée de bleu de méthylène pendant quatre à cinq minutes, puis par l'alcool absolu pendant cinq à dix minutes et finalement par l'essence de girofle. Le bleu de méthylène enlève la coloration rouge de la substance fondamentale des tissus et laisse les noyaux colorés en rouge.

339. Alizarine artificielle. — Nous avons cité, n° 295, un procédé de Rawitz dans lequel, par l'emploi de mordants, on peut obtenir que des couleurs basiques qui sans mordant donnent une coloration nucléaire, deviennent des colorants plasmatiques réservant les noyaux. Le même auteur (*Anat. Anz.*, XI, 1895, p. 294) a également élaboré les détails d'une réaction contraire : par l'emploi de mordants appropriés, on peut obtenir que l'alizarine, couleur acide qui sans mordant ne donnerait qu'une mauvaise coloration plasmatique, fournisse en même temps une coloration nucléaire et plasmatique. J'ai donné un compte rendu de ce procédé dans mon *Microtomist's Vade-mecum*, 1900, p. 227. Il est outre mesure compliqué, et demande l'emploi de mordants spéciaux qu'on ne peut se procurer que chez les fabricants de la marque spéciale d'alizarine dont Rawitz s'est servi. Je pense que, tant qu'il n'aura pas été démontré que ce procédé fournit des résultats ne pouvant pas être obtenus d'une façon beaucoup plus simple par les méthodes usuelles, il est dépourvu de valeur pratique.

CHAPITRE XVIII

BLEU DE MÉTHYLÈNE

340. Introduction. — Cette couleur est sous bien des rapports un réactif d'une grande importance. Nous avons déjà dit qu'elle donne de bonnes colorations nucléaires par la méthode régressive. Son importance comme colorant des microbes dans les tissus est connue de tous les pathologistes. On s'en sert comme colorant spécifique des nerfs à myéline du système nerveux central. C'est aussi un réactif spécifique pour certaines cellules à granules (*Plasmazellen*). C'est une des couleurs les mieux tolérées par les cellules vivantes, et partant un des meilleurs colorants « vitaux ». Enfin il sert à fournir des colorations spéciales de tissu nerveux, de ciments intercellulaires, d'espaces lymphatiques et autres objets de ce genre qui sont essentiellement identiques à celles que fournissent les imprégnations à l'or ou à l'argent ; avec cette différence cependant, que les imprégnations par l'or intéressent un plus grand nombre des éléments nerveux existant dans une préparation, elles les intéressent même quelquefois tous, tandis que le bleu de méthylène n'en colore que quelques-uns, qu'il met ainsi en relief, et permet de les suivre pendant de longs trajets. Sous ce rapport les préparations au bleu de méthylène ressemblent plutôt à celles qu'on obtient par l'imprégnation chromo-argentine de Golgi.

Le bleu de méthylène, couleur basique, est un chlorure tétraméthylé de la thionine. Il faut bien se garder de le confondre, comme on l'a fait, avec le bleu de méthyle, n° 332.

Le bleu de méthylène du commerce contient souvent une petite proportion impureté de fabrication, d'une couleur rouge, qui a pendant longtemps passé pour être du rouge de méthylène. Cette impureté qui existe dans bien des marques dès la fabrication, se développe très fréquemment dans des solutions de la couleur qui ont été gardées pendant quelque temps (solutions « mûries »), et se trouve encore plus fréquemment dans des solutions *alcalines* gardées. C'est une couleur d'un rouge violet, et d'après Nocht (*Centralb. f. Bacteriol.*, XXV, 1899, p. 764-769 ; *Zeit. wiss. Mik.*, XVI, 1899, p. 225) ce n'est pas le rouge de méthylène, ni le violet de méthylène non plus, mais une couleur nouvelle, pour laquelle Nocht propose le nom de « Rouge du bleu-de-méthylène » (*Roth aus Methylenblau*).

La présence de cette impureté dans le bleu de méthylène n'est pas toujours à regretter : au contraire, cette couleur fournit quelquefois des différenciations d'éléments cellulaires que jusqu'à présent on n'a pas réalisées par d'autres moyens. Le bleu de méthylène qui en contient est connu sous le nom de *bleu de méthylène polychrome*, on l'emploie pour la coloration de certaines granulations cytoplasmiques. On en trouve chez Grübler et Hollborn.

Cependant, pour les colorations « vitales » de *tissu nerveux* il paraît qu'il est bon que la couleur soit aussi pure que possible. Apathy, dont nous allons décrire les procédés d'imprégnation, n'a trouvé qu'une seule marque qui donne exactement les résultats qu'il décrit : c'est la marque « *medicinisches Methylenblau, chemisch rein und Chlorzinkfrei* » de E. Merck, à Darmstadt. On en trouve également chez Grübler et Hollborn.

341. Coloration « vitale » d'organismes entiers. — De petits organismes aquatiques facilement perméables peuvent être colorés pendant la vie en additionnant l'eau dans laquelle ils vivent d'un peu de la couleur (assez pour donner à l'eau une teinte bleue perceptible). Après avoir suffisamment attendu, quelques heures ou plusieurs jours, on trouve à l'examen que certains tissus des sujets en expérience se sont imbibés plus ou moins de couleur, tandis que d'autres sont demeurés incolores. Si maintenant on remet les animaux dans l'eau colorée et qu'on attende encore, on trouvera, après un laps de temps suffisant, que d'autres groupes de tissus se sont imbibés à leur tour de la couleur. On pourrait bien s'imaginer en conséquence que si l'on attendait encore plus longtemps, il arriverait à la fin un moment où *tous* les tissus des animaux se montreraient chargés de la couleur. Or il n'en est rien. On trouve au contraire qu'un tissu quelconque ne conserve la couleur qui l'a imbibé que pendant fort peu de temps après qu'il a atteint le degré maximum de coloration dont il est susceptible ; une fois ce point atteint, il commence à dégorger la couleur encore plus vite qu'il ne l'a absorbée. L'animal peut même, comme je l'ai observé, après s'être coloré dans

la plupart de ses tissus, se décolorer entièrement, toujours dans
l'eau chargée de la couleur, et cela sans avoir apparemment souffert
en aucune façon. Il s'ensuit évidemment que ces « colorations
vitales » ne sauraient prétendre au titre de teintures véritables, mais
que ce sont de simples imbibitions des tissus par la couleur. Le
lecteur voudra bien revoir ici ce qui a été dit à ce sujet au numéro 221.

Si dans ces conditions on ne peut guère espérer d'obtenir une
coloration générale de tous les tissus d'un organisme, on peut cependant obtenir une coloration limitée à certains de ces tissus, et cela
de deux manières. On y arrive par la méthode progressive. Si le
tissu qu'on désire observer est de ceux qui se colorent de bonne
heure, on interrompt l'immersion aussitôt que ce tissu a atteint une
coloration suffisante et avant que les autres ne se soient imprégnés
au point de gêner l'observation. Et l'on y arrive aussi par la méthode
régressive. Si le tissu à observer est de ceux qui se colorent tardivement, on attend pour l'examiner jusqu'à ce que les éléments qui
se sont colorés en premier lieu aient dépassé leur point de saturation et se soient déjà dégorgés de leur couleur, pendant que les éléments à observer montrent encore une coloration suffisante. La couleur peut être fixée à l'une ou l'autre de ces étapes par des procédés
que nous donnons plus loin (*Conservation*).

La coloration qu'on obtient par ce procédé d'immersion totale
d'un animal vivant est limitée en général à des *granulations* cytoplasmiques, qui se colorent quelquefois très vivement (voyez encore
au n° 221). L'ordre dans lequel les tissus se montrent colorés ne
peut pas être prévu; il paraît dépendre des divers degrés de per-
méabilité des tissus. Les épithéliums, surtout les épithéliums glandulaires, se colorent en général très vite; puis les cellules lymphoïdes, les muscles, etc. Le tissu nerveux se colore tard; je n'ai
jamais pu le colorer *chez un animal parfaitement intègre*, peut-être
tout simplement parce que la teinture ne le pénètre pas. Pour en
obtenir la coloration il faut procéder comme nous le disons dans les
numéros suivants.

La proportion de couleur à ajouter à l'eau pour ces expériences
varie naturellement selon les objets. On pourra souvent se laisser
guider par la teinte; un bleu assez sensible ne nuira guère, même à
des organismes délicats. Zoja (*Rendic. R. Ist. Lombardo*, XXV, 1892;
Zeit. f. wiss. Mik., IX, 2, 1892, p. 208) a trouvé qu'une proportion
de 1 p. 20 000 ou 10 000 d'eau est celle qu'il faut pour *Hydra*. Je
pense que le plus souvent 1 p. 100 000 sera bien assez.

342. Coloration « vitale » de tissus nerveux. — Le principe de ces colorations est dû à EHRLICH (*Abh. k. Akad. Wiss.*, Berlin, 25 Feb. 1885 ; *Nature*, 1885, p. 547 ; *Biol. Centralb.*, VI, 1886, p. 214). — En *injectant* des animaux vivants avec des solutions de bleu de méthylène, Ehrlich avait obtenu des colorations de cylindres de l'axe de nerfs périphériques ; ces éléments appartenaient toujours à des nerfs sensitifs, les nerfs moteurs ne contenant aucun élément qui montrât cette réaction. (On a trouvé depuis (ARNSTEIN) que les nerfs moteurs se colorent bien aussi, mais plus tardivement.) L'état de vitalité des tissus ainsi colorés est un point en litige.

On a cru pendant longtemps que ces colorations ne pouvaient pas se réaliser sur des tissus morts. Cependant DOGIEL (*Arch. f. mik. Anat.*, XXXV, 1890, p. 305 et suiv.) a pu imprégner des nerfs sur des membres de Grenouille jusqu'à trois et même huit jours après que ces membres avaient été séparés de l'animal. Il en a conclu, à la vérité, que cette expérience montre que les nerfs vivaient encore au moment de la coloration. Mais il paraît plus naturel d'en conclure, avec APATHY (*Zeit. f. wiss. Mik.*, IX, 1, 1892, p. 15 et suiv.) que la coloration peut se produire après la mort.

APATHY a fait une série d'expériences destinées à élucider ce point. Voici ses résultats. Il n'est pas nécessaire que le tissu soit vivant, mais il faut qu'il soit frais ; aucun élément ne doit en avoir été extrait par action chimique ; et son état normal ne doit pas avoir été essentiellement changé par des moyens physiques. Par exemple, le tissu ne doit pas avoir été traité par la glycérine, même diluée, ni par l'alcool ; un traitement de peu de durée par la solution physiologique de sel n'est pas très nuisible ; le tissu ne doit pas avoir été coagulé par la chaleur.

On admet généralement que la *présence de l'oxygène* est nécessaire pour la réalisation de la coloration bleue des éléments nerveux. En conséquence, après avoir traité l'organe par le bleu de méthylène par injection ou immersion, on a coutume de le réséquer et le laisser pendant quelque temps exposé à l'air. APATHY a aussi examiné ce point et trouve (*l. c.*, p. 25) que cette pratique est souvent bonne, mais que la croyance sur laquelle elle repose est erronée. Voici, selon APATHY, la véritable explication de ce qui se passe.

La coloration des nerfs est une coloration *régressive*. Il a été expliqué plus haut que presque aussitôt qu'un élément a atteint le degré maximum de coloration dont il est susceptible au contact d'une solution de bleu de méthylène, il commence à céder de nouveau sa couleur au liquide qui le baigne. Or, plus est considérable le volume de ce liquide et plus sera rapide ce processus de décoloration. Est-il d'une rapidité très grande, la couleur sera vite enlevée des éléments nerveux que seuls on désire avoir colorés, aussi bien que des éléments à coloration plus précoce que l'on désire décolorer pour avoir la coloration spécifique des éléments nerveux seulement. Il est donc avantageux que cette décoloration obligée se fasse dans un *volume de liquide aussi petit que possible*. Il existe bien une autre considération qui justifie la pratique en question. C'est que par l'exposition à l'air les préparations s'assimilent des traces *d'ammoniaque*. Et APATHY a établi par des expériences que ceci est un facteur important dans la précision de la coloration. Il n'admet pas que l'oxygène y joue un rôle quelconque. Cependant ce point est encore douteux. RUBASCHKIN (*Zeit. f. wiss. Mik.*, XVI, 3, 1899, p. 372) admet que la coloration du tissu nerveux — non pas nécessairement d'autres tissus — est facilitée par l'oxygène et aussi par l'acide carbonique.

343. Coloration par injection, par immersion, et par saupoudrage. — La pratique ancienne pour la coloration de nerfs était toujours d'introduire la solution colorante par injection dans le système vasculaire ou dans la cavité du corps d'un animal vivant, d'attendre un temps suffisant pour qu'elle puisse agir sur les tissus, puis d'enlever l'organe à étudier pour la préparation ultérieure. On croyait communément que le procédé par injection était essentiel à la production de la coloration. On sait maintenant que cette condition n'est nullement essentielle, et que la réaction s'obtient habituellement tout aussi bien sur des organes simplement enlevés de l'animal et soumis à un bain de la matière colorante de la manière usuelle. Il paraîtrait cependant que pour de certains objets le procédé par injection serait préférable sinon nécessaire. C'est ce qu'a trouvé BÜRGER pour les Némertiens (*Mitth. Zool. Stat. Neapel*, X, 1894, p. 206).

La coloration par saupoudrage, due à RAMON Y CAJAL (*Rev. trim. Microg.*, I, 1896, p. 123; *Zeit. wiss. Mik.*, XIV, 1897, p. 92), est quelquefois indiquée. Les pièces, mises à nu et au contact de l'air, sont saupoudrées de bleu de méthylène en poudre très fine. La couleur se dissout dans les liquides des tissus, on attend une demi-heure ou plus pour que la coloration se fasse, on lave dans de la solution de sel et porte dans un liquide fixateur. Une méthode similaire est recommandée par ANSON (*Anat. Anz.*, XVIII, 1900, p. 45) pour la coloration de granulations cytoplasmiques. Voy. aussi n° 786.

344. Les solutions à employer. — Les *solutions pour injection* se font d'habitude dans de la solution de sel de cuisine dans l'eau à 0,75 p. 100 ou moins ; les solutions pour coloration par immersion se font ou bien dans la solution saline, ou bien dans un liquide « indifférent », ou enfin dans l'eau pure. Les premiers travailleurs employaient des solutions plutôt concentrées de la couleur. Ainsi ARNSTEIN (*Anat. Anz.*, 1887, p. 125) injectait dans la *venà cutanea magna* des Grenouilles 1 cc. de solution saturée, et enlevait l'organe à étudier après une heure. BIEDERMANN (*Sitzb. d. k. Akad. Wiss. Wien* ; *Math. Nat. Classe*, 1888, p. 8) injectait dans le thorax des Écrevisses 0,5 à 1 cc. d'une solution presque saturée dans de la solution de sel à 0,6 p. 100, et laissait les animaux de deux à quatre heures avant de les sacrifier. S. MAYER (*Zeit. f. wiss. Mik.*, VI, 4, 1889, p. 423) employait une concentration de 1/300 ou 1/400 dans de la solution saline à 0,5 p. 100. Une pareille solution peut être introduite dans l'organisme soit par injection au moyen d'une seringue, soit par auto-injection au moyen du cœur de l'animal. Les Lapins supportent bien cette opération si l'on a soin de pratiquer en même temps la respiration artificielle.

Les solutions de RETZIUS sont d'une concentration semblable. Mais la tendance des travailleurs plus récents est dans la direction de concentrations plus faibles. APATHY (*Zeit. f. wiss. Mik.*, IX, 1, 1892, p. 25, 26 et suiv.) trouve qu'il est non seulement inutile, mais même désavantageux de prendre des concentrations supérieures à 1/1000.

SEIDENMANN (*ibid.*, XVII, 2, 1900, p. 239) prend, pour la choroïde, une concentration de 0,05 p. 100.

Les solutions à employer pour la *coloration par immersion* sont en général plus faibles que celles que l'on emploie pour l'injection. DOGIEL (*Arch. f. mik. Anat.*, XXXV, 1890, p. 305, et d'autres travaux plus récents, comme *op. cit.*, XLIV, 1894, p. 15) place des portions de tissu dans quelques gouttes d'humeur aqueuse ou vitreuse, ajoute 2 ou 3 gouttes de solution de la couleur à 1/16° ou 1/15° p. 100 dans de la solution physiologique de sel, et laisse la préparation exposée à l'air. La coloration commence, dans des portions de tissu mince, au bout de cinq à dix minutes, et atteint son maximum dans quinze à vingt minutes. Pour des objets plus épais, — rétine par exemple, — il faut quelquefois plusieurs heures, et en ce cas il faut tenir la préparation humide en l'humectant alternativement de temps à autre avec une goutte du liquide indifférent et une goutte de la teinture. La coloration sera activée par l'emploi (en hiver) d'une étuve chauffée à 30° à 35°. C. ROUGET (*C. R. Ac. d. Sc.*, 1893, n° 21, p. 802-4) a trouvé qu'une modification utile du procédé de Dogiel consiste à employer une concentration de 0,05 p. 100 dans de la solution de sel à 0,6 p. 100 (muscles de Batraciens). ALLEN (*Quart. Journ. Mic. Sci.*, 1894, p. 461, 483) prend pour des embryons de Homards une solution de 1 p. 1000 (dans de la solution saline) qu'il dilue encore de 15 à 20 volumes d'eau de mer.

345. Méthodes d'Apathy. — Comme exemple de ces opérations nous ajoutons une description abrégée de la marche recommandée par APATHY (*Zeit. f. wiss. Mik.*, IX, 1, 1892, p. 15 ; aussi sa *Mikrotechnik*, p. 172) pour les Hirudinées. On met à nu une portion de la chaîne ganglionnaire. Si on le préfère, on peut la réséquer, mais il vaut mieux ne pas en éloigner le sinus ventral et le tissu pigmenté qui l'entoure avant que la coloration et la fixation n'aient été achevées. Cependant, si l'on désire avoir une coloration de cellules ganglionnaires en même temps que des fibres nerveuses, il faut couper les nerfs latéraux en même temps que les cordons connectifs, dans le voisinage d'un ganglion. La préparation est traitée alors par la solution colorante. Celle-ci se compose — pour la démonstration surtout des fibres chez *Hirudo* et *Pontobdella* — ou bien d'une solution à 1 p. 1000 dans de la solution saline de 0,5 à 0,75 p. 100 qu'on laisse agir pendant dix minutes; ou d'une solution à 1/10000, qu'on laisse agir pendant une heure ou une heure et demie ; ou d'une solution à 1/100000 qu'on laisse agir pendant trois heures. (Ces chiffres doivent être doublés pour *Lumbricus*, triplés pour *Astacus* et *Unio*, et quadruplés pour les nerfs à myéline des Vertébrés. Pour la démonstration des cellules ganglionnaires, ils doivent être triplés (les cordons connectifs et les nerfs latéraux ayant été coupés comme nous l'avons dit).

Après coloration, les préparations faites à la solution de 1/1000 sont lavées pendant une heure dans de la solution saline ; celles faites à la solution de 1/10000 pendant un quart d'heure ; celles faites à la solution de 1/100000 ne demanderont pas de lavage.

Après lavage, on les traite par l'un des liquides fixateurs et différenciateurs décrits au numéro suivant.

Ceci se fait en les inondant du liquide et en les y laissant pendant au moins une heure *sans les remuer dans le liquide*, et au mieux à l'obscurité. Le traitement ultérieur est également décrit au numéro suivant.

Les liquides fixateurs en question contiennent de l'ammoniaque. Le but de cette addition est d'aider à la différenciation de la couleur en produisant une *différenciation régressive artificielle*. L'ammoniaque agit en décolorant certains éléments plus rapidement que d'autres.

Dans l'objet que nous étudions ce sont, d'après APATHY, les parties protoplasmiques des fibres nerveuses, puis leur « substance interfibrillaire » et « périfibrillaire » qui se décolorent en premier lieu, les « fibrilles primitives » retenant encore fortement la couleur. D'après APATHY, la coloration que l'on obtient ainsi serait une véritable *teinture* de « fibrilles primitives », et non une simple *imprégnation*. Les « fibrilles primitives » se montrent nettement teintées d'un bleu violet, sans aucun précipité granuleux, la substance « interfibrillaire » et « périfibrillaire », et les noyaux, se montrant incolores ou à peu près. Les méthodes usuelles au contraire donnent une réaction inverse, les « fibrilles primitives » demeurant incolores, pendant que la substance « interfibrillaire » et le protoplasme des fibres nerveuses sont *imprégnés* d'un précipité finement granuleux d'un noir verdâtre ou violet, et que les noyaux se montrent en général colorés.

346. Fixation et conservation. — Nous avons déjà expliqué que les colorations obtenues par ces procédés ne se conservent pas au delà de quelques heures, souvent pas au delà de quelques minutes, si l'on ne met en œuvre des précautions spéciales pour les conserver. DOGIEL (*Arch. f. mik. Anat.*, XXXIII, 4, 1889, p. 440), suivant ARNSTEIN (*Anat. Anz.*, 1887, p. 551), procède comme suit. Après coloration, les préparations sont mises, pour fixer la couleur, dans une solution saturée de picrate d'ammoniaque. On les y laisse une demi-heure ou plus, puis on les lave dans une nouvelle quantité de la solution et on les porte pour l'étude dans de la glycérine diluée, ou bien on les monte définitivement dans de la glycérine saturée de picrate. Plus récemment (*Zeit. wiss. Mik.*, VIII, 1, 1891, p. 15) cet auteur a trouvé préférable de prolonger le bain de picrate jusqu'à dix-huit ou vingt-quatre heures, et de monter dans de la glycérine chimiquement pure et libre d'acide, ou bien (*Arch. f. mik. Anat.*, 44, 1894, p. 16) dans de la glycérine allongée d'un volume de la solution de picrate. Ces procédés ont un inconvénient; c'est que le picrate d'ammoniaque exerce une action macérante très nuisible sur certains tissus. On peut éviter cela en ajoutant au bain de fixation 1 à 2 p. 100 de solution d'acide osmique à 1 p. 100. (Si l'on désire durcir les tissus pour en faire des coupes, il convient de quadrupler la dose de solution osmique.)

S. MAYER (*Zeit. wiss. Mik.*, VI, 4, 1889, p. 422) préférait l'emploi d'un mélange à parties égales de glycérine et de solution saturée de picrate d'ammoniaque, mélange qui servait à la fois à fixer la couleur et à monter les préparations. C'était là en principe aussi la méthode de Retzius (*Intern. Monatss. f. Anat. u. Phys.*, VII, 8, 1890). Doca, à la suite d'expériences comparatives, se refuse à admettre que ce procédé soit un perfectionnement.

D'autres travailleurs ont employé une solution saturée d'iode dans l'iodure de potassium (Arnstein), ou bien le picro-carmin ainsi Feist, *Arch. f. Anat. u. Entw.*, 1894, p. 116 . Le picro-carmin aurait l'avantage de conserver la couleur bleu pur de la teinture, si on ne le laisse pas agir trop longtemps, et si l'on monte ensuite dans la glycérine pure.

Schiefferdecker (*Zeit. wiss. Mik.*, XVII, 2, 1900, p. 240) trouve que la glycérine pure extrait la couleur, et emploie la glycérine picrique.

Landowsky a employé l'acide picrique. Doca a étudié ce procédé et l'a rejeté.

Apathy (*Zeit. wiss. Mik.*, IX, 1, 1892, p. 30 a trouvé, comme nous l'avons déjà dit, que la présence d'ammoniaque libre est un facteur important dans la différenciation de la coloration. Il met ses préparations après lavage ou non, selon ce qui a été dit au numéro précédent soit dans une solution saturée de picrate d'ammoniaque *libre d'acide picrique* et additionnée de 5 gouttes d'ammoniaque concentrée pour 100 cc.; ou bien, ce qui vaut en général mieux, dans une solution à 1 ou 2 p. 100 de carbonate neutre d'ammoniaque, fraîchement préparée et saturée de picrate. Il les laisse dans l'un ou l'autre de ces liquides pendant *au moins une heure*, et au mieux à l'obscurité. Il les met ensuite dans une *petite* quantité de solution saturée de picrate dans de la glycérine à 50 p. 100 et les y laisse jusqu'à ce qu'elles en soient parfaitement pénétrées. Puis il les met dans une solution saturée de picrate dans un mélange de glycérine à 50 p. 100, 2 parties, solution de sucre saturée à froid, 1 partie, et solution pareille de gomme arabique, 1 partie. Après pénétration par ce mélange il les monte définitivement dans le milieu suivant (l. c., p. 37).

Gomme arabique. . . . . 50 grammes.
Sucre de canne 50
Eau distillée. 50

Faire dissoudre au bain-marie et ajouter 5 centigrammes de thymol. Ce sirop durcit très vite et devient aussi dur que le baume, de sorte qu'il n'est pas nécessaire de luter les préparations. On peut aussi se servir du médium de FARRANTS (mais en ce cas sans addition d'acide arsénieux). On ne doit en aucun cas ajouter ni picrate d'ammoniaque ni bleu de méthylène au milieu conservateur.

Aucune de ces méthodes n'est parfaitement satisfaisante. La plupart ne conservent pas la coloration dans son ton naturel de bleu, mais la font virer à un gris variant du brunâtre au noir verdâtre. Les préparations qui ont subi la différenciation *complète* par l'ammoniaque ne se conservent pas bien au delà de quelques semaines ; tandis que celles dans lesquelles la différenciation n'a pas été poussée au point de l'isolation tinctoriale des neurofibrilles ont pu être conservées cinq ou six ans (APATHY, *Mitth. Zool. Stat. Neapel*, XII, 1897, p. 712). La coloration est très sensible à l'action de la lumière.

347. Méthodes pour les coupes. — Les procédés décrits jusqu'ici ne donnent pas une fixation de la couleur suffisante pour permettre l'emploi des méthodes usuelles d'inclusion. FEIST (*Arch. f. Anat. u. Entw.*, 1890, p. 116 ; *Zeit. f. wiss. Mik.*, VII, 2, 1890, p. 321) dit qu'une forte solution de chlorure de platine donne une fixation qui supporte l'inclusion soit dans la celloïdine, soit dans la paraffine. Mais le précipité de couleur fourni par ce réactif est de nature granuleuse, et les préparations ne sont pas très satisfaisantes. Le même auteur a aussi trouvé qu'on peut mettre en œuvre l'inclusion à la gomme de JOLIET.

Pour une méthode de PARKER (*Zool. Anz.*, 403, 1892, p. 375), au méthylal, voyez notre *dernière édition*. Plus récemment (*Mitth. Zool. Stat. Neapel*, XII, 1895, p. 4) il fixe la couleur en déshydratant par des bains successifs d'alcool à 30, 50, 70, 95, et 100 p. 100, contenant chacun 8 p. 100 de sublimé corrosif, puis passe par un mélange du dernier avec un volume égal de xylol au xylol pur.

La *Méthode de* BETHE (*Arch. f. mik. Anat.*, XLIV, 4, 1894, p. 585), sous sa forme primitive, est comme suit. On fait une solution de

Molybdate d'ammoniaque. . . . . 1 gramme.
Eau distillée . . . . 10 —
Peroxyde d'hydrogène . . . . 1 —

(En ajoutant le peroxyde, coloration jaune.) On ajoute 1 goutte d'acide chlorhydrique officinal (précipité blanc d'acide molybdique soluble après agitation). Après coloration et rinçage avec de la solution saline, on met les pièces dans la solution molybdique. Elle doit être fraîche, c'est-à-dire n'avoir en tout cas pas plus de huit jours ;

Il est bon avant de s'en servir de la refroidir à 0°. On y laisse les pièces deux à trois heures si elles sont petites, quatre à cinq heures si elles sont grandes d centimètre . On lave pendant une demi-heure à deux heures dans de l'eau, on déshydrate à l'alcool (au mieux refroidi à 0 , on éclaircit à l'essence de girofle ou mieux au xylol. On fait l'inclusion à la paraffine ou au collodion de la manière habituelle.

La formule ci-dessus est pour les tissus des Vertébrés. Pour les Invertébrés, Bethe conseille 1 gramme de molybdate, 10 cc. d'eau, et 0,5 cc. de peroxyde.

Pearson (Zool. Bulletin, I, 1897, p. 163 ; Zeit. wiss. Mik., XVI, 1899, p. 73) ajoute une goutte d'acide osmique à 1 p. 100.

La méthode plus récente de Bethe (Anat. Anz., XII, 1896, p. 438) est la suivante. Après coloration, les pièces sont traitées pendant dix à quinze minutes par une solution concentrée de picrate d'ammoniaque. On les met ensuite dans une solution de 1 gramme de molybdate d'ammonium, soit dans 20 d'eau, soit dans 10 d'eau avec 10 d'une solution d'acide osmique à 0,5 p. 100 ou d'acide chromique à 2 p. 100 ; ou bien dans une solution similaire de phosphomolybdate de sodium ; l'une ou l'autre de ces solutions étant additionnée de 1 goutte d'acide chlorhydrique et si on le désire, de 1 gramme de peroxyde d'hydrogène . Les pièces demeurent dans la solution pendant trois quarts d'heure à une heure ou de quatre à douze heures pour les solutions à l'acide osmique ; puis on les passe par l'eau, l'alcool, et le xylol au baume ou à la paraffine. Les pièces qui ont été traitées par une des solutions au sel de sodium ne sont pas parfaitement résistantes à l'alcool, de sorte qu'il est bon d'employer de l'alcool refroidi à moins de 15° C.

Des modifications légères de cette méthode ont été décrites par Dogiel (Arch. mik. Anat., XLIX, 1897, p. 772 ; LIII, 1898, p. 237 ; et Zeit. wiss. Zool., LXVI, 1899, p. 361. Sihler (Zool. wiss. Mik., XVII, 2, 1900, p. 239), trouve que l'addition de peroxyde et d'acide chlorhydrique est nuisible.

Perenko (Anat. Anz., XIII, 1897, p. 16 fixe au picrate d'ammoniaque, et met pendant quelques jours dans du formol à 10 p. 100.

Harris (Philadelphia Med Journ., 14 mai 1898 met les pièces colorées dans une solution saturée de ferrocyanure ou de ferricyanure de potassium refroidie à près de zero, avec une trace d'acide osmique si l'on veut. Elles y restent de trois à vingt-quatre heures, puis on les lave pendant une heure à l'eau distillée, les déshydrate à l'alcool refroidi, et passe par le xylol ou l'essence de cèdre à la paraffine.

348. Méthodes pour imprégnations d'épithéliums, espaces lymphatiques, etc. — Voici les procédés de Dogiel (*Arch. f. mik. Anat.*, XXXIII, 4, 1889, p. 440). Des portions convenables de tissus (des membranes minces, si possible) sont mises à l'état frais dans une solution à 4 p. 100 de bleu de méthylène dans de la solution physiologique de sel. Après quelques minutes on les met dans une solution saturée de picrate d'ammoniaque, on les y laisse pendant une demi-heure ou plus, on lave dans une nouvelle quantité de solution de picrate, et on les porte pour l'étude dans de la glycérine diluée.

Si l'on désire démontrer les contours de cellules endothéliales seulement, le bain de teinture doit être abrégé, et ne pas durer plus de dix minutes en général. Si au contraire on désire obtenir en outre l'imprégnation de la substance fondamentale des tissus de manière à avoir une image négative des fins canaux lymphatiques ou autres espaces intercellulaires, il faut colorer pendant quinze à trente minutes, et il sera préférable d'éloigner le revêtement endothélial des tissus avant de les mettre dans le bain de teinture.

Fixation de la couleur et conservation, comme au numéro 346. Les résultats sont pratiquement identiques, sauf la couleur, à ceux d'une imprégnation négative au nitrate d'argent.

Méthodes de S. Mayer (*Zeit. f. wiss. Mik.*, VI, 4, 1889, p. 422). — Mayer colore pendant dix minutes dans une solution à 1/300 ou 400 de bleu de méthylène dans de la solution de sel à 0,5 p. 100, lave à la solution de sel et monte dans la solution glycérinée de picrate d'ammoniaque citée numéro 346. Il trouve que par ce procédé *on peut produire tous les effets essentiels d'une imprégnation au nitrate d'argent.* Les images sont ou bien positives ou bien négatives. Dans les épithéliums stratifiés et dans les endothéliums (par exemple dans les canaux testiculaires du Rat, dans le système vasculaire, dans le muscle lisse), les ciments intercellulaires sont imprégnés. Dans la cornée, la substance fondamentale est imprégnée, et l'on obtient des images négatives des cellules fixes. Mais on obtient également quelquefois, comme cela arrive aussi pour le nitrate d'argent, des images positives des éléments de la cornée, surtout si l'on a procédé par injection de la couleur dans le système vasculaire.

349. Bleu de toluidine et thionine, comme succédanés du

bleu de méthylène. — Harris (*Philadelphia Med. Journ.*,
14 mai 1898) a trouvé que tous les effets du bleu de méthylène
peuvent être obtenus également bien au moyen du bleu de toluidine
ou de la thionine. Il pense même que pour le tissu nerveux ces couleurs lui sont supérieures sous certains rapports. Pour la coloration
de portions de tissu par immersion il recommande une solution de

> Bleu de toluidine, sol. à 0,1 p. 100 dans de la
>   solution physiologique de sel . . . . 2 parties.
> Chlorure d'ammonium, sol. à 0,25 p. 100
>   dans l'eau 1
> Blanc d'œuf. 1

Pour les injections, une solution à 1 pour mille de la couleur dans
de la solution saline.

On peut employer l'une ou l'autre des méthodes de fixation qui
servent pour le bleu de méthylène, et toute la technique est la
même.

CHAPITRE XIX

DES IMPRÉGNATIONS MÉTALLIQUES

350. Les imprégnations sont des colorations produites, non comme dans les teintures par l'assimilation par les tissus d'une matière colorante et elle-même colorée, qui préexiste telle quelle dans le liquide colorant, mais bien par la formation au sein des éléments des tissus de dépôts d'un métal ou autre corps à l'état de division très fine, dépôts formés sur place par les énergies chimiques des tissus aidées par l'action d'agents réducteurs, qui ensemble réussissent à séparer ces corps de la combinaison soluble — généralement un sel — sous forme de laquelle ils ont été apportés au sein des tissus.

Ces dépôts sont, pour la plupart, des *métaux* réduits de leurs sels solubles; l'**argent** et l'**or** en étant de beaucoup les plus importants. Les imprégnations à l'argent donnent des colorations d'une électivité remarquable, car elles n'exercent en général leur effet que sur les substances *intercellulaires*, les cellules étant totalement réservées; c'est le contre-pied absolu des teintures. L'or montre une électivité très prononcée pour les éléments nerveux, et devient par cela d'une importance capitale. Les autres agents d'imprégnation donnent plutôt des colorations plus ou moins généralisées, de sorte qu'au point de vue de leurs effets ils se rapprochent plutôt des teintures que de l'argent et de l'or.

Nous n'entendons pas d'ailleurs établir une ligne de démarcation absolue entre les imprégnations et les teintures proprement dites. Des sels métalliques peuvent donner lieu à une teinture véritable, et quelques-unes des couleurs dont nous avons traité dans les chapitres précédents peuvent donner lieu à une imprégnation. Ainsi, les tissus imprégnés par l'or montrent souvent par places une coloration qui ne laisse voir aucun dépôt solide et qui est peut-être bien en effet une teinture véritable, et par contre le bleu de méthylène, comme nous l'avons vu, fournit des colorations par imprégnation aussi bien que par teinture.

351. Imprégnations négatives et positives. — On obtient, selon la manière dont on fait agir l'agent d'imprégnation, deux sortes de colorations. Ce sont : les *imprégnations négatives*, dans lesquelles les substances intercellulaires seules sont colorées, les cellules étant ménagées en clair ou incolores ; et les *imprégnations positives*, dans lesquelles les espaces intercellulaires se montrent incolores, et les cellules sont teintées par un précipité granuleux. L'imprégnation négative est celle qu'on cherche à réaliser en général, dans le but de démontrer des contours de cellules, de limiter des espaces intercellulaires, de faire ressortir des espaces lacunaires, de fins canaux lymphatiques, etc. L'imprégnation négative est *primaire*, c'est-à-dire qu'elle a lieu par la réduction immédiate de l'argent dans les espaces intercellulaires qu'il colore ; l'imprégnation positive est *secondaire*, car elle a lieu à la suite de la dissolution dans les liquides des tissus du dépôt métallique qui forme l'imprégnation négative, et de l'imbibition conséquente des cellules par la nouvelle solution de sel métallique ainsi formée. Les imprégnations secondaires se forment quand la réduction du métal, lors de l'imprégnation primaire, n'est pas suffisamment énergique. (Hs. *Schweizer Zeitsch. f. Heilk.* II, Hft 1, p. 1 ; GIERKE, *Zeit. f. wiss. Mik.*, I, p. 393 ; RANVIER, *Traité technique*, p. 107.)

352. Nature du dépôt métallique. — Il règne encore une assez grande obscurité sur la nature du dépôt brun ou noir qui se forme dans les espaces intercellulaires lors de l'imprégnation primaire. V. RECKLINGHAUSEN pensait, pour le cas du nitrate d'argent, que le sel argentique formait avec un ciment intercellulaire hypothétique (*Kittsubstanz*) un composé qui noircit par l'action de la lumière. Voyez aussi SCHWALBE (*Arch. f. mik. Anat.*, VI, 1870, p. 5) et, pour tout l'historique des imprégnations, dans *Zeit. wiss. Mik.*, I, 1884, p. 509 ; GIERKE, *Färberei zu mikroskopischen Zwecken*. Selon JOSEPH (*Sitzb. d. k. preuss. Akad. d. wiss. Berlin*, 1888, cité d'après *Zeit. f. wiss. Mik.*, XI, 1, 1894, p. 42 et suiv.), le dépôt noir ne saurait en aucun cas être de l'argent métallique (car il se dissout dans l'hyposulfite de soude), mais il pourrait être un albumino-nitrate, ou un oxyde d'argent.

353. Conservation des solutions métalliques. — On a coutume de conserver soigneusement à l'abri de la lumière les solutions de sels métalliques employées pour les imprégnations. Cette pratique repose sur la croyance que l'action de la lumière suffit pour réduire les sels dissous et précipiter les solutions. Nous avons déjà expliqué que quant à l'acide osmique, en tout cas (n° 41) cette croyance est erronée, et que la réduction en ce cas provient non de la lumière, mais de la poussière. Il y a des motifs pour croire qu'il en est ainsi des solutions de la plupart des sels des métaux lourds. Mon savant ami le D¹ LINDSAY JOHNSON, autorisé au double titre d'histologiste et de photographe, a fait de nombreuses expériences à ce sujet. Il me dit : « On peut énoncer comme règle, sans exception, que les solutions des chlorures et des nitrates de tous les métaux lourds se conservent indéfiniment dans les flacons de verre blanc bouchés à l'émeri et exposés à la lumière directe du soleil. Pour ce qui regarde les sels d'osmium, d'uranium, d'or et d'argent, leurs solutions *bénéficient* par l'insolation, laquelle *les mûrit.* C'est là du reste un fait bien connu des photographes. » Surtout pour le chlorure d'or serait-il très important, selon L. Johnson, de n'employer que des solutions bien mûries par insolation. APATHY (*Mitth. Zool. Stat. Neapel*, XII, 1897, p. 722) a coutume de laisser des solutions de chlorure d'or à la lumière (tant que les tissus à imprégner n'y ont pas été introduits).

354. État des tissus à imprégner. — Contrairement à ce qui a lieu dans les teintures, les tissus *frais,* c'est-à-dire vivants ou du moins n'ayant été traités par *aucun réactif,* se laissent imprégner par les métaux avec facilité et précision. La plupart des imprégnations *ne peuvent réussir* qu'avec des tissus parfaitement frais dans le sens que nous avons dit. (Voy. aussi aux n° 363 et 365.)

A. — ARGENT

355. Méthode générale de Ranvier au nitrate d'argent. — Nous empruntons au *Traité technique* de RANVIER (p. 105) les généralités suivantes sur l'emploi du nitrate d'argent.

Le nitrate d'argent peut être employé en solution ou à l'état solide. Ce dernier procédé, qui est le moins usité, est cependant d'une application simple, et fournit de bonnes préparations. On s'en sert avec avantage pour la cornée et le tissu fibreux ; il ne convient pas pour les épithéliums.

Pour la cornée par exemple, voici comment on procède : l'œil étant enlevé, un morceau de nitrate d'argent est passé rapidement sur la surface antérieure de la membrane restée en place. La cornée est détachée et placée dans l'eau distillée ; l'épithélium est chassé avec le pinceau. Le nitrate d'argent, dissous par le liquide qui baigne la cornée, a traversé la couche épithéliale et est venu se réduire sur le tissu fibreux, qu'il colore après l'action de la lumière. Les cellules, au contraire, sont ménagées par l'argent et restent incolores.

Le nitrate d'argent est plus fréquemment employé *en solution*. On fait généralement usage de la solution à 1 centième, à laquelle cependant on ajoute 2, 3 ou 4 parties d'eau, selon les cas. Pour se servir de ces solutions, il y a plusieurs méthodes ; il faut les suivre exactement et employer toutes les précautions indiquées, si l'on veut éviter les erreurs.

Ainsi pour une membrane telle que l'épiploon, il faut la tendre, comme la peau d'un tambour, sur un baquet de porcelaine (ou, ce qui est mieux, sur les « anneaux histologiques » des Hoggan [1], et l'arroser avec une pipette remplie d'eau distillée pour la nettoyer des albuminates et des globules blancs qui peuvent être à sa surface ; puis on l'arrose avec une solution de nitrate d'argent. Pour obtenir des imprégnations vives, il est nécessaire que cette opération se fasse au soleil ou du moins *à une lumière éclatante*. Dès que le tissu blanchit et qu'il commence à passer au gris noirâtre, la membrane est détachée et portée dans l'eau distillée ; après avoir été lavée, elle est placée immédiatement sur la lame de verre et peut être examinée ou montée en préparation définitive selon les méthodes connues.

Si on la laissait séjourner dans l'eau distillée, les cellules se détacheraient et on ne les verrait plus.

Si la membrane n'était pas bien tendue, l'argent se déposerait non seulement dans les espaces intercellulaires, mais partout où il y aurait le plus léger pli, et l'on ne pourrait plus se rendre compte de la forme des cellules.

Enfin, si la membrane n'était pas arrosée avec de l'eau distillée

[1] Les anneaux ou tambours histologiques imaginés par les Hoggan sont des anneaux de caoutchouc légèrement coniques qui entrent à frottement l'un dans l'autre et permettent facilement de pincer et maintenir tendue une portion de membrane pendant toutes les manipulations. On trouvera une description de ce petit appareil très utile dans le *Journal de l'Anatomie* de Robin, 1879, p. 54. L'appareil est fourni par Bosan and Watson, 42, Kirby street, Hatton Garden, London, E. C., à raison de 10 shillings les douze paires. On en trouvera également, construits d'après les indications d'Erlanger. *Zeit. f. wiss. Mik.*, IV, I, 1887, p. 39 chez Demoulin, bandagiste, Eustene, Genève.

avant de l'imprégner, partout où il y aurait eu un fragment d'albuminate, il se formerait un dépôt d'argent, et l'on croirait voir quelque
disposition normale du tissu. C'est ainsi bien souvent que des sto-
mates ont été décrits, tandis que ce n'étaient que des impuretés de
la préparation.

On peut modifier la marche à suivre, à condition d'observer les
précautions nécessaires pour éviter les causes d'erreurs que nous
avons indiquées. Ainsi, au lieu de tendre un tissu et de l'arroser, on
peut l'imprégner par immersion, en ayant soin de l'*agiter* continuellement dans la solution et en faisant bien attention qu'il ne se *forme
pas de plis* dans la préparation.

Ces imprégnations ne réussissent qu'avec des *tisus frais*, c'est-
à-dire qui n'ont été traités par aucun réactif.

356. Solutions à employer. — Les solutions de nitrate d'argent
doivent être d'une certaine concentration, qui peut varier selon les
cas, mais qu'il est important de connaître. « Si la solution est trop
faible, par exemple à 1 p. 500 ou 1 p. 1000, ou si la lumière n'est
pas vive, il se produit une coloration plus ou moins forte de l'ensemble des tissus, et tout autrement répartie que l'imprégnation.
Ce sont les noyaux des cellules qui sont le plus colorés, puis le
protoplasma, tandis que la substance intercellulaire ne contient
que très peu d'argent. » (RANVIER.)

Les solutions employées par RANVIER varient entre 1 p. 300 et
1 p. 500. La concentration de 1 p. 300 sert pour l'épiploon, l'endothélium pulmonaire, le cartilage et les tendons, tandis que la solution à 1 p. 500 s'emploie pour le centre phrénique et pour l'épithélium intestinal. Pour l'imprégnation de l'endothélium des vaisseaux
sanguins par voie d'injection, RANVIER prend des solutions de
1 p. 500 ou 1 p. 800.

RECKLINGHAUSEN prenait, pour la cornée, une concentration variant
entre 1 p. 400 et 1 p. 500 (*Die Lymphgefæsse*, etc., Berlin, 1862,
p. 5).

ROBINSKI (*Arch. de Physiol.*, 1869, p. 451) se sert de solutions
variant entre 0,2 et 0,1 p. 100, qu'il laisse agir pendant trente
secondes.

REICH (*Sitzber. d. Wien. Acad.*, 1873, III Abth, Aprilheft ; GIERKE,
Zeit. f. Wiss. Mik., I, p. 397) emploie, pour l'étude de l'endothélium
des vaisseaux par injection, des solutions de 1 p. 600 à 1 p. 400.

ROUGET (*Arch. de Physiol.*, 1873, p. 603) employait des solutions
diluées jusqu'à 1 p. 750 ou 1 p. 1000, qu'il faisait agir à plusieurs

reprises pendant trois à cinq secondes, en lavant par l'eau après chaque immersion.

Les HERTWIG prennent, pour les animaux marins, une solution à 1 p. 100 (*Jen. Zeitsch. f. Nat.*, XVI, p. 313 et 324; GIERKE, *loc. cit.*).

Les HOGGAN (*Journ. of Anat. and Physiol.*, XV, 1881, p. 477) prennent, pour les lymphatiques, une concentration de 1 p. 100.

TOURNEUX et HERRMANN (*Journal de l'Anatomie*, 1876, p. 200) se sont servis, dans leurs belles recherches sur les épithéliums des Invertébrés, de solutions à 3 millièmes; quelquefois de solutions plus faibles. Ils laissaient les tissus dans les solutions pendant une heure, puis les lavaient avec de l'alcool à 36 degrés B.

DUVAL (*Précis*, p. 229) recommande, pour l'emploi général, des solutions de 1 centième, de 2 centièmes et quelquefois 3 centièmes.

HOYER (*Arch. f. Mik. Anat.*, 1876, p. 649) recommande de prendre une solution de nitrate d'argent d'une concentration connue, et d'ajouter de l'ammoniaque jusqu'à ce que le précipité s'y redissolve à peine, puis d'allonger la solution jusqu'à ce qu'elle contienne 0,75 à 0,5 p. 100 de nitrate.

Cette solution sert principalement pour les imprégnations de l'endothélium des vaisseaux par injection, mais elle peut aussi servir pour l'imprégnation des membranes par arrosage. Elle a l'avantage de n'imprégner absolument que l'endothélium ou épithélium; le tissu conjonctif y demeure incolore. Elle donne, d'une manière générale, des localisations plus nettes que les solutions ordinaires.

DEKHUYSEN (*Anat. Anz.*, IV, 1889, p. 789; *Zeit. f. wiss. Mik.*, VII, 3, 1890, p. 351) a trouvé utile d'appliquer aux animaux terrestres la méthode de HARMER n° 360 pour les animaux marins. On lave une portion de mésentère de Grenouille dans une solution de nitrate de potasse à 1,5 p. 100, puis on la met pour trois à six minutes dans une solution de nitrate d'argent à 0,25 p. 100 additionnée de 3 p. 100 d'acide nitrique. On la met ensuite pour quelques minutes dans de l'acide nitrique pur à 3 p. 100, puis on passe par l'alcool à 96 p. 100 à l'essence de girofle, dans laquelle la réduction s'effectue en quelques minutes à la lumière diffuse.

Voyez aussi une méthode de RENAUT, décrite par REGAUD (*Journ. de l'Anat. et de la Phys.*, XXX, 1894, p. 719).

357. Autres sels d'argent — Le nitrate n'est pas le seul sel d'argent utilisable pour les imprégnations.

ALTMANN *Arch. de Physiol.*, 1874; *Lab. d'Hist. du Collège de France*, 1874, p. 228; DUVAL, *Précis*, p. 230 recommande les sels solubles des acides organiques, tels que le picrate, le lactate, l'acétate et le citrate d'argent, comme donnant de meilleurs résultats que le nitrate. Il se sert de solutions à 1/800, auxquelles il ajoute une faible proportion de l'acide du sel, 10 à 15 gouttes de solution concentrée de l'acide pour 800 cc. de la solution du sel. Le but de l'addition de l'acide libre est de décomposer les précipités formés par l'action du sel d'argent sur les chlorures, carbonates et autres combinaisons existant dans les tissus, en respectant l'albuminate, qui est un composé plus résistant.

Pour l'iodure d'argent de MÜLLER, voy. n° suivant.

358. La réduction peut s'effectuer dans bien des liquides autres que l'eau distillée.

RECKLINGHAUSEN lavait ses préparations dans une solution de chlorure de sodium avant de les exposer à la lumière dans l'eau distillée (*Arch. f. path. Anat.*, XIX, p. 451). On se sert encore aujourd'hui très communément de la solution physiologique de sel (0,75 p. 100) pour ces lavages.

MÜLLER (*Arch. f. Path. Anat.*, XXXI, p. 110), après avoir imprégné par immersion pendant deux ou trois minutes dans une solution de nitrate d'argent à 1 centième, dans l'obscurité, ajoute à la solution une petite quantité de solution à 1 p. 100 d'iodure d'argent (dissous à l'aide de l'addition d'une faible proportion d'iodure de potassium). Après agitation dans ce mélange, la préparation est lavée à l'eau distillée et exposée à la lumière pendant deux jours dans une solution à 0,1 p. 100 de nitrate d'argent. (Nous citons d'après GIERKE, dans *Zeit. f. wiss. Mik.*, 1, p. 396).

ROUGET (*Arch. de Physiol.*, 1873, p. 603) fait la réduction dans la glycérine.

SATTLER (*Arch. f. mik. Anat.*, XXI, p. 672) expose à la lumière pendant quelques minutes dans de l'eau acidulée par l'acide acétique ou formique. THANHOFFER recommande cette méthode. Il emploie une solution d'acide acétique à 2 centièmes (*Das Mikroskop*, 1880).

KRAUSE porte ses préparations, après lavage, dans une solution de permanganate de potasse, qui doit être d'un rouge clair. La réduction s'y fait très rapidement, même dans l'obscurité. On peut aussi mélanger les deux solutions. La méthode ne réussit pas toujours. (GIERKE, *Zeit. f. wiss. Mik.*, 1, 1884, p. 400.)

OPPITZ lave ses préparations pendant deux à trois minutes dans une solution à 0,25 ou à 0,5 p. 100 de chlorure d'étain. La réduction s'y fait très vite (GIERKE, *loc. cit.*).

JAKIMOVITCH (*Journ. de l'Anat.*, XXIII, 1888, p. 142) met ses objets (préparations nerveuses) aussitôt qu'ils sont devenus bruns, dans un mélange de 1 partie d'acide formique, 1 partie d'alcool amylique, et 100 parties d'eau. Les objets étant exposés à la lumière dans ce mélange pendant deux ou trois jours prennent d'abord un ton plus clair par suite de la dissolution d'une partie de l'argent réduit. Il faut donc renouveler le mélange de temps à autre. Lorsque tout l'argent est redissous, les tissus prennent définitivement un ton plus foncé. Il faut pour cela de cinq à sept jours.

359. Fixation. — Legros (*Journ. de l'Anatomie*, 1868, p. 275) lave ses préparations dans une solution d'hyposulfite de soude, ce qui a pour effet de les *empêcher de noircir par la suite*. Selon Duval, on doit faire le lavage pendant quelques secondes seulement dans une solution à 2 centièmes, après quoi on lave à l'eau distillée.

Gerota (*Arch. Anat. Phys. Abth.*, 1897, 428 ; *Zeit. wiss. Mik.*, XV, 3, 1899, p. 348) recommande de réduire dans une solution d'hydroquinone et de fixer par l'hyposulfite, exactement comme dans la photographie.

360. Imprégnation des animaux marins par l'argent. —

A cause de la quantité considérable de chlorures qui baignent les tissus des animaux marins, on ne peut pas les traiter directement par le nitrate d'argent.

Hertwig (*Jen. Zeitsch.*, XIV, 1880, p. 324) recommande de les fixer d'abord par l'acide osmique en solution faible, puis de laver à l'eau distillée jusqu'à ce que l'eau de lavage ne donne plus qu'un précipité insignifiant avec la solution de nitrate d'argent, enfin de les traiter pendant six minutes avec une solution de nitrate d'argent à 1 p. 100.

Harmer (*Mitth. Zool. Stat. Neapel*, V, 1884, p. 44-56) a trouvé que le *Loxosoma* et la *Pedicellina* peuvent vivre pendant une demi-heure dans une solution de 5 p. 100 de nitrate de potasse dans l'eau distillée. Par ce moyen, il est facile de les débarrasser de la majeure partie de leurs chlorures, et il ne reste qu'à les transporter directement dans une solution de nitrate d'argent. Cette méthode donne de bons résultats avec l'épiderme des Méduses, des Hydraires, de la *Sagitta* et des Appendiculaires. Peu d'animaux résistent aussi bien que les *Loxosoma* et *Pedicellina* à l'action du nitrate de potasse, mais y meurent au bout de quelques minutes. Harmer pense que pour ceux-ci on pourrait substituer d'autres sels au nitrate de potasse ; il conseille une solution à 4.4 p. 100 de sulfate de soude.

D'autres observateurs ont eu de bons résultats par la méthode de Harmer.

361. Coloration double des tissus imprégnés, par teinture ou impré-

gnation. — Des tissus imprégnés par l'argent peuvent être traités par la suite par l'un ou par l'autre des colorants des noyaux, à condition d'éviter les solutions contenant de l'ammoniaque libre, qui redissoudrait le dépôt d'argent. La coloration des noyaux ne peut cependant avoir lieu que pour les imprégnations négatives bien réussies, c'est-à-dire celles qui ont ménagé les noyaux ; les noyaux qui ont été imprégnés par un métal ne se colorant plus dans les teintures.

On peut aussi faire suivre l'imprégnation à l'argent par l'imprégnation à l'or. En ce cas, l'or paraît en général se substituer à l'argent dans les tissus ; les résultats sont très précis, mais ne produisent pas l'effet d'une coloration double. Voy. sur ce point GEROTA, *l. c.*, n° 359.

362. Imprégnation de tissus nerveux durcis. — Les importantes méthodes de GOLGI et autres pour les imprégnations au chromate d'argent, etc., seront exposées dans la Deuxième Partie.

B. OR

Caractères des imprégnations par l'Or. — Le chlorure d'or est un réactif qui diffère du nitrate d'argent en ce qu'il ne fournit guère que des imprégnations positives. Il ne produit, à ce que nous croyons, des images négatives que quand on le fait agir sur des tissus ayant déjà reçu l'imprégnation négative par l'argent auquel il se substitue. Pour obtenir ces imprégnations, on imprègne à l'argent, très légèrement, on réduit, on traite les préparations pendant quelques minutes avec une solution de chlorure d'or à 0,5 p. 100, et on fait la réduction dans l'eau distillée et acidulée.

L'emploi du chlorure d'or est indispensable dans maintes recherches sur les organes nerveux, sur les tissus conjonctifs et sur la cornée. Il faut reconnaître que pour tous ces objets il est capable de donner des préparations qui ne peuvent pas être surpassées pour la clarté et la beauté. Mais les résultats qu'il donne sont toujours sujets à beaucoup d'incertitude : la même méthode, ponctuellement suivie, avec le même objet, donne souvent des résultats différents. L'imbibition des tissus, les effets chimiques qui s'ensuivent, la réduction du métal, sont tous autant de processus au sujet desquels il règne une grande obscurité, et qui sont éminemment variables. De sorte que les préparations qui paraissent le mieux réussies ne méritent pas même une confiance absolue, et il est urgent de contrôler par des préparations faites par d'autres méthodes les images souvent trop séduisantes et trop belles qu'elles fournissent.

C'est surtout pour le tissu nerveux que le chlorure d'or déploie une électivité remarquable, qui en fait un réactif précieux pour l'étude de la structure et de la distribution des nerfs et de leurs organes terminaux.

Les procédés très nombreux qui sont employés pour l'imprégnation par l'or peuvent se diviser en deux groupes : l'un, s'appliquant à l'étude des *nerfs périphériques* et de leurs *organes terminaux*, est caractérisé surtout par l'emploi de tissus frais ou ayant subi un traitement spécial par des acides organiques ; — et l'autre, s'appliquant surtout, quoique pas exclusivement, à l'étude du système nerveux central, est caractérisé par l'emploi de tissus durcis.

Ces deux groupes de méthodes ont été distingués par APÁTHY sous les noms de *Vorcergoldung* (Pré-aurification) et *Nachcergoldung* (Post-aurification). Nous les appellerons *Pré-imprégnation* et *Post-imprégnation*. Parmi les méthodes de ce dernier groupe il en est au moins un, celui d'APÁTHY n° 374, qui fournit non seulement une coloration de fibrilles nerveuses, mais aussi une excellente coloration nucléaire et plasmatique d'autres tissus.

1° *Pré-imprégnation.*

364. Solutions à employer. — L'imprégnation se fait en général au moyen de solutions de chlorure d'or simple, aux titres que nous indiquons dans les paragraphes spéciaux. Selon quelques auteurs, il y aurait utilité à employer, au lieu du chlorure d'or simple, les sels doubles : chlorure d'or et de potassium, de sodium ou de cadmium. L'avantage de ces sels consisterait en ce qu'ils sont plus neutres, que leurs solutions sont plus stables, et que le commerce en fournit plus facilement des échantillons de composition définie. On les emploie aux mêmes doses et de la même manière que le sel simple. Voici une indication se rapportant à cette question que nous avons trouvée dans un auteur des plus compétents à l'égard de la chimie des réactifs histologiques, SQUIRE, *Methods and formulæ, etc.*, p. 43) :

« Le chlorure d'or du commerce n'est pas le chlorure pur, Au Cl³, mais le chlorure double cristallisé d'or et de sodium, contenant 50 p. 100 d'or métallique. »

« Le chlorure double d'or et de sodium du commerce est le chlorure double sus-dit mêlé à un poids égal de chlorure de sodium, et contient 25 p. 100 d'or métallique. »

Cependant le D GRÜBLER, écrivant à MAYER, dit que pour l'Allemagne l'*aurum chloratum fuscum* contient environ 53 p. 100 d'Au, le *flavum* environ 48 p. 100 ; dans l'un et l'autre il n'y a, outre l'or, que de l'eau et de l'HCl, point de chlorure de sodium. L'*auro-*

natrium chloratum pur contient 14,7 p. 100 de chlorure de sodium, mais il se trouve dans le commerce des échantillons qui en contiennent davantage.

APATHY (*Mitth. Zool. Stat. Neapel*, XII, 1897, p. 722) a employé longtemps le *flavum*, mais préfère maintenant le *fuscum*.

Conservation des solutions. — Nous rappelons ce qui a été dit à ce sujet au numéro 353. L. JOHNSON écrit en outre qu'il est bon de prendre aussi les précautions suivantes : — Les tissus doivent être bien lavés à l'eau distillée; la solution, après insolation, doit être soigneusement acidifiée par addition d'un acétate ou formiate neutre, ou d'acide acétique ou formique ; et après imprégnation, les tissus doivent être lavés jusqu'à ce qu'ils ne donnent plus de réaction au papier de tournesol.

365. État des tissus à imprégner. — La règle classique est que, surtout pour des recherches sur des terminaisons nerveuses, les tissus doivent être aussi *frais* que possible. Cependant, DRASCH (cité d'après *Zeit. f. viss. Mik.*, IV, 4, 1887, p. 492) trouve qu'on obtient de meilleurs résultats avec des tissus qui ont été gardés, en un endroit frais, pendant douze, vingt-quatre, ou même quarante-huit heures après la mort. Il soupçonne même qu'une principale fonction de l'acide organique des procédés qui s'inspirent de la méthode de Lowit est d'amener artificiellement les tissus à un certain état dans lequel ils se trouvent naturellement à un moment donné des processus *post mortem*, état dans lequel les nerfs auraient acquis une susceptibilité spéciale à s'imprégner de l'or.

366. Méthode de Cohnheim (*Virchow's Archiv*, XXXVIII, 1866, p. 346-349; *Stricker's Handb.*, p. 1100). — Des fragments de tissu frais sont mis pendant quelques minutes, c'est-à-dire jusqu'à ce qu'ils deviennent franchement jaunes, dans une solution à 0,5 p. 100 de chlorure d'or, puis ils sont exposés à la lumière dans de l'eau acidulée par l'acide acétique, jusqu'à réduction de l'or, ce qui arrive plus ou moins vite, au plus tard au bout de quelques jours. Cette méthode donne des imprégnations positives des cellules de divers tissus qui sont souvent extrêmement belles, mais d'une électivité peu prononcée, et les résultats sont très variables.

367. Méthode de Löwit (*Wien. Sitzber.*, LXXI Bd., III Abth., 1875, p. 1 ; *Arch. f. mik. Anat.*, XII, 1875, p. 366). — Des fragments de tissus frais sont traités par l'acide formique (1 volume de l'acide, d'une densité de 1,12, avec 1 vol. d'eau jusqu'à ce que en se gonflant, ils soient devenus transparents. Cela arrive en quelques secondes ou en quelques minutes, selon la grosseur des objets, qui doivent être toujours aussi petits que possible. Par ce traitement, la pénétration de l'or est rendue plus facile, et les tissus sont devenus plus propres à le réduire. On les met alors pendant une quinzaine de minutes dans une solution de chlorure d'or à 1 ou 1,5 p. 100, qui doit être tenue à l'obscurité. Puis on les met pendant vingt-quatre heures dans de l'acide formique dilué (1 partie d'acide pour 4 à 5 parties d'eau), puis pendant vingt-quatre heures encore dans de l'acide formique concentré, ces deux traitements se faisant également dans l'obscurité. On fait des coupes, s'il y a lieu, et l'on monte dans le damar ou la glycérine.

Les préparations ainsi faites doivent, si elles sont bien réussies, montrer les nerfs seuls imprégnés, au sein des tissus demeurés incolores. Mais, malgré toutes les précautions, on ne peut nullement être certain d'obtenir constamment ce résultat.

368. Méthode de Ranvier à l'acide formique — RANVIER (*Quart. Journ. mic. Sc.*, 1880, p. 456, et *Traité*, p. 826) fait l'imprégnation dans un mélange de 4 parties de solution de chlorure d'or à 1 p. 100 et une partie d'acide formique, qu'on a fait bouillir ensemble. Il paraît que le chlorure acquiert, par l'ébullition avec l'acide formique, une plus grande tendance à se réduire dans les tissus et une électivité plus marquée vis-à-vis des tissus nerveux.

De plus, l'acide formique étant combiné à un agent fixateur, l'or, se montre moins nuisible aux terminaisons nerveuses. Après imprégnation (muscles, vingt minutes; épiderme, deux à quatre heures), on fait réduire dans de l'eau acidulée, au jour, ou dans un mélange de 1 partie d'acide formique avec 4 d'eau, à l'obscurité.

369. Méthode de Ranvier au jus de citron (*Traité*, p. 813). — Le jus de citron est plus inoffensif envers les terminaisons nerveuses que ne l'est l'acide formique. Des portions de tissu sont mises pendant cinq minutes dans du jus de citron fraîchement exprimé et filtré sur de la flanelle.

On les porte ensuite pendant un quart d'heure environ dans une solution de chlorure double d'or et de potassium à 1 p. 100, et l'on obtient la réduction à la lumière du jour dans de l'eau acétifiée (2 gouttes d'acide acétique pour 60 centimètres cubes d'eau); ou bien pour obtenir une réduction plus complète, et des préparations plus permanentes, dans un mélange de 1 partie d'acide formique avec 4 d'eau.

370. Méthode de Viallanes (*Histologie et dév. des Insectes*, 1883, p. 42). — Les tissus sont fixés par l'acide osmique à 1 p. 100, qu'on laisse agir jusqu'à ce qu'ils commencent à brunir. Puis ils sont mis pendant dix minutes dans un mélange de 1 partie d'acide formique et 3 parties d'eau. On les met alors pendant vingt-quatre heures dans une solution de chlorure d'or à 1 p. 5000 ou même beaucoup plus étendue, qu'on a soin de tenir à l'obscurité. On réduit à la lumière dans de l'acide formique au quart.

371. Autres méthodes. — Les nombreuses autres modifications qui ont été apportées aux procédés de Cohnheim et de Löwit consistent surtout dans la mise en œuvre de manipulations propres à *faciliter la réduction* de l'or et à la rendre aussi complète que possible.

Ainsi BASTIAN a modifié le procédé de Cohnheim en employant une solution de chlorure d'or à 1 p. 2000 acidulée par l'HCl (1 goutte par 75 cm³), et en faisant la réduction dans un mélange à parties égales d'acide formique et d'eau, *maintenu au chaud*. Tous ces détails sont de nature à favoriser la réduction.

HÉNOCQUE (*Arch. de l'Anat. et de la Physiol.*, 1870, p. 111) imprègne dans une solution de chlorure d'or à 0,5 p. 100, puis lave à l'eau pendant douze à vingt-quatre heures, et réduit à chaud dans une solution presque saturée d'acide tartrique. (La solution d'acide tartrique doit être contenue dans un flacon bien bouché. La meilleure température pour la réduction est de 40 à 50 degrés. La réduction se fait rapidement, souvent en un quart d'heure.)

HOYER (*Arch. f. mik. Anat.*, IX, 1873, p. 222) ajoute à de l'eau distillée une à deux gouttes par once d'un révélateur photographique au pyrogallol. Ou bien il emploie l'acide tartrique et l'étuve.

NESTEROFFSKY traite les préparations imprégnées par une goutte de sulfhydrate d'ammoniaque, et achève la réduction dans la glycérine (voyez GIERKE, *Fœrberei zu mik. Zwecken*).

FLECHSIG (*Die Leitungsbahnen im Gehirn*, etc., 1876; *Archiv. f. Anat. u. Phys.*, 1884, p. 453) emploie pour la réduction une solution de soude caustique à 10 p. 100.

BOEHM préfère réduire dans la solution de PRITCHARD, qui se compose de 1 partie d'alcool amylique, 1 partie d'acide formique et 98 parties d'eau; il faut pour cela dix-huit heures dans l'obscurité. (Voy. CARRIÈRE, *Arch. f. mik. Anat.*, XXI, 1882, p. 146.)

Méthodes de Manfredi. voy. n° 682.

Boccardi *Journ. Roy. Mic. Soc.*, 1888, p. 155, prend de l'acide oxalique de 0,1 à 0,25 ou 0,3 p. 100, ou bien un mélange de 5 cc. d'acide formique, 1 cc. d'acide oxalique à 1 p. 100, et 25 cc. d'eau, et il y réduit à l'obscurité pendant pas plus de deux à quatre heures.

Kolossow *Zeit. wiss. Mik.*, V, 1, 1888, p. 52, réduit pendant deux ou trois jours à l'obscurité dans une solution d'acide chromique à 0,01 ou 0,02 p. 100.

Gierke *Intern. Monatsschr.*, X, 1893, p. 205, trouve que le traitement préalable des tissus frais pendant vingt-quatre heures par l'eau de chaux (méthode d'Arnstein, n° 669) facilite beaucoup la réduction.

Bernheim *Arch. Anat. u. Phys.*, Phys. Abth. 1892, Supp., p. 29; *Zeit. wiss. Mik.*, X, 4, 1893, p. 484 ajoute à l'acide formique allongé de Löwit un morceau de sulfite de soude; il doit être frais et sentir fortement l'acide sulfureux.

Arnstein *Mikrotechnik*, p. 173; *Mitth. Zool. Stat. Neapel*, XII, 1897, p. 718-728 insiste sur la nécessité de faire en sorte que les pièces soient parfaitement *pénétrées par la lumière de tous côtés*, pendant la réduction. Elles doivent toujours être assez minces pour que la lumière puisse les traverser de part et d'autre; elles devraient être autant que possible ou des coupes ou des membranes minces. Il convient, ou bien de les tendre sur un porte-objet, ou de les suspendre dans le réceptacle dans lequel on fait la réduction de telle sorte qu'elles soient éclairées des deux côtés. Il imprègne pendant quelques heures dans une solution de chlorure d'or n° 367 à 1 p. 100, à l'obscurité, puis porte les pièces dans de l'acide formique à 1 p. 100, mais sans les laver auparavant. L'excédent de solution d'or étant simplement absorbé avec du papier buvard. Il les expose dans l'acide, dans un tube de verre ou autrement, de telle sorte que la lumière vienne à les traverser de tous côtés; il les laisse ainsi exposées à la lumière diffuse du jour en été, ou à la lumière directe du soleil en hiver, pendant six à huit heures *sans interruption*. Il faut avoir soin *de les remuer aussi peu que possible* pendant le bain. Si l'acide se brunit on peut le renouveler. Il ne faut pas que la température de l'acide s'élève au-dessus de 20° C., c'est pour cela qu'il faut éviter l'insolation directe en été. Il monte à la glycérine, ou dans son sirop, numéro 546. Il trouve que des préparations ainsi faites sont absolument permanentes.

2° *Post-imprégnation.*

372. Méthode de Gerlach (*Stricker's Handbuch*, p. 678). — Des coupes de moelle épinière durcie pendant quinze à vingt jours dans une solution de bichromate d'ammoniaque à 1 ou 2 p. 100 sont mises pendant dix à douze heures (jusqu'à coloration légèrement violette), dans une solution de chlorure d'or et de potassium à 1 p. 10 000 additionnée d'une trace d'acide chlorhydrique. On les lave dans de l'acide chlorhydrique à 1 p. 2 000 ou 3 000, on les met pendant dix minutes dans un mélange de 1 partie d'acide chlorhydrique avec 1 000 d'alcool à 60 p. 100, et l'on passe par l'alcool absolu à l'essence de girofle.

Voyez aussi sur ce procédé, Boll, *Arch. Psych. u. Nervenkr.*, IV, p. 42; Gierke, *Zeit. wiss. Mik.*, 1884, p. 403, et Schiefferdecker, *Arch. mik. Anat.*, 1874, p. 472.

373. Golgi (*Mem. Accad. Torino*, XXXII, 1880, p. 382) traite comme suit des tissus qui ont été durcis dans du bichromate de potasse : solution d'acide arsénique à 1 p. 100, vingt minutes; solution de chlorure d'or et de potassium à 0,5 p. 100, trente minutes; lavage à l'eau : réduction au soleil dans de l'acide arsénique à 1 p. 100. Voy. aussi n° 682, Manfredi.

374. Méthode d'Apathy (*Zeit. wiss. Mik.*, X, 1893, p. 349, et XV, 1898, p. 79; *Mitth. Zool. Stat. Neapel*, XII, 1897, p. 729). — Le matériel doit avoir été fixé ou bien au sublimé, ou dans un mélange à parties égales de sublimé saturé dans de la solution de sel à 0,5 p. 100 et d'acide osmique à 1 p. 100 (ceci surtout pour des Vertébrés). Il doit avoir été enrobé aussi vite que possible après la fixation, soit à la paraffine, soit à la celloïdine. Une fois enrobé, le matériel dans la paraffine se conservera indéfiniment sans autre précaution. Pour celui qui est dans la celloïdine, il faut conserver les blocs dans une solution épaisse de gelée à la glycérine, avec un morceau de thymol (la gelée se laisse enlever au moment de faire les coupes au moyen d'eau chaude). On fait des coupes, on les colle sur porte-objets, on les traite à l'iode pour enlever le sublimé (n° 76), on les met dans de l'eau distillée pendant deux à six heures, ou bien on les rince à l'eau, on les traite pendant une minute par l'acide formique à 1 p. 100, et on lave bien à l'eau.

On les met alors pendant vingt-quatre heures dans le bain d'or. Celui-

ci sera de préférence du chlorure d'or à 1 p. 100, mais peut-être plus
faible, jusqu'à 0,1 p. 100. On les rince à l'eau, on les sèche légèrement avec du papier buvard, et l'on établit les lames dans des tubes
de verre remplis d'acide formique à 1 p. 100, dans une position
oblique, les coupes regardant en bas, de telle sorte que des précipités qui viendraient à se former ne puissent pas se déposer sur les
coupes. On expose le tout à la lumière pour effectuer la réduction
de l'or, de la manière que nous avons dite à la fin du n° 371 (on
peut établir les tubes près d'une fenêtre, et placer derrière eux un
réflecteur quelconque; une feuille de papier blanc peut servir).
Après réduction, on peut procéder à une coloration secondaire si
l'on veut, et l'on peut monter les préparations de toute manière
qu'on préfère.

Après essai, je puis recommander beaucoup cette méthode. J'ai
trouvé utile de réduire dans une solution faible de *formol*, avec ou
sans un peu d'acide formique. Il suffit de quelques gouttes de
formol pour un tube d'eau.

Cette méthode n'imprègne pas seulement des fibrilles nerveuses,
mais donne aussi une excellente coloration nucléaire et plasmatique des cellules en général.

375. Imprégnation d'animaux marins. — Pour un motif qu'on
n'a pas pu expliquer, les tissus des animaux marins ne prennent pas
bien l'imprégnation à l'or dans l'état frais. Fol dit que l'on peut
réussir mieux avec du matériel alcoolique.

**376. Traitement ultérieur des préparations imprégnées
par l'or.** — Il n'arrive que trop souvent que les préparations noircissent à la suite d'une imprégnation excessive. On peut les décolorer par
le cyanure ou le ferrocyanure de potassium. Renaut emploie une
solution faible de ferrocyanure; Cybulski, une solution de cyanure
de potassium à 0,5 p. 100.

On peut empêcher, du moins en une certaine mesure, le noircissement des préparations, en les mettant pendant quelques
jours dans l'alcool, qui a la propriété d'arrêter la réduction de l'or
(Ranvier).

Les tissus imprégnés peuvent être colorés après coup par les
teintures usuelles, mais on n'obtiendra la coloration des noyaux
qu'à condition d'employer une imprégnation négative.

Les préparations peuvent être montées dans la glycérine acidulée
avec 1 p. 100 d'acide formique, ou dans le baume de Canada. Théo-

riquement, elles devraient être permanentes si la réduction de l'or
a été effectuée d'une manière complète ; dans la pratique, on constate le plus souvent que leur durée n'excède guère quelques mois.

C. — ACIDE OSMIQUE

377. Acide osmique et pyrogallol (LEE, *La Cellule*, IV, 1,
p. 110 ; puis, la 1re *Éd. de ce traité*, 1887, p. 140). — J'ai appelé
l'attention, dans les endroits cités, sur le fait que la réaction, bien
connue des chimistes, du pyrogallol sur l'acide osmique se réalise
au sein des tissus. J'avais en effet trouvé « que les tissus traités par
l'acide osmique prennent instantanément une coloration noir d'encre
si on les traite par une solution même faible d'acide pyrogallique ».
Ce procédé donne des résultats qui peuvent être occasionnellement
utiles. Mais, comme je l'ai expliqué plus tard (*Zeit. wiss. Mik.*, IX,
2, 1892, p. 185), la réaction est en général beaucoup trop énergique
et donne des colorations excessives qui manquent d'électivité.

Je n'avais essayé la réaction que sur des tissus traités par l'acide
osmique pur. Plus tard, HERMANN (*Arch. f. mik. Anat.*, XXXVII, 4,
1891, p. 570) l'a essayée avec des tissus fixés par son mélange platino-acéto-osmique. Avec cette modification on obtient des résultats
incomparablement meilleurs, comme je puis en témoigner. Je ne
pense cependant pas que le procédé particulier de HERMANN soit le
meilleur possible. HERMANN fixe pendant un ou deux jours dans le
mélange, lave beaucoup à l'eau et durcit ensuite dans des alcools
successivement plus forts ; après quoi, pour obtenir la réaction noire,
il met les pièces pour douze à dix-huit heures dans de l'acide pyroligneux brut. (Cet acide doit être brut, brun foncé et avoir une
odeur forte [HERMANN, dans *Ergeb. d. Anat.*, II, 1893, p. 28].)

J'ai trouvé que l'on peut employer indifféremment le mélange de
HERMANN ou le mélange de FLEMMING. On peut fixer pendant douze à
vingt-quatre heures si cela est indiqué dans l'intérêt de la fixation ;
mais dans l'intérêt seul de la coloration une demi-heure suffit et est
même préférable. Il est inutile ou même nuisible de traiter par l'alcool. Au point de vue de la coloration, on peut employer soit l'acide
pyroligneux de HERMANN, soit une faible solution de pyrogallol. Il
me semble que *celui-ci vaut mieux ;* la différenciation est peut-être
plus fine, et la conservation des pièces me paraît meilleure. On peut
traiter par l'un ou l'autre de ces liquides pendant vingt-quatre heures,
mais une seule heure ou moins pour de petites pièces doit suffire. On

peut employer une solution *alcoolique* de pyrogallol, ce qui peut être utile *dans certains cas.*

On obtient une réaction semblable avec une solution de tanin.

La méthode ainsi modifiée est importante. On obtient une coloration noire qui différencie suffisamment les éléments des noyaux pour qu'on puisse à la rigueur se dispenser de recourir à une coloration séparée de la chromatine, et qui en même temps différencie assez bien les éléments plasmatiques. Elle donne parfois chez des Invertébrés de jolies différenciations du système nerveux. C'est une méthode *très commode,* et, si l'on fait usage du pyrogallol, très sûre (avec l'acide pyroligneux, moins sûre).

Quoique à la rigueur cette méthode dispense de l'emploi d'une deuxième coloration pour mettre les noyaux mieux en évidence, j'ai trouvé fort avantageux de colorer les coupes ensuite par la safranine (colorer très fortement, vingt-quatre heures au moins).

La méthode a été attribuée à von Mehrenthal. Les communications de Kolossow (*Zeit. f. wiss. Mik.,* IX, 1, 1892, p. 38, et IX, 3, 1893, p. 316) me paraissent être à côté de la question.

D'après Azoulay (*Anat. Anz.,* X, 1, 1894, p. 25) on peut par une modification de cette méthode obtenir une coloration spécifique de nerfs à myéline (voy. aux *Colorations myéliniques*).

D. — AUTRES MÉTHODES

378. Perchlorure de fer (Polaillon. *Journ. de l'Anat. et Physiol.,* III, 1866, p. 43). — Cette méthode consiste à imbiber les objets par une solution de perchlorure de fer, et à les mettre ensuite dans une solution faible d'acide tannique, gallique ou pyrogallique, jusqu'à ce qu'ils soient suffisamment noircis.

Les Hoggan (*Journ. Quekett Club,* 1876; *Journ. Roy. Mic. Soc.,* II, 1879, p. 358) fixent d'abord par le nitrate d'argent à 0,5 p. 100 qu'ils laissent un peu réduire, puis ils déshydratent les tissus par l'alcool et les traitent pendant quelques minutes avec une solution à 2 p. 100 de perchlorure de fer dans l'alcool. Ensuite ils les traitent pendant quelques minutes (s'il s'agit de membranes minces) avec une solution à 2 p. 100 d'acide pyrogallique dans l'alcool. Ce procédé, très facile, est excellent pour les membranes minces.

Cette méthode donne quelquefois de bonnes différenciations d'éléments nerveux. Elle n'est pas applicable aux pièces chromiques.

Bleu de Prusse (Leber, *Arch. f. Ophtalm.,* XIV, p. 300; Ranvier, *Traité,* p. 108). **Sulfate de cuivre** (Leber, *loc. cit.*). **Chromate de plomb** (Leber, *loc. cit.*). **Sulfures** (Landois, *Centralbl. f. d. med. Wiss.,* 1865, n° 55; Gierke, *Zeit. wiss. Mik.,* I, 1885, p. 397). **Molybdate d'ammonium** (Merkel, Krause; voy. Gierke, *Zeit. f. wiss. Mik.,* I, p. 96). **Oxychlorure de ruthénium** (Nicolle et Cantacuzène, *Ann. Inst. Pasteur,* VII, 1893, p. 334). **Borax-sesquichlorure** (Eisen, *Zeit. wiss. Mik.,* XIV, 1897, p. 200).

CHAPITRE XX

AUTRES TEINTURES ET COLORATIONS COMBINÉES

379. **Kernschwarz** (PLATNER, *Zeit. f. wiss. Mik* ., IV, 3, 1887, p. 349). — Le Kernschwarz est un liquide noir de composition inconnue, qui est préparé pour l'emploi histologique par un chimiste russe et qu'on peut se procurer chez GRÜBLER et HOLLBORN. D'après GRÜBLER, c'est une solution d'une base métallique combinée à un acide organique.

MAYER (*Grundzüge* de LEE et MAYER, 1898, p. 202) a trouvé que cette base est le fer et que l'acide est un acide gallique. Le liquide se conserve assez bien, et fournit une belle coloration progressive ou régressive selon qu'on le désire. Je l'emploie comme suit :

Des coupes, collées sur le porte-objet, sont traitées par le Kernschwarz jusqu'à ce qu'elles accusent une teinte grise ou noire. (Si le matériel est frais et que le Kernschwarz soit frais aussi, cela peut arriver en quelques secondes ; en ce cas, il sera prudent d'allonger le Kernschwarz d'une dizaine de volumes d'eau. Si le matériel est vieux (de quelques mois ou années) il sera peut-être nécessaire de colorer pendant vingt-quatre heures.)

On obtient ainsi une coloration grise ou noire, qui est, selon la nature du matériel, ou une coloration chromatinique pure, ou en même temps une coloration plasmatique. Si la coloration se montre excessive, ou s'il y a une coloration plasmatique qu'on désire éloigner, il n'y a rien de plus facile que de différencier au moyen d'un acide faible quelconque (PLATNER prenait pour la différenciation un alcali faible, au mieux le carbonate de lithine : mais cela est certainement une pratique erronée).

Qu'il y ait une coloration plasmatique ou non, les résultats sont en général excellents. La coloration chromatinique est souvent de toute beauté, la chromatine à l'état de kinèse étant différenciée de celle qui est au repos aussi bien qu'avec n'importe quelle méthode.

La coloration plasmatique est également excellente.

Si l'on a obtenu une bonne coloration plasmatique, il est souvent utile de faire suivre une deuxième coloration à la safranine (colorer pendant vingt-quatre heures, différencier ou dans l'alcool neutre ou dans l'alcool acide n° 297) suivi par l'essence de girofle). On obtient une belle coloration double, la chromatine et les nucléoles d'un rouge sombre, le cytoplasme gris. La coloration est parfaitement permanente dans le baume.

Je recommande beaucoup cette méthode, qui est facile, sûre, et applicable à la plupart des tissus. Il est possible que le Kernschwarz puisse servir pour la coloration d'objets entiers, ce que cependant je n'ai pas essayé. La coloration possède les qualités voulues pour des préparations qu'on désire photographier.

380. Pyrogallate de fer. Roosevelt, *Journ. Roy. Mic. Soc.*, 1888, p. 157.

Teinture composée de 20 gouttes de solution saturée de sulfate de fer, 30 centimètres cubes d'eau, et 15 à 20 gouttes d'acide pyrogallique.

COLORANTS VÉGÉTAUX

381. La purpurine. — Voy. Ranvier, *Traité technique*, p. 280, et Galvacher, *Arch. f. mik. Anat.*, XVI, 1879, p. 470.

382. L'indigo n'est employé en histologie que sous forme de **Carmin d'indigo.** Cette substance donne des colorations diffuses, plutôt plasmatiques, qui sont capables de rendre des services en coloration double. Voy. plus loin.

Le Carmin d'indigo à l'acide oxalique. Thierscu, *Arch. f. mik. Anat.*, t. 1875, p. 140, nous paraît superflu.

383. L'orseille. Weigert, *Arch. f. path. Anat.*, LXXIV, p. 148, et Fol, *Lehrbuch*, p. 192. Voy. nos *citations précédentes.*

384. Orcéine. Israel, *Virchow's Archiv*, CV, 1886, p. 169 ; *Journ. Roy. Mik. Soc.*, 1887, p. 514. L'orcéine est une matière colorante extraite d'un lichen, *Lecanora parella*, ne pas confondre avec l'orcine, autre dérivé du même lichen. Elle se trouve dans le commerce. D'après Israel, elle réunit en elle-même les qualités tinctoriales à la fois des couleurs « basiques » et des couleurs « acides », et donne en même temps une coloration en deux couleurs contrastées. Il colore des coupes seulement dans une solution contenant 2 grammes d'orcéine, 2 grammes d'acide acétique cristallisable et 100 grammes d'eau distillée, lave à l'eau, déshydrate aussi rapidement que possible dans l'alcool absolu et monté dans de l'essence de cèdre épaissie. Les préparations réussies doivent montrer les noyaux bleus, le protoplasma rouge.

L'orcéine fournit en outre une coloration spécifique du tissu élastique ; nous en parlerons dans la deuxième partie.

385. Autres couleurs végétales. CLAUDIUS (*Centralb. Bacteriol.*, V, 1899, p. 579 ; *Zeit. wiss. Mik.*, XVII, I, 1900, p. 52). EISEN (**Braziline**, *ibid.*, XIV, 1897, p. 198). Superflues, pour le moins. Et pour d'autres encore, voy. nos *éditions précédentes*.

COMBINAISONS AYANT POUR BASE LE CARMIN

386. Carmin et acide picrique. — Voy. n° 306 . — Pour le carmin aluné à l'acide picrique de LEGAL, voy. n° 235.

387. Carmin boracique et picro-carmin. — On ajoute un peu de la solution normale de picro- carmin au carmin boracique de Grenacher, au moment de s'en servir. Le mélange précipite en général au bout de quelques heures, mais cela n'empêche pas les colorations de se faire.

388. Carmin et carmin d'indigo. — SEILER (*Am. Quart. Mic. Journ.*, 1879, p. 220 ; *Journ. Roy. Mic. Soc.*, 1879, p. 613) colore dans le carmin boracique, décolore par l'HCl, éloigne soigneusement l'acide par le lavage et met les préparations pendant six à dix-huit heures dans une teinture composée de deux gouttes de solution saturée de carmin d'indigo dans l'eau et 30 centimètres cubes d'alcool à 95 degrés (il faut filtrer cette teinture avant de l'employer).

J'ai essayé cette méthode. Elle réussit avec les coupes, mais elle est très capricieuse. Avec les objets entiers il est à peu près impossible de régler la coloration par l'indigo.

389. Carmin et carmin d'indigo (MERKEL, *Unters. a. d. Anat. Anst. Rostock*, 1874 ; *Month. Mic. Journ.*, 1877, p. 242 et 317 ; aussi, NORRIS et SHAKESPEARE, *Amer. Journ. Med. Sc.*, Jan. 1877 ; MERKEL, *Month. Mic. Journ.*, 1877, p. 242 ; MARSH, *Section Cutting*, p. 85 ; BAYERL, *Arch. f. mik. Anat.*, XXIII, 1885, p. 36-7) ; MACALLUM, *Trans. Canad. Inst.*, 11, 1892, p. 222 ; *Journ. Roy. Mic. Soc.*, 1892, p. 698).

MAYER (*Mitth. Zool. Stat. Neapel*, XII, 1896, p. 320) a montré que la méthode de Merkel est très irrationnelle, peu commode, et donne un liquide alcalin qui peut être nuisible aux tissus. Pour les détails, voy. au besoin nos *éditions précédentes*.

389 *bis*. Carmin (ou hématéine) et carmin d'indigo de

Mayer (*loc. cit.*, n° précédent). — On fait une solution de 0,1 gr. de carmin d'indigo dans 50 cc. d'eau (ou de solution d'alun à 5 p. 100), et on l'ajoute à 4 à 20 volumes de Carmalun ou de Hémalun.

390. Carmin et carmin d'indigo picrique (RAMON Y CAJAL, *Rev. Cienc. Med.*, 1895; CALLEJA, *Rev. Trim. Microgr.*, II, 1897, p. 101; *Zeit. wiss. Mik.*, XV, 1899, p. 323). — Pour servir après une coloration au carmin, CAJAL prend une solution de 0,25 gr. de carmin d'indigo dans 100 cc. de solution saturée d'acide picrique dans l'eau. Colorer (coupes seulement) cinq à dix minutes, laver à l'acide acétique faible, puis à l'eau, enlever l'excès d'acide picrique par l'alcool absolu, éclaircir et monter. La coloration par l'indigo est dite être plus précise que sans l'acide picrique.

Cette méthode est recommandée, entre autres emplois, pour différencier le tissu conjonctif.

390 *bis*. Rouge de Magenta et picro-indigo-carmin. — Cette méthode employée dans beaucoup de laboratoires, entre autres ceux de l'Institut Pasteur, donne une coloration rouge très nette aux éléments chromatiques, et une teinte bleu verdâtre aux éléments cytoplasmiques. Elle convient surtout pour le matériel fixé par les mélanges chromiques ou platiniques. BORREL (*Ann. de l'Institut Pasteur*, p. 57, 1901) indique la marche suivante : coloration des coupes collées sur porte-objet, par le rouge de Magenta : on peut employer une solution aqueuse, une solution anilinée ou une solution phéniquée; avec cette dernière il suffit de dix à quinze minutes, surtout si l'on opère à chaud, à 50° C. par exemple. Puis traitement par le picro-indigo-carmin (mélange de 2 volumes d'une solution forte de carmin d'indigo à 1 volume d'une solution saturée d'acide picrique) pendant cinq minutes; lavage rapide à l'eau, déshydratation et décoloration du rouge de Magenta par l'essence de girofle, en suivant sous le microscope la décoloration; montage au baume.

391. Carmin et bleu d'aniline (DUVAL, *Précis*, etc., p. 225). — Après avoir coloré par le carmin, DUVAL recommande de déshydrater par l'alcool et de colorer pendant quelques minutes dans une teinture composée de 10 gouttes de solution saturée de « bleu d'aniline » soluble à l'alcool et de 10 gouttes d'alcool absolu, puis d'éclaircir par l'essence de térébenthine, et monter au baume.

Ce procédé peut s'appliquer à toute sorte de préparations, mais il est particulièrement indiqué pour les coupes de centres nerveux. Voy. aussi n° 331.

392. Hématoxyline et acide picrique. — Voy. n° 306.

393. Hématoxyline et éosine. — List (*Zeit. f. wiss. Mik.*, II, p. 148) colore d'abord à l'hématoxyline, puis pendant quelques minutes dans une teinture composée de trois parties d'alcool absolu et une partie de solution aqueuse d'éosine à 0,5 p. 100.

Voy. aussi Busch (*Verh. d. Berl. Phys. Ges.*, 1877; Gierke, *Zeit. f. wiss. Mik.*, I, p. 505).

Martinotti (*Gazz. d. Clin. Torino*, 1883, n° 51; *Zeit. f. wiss. Mik.*, I, p. 582).

Stoehr (*Virchow's Archiv*, XCVII, p. 211; *Zeit. f. wiss. Mik.*, I, p. 583); et, plus récemment, Hickson (*Quart. Journ. Med. Sc.*, 1893, p. 129). Colorer des coupes sur porte-objet pendant une heure dans une forte solution d'éosine dans de l'alcool à 90 p. 100, laver à l'alcool, et colorer pendant vingt minutes dans une faible teinture d'hématoxyline).

La coloration double d'hématoxyline et d'éosine est assez indiquée pour des objets embryologiques. L'éosine se porte avec énergie sur le vitellus, qu'il différencie ainsi des feuillets embryonnaires, dans lesquels prédomine le bleu de l'hématoxyline.

Les coupes doivent être très bien lavées avant de les porter de l'éosine dans l'hématoxyline, ou le contraire, vu que l'éosine peut précipiter l'hématoxyline.

394. Eosine hématoxylique Renaut (*Lehrbuch* de Fol, p. 196). — Mélange glycérique très compliqué et d'une action excessivement lente. Voy. au besoin nos *éditions précédentes*.

Everard, Demoor et Massart (*Ann. Inst. Pasteur*, VII, 1893, p. 166) décrivent un mélange plus simple. On fait une solution de 1 gramme d'éosine, 25 d'alcool, 75 d'eau, et 50 de glycérine. Puis on fait dissoudre 20 grammes d'alun à chaud dans 200 d'eau, on filtre, laisse reposer vingt-quatre heures, et ajoute 1 gramme d'hématoxyline dissous dans 10 d'alcool. On laisse reposer huit jours, filtre, et combine à un volume de la solution d'éosine.

395. Hématoxyline et rouge Congo. — Voy. n° 316.

396. Hématoxyline et fuchsine acide. — Après avoir obtenu une coloration chromatinique précise par l'hématoxyline ferrique ou l'hémalun, colorez des coupes dans une solution aqueuse de Säurefuchsin à 0.5 p. 100, déshydratez et montez. La durée de la coloration se trouve facilement à l'essai (voy. n° 309). Je recommande beaucoup cette méthode si simple.

397. Hématoxyline, fuchsine acide et orange. — Comme ci-dessus, en prenant pour la deuxième coloration le mélange n°310. La méthode de CAVAZZANI *Riforma Med.*, Napoli, 1893, p. 604 ; *Zeit. f. wiss. Mik.*, XI, 3, 1894, p. 344, est par trop compliquée.

398. Hématoxyline et picro-säurefuchsin (VAN GIESON, cité d'après MOELLER, *Zeit. wiss. Mik.*, XV, 1898, p. 172, à voir pour plus de détails). — Comme ci-dessus, en prenant pour la deuxième coloration le mélange n°311. Il ne faut pas trop prolonger la deuxième coloration, car elle peut attaquer la première. Cette méthode est maintenant très à la mode en Allemagne.

399. Hématoxyline et safranine (BABL, *Morph. Jahrb.*, X, 1884, p. 215) colorait très légèrement avec l'hématoxyline de DELAFIELD *très diluée*, pendant vingt quatre heures, puis pendant quelques heures à la safranine, et différenciait à l'alcool neutre.

400. Hématoxyline et benzopurpurine ou deltapurpurine. — Voyez n° 317, aussi nos *éditions précédentes*.

CHAPITRE XXI

LIQUIDES ADDITIONNELS ET CONSERVATEURS

401. Introduction. — Nous donnons dans ce chapitre la composition des divers liquides employés soit pour l'examen temporaire des préparations, — *liquides additionnels* — soit pour leur conservation définitive —*liquides* ou *milieux conservateurs*.

Parmi les premiers on a coutume de distinguer encore des liquides dits «indifférents», c'est-à-dire qui seraient sans action sur les tissus. Mais il faut bien comprendre qu'il n'y a pas de liquide qui soit sans action sur les tissus, hormis le plasma qui les baigne pendant la vie de l'organisme. Ce plasma même n'est « indifférent » que tant que l'organisme demeure intègre et les tissus *in situ;* du moment que ceux-ci ont été réséqués et transportés sur un porte-objet dans une goutte du plasma, les conditions deviennent artificielles et le plasma n'est plus un milieu sans action sur les tissus. Tout ce qu'on peut réaliser en fait de liquides indifférents, ce sont des liquides qui exercent le moins possible d'action nuisible.

L'eau distillée, par exemple, n'est nullement un liquide indifférent. Elle peut être quelquefois employée avec avantage pour l'examen de formations délicates qui ont été préalablement bien fixées par l'acide osmique ou chromique, ou l'un des sels des métaux lourds; par suite de la faiblesse de son indice de réfraction, elle sert parfois mieux qu'aucun autre milieu à rendre visibles des détails de structure très fins. Mais il importe de se rappeler qu'il ne faut pas traiter par l'eau des formations délicates, à moins qu'elles n'aient été fixées comme nous l'avons dit, car elle gonfle et déforme très rapidement la plupart des éléments cellulaires.

402. Théorie des liquides indifférents. — Bien des solutions ont été imaginées dans le but de donner à l'eau une densité qui

approche autant que possible de celle des liquides des tissus, et par
ce moyen d'éviter les violentes osmoses auxquelles est due l'action
nuisible de l'eau pure. La solution « normale » de sel en est une.
Mais l'addition de sel ne sert qu'en partie à écarter cet inconvénient.
Il reste toujours une circonstance qui peut provoquer l'endosmose,
c'est la différence de composition des liquides des tissus et de la
solution simplement saline. La substance des cellules est, en effet,
un mélange de substances « colloïdes » et de substances « cristalloïdes » Graham , tandis que la solution saline ne contient qu'un
cristalloïde. Par suite de sa diffusibilité puissante, ce cristalloïde
passe rapidement par endosmose pour rejoindre les colloïdes des
cellules. Pour réduire au minimum les phénomènes osmotiques, il
faut que le liquide additionnel contienne la proportion voulue de sel
de cuisine ou d'un autre cristalloïde, et en outre la proportion voulue de substance colloïde. On peut y ajouter, par exemple, du blanc
d'œuf, ce qui permettra d'atteindre le but. On trouvera en effet que
tous les milieux qui se montrent excellents au point de vue de la
bonne conservation des tissus frais renferment et des cristalloïdes
et des colloïdes. Ainsi, l'humeur vitrée contient environ 7,8 parties
de cristalloïdes chlorure de sodium , pour 4,6 de matières colloïdes
et 987 d'eau. Dans 100 parties de liquide amniotique se trouvent
environ 3,8 parties de matières colloïdes albumine , 5,8 de sel, et
3,4 d'urée. Dans le sérum du sang on trouve 8,5 parties de substances colloïdes pour 1 de substance cristalloïde Fraye. Les liquides
qui ont la composition voulue au point de vue de l'osmose, c'est-à-
dire qui ne provoquent ni gonflements ni ratatinements des tissus,
sont dits être *isotoniques* aux tissus.

LIQUIDES ARTIFICIELS

**403. Solution physiologique de sel. Solution saline nor-
male** 0,75 p. 100 de chlorure de sodium dans l'eau distillée. On
peut souvent ajouter avec avantage une trace d'acide osmique
Carnoy .

D'après Locke *Boston Med. Surg. Journ.*, 1896, p. 517 , pour avoir
un liquide isotonique on devrait prendre de 0,9 à 1 p. 100 de sel ;
et pour avoir un liquide indifférent on devrait y ajouter 0,01 p. 100
de chlorure de potassium et 0,02 p. 100 de chlorure de calcium.
Malassez *Compt. Rend. Soc. Biol.*, III, 1896, p. 504 et 511 prend pour
des érythrocytes 1 p. 100 de sel.

404. Liquide de Pictet (*Mitth. Zool. Stat. Neapel*, X, 1891 p. 89). — 5 à 10 p. 100 de chlorure de manganèse dans l'eau (on peut y ajouter un peu de violet dahlia ou autre colorant semblable). D'après mon expérience ce liquide peut souvent remplacer avantageusement la solution saline normale. Les proportions indiquées sont pour des organismes marins ; pour des animaux terrestres je les crois trop fortes, et je pense que des concentrations de 1 à 3 p. 100 donneront le plus souvent de meilleurs résultats.

405. Sérum. Sérum iodé (Max Schultze, *Virchow's Archiv*, 1864, p. 268). — Nous empruntons les instructions suivantes à Ranvier (*Traité*, p. 76). Il n'y a que le sérum fabriqué avec l'eau de l'amnios des Mammifères qui présente des avantages sérieux. Pour se procurer de l'eau de l'amnios, on va dans un abattoir de Paris demander des *gosselins* de Veau ou de Mouton (c'est le nom sous lequel est connu l'utérus gravide). Une incision comprenant la paroi utérine et les membranes donne issue à un jet de sérum que l'on recueille dans un flacon muni d'un entonnoir. Ce liquide doit être parfaitement limpide et d'un jaune citrin. On ajoute dans le flacon des paillettes d'iode. Il faut agiter tous les jours le mélange ou retourner le flacon pour que l'iode se mélange à toute la masse, autrement il ne se trouverait de l'iode qu'au fond du flacon, et à la partie supérieure se formeraient des vibrions et des bactéries.

Le meilleur procédé pour avoir un bon sérum consiste à le préparer dans un flacon qui ne soit pas trop grand ou qui soit très plat, de manière que le niveau du liquide ne dépasse pas 2 à 3 centimètres, et de telle façon qu'il ne puisse pas y avoir une couche considérable de sérum au-dessus de la couche plus fortement iodée du fond.

On peut aussi employer un autre procédé. Le sérum est mélangé avec une forte proportion de teinture d'iode ; il se forme un précipité d'iode ; on filtre et l'on a une solution fortement iodée. On verse tous les deux ou trois jours un peu de cette solution fortement iodée dans le sérum ordinaire qui est ainsi préservé de la putréfaction. Il est à remarquer qu'au début l'iode se dissout très lentement dans le sérum ; mais si l'on continue son action, une partie de cet iode ne tarde pas (au bout de quinze jours à trois semaines) à se transformer en iodures ; ces iodures contribuent alors à dissoudre une nouvelle quantité d'iode, et par suite on peut avoir au bout d'un à deux mois un sérum très fortement iodé. C'est ce sérum très fortement iodé et présentant une couleur brun foncé qui est le meilleur liquide pour ioder un sérum frais.

406. Sérum artificiel de Kronecker (nous citons d'après Vogt et Yung; *Traité d'Anat. comp. prat.*, p. 473).

Sel marin. . . . . 6 grammes.
Soude caustique . . . . 0 gr. 06
Eau distillée . . . . 1000 grammes.

Boehm et Oppel (*Taschenbuch*, 3ᵉ éd., p. 19) prennent du carbonate de soude au lieu de soude caustique.

407. Sérum artificiel (Frey, *Le Microscope*, p. 131).

Blanc d'œuf . . . . 30 grammes.
Chlorure de sodium . . . . 0 gr. 4
Eau. . . . . 270 grammes.
Iode. q. s. pour conserver le mélange.

D'après Ranvier (*Traité*, p. 77), c'est 1,5 gramme de teinture d'iode qu'il convient d'ajouter.

408. Sérum glycérique de Migula (voyez *Zeit. f. wiss. Mik.*, VII, 2, 1890, p. 172, ou *Journ. Roy. Mic. Soc.*, 1890, p. 804).

409. Humeur aqueuse. Blanc d'œuf. — Ne demandent pas d'autre préparation que d'être filtrés. On peut les ioder si on le désire. L'addition d'un morceau de camphre (Frey) suffira pour conserver le blanc d'œuf pendant un certain temps.

410. Sirop simple. — C'est un milieu très utile pour l'étude de bien des tissus à l'état frais. Une bonne formule consiste en des parties égales d'eau et de sucre blanc. Faire dissoudre à chaud.

411. Sirop au chloral. — Le sirop simple a l'inconvénient de se laisser envahir très facilement par des moisissures. Une bonne manière de parer à cet ennui est de dissoudre du chloral dans le sirop. Il suffit de 1 p. 100 de chloral. Mais on peut employer des doses beaucoup plus fortes ; nous avons employé jusqu'à 7 p. 100 sans inconvénient. Ou bien on peut prendre de l'acide phénique, 1 p. 100 environ.

412. Hydrate de chloral. — Solution à 5 p. 100 dans l'eau (Landowsky, *Arch. f. mik. Anat.*, 1876, p. 359) ;
Ou 2,5 p. 100 dans l'eau (Brady, *British Copepods*) ;
Ou 1 p. 100 dans l'eau (Moinson, *Journ. Roy. Mic. Soc.*, 1881, p. 847).

413. Chlorure de calcium (Harting, *Das Mikroskop*, 2 éd.,

p. 297). — La solution aqueuse de ce sel, soit concentrée, soit allongée de 4 à 8 parties d'eau, a un indice de réfraction faible, et ne se dessèche pas par évaporation.

414. Acétate d'alumine (*Solution de* GANNAL); (BEALE).

Acétate d'alumine	1 partie.
Eau	10 —

415. Acétate de potasse (MAX SCHULTZE, *Arch. f. mik. Anat.*, 1872, p. 180). — Solution concentrée dans l'eau. On en ajoute une goutte au bord du verre à couvrir sous lequel se trouve l'objet, imbibé d'eau. Après vingt-quatre heures on peut procéder à la fermeture de la préparation. Ce liquide a un indice de réfraction inférieur à celui de la glycérine. On croit qu'il a pour effet de prévenir le noircissement des objets qui ont été traités par l'osmium; mais nous ignorons jusqu'à quel point il possède en réalité cette propriété.

LIQUIDES MERCURIQUES

Nous donnons ces liquides seulement à titre de liquides additionnels et non point comme liquides conservateurs. Les liquides qui contiennent du sublimé finissent toujours par rendre les tissus granuleux. Un grand nombre d'anciennes formules a été supprimé.

416. Liqueur de Gilson (CARNOY, *Biologie cellulaire*, p. 94).

Sublimé	0 gr. 15
Acide acétique (à 15 p. 100 d'acide cristallisable)	2 cc.
Glycérine	30 gr.
Alcool à 60°	60 —
Eau	30 —

Cette liqueur ne doit être employée qu'avec des préparations soigneusement fixées. C'est un excellent liquide pour l'étude du noyau et du protoplasma en général; son indice de réfraction est suffisamment élevé pour éclaircir au degré convenable les cellules à protoplasma sombre et granuleux ou chargé de corps étrangers.

417. Blanc d'œuf et sublimé (GAGE, *Notes on hist. methods, Ithaca*, 1885-86; *Zeit. f. wiss. Mik.*, 1886, p. 223).

Blanc d'œuf	15 cc.
Eau	200 cc.
Sublimé	0 gr. 5
Sel de cuisine	4 gr.

Mêlez, agitez, filtrez, et conservez au frais. GAGE recommande beaucoup ce mélange pour l'étude des corpuscules rouges du sang et des cellules ciliées.

418. Liqueurs de Pacini (*Journ. de Micrographie*, 1880, p. 138). — Voyez au besoin nos *éditions précédentes*.

AUTRES LIQUIDES

419. Liqueur de Ripart et Petit (*Brebissonia*, 1880, p. 92; CARNOY, *Biologie cellulaire*, p. 95).

Chlorure de cuivre . . . . 0 gr. 30
Acétate de cuivre . . . . 0 - 30
Acide acétique cristallisé . . . . 1 -
Eau camphrée (pas saturée) . . . . 75 -
Eau distillée. . . . . 75 -

CARNOY trouve (*loc. cit.*, p. 127) que ce liquide est en général le meilleur de tous pour la conservation des éléments délicats du noyau et du protoplasma. Il conserve parfaitement toutes les colorations ordinaires, et même pendant longtemps celle du vert de méthyle.

420. Tanin (CARNOY, *loc. cit.*).

Tanin en poudre. . . . . 0 gr. 5
Eau . . . . 100 -

421. Vert de méthyle. — CARNOY recommande beaucoup la solution un peu concentrée de vert de méthyle comme liquide additionnel pour les tissus frais. En solution un peu forte, le vert de méthyle est un fixateur délicat, et conserve parfaitement pendant longtemps les formations cellulaires les plus délicates. On peut souvent lui ajouter avec avantage une trace d'acide osmique et un peu d'acide acétique.

422. Liqueur de Wickersheimer. (Voyez *Zool. Anzeig.*, 1879, p. 670.)

423. Liqueurs au vinaigre salicylique. MAYER, *Arch. f. mik. Anat.*, 1876, p. 808, et NOLL, *Zool. Anzeig.*, 1883, p. 472. — Voyez nos *éditions précédentes*.

424. Gomme arabique au chloral. HOYER, *Biol. Centralbl.*, 1882, p. 23). — On prend un flacon à large goulot, de 60 centimètres cubes de contenance environ. On le remplit aux deux tiers de gomme arabique en fragments, pas en poudre. On achève de le remplir avec une solution de plusieurs centièmes d'hydrate de chloral dans l'eau

à laquelle on ajoute 5 à 10 p. 100 de glycérine. Après quelques jours
on obtient une solution sirupeuse que l'on filtre à travers du papier
de laine. La filtration est lente, mais peut être achevée en vingt-
quatre heures.

Ce liquide a l'avantage de sécher suffisamment sous le verre à
couvrir pour qu'il ne soit pas nécessaire de luter les préparations.
Si après quelque temps la solution se trouble, il faut la filtrer et
ajouter un peu de chloral.

425. Gomme arabique à l'acétate de potasse (HOYER,
ibid.). — Comme le précédent, sauf qu'à la place de la solution de
chloral glycérinée on emploie la solution officinale d'acétate de
potasse ou d'ammoniaque. Il sert plus spécialement pour les préparations colorées aux teintures d'aniline.

426. Gomme glycérinée (*Médium de* FARRANTS) (BEALE, *How to
work*, etc., p. 58).

Gomme arabique . . . . 2 parties.
Glycérine. . . . . 1 —
Eau . . . . 2 —

A conserver dans un flacon bouché à l'émeri et contenant un morceau de camphre.

Voyez aussi STANLEY KENT, dans *Journ. Roy. Mic. Soc.*, 1890,
p. 820.

427. Gomme glycérinée (LANGERHANS, *Zool. Anzeig.*, 1879,
p. 575).

Gomme arabique . . . . 5 parties
Eau . . . . 5 —

On mêle, et après vingt-quatre heures on ajoute :

Glycérine . . . . 5 parties.
Solution aqueuse d'acide phénique à 5 p. 100. 10 —

428. Gomme et sirop de Cole (voy. n° 198).

429. Le mélange d'Apathy que nous avons donné au numéro 346
est recommandé par cet observateur comme un milieu admirable
pour le montage de toutes sortes de préparations. On peut aussi l'employer pour les préparations à la glycérine.

430. Sirop Fabre-Domergue (*La Nature*, n° 823, 9 mars 1889, suppl.).

Sirop de glucose dil. à 25 du pèse-sel . . . 1000 parties.
Glycérine blanche 100
Alcool méthylique 200
Camphre à saturation.

Dissoudre la glucose dans l'eau chaude et ajouter les autres ingrédients. Ce mélange étant toujours acide doit être neutralisé par l'addition d'un peu de lessive de potasse ou de soude.

Ce sirop est dit conserver sans altération la plupart des pigments animaux.

431. Glucose de Brun (d'après FABRE-DOMERGUE, *Premiers principes*, 1889, p. 123).

Eau distillée . . . . 140 parties.
Alcool camphré 10
Glucose 40
Glycérine 40

Mêlez ensemble l'eau, la glucose et la glycérine, ajoutez l'alcool et filtrez pour enlever l'excès de camphre qui se précipite. Ce sirop n'attaque pas les teintures aux couleurs d'aniline et conserve même la coloration du vert de méthyle.

432. Lévulose. La lévulose a été recommandée comme milieu de conservation par BEHRENS, KOSSEL et SCHIEFFERDECKER (*Das Mikroskop*, etc., Braunschweig, 1889). Elle ne cristallise pas, et conserve bien les colorations au carmin et aux couleurs d'aniline (l'hématoxyline s'y fane un peu). Réfraction un peu supérieure à celle de la glycérine. Se mêle à l'eau.

LIQUIDES GLYCÉRIQUES

433. Glycérine. On emploie très souvent pour la conservation définitive des préparations histologiques la glycérine fortement allongée d'eau. Cette pratique se recommande dans bien des cas à cause de l'augmentation de visibilité de certains détails de structure très fins qu'on obtient en diminuant l'indice de réfraction de la glycérine par l'addition d'eau. Mais au point de vue de la bonne conservation des pièces on fera toujours mieux d'employer la glycérine pure, la plus dense qu'on peut se procurer.

La meilleure glycérine est celle de la maison PRICE, de Londres.

Elle est neutre, plus dense qu'aucune autre glycérine que nous ayons examinée, et possède un indice de réfraction de 1,46. On en trouve facilement de petites quantités dans toutes les pharmacies anglaises.

Ce n'est pas une chose facile que de luter les préparations à la glycérine d'une façon assez solide pour assurer leur conservation définitive. La glycérine est extrêmement pénétrante et finit toujours par attaquer tous les luts à la gomme-laque ou au bitume qui ont été imaginés jusqu'ici. Il est cependant un moyen très simple de prévenir cet inconvénient. On entoure la préparation d'abord d'une bordure de gelée à la glycérine (l'une ou l'autre des gelées dont les formules vont suivre conviendra). On attend que la gelée se soit solidifiée, et l'on procède à la fermeture définitive par le lut de Bell, ou par le bitume de Judée. On peut prendre la précaution recommandée par Marsh, de rendre la gélatine insoluble en la traitant, aussitôt qu'elle s'est séchée suffisamment, par du bichromate de potasse. (Voyez au chapitre des « Luts et Vernis ».)

La glycérine dissout le carbonate de chaux, et en conséquence on ne doit pas l'employer pour la conservation d'objets calcaires.

434. Glycérine extra-réfringente. — Si dans certains cas il est avantageux de diminuer l'indice de réfraction de la glycérine par l'addition d'eau, dans d'autres il peut être avantageux de l'augmenter. L'indice de réfraction de la glycérine de Price est de 1,46 ; en y faisant dissoudre des substances appropriées on peut élever cet indice à la hauteur de celui du crown-glass, de manière à porter la puissance éclaircissante de la glycérine à la hauteur de celle du baume de Canada et à permettre d'utiliser l'ouverture totale des objectifs à immersion homogène. Ainsi, avec une solution de chlorure de cadmium dans la glycérine, on peut atteindre l'indice de réfraction de 1,504 ; avec une solution saturée de sulfocarbolate de zinc dans la glycérine, on arrive à 1,501 ; avec une solution saturée d'hydrate de chloral (amorphe, de Schering) dans la glycérine, on obtient 1,510 ; avec l'iodate de zinc dans la glycérine, on obtient 1,560, indice qui dépasse celui du baume du Canada, qui est de 1,540. (Voyez *Journ. Roy. Mic. Soc.*, 1879, p. 346 ; — 1881, p. 943, et p. 366, — et 1880, p. 1031.)

Pour la manière de préparer la solution de sulfocarbolate de zinc, voyez *Journ. Roy. Mic. Soc.*, 1880, p. 1031, ou notre *édition précédente*.

435. Glycérines alcoolisées. — En combinant en diverses proportions la glycérine, l'eau et l'alcool, on obtient une série de liquides très utiles comme liquides additionnels pour l'étude d'objets qui demandent à ne pas être trop éclaircis et à ne subir que très graduellement l'action d'un milieu dense. Pour les employer, il convient de mettre l'objet dans une quantité suffisante du liquide qu'on choisit, le couvrir légèrement, et le laisser quelques heures ou quelques jours. Au bout de ce temps, l'alcool s'est évaporé avec une partie de l'eau et l'on peut procéder à la fermeture de la préparation, ou bien monter dans la glycérine plus forte, ou dans une gelée à la glycérine.

1. Liquide de Calberla (*Zeit. wiss Zool.*, XXX, 1878, p. 442).

Glycérine.	1 partie.
Alcool	2
Eau.	3

2. Nous recommandons pour les objets très délicats le mélange suivant :

Glycérine.	1 partie.
Alcool	1
Eau	2

3. Liquide de Hantsch.

Glycérine	1 partie.
Alcool.	3
Eau.	2

4. Liquide de Jæger (VOGT et YUNG, *Traité d'Anat. comp. prat.*, p. 16).

Glycérine	1 partie.
Alcool	1
Eau de mer.	10

5. Liquide de Gilson (voy. n° 416).

GLYCÉRINES GÉLATINÉES ; GELÉES A LA GLYCÉRINE

436. Emploi de la glycérine gélatinée ou gelée à la glycérine. — Pour se servir de ces gelées, on en fait fondre une petite portion sur le porte-objet à l'aide d'une lampe à alcool, on y introduit l'objet préalablement imbibé d'eau ou de glycérine[1], on pose une lamelle et on laisse refroidir. Cela suffit parfaitement à la conservation des pièces ; il n'est nécessaire de luter la préparation que

---

[1] Cela suffit quand on fait usage d'une gelée contenant relativement peu de gélatine. Pour les gelées fermes, riches en gélatine, on n'obtiendra de bons résultats qu'en préparant les objets dans un bain de la même gelée fondue au bain-marie.

pour mieux assujettir la lamelle en vue d'une conservation tout à fait définitive.

Les gelées à la glycérine ont un indice de réfraction supérieur à celui de la glycérine pure.

437. Gelée à la glycérine (Deane) (Frey, *Le Microscope*, p. 231). — Faire dissoudre 30 grammes de gélatine dans 60 grammes d'eau chaude, et ajouter 120 grammes de glycérine.

438. Gelée à la glycérine (Lawrence) (Davies, *Prep. and Mounting of Mic. Objects*, p. 84). — On prend une quantité voulue de gélatine qu'on laisse ramollir pendant deux ou trois heures dans l'eau, on l'exprime, et on la fait fondre. On ajoute 1,5 cc. de blanc d'œuf par 25 cc. de gélatine fondue ; il faut ajouter le blanc d'œuf au moment où la gélatine est refroidie mais encore liquide. On fait bouillir, ce qui coagule le blanc d'œuf et éclaircit la gélatine. On filtre à travers de la flanelle fine, et l'on ajoute pour 25 cc. de liquide filtré 10 cc. d'un mélange de 2 parties d'eau camphrée avec une partie de glycérine.

439. Gelée à la glycérine (Beale, *How to work*, etc., p. 57). — Beale fait fondre et clarifie comme dans la formule précédente une certaine quantité de gélatine (ou colle de poisson), et la combine avec un volume égal de glycérine concentrée.

440. Gelée à la glycérine (Brandt, *Zeitschr. f. wiss. Mik.*, 1880, p. 69 ; *Journ. Roy. Mic. Soc.*, 1880, p. 502). — On fait fondre de la gélatine de la manière que nous avons exposée plus haut (n° 438), on ajoute 1,5 vol. de glycérine et l'on filtre. A la gelée filtrée on ajoute quelques gouttes d'acide phénique.

La filtration du mélange est un point d'une importance capitale. La gélatine du commerce contient toujours de la poussière et de nombreux petits fils. Le papier à filtrer ne laisse pas passer la gelée en quantité suffisante, et la flanelle ne fait qu'augmenter la quantité de fils. Brandt arrive au but à l'aide du dispositif suivant. On prend une bouteille à large goulot, et on la coupe ou on la brise en deux. Le goulot est bouché par un bouchon perforé de deux trous. Dans l'un de ces trous on ajuste un tube de verre long de 20 cm. ; au dedans de la bouteille il doit faire un peu saillie, et au dehors il doit être courbé assez brusquement de côté et effilé en une pointe de 1,5 à 2 mm. de diamètre. Dans l'autre trou on ajuste un entonnoir, de telle façon que sa partie large se trouve dans la bouteille, et que son tube de décharge passe à travers le bouchon. On tasse du verre pilé dans le tube de décharge, on met la gelée de glycérine dans l'entonnoir, et l'on remplit d'eau chaude l'espace compris entre l'entonnoir et les parois de la bouteille. L'eau chaude s'écoule lentement par l'orifice du tube de verre, et on la remplace à mesure.

441. Gelée à la glycérine (KAISER, voy. n° 167).

442. Gelée à la glycérine (FOL., *Lehrb.*, p. 138). — FOL. recommande les trois gelées suivantes :

1. Faire fondre ensemble un volume de la gelée de Beale (n° 439) et un demi-volume à un volume d'eau, et ajouter 2 à 5 p. 100 d'une solution d'acide salicylique, d'acide phénique, ou de camphre.

2. — Gélatine . . . . 30 parties.
Eau 70   ·
Glycérine. 100   ·
Solution alcoolique de camphre   5   ·

A préparer comme la gelée de Beale, le camphre étant ajouté en dernier lieu en remuant.

3. — Gélatine . . . . 20 parties.
Eau 150   ·
Glycérine 100   ·
Solution alcoolique de camphre. 15   ·

A préparer comme la précédente.

443. Gelée de Squire (SQUIRE, *Methods and Formulæ*, p. 84). — 100 grammes de gélatine française, gonflée dans de l'eau chloroformée, égouttée et fondue dans 750 grammes de glycérine. Ajouter 400 grammes d'eau chloroformée dans laquelle on a incorporé environ 50 grammes de blanc d'œuf ; mélanger intimement, et chauffer à ébullition pendant cinq minutes. Ajouter de l'eau chloroformée pour parfaire le poids total de 1550 grammes. Filtrer dans une étuve.

444. Gélatine au chloral (GILSON, *in litt.*). — Gelée très réfringente et en conséquence utile pour des objets de nature opaque auxquels on désire épargner les essences et le baume.

Gélatine gonflée dans l'eau pendant
    douze heures, égouttée, puis fondue. . . 1 volume.
Glycérine de Price. 1
Hydrate de chloral cristallisé. 1

On mélange les deux liquides, et l'on ajoute autant de cristaux de chloral qu'il en faut pour faire augmenter le mélange de la moitié de son volume, et l'on chauffe jusqu'à dissolution.

Geoffroy (*Journ. de Botan.*, 1893, p. 55) fait dissoudre, avec aussi peu de chaleur que possible, 3 à 4 grammes de gélatine dans 100 cc. de solution de chloral à 10 p. 100.

MILIEUX TRÈS RÉFRINGENTS

445. Bi-iodure de mercure et iodure de potassium (Stephenson, *Journ. Roy. Mic. Soc.*, 1882, p. 167). — On ajoute les deux sels à de l'eau jusqu'à saturation, et l'on allonge d'eau s'il y a lieu. La solution saturée a l'indice de réfraction énorme de 1,680 et une densité de 3,02. J'ai expérimenté avec la solution saturée et avec des solutions diluées. Les tissus s'y conservent bien, mais les préparations sont bientôt détériorées par un précipité qui se forme dans le liquide. Néanmoins, je pense qu'il est bon de connaître ce liquide, qui peut rendre des services pour des préparations temporaires par suite de ses propriétés optiques vraiment remarquables. Les solutions concentrées permettent d'observer des tissus, *sans déshydratation préalable*, dans un milieu à réfringence dépassant celle de tous les milieux résineux connus. On obtient facilement la densité et l'indice de réfraction voulus en allongeant d'eau. Pour des animaux marins on peut prendre comme liquide additionnel une solution à 1 p. 100, qui a la densité de l'eau de mer avec une réfringence approximativement la même. Les préparations peuvent être bordées de cire blanche suivie de deux ou trois couches de gold-size.

446. Monobromure de naphtaline. — Voyez Abbe et van Heurck., *Journ. Roy. Mic. Soc.*, 1880, p. 1043, et Max Flesch, *Zool. Anz.*, 1882, p. 555.

447. Milieu à haute réfringence de Thompson. — Voyez *Journ. Roy. Mic. Soc.*, 1892, p. 902.

RÉSINES

448. Les résines et les baumes sont pour la plupart des substances solides, ou du moins d'une viscosité très grande, à la température normale. Elles consistent en un corps amorphe ou vitreux en solution dans une huile essentielle. Par distillation ou par évaporation naturelle à l'air, les résines perdent leur huile essentielle et passent à l'état solide. Selon nous, c'est toujours de ces résines ainsi privées de leur essence par évaporation spontanée ou artificielle qu'il convient de se servir pour faire les solutions qu'emploie le micrographe. Voici pourquoi. Les résines brutes, encore liquides par suite de l'huile essentielle qu'elles contiennent, renferment en outre une certaine proportion d'eau. Cette eau est nuisible sous deux rapports : elle rend plus difficile le problème de faire une solution parfaitement limpide de la résine dans un des dissolvants volatils (xylol ou chloroforme par exemple) qu'on emploie à cette fin ; elle nuit à la bonne définition et à la bonne conservation des pièces colorées. C'est pourquoi nous recommandons de faire toujours les solutions, soit de colophane, soit de résine damar, soit de baume, avec la substance en nature ; nous sommes d'avis qu'on obtient ainsi des solutions bien plus belles qu'en employant la substance brute. Fol (*Lehrbuch*, p. 138, 139) est d'un autre avis.

Les solutions peuvent se faire avec des menstrues volatils, tels que le xylol ou le chloroforme ; en ce cas elles sèchent rapidement. Ou bien elles peuvent se faire avec des menstrues non volatils, tels que l'essence de térébenthine ; elles sèchent alors lentement. Dans l'un et l'autre cas, aussitôt que l'évaporation du dissolvant s'est accomplie, la résine devient cassante ; elle peut perdre de son adhésion à la lamelle, qui peut se laisser détacher par un choc si elle n'est pas lutée ; elle peut se fendiller et endommager la préparation. Pour cette raison, on emploie de préférence les solutions au chloroforme ou au xylol alors qu'on désire avoir une préparation solidifiée aussi rapidement que possible, de manière à pouvoir l'utiliser pour l'étude sans délai. Les solutions faites à la térébenthine doivent être au contraire employées de préférence lorsqu'il s'agit en premier lieu d'assurer à la préparation une durée aussi longue que possible.

Au point de vue pratique je crois qu'*il n'existe pas une seule de ces solutions qui soit un milieu histologique irréprochable*. Les solutions de résine damar au xylol sont très belles et donnent pour des détails délicats souvent une meilleure définition que le baume de Canada. Mais je crois qu'aucune de ces solutions n'est parfaitement stable. Dans la plupart de mes vieilles préparations au damar se sont développés des granules qui les ont détériorées. Il en est de même, mais à un degré moindre, du baume de Canada au xylol ou au benzol. Le baume au chloroforme se conserve bien, mais brunit beaucoup avec l'âge ; de plus, il ne conserve pas bien les couleurs d'aniline. Le baume à l'alcool de Seiler se maintient très bien, de même que la colophane à la térébenthine. M. le docteur PAUL MAYER m'écrit cependant que ces sortes de solutions (c'est-à-dire à la térébenthine) ne valent rien pour les colorations à l'hématéine. Elles ont un indice de réfraction trop faible pour les objets qui demandent à être fortement éclaircis. Pour ceux-là j'emploie l'essence de cèdre. C'est un milieu qui se conserve parfaitement. Avec le temps cette essence se solidifie suffisamment pour fixer le verre à couvrir ; ou si on le désire on peut toujours luter avec le ciment de BELL.

449. Indice de visibilité. — L'*indice de visibilité* d'un milieu conservateur est une question qui a bien certainement son importance. La visibilité de détails délicats et *non colorés* est proportionnelle à la *différence* entre leurs indices de réfraction et celui du milieu dans lequel ils sont observés. Or la plupart des éléments des tissus sont (après fixation) d'un indice un peu plus élevé que celui du baume de Canada. En conséquence, en abaissant l'indice de réfraction du baume, on augmente la visibilité des objets, et ce que l'on doit rechercher, c'est un milieu ayant une réfraction assez faible pour donner une bonne *visibilité*, mais cependant pas assez faible pour porter préjudice à la définition des objectifs à immersion homogène (les objectifs homogènes perdent beaucoup si on les emploie pour l'observation d'objets dans un milieu beaucoup moins réfringent que le baume).

Ces considérations ne s'appliquent qu'au cas de détails de structure *non colorés*. Mais elles n'en sont pas moins très importantes. Car à l'heure qu'il est les colorations plasmatiques dont nous disposons sont en général tout à fait insuffisantes, soit comme précision, soit comme intensité, pour nous permettre de négliger la visibilité réfractive des détails de nos préparations.

Cette question de visibilité est un des motifs pour lesquels je recommande des solutions faites à la térébenthine ou autre menstrue non volatil plutôt que celles faites avec des menstrues volatils ; elles conservent beaucoup plus longtemps la visibilité originelle des objets. Les préparations faites avec des solutions à menstrue volatil deviennent à la longue si transparentes que beaucoup de détail fin y est perdu. (Lorsque cela est arrivé, on peut les rafraîchir, même sans enlever le verre à couvrir, en les mettant pendant un jour ou deux dans un tube de benzol ; le benzol en s'insinuant dans la préparation fait baisser la réfringence du baume, et rétablit la visibilité primitive.)

450. Choix d'une résine. — Pour les motifs exposés plus haut je ne puis que recommander la *colophane à la térébenthine* comme milieu général (mais voy. 454), et si l'on désire avoir un milieu plus réfringent, alors, le baume au xylol, ou *l'essence de cèdre* pour les couleurs d'aniline, et le *baume de Seiler* pour le carmin ou l'hématoxyline ferrique. Le *baume au xylol* est certainement un milieu *excellent* quant à la conservation des couleurs d'après mon expérience; MARTINOTTI cependant dit avoir trouvé que la safranine S perd, mais j'estime qu'il n'est pas *absolument* de confiance sous le rapport de la formation de granules. MAYER est aussi de cet avis. Pour l'hématoxyline aluńée, le baume au xylol.

451. Baume de Canada. — Ce baume se trouve en général dans le commerce à l'état liquide; on le rencontre cependant quelquefois à l'état solide. Si on ne le trouve pas sous cette forme, nous recommandons de le faire évaporer à la chaleur douce et séché dans une étuve jusqu'à ce qu'il devienne cassant après refroidissement. Cette précaution n'est cependant nullement indispensable.

Les dissolvants employés pour faire les solutions sont: le xylol, le benzol, le chloroforme, l'essence de térébenthine et l'alcool. Les solutions dans le xylol sont moins visqueuses que celles qui sont faites dans les autres dissolvants, ce qui les rend beaucoup plus faciles à manier. Elles sèchent vite, ont l'avantage d'attaquer moins que les autres solutions les teintures aux couleurs d'aniline. Voyez aussi n° 448 et 450. Les solutions à la benzine ressemblent beaucoup aux solutions au xylol, et sèchent encore plus vite. Les solutions au chloroforme sont excellentes. Voyez n° 448.

Les solutions à la térébenthine sont peu employées. Il paraît qu'avec ce dissolvant il n'est pas très facile d'obtenir des solutions homogènes, et lorsqu'elles sèchent, il s'y forme souvent des traînées et des bulles d'air. C'est pourquoi nous recommandons de ne pas employer le baume de Canada, mais plutôt la colophane, toutes les fois qu'on désire faire usage d'une solution à la térébenthine.

SÉMA *Zeit. f. wiss. Mik.*, 1885, p. 6, a préconisé une solution de baume dans l'essence de bois de cèdre.

MARTINOTTI *Zeit. f. wiss. Mik.*, IV, 2, 1887, p. 159, a obtenu de très belles solutions avec l'essence d'aspic (« Essence d'aspic rectifiée », de DUROZIEZ, à Paris). Malheureusement la solution attaque la safranine.

D'après MAYER *Grundzüge* de LEE et MAYER, il se rencontre souvent des échantillons de baume qui sont *acides* et qui peuvent attaquer certaines colorations. Grübler et Hollborn fournissent un *baume neutre* dans lequel Mayer a trouvé que des préparations très délicates, qui perdaient rapidement leur couleur dans toutes les autres solutions, se sont conservées parfaitement pendant longtemps. Pour une manière de neutraliser le baume au moyen de carbonate de soude ou de potasse, voyez Colucci, *Giorn. Ass. Med. Natural. Napoli,* VII, 1897, p. 172.

452. Baume à l'alcool. — Seiler (*Proc. Amer. Soc. Mic.*, 1881, p. 60 ; *Journ. Roy. Mic. Soc.*, 1882, p. 126) recommande de prendre du baume de Canada réduit à l'état sec par évaporation comme nous l'avons dit, de le dissoudre dans de l'alcool absolu chaud, et de filtrer à travers de la ouate. Cette solution aurait, selon Seiler, l'avantage que, comme elle nous met à même d'y porter les objets directement de l'alcool absolu sans traitement par une essence ou autre agent éclaircissant, on évite le ratatinement des tissus causé par l'emploi des agents éclaircissants, et l'on évite aussi la dissolution des parties graisseuses des cellules.

Je trouve que c'est là une opération trop délicate, et elle ne m'a pas donné de meilleurs résultats que le procédé ordinaire de passage par une essence. Mais, comme je l'ai dit plus haut, je trouve que la solution de Seiler est *une des plus stables qui existent* (la mienne, faite depuis vingt ans, est encore parfaitement limpide, et n'a pas sensiblement foncé de couleur). Employée de la manière ordinaire, après un éclaircissant, elle est d'une manipulation assez facile, si ce n'est qu'elle a une tendance à condenser l'haleine de l'opérateur à sa surface sous forme de petites bulles d'eau. La *définition est belle*, et la *conservation presque toujours parfaite ;* mes plus anciennes préparations ne montrent que quelques granulations sans importance. Naturellement on ne peut pas employer cette solution avec les couleurs solubles d'aniline. A part cela, *je m'en suis parfaitement bien trouvé.*

453. Résine damar, ou dammar, ou d'Ammar. — On peut faire des solutions de résine damar dans le xylol, la benzine ou le chloroforme. Ces solutions sont parfaitement incolores, avantages qu'elles présentent sur les solutions de baume de Canada. Mais elles ont l'inconvénient de laisser la résine à l'état d'une grande fragilité ou même de friabilité, après évaporation du dissolvant. Flemming (*Arch. f. mik. Anat.*, 1881, p. 322), « C. M. J. » (*Jour. Roy. Mic. Soc.*, 1883, p. 145), Martinotti (*Zeit. f. wiss. Mik.*, IV, 2, 1887, p.153), et

Pfitzner (*Morph. Jahrb.*, 1880, p. 469), emploient un mélange de benzol et essence de térébenthine.

On pourra lire encore d'autres formules dans *Journ. Roy. Mic. Soc.*, 1888, p. 1061, et 1890, p. 680); et dans Squire (*Methods and Formulæ*, p. 84), et dans nos *éditions précédentes*.

Je reconnais pleinement la beauté de la définition fournie par ces solutions, mais il me semble malheureusement qu'*aucune d'elles ne mérite confiance sous le rapport de la conservation indéfinie*.

454. Colophane. -- L'emploi d'une solution de colophane dans l'essence de térébenthine, préconisé par Kleinenberg, est en effet fort à recommander. La solution est peu colorée et limpide, et reste indéfiniment telle. Elle sèche très lentement. L'indice de réfraction est inférieur à celui du baume, et donne de très bonnes définitions d'objets difficiles.

Kleinenberg met en garde contre l'emploi de la solution de colophane dans l'alcool absolu. Cette solution fournit des préparations qui sont d'abord extrêmement belles, mais qui sont bientôt ruinées par la formation de cristaux ou d'un précipité amorphe.

Comme je l'ai dit plus haut, cette solution me paraît être *de toute confiance pour la durée* : je n'ai pas eu une seule préparation détériorée.

Pour la faire, j'ajoute peu à peu des morceaux de colophane à de l'essence de térébenthine tenue dans une étuve, et je filtre deux fois, toujours à l'étuve. Il faut en tout une quinzaine de jours.

La grande lenteur avec laquelle cette solution se solidifie constitue un inconvénient pour les cas où l'on désire étudier une préparation avec des objectifs à immersion homogène aussitôt que possible après montage. En hiver, il faut bien un mois avant qu'une préparation soit assez solidifiée pour être examinée avec des objectifs homogènes ; tandis que le baume à l'alcool aura séché suffisamment en deux jours, le baume au xylol de même.

Rhum *Zeit. wiss. Mik.*, IX, 1893, p. 378) recommande une solution de une partie de colophane dans 10 de benzine. Pareille recommandation est aussi faite par d'autres auteurs, de même que celle d'une solution au chloroforme.

455. Térébenthine de Venise Vosseler *Zeit. f. wiss. Mik.*, VI, 3, 1889, p. 292. -- On prend de la térébenthine de Venise commerciale, on la met dans un verre cylindrique haut avec un volume égal d'alcool à 96 p. 100 ; on laisse le tout en un lieu chaud pendant trois à quatre semaines, et l'on décante.

Vosseler dit qu'on peut monter dans ce médium sans passer par un agent éclaircissant. L'indice de réfraction est inférieur à celui du baume. Les teintures s'y conservent bien.

Suchannek (*ibid.*, VII, 4, 1891, p. 463) recommande de le préparer avec des parties égales de térébenthine de Venise et d'alcool absolu neutre (préparé en traitant l'alcool absolu du commerce par le sulfate de cuivre calciné et la chaux vive, n° 115). Le mélange doit être fréquemment agité, et être maintenu à l'étuve pendant un jour ou deux jusqu'à ce qu'il soit devenu limpide et d'une consistance suffisante.

Mayer (*Grundzüge* de Lee et Mayer), qui recommande beaucoup ce médium, dit qu'il ne conserve pas bien toutes les colorations : l'hémalun s'y fane très vite. Il lui trouve la qualité précieuse de tolérer une proportion notable d'eau dans les préparations. Des coupes à la celloïdine peuvent y être transportées directement de l'alcool à 96 p. 100 ; il ne provoque pas de trouble dans l'albumine de Mayer employée pour coller les coupes ; et l'on peut respirer dessus sans le troubler. Ces qualités ont leur prix pour les travaux au bord de la mer, où l'air est souvent sursaturé d'humidité.

456. Essence épaissie de térébenthine. — Quelques observateurs ont trouvé ce médium utile pour des objets délicats. Pour le préparer, on verse dans une assiette de l'essence de térébenthine rectifiée, on couvre de façon à mettre à l'abri de la poussière mais non de l'air, et l'on laisse pendant quelques jours, jusqu'à ce que l'essence ait acquis une consistance sirupeuse.

457. Essence de bois de cèdre. — Voy. n° 448. Je la recommande beaucoup, tant pour les observations temporaires que pour les conservations définitives.

458. Styrax et liquidambar. — Voyez entre autres Van Heurck (*Bull. Soc. Belg. Mic.*, 1883, p. 134-136 ; *Journ. Mic. Soc.*, 1883, p. 741 ; *Journ. Roy. Mic. Soc.*, June 1884) ; F. Kitton (*Journ. Roy. Mic. Soc.*, 1884, p. 318) ; A.-B. Aubert (*Amer. Mon. Mic. Journ.*, 1885, p. 86 ; *Journ. Roy. Mic. Soc.*, 1885, p. 744), et Fol (*Lehrbuch*, p. 141).

L'indice de réfraction de ces résines est extrêmement élevé (1,585) ; le styrax a une couleur brune très foncée.

459. Huile de ricin. — Grenacher, qui l'a employée pour monter des coupes d'yeux de Céphalopodes, explique (*Abhandl. d. naturforsch. Gesellsch.*, Halle a S., Bd XVI: *Zeit. f. wiss. Mik.*, 1885, p. 244) que l'huile de ricin a un indice de réfraction de 1.49, bien inférieur à celui du baume, et doit donc donner une augmentation considérable de visibilité pour les éléments les plus réfringents des tissus. L'huile de ricin étant soluble dans l'alcool, on peut y porter directement les objets à la sortie de l'alcool absolu. Je l'ai essayée, et je n'ai pas eu de bons résultats.

460. **Résine sandaraque** (LAVDOWSKY, cité d'après *Ref. Handbook Med. Sc.*, Supp., p. 138). — Résine Sandaraque, 30 gr.; alcool absolu, 50 gr. On peut l'employer sans passer par une essence.

461. **Vernis photographique**, employé par WEIGERT pour monter de grandes coupes sans verre à couvrir (voyez *Zeit. f. wiss. Mik.*, IV, 2, 1887, p. 209).

462. Le « **Gum Thus** », dissous dans du xylol, est recommandé par EISEN (*Zeit. wiss. Mik.*, XIV, 1897, p. 201).

CHAPITRE XXII

LUTS ET VERNIS

463. Choix d'un lut ou d'un vernis. — Les luts servent à maintenir solidement en place les cellules et les verres à couvrir, et à empêcher le contact entre le liquide d'inclusion et l'air ; on leur demande surtout une grande puissance d'adhésion au verre. Les vernis servent à fermer encore plus hermétiquement les bordures, et à protéger le lut lui-même contre l'influence désintégrante de l'air et contre les liquides employés avec les objectifs à immersion.

Avec CARPENTER nous ferons observer que les luts *ne doivent jamais contenir aucun mélange de particules solides,* car les luts qui en contiennent peuvent avoir beaucoup d'adhésion au début, mais deviennent toujours poreux tôt ou tard, et laissent sortir le liquide d'inclusion et entrer l'air.

On peut consulter sur ce sujet BEHRENS (*Zeit. wiss. Mik.*, II, 1885, p. 54) ; AUBERT (*Amer. Mon. Mic. Journ.*, 1885, p. 227 ; *Journ. Roy. Mic. Soc.*, 1886, p. 173, et *The Microscope*, XI, 1891, p. 150 ; *Journ. Roy. Mic. Soc.*, 1891, p. 692) ; BECK (*The Microscope*, XI, 1891, p. 338, 368, et *Journ. Roy. Mic. Soc.*, 1892, p. 293) ; la dernière éd. des *Tabellen* de BEHRENS (Bruhn, Braunschweig), et ROUSSELET (*Journ. Quekett. Mic. Club.*, VII, 1898, p. 93).

Je recommande le gold-size, pour la fabrication de cellules, et comme première bordure ; le mastic de Bell comme bordure et vernis ; et celui de Miller pour les préparations qui demandent la plus grande solidité possible.

Toutes les préparations dans les liquides devraient être fermées par une bordure de gélatine (n° 465), sinon par une cellule de papier (n° 464), avant l'application d'un de ces luts.

464. Manière de luter les préparations faites dans les

milieux liquides. — La manière la plus sûre de fermer une préparation montée, par exemple, dans la glycérine, est la suivante. Avec une paire d'emporte-pièce d'acier, nous découpons des anneaux de papier d'environ un millimètre de largeur. On choisit un de ces anneaux, d'une dimension correspondant à celle du verre à couvrir employé ; il est bon que l'anneau ait un diamètre d'un millimètre de moins que celui du verre à couvrir. On pose l'anneau, humecté avec un peu du liquide d'inclusion, sur le porte-objet ; on remplit de liquide d'inclusion la cellule ainsi formée ; on y introduit l'objet ; on pose le verre à couvrir, qui doit dépasser d'un demi-millimètre l'anneau de papier ; on remplit de gelée à la glycérine la rigole circulaire formée par le débordement du verre à couvrir ; et aussitôt que la gelée s'est solidifiée on applique avec une tournette une bordure de lut ou de vernis.

465. Bordure à la gélatine (MARSH, *Section Cutting*, p. 104). — On fait ramollir dans l'eau 15 grammes de gélatine, on fait fondre, on ajoute 3 gouttes de créosote, et l'on conserve dans un flacon bouché. Pour s'en servir, on la fait fondre.

Après avoir appliqué une bordure de cette gélatine, on peut, ou bien appliquer une bordure d'un autre lut ou vernis, ou bien procéder ainsi : on attend que la gélatine se soit solidifiée ; puis on la badigeonne avec une solution à 2 p. 100 de bichromate de potasse dans l'eau. Cela doit se faire à la lumière du jour ; sous l'influence de la lumière, la gélatine passe à l'état insoluble. On finit la préparation avec une couche d'un lut ou d'un vernis quelconque. Nous recommandons toutefois le mastic de Bell.

466. Méthode de Rousselet (*op. cit.*, n° 463). — Faire une première bordure d'un mélange de deux parties de solution de résine damar dans le benzol et une partie de gold-size. Laisser sécher, et appliquer, de suite à des intervalles de vingt-quatre heures, trois ou quatre couches de gold-size, puis une de « brown cement » de Ward.

467. Le Brown cement de Ward est une solution alcoolique de gomme laque, fabriquée par J. Ward, Oxford Road, Manchester ; se trouve chez les opticiens à Londres. On peut l'allonger d'un mélange d'esprit de bois et d'alcool. Rousselet trouve que c'est le meilleur des vernis à la gomme laque.

468. Mastic de Bell (Bell's microscopical Cement). — Composition inconnue. Paraît être une solution de gomme-laque dans l'alcool et l'éther, avec peut-être un peu de baume de Canada. On se le procure chez J. Bell and C°, chemists, 338, Oxford street, London, et chez les opticiens.

Ce mastic a la consistance d'un vernis ; il coule librement du pinceau, et sèche vite. On peut l'allonger avec l'éther ou le chloroforme. Il n'est pas attaqué par l'essence de cèdre employée pour les objectifs à immersion homogène. C'est la préparation que nous employons le plus, soit comme lut, soit comme vernis. Après une expérience de plus de vingt ans, nous pouvons assurer que ce mastic est d'une très grande durée, et nous le recommandons particulièrement.

469. Gold-Size. — Se trouve dans le commerce et chez les opticiens. Nous recommandons de n'employer que le gold-size des opticiens. Soluble dans l'essence de térébenthine. Excellent pour faire des cellules à la tournette. Contrairement à l'avis de Behrens (*Zeit. f. wiss. Mik.*, 1883, p. 55), nous trouvons que le gold-size est un excellent lut, et très durable, *pourvu qu'il soit de première qualité*.

470. Mastic au caoutchouc de Miller. — Composition inconnue ; se trouve chez les opticiens. C'est un mastic extrêmement tenace et qui sèche très vite. On peut le diluer au moyen d'un mélange à parties égales de chloroforme et alcool. Voy. Rousselet, *Journ. Quekett Club*, V, 1893, p. 8.

471. Mastic « spirit-proof » de Clarke. — Rousselet (*in litt.*) recommande beaucoup ce mastic, comme étant le plus résistant à l'alcool qu'il ait pu trouver. On peut se le procurer chez M. Bolton, 25, *Balshall Heath Road, Birmingham*.

472. Bitume de Judée.— Se trouve chez les opticiens. Soluble dans l'essence de térébenthine, la benzine, le naphte et d'autres menstrues.

Pourvu qu'il soit de bonne qualité, le bitume de Judée est certainement un excellent mastic.

473. Vernis noir Brunswick (« Brunswick Black »). — Se trouve chez les opticiens.

Soluble dans l'essence de térébenthine. Il est agréable à manier et sèche bien. Il est particulièrement propre à faire des cellules avec la tournette.

474. Glu marine (« **Marine glue** » — Se trouve dans le commerce, et en Angleterre du moins chez les opticiens. D'après CARPENTER, la meilleure sorte est connue sous la marque GK4.

La glu marine s'emploie pour fabriquer les grandes cellules de verre ; elle est absolument indispensable pour cet objet, les autres ciments, du moins autant que nous les connaissons, ne possédant pas la ténacité nécessaire. Pour s'en servir, on en coupe de petits morceaux avec un scalpel et on les fait fondre sur place sur le porte-objet en chauffant celui-ci au moment d'appliquer la cellule. On enlève le surplus de mastic avec de la potasse caustique.

La glu marine est soluble dans l'éther, le naphte, la potasse caustique.

475. Térébenthine de Venise PARKER, *Journ. Roy. Mic. Soc.*, 1882, p. 724 ; CSOKOR. *Arch. f. mik. Anat.*, 1882, p. 333. — On fait dissoudre de la térébenthine de Venise dans l'alcool en quantité suffisante pour faire une solution qui se laisse filtrer ; on filtre, et on évapore aux trois quarts sur un bain de sable. On doit obtenir une masse qui ne cède pas au doigt ; en laissant tomber une goutte dans l'eau froide, elle doit se solidifier en une larme très dure, à fracture vitreuse.

Pour s'en servir, on emploie un fil de cuivre courbé à angle droit, de manière à avoir un bras de la longueur du côté des verres à couvrir qui doivent être carrés qu'on emploie. On chauffe le fil de cuivre et on le plonge dans la masse de térébenthine ; on le retire, et on applique sur le bord du verre à couvrir la térébenthine fondue qu'il emporte. La térébenthine se durcit immédiatement, et la préparation est définitivement achevée aussitôt qu'on a ainsi luté les quatre côtés du verre à couvrir.

Ce mastic s'applique spécialement à la fermeture des *préparations à la glycérine* ; il est d'un emploi très commode et très sûr, et possède une grande ténacité.

On peut se servir de la térébenthine ordinaire du commerce, à condition de la chauffer jusqu'à ce qu'elle devienne dure après refroidissement ; et il n'est pas nécessaire de la dissoudre dans l'alcool.

476. Colophane et cire (KRÖNIG. *Arch. f. mik. Anat.*, 1886,

p. 657 ; *Journ. Roy. Mic. Soc.*, 1887, p. 344). — Colophane, 7 à 9 parties ; cire fondue, 2 parties. On ajoute la colophane par petits morceaux à la cire, on filtre et laisse refroidir. Pour l'emploi, on fait fondre la masse en mettant le récipient qui la contient dans de l'eau chaude. Ce mastic résiste à l'action de l'eau, de la glycérine et de la potasse caustique.

477. Baume et paraffine (APATHY, *Zeit. f. wiss. Mik.*, VI, 2, 1889, p. 171). — Parties égales de baume de Canada et de paraffine dure (fondant à 60° C.). Chauffer ensemble jusqu'à ce que la masse prenne une teinte dorée et ne dégage plus de vapeurs de térébenthine. Au refroidissement la masse devient dure ; pour l'emploi on chauffe et on applique avec un agitateur de verre ou une spatule de laiton. Pour les préparations à la glycérine, il suffit d'une application. Ce mastic ne s'introduit jamais dans le liquide de la préparation et ne se fendille pas en séchant.

Voy. aussi la méthode (plus compliquée) de JULIEN, dans *Journ. Roy. Mic. Soc.*, 1893, p. 567.

478. Paraffine simple. — On fait des bordures *temporaires* ou préliminaires avec la paraffine en l'appliquant avec une aiguille courbée, comme nous venons de le dire pour la térébenthine (n° 475).

479. Baume de Canada. Damar. — On emploie quelquefois ces deux résines pour fermer les préparations dans les liquides, et pour fabriquer des cellules à la tournette. Après une expérience assez prolongée, nous devons dire que ni le baume ni le damar ne méritent confiance comme luts ; ils finissent toujours par s'imbiber du liquide de la préparation, deviennent poreux et perdent leur ténacité.

480. Vernis à l'ambre. — D'après BEHRENS (*Zeit. f. wiss. Mik.*, 1885, p. 54), ce vernis constituerait un mastic d'une très grande durée, et serait peut-être supérieur à tous les autres sous ce rapport.

On peut se le procurer chez GRÜBLER et HOLLBORN.

481. Vernis à l'ambre et au copal. — Voy. HEYDENREICH, *Zeit. f. wiss. Mik.*, 1885, p. 338.

482. Gomme-laque (BEALE, p. 28). — Solution épaisse de gomme-laque dans l'alcool. Nous croyons que cette solution ne mérite pas grande confiance comme lut. Comme vernis, elle sert à protéger les

bordures contre l'essence de cèdre employée avec les objectifs à
immersion homogène.

483. Cire à cacheter. — Solution très épaisse ayant la consistance
d'un mastic) de cire à cacheter dans l'alcool. Nous conseillons de ne
pas l'employer comme lut, mais seulement comme vernis, et nous pensons que même pour cela elle n'est pas recommandable. Avec le temps
elle devient cassante et s'écaille.

484. Baume de tolu (CARNOY, *Biologie cellulaire*, p. 129).

> Baume de tolu . . . . 2 parties.
> Baume de Canada. 1
> Gomme-laque en sol. sat. dans le chloro-
> forme 2

On ajoute assez de chloroforme pour porter le mélange jusqu'à
consistance sirupeuse. D'après Carnoy, ce mélange est le meilleur
de tous les luts.

485. Autres luts et vernis. — Voy. nos *éditions précédentes*.

DEUXIÈME PARTIE

METHODES SPÉCIALES ET EXEMPLES

———

Dans cette deuxième partie, nous donnons les détails de certaines méthodes spéciales que, dans l'intérêt de la clarté de l'exposition, nous n'avons pu admettre dans notre première partie. Nous y avons ajouté une série de paragraphes contenant un résumé des méthodes qui ont été employées par les anatomistes pour l'étude d'objets difficiles. Nous prions l'étudiant de bien vouloir considérer ces paragraphes à titre de renseignements historiques, et non à titre de modèles à copier. Comme renseignements historiques, ils doivent lui être utiles, en lui enseignant ce qui a été déjà fait dans telle ou telle direction; cette connaissance est une condition essentielle de tout perfectionnement dans les méthodes. Vouloir s'en servir à titre de modèles à copier, et s'en tenir là, serait faire preuve d'un esprit conservateur antiscientifique, et aboutirait à fermer la porte à tout progrès. Ajoutons que, si dans les études faciles — dans cette anatomie microscopique qui est presque de l'anatomie macroscopique — on peut se servir de méthodes simples et peu variées, il en est tout autrement dans les recherches vraiment délicates. Là, il ne saurait être question de copier les méthodes imaginées par les autres ou par soi-même; car — c'est une vérité incontestable — chaque objet demande un traitement différent. On n'est histologiste qu'autant qu'on a acquis le don de deviner la diversité du traitement approprié à chaque objet d'étude; et l'on n'acquiert ce don que par l'étude patiente et minutieuse de la nature des objets auxquels on a affaire.

CHAPITRE XXIII

INJECTIONS. MASSES A LA GÉLATINE

486. Introduction. — Les masses à injection sont composées d'une matière colorée dite *masse colorante*, et d'un corps incolore propre à donner la consistance voulue, qu'on appelle le *véhicule*.

Ces véhicules sont surtout la gélatine et la glycérine, avec quelques autres de nature aqueuse.

Nous pensons que pour l'étude de l'angiologie des Vertébrés l'étudiant fera bien de suivre de près les instructions magistrales de ROUX et de RANVIER pour l'emploi des masses à la gélatine. Pour les injections d'Invertébrés (et même pour les Vertébrés s'il s'agit de démontrer en même temps que la distribution des vaisseaux les fins détails des tissus environnants) les masses à la glycérine sont souvent à préférer, et nous recommandons particulièrement les formules de BEALE au bleu de Prusse. L'emploi de masses à la glycérine a cependant un inconvénient lorsqu'il s'agit de l'injection de pièces tout à fait fraiches, nous voulons dire de celles dans lesquelles la rigidité cadavérique ne s'est pas encore établie : c'est que ces masses excitent la contraction des artères, ce qui fait naturellement obstacle à l'introduction de la masse. Cet inconvénient se laisse souvent écarter par l'emploi du nitrite d'amyle comme vaso-dilatateur (paragraphe suivant).

487. Nitrite d'amyle comme vaso-dilatateur. — D'après OYLETT et SARGENT (*St-Louis Med. Journ.*, 1885, p. 207 ; *Journ. Roy. Mic. Soc.*, 1887, p. 341), il suffit souvent d'anesthésier le sujet par un mélange d'éther et de nitrite, et de l'asphyxier ensuite avec du nitrite pur. Puis ils recommandent que, après que la mort a été amenée par l'exhibition du nitrite, on fasse une injection préalable d'un peu de nitrite dans de la solution physiologique de sel avant de pousser la masse colorée. Et en tout cas il est bon d'ajouter un peu de nitrite à la masse d'injection au moment de s'en servir. L'effet dilatateur de ce réactif est très grand.

Tooth a réussi en ajoutant de la morphine à la masse d'injection. Hill (*Brain*, 1896, p. 1) ajoute 1 p. 100 d'acide lactique.

488. Gélatine à froid (Fol, *Lehrb.*, p. 17). — La nécessité de faire à chaud les injections ordinaires à la gélatine complique beaucoup les manipulations et peut souvent compromettre la réussite de l'opération. Dans le but d'éviter cette complication, on a proposé des masses mucilagineuses qui se laissent injecter à froid et coaguler ensuite dans les vaisseaux. Telles sont les masses au blanc d'œuf et à la gomme arabique. Ces masses ont l'inconvénient que le véhicule ne se prête pas bien à la préparation de la masse colorante ; pour cette raison Fol propose de leur substituer la *métagélatine*.

Si on laisse cuire une solution de gélatine additionnée d'une faible quantité d'ammoniaque pendant plusieurs heures, elle passe à la fin à un état où elle n'est plus susceptible de se coaguler par le simple refroidissement : c'est la *métagélatine*. A cette solution, liquide à froid, de métagélatine, on peut ajouter des masses colorantes au bleu de Berlin, au jaune de chrome, ou autres. On peut ajouter à la masse de l'alcool dilué, ce qui lui donne une consistance plus liquide, et permet d'injecter les capillaires les plus fins. Après injection, on met les pièces dans l'alcool fort ou dans l'acide chromique ; dans ces liquides la masse ne tarde pas à se coaguler.

Tandler (*Zeit. wiss. Mik.*, XVIII, 1901, p. 22) fait dissoudre 5 grammes de gélatine dans 100 d'eau, ajoute du bleu de Berlin, et 5 à 6 grammes d'iodure de potassium. La masse se conserve liquide à la température de 17° C. Après injection elle se laisse fixer en mettant les pièces dans du formol à 5 p. 100. Les pièces peuvent être soumises ensuite à la décalcification.

FORMULES DE ROBIN

489. Véhicule à la gélatine (Robin, *Traité du Mic. et des Injections*, p. 30). — On prend de la colle de Paris, on la laisse ramollir dans l'eau, et on la fait dissoudre au bain-marie dans 7, 8, 9 ou même 10 parties d'eau. Selon Robin, c'est une erreur commune d'employer des solutions trop concentrées de gélatine. Ce véhicule peut maintenant être combiné avec une des masses colorantes qui vont suivre.

Si l'on désire conserver ce véhicule pendant quelque temps, il faut prendre des précautions pour prévenir le développement de moisissures. Ni le camphre ni l'acide phénique ne suffisent. On peut couvrir la gélatine d'une couche d'alcool ; la gélatine devient opaque, mais retrouve sa transparence aussitôt que l'alcool a été chassé par la chaleur. Ou bien on peut suspendre au bouchon du flacon qui la contient une éponge imbibée d'alcool et de quelques gouttes d'essence de térébenthine, en veillant à ce que l'éponge ne touche pas la gélatine.

D'après Hoyer *Biol. Centralbl.*, 1882, p. 20-21, l'hydrate de chloral sert à conserver toutes ces masses. Il faut en ajouter plusieurs centièmes, au moins 2 p. 100.

490. Véhicule à la gélatine glycérinée (Romix. *loc. cit.*, p. 32). — On fait dissoudre au bain-marie 50 grammes de colle de Paris dans 300 c. c. d'eau contenant de l'acide arsénieux en dissolution, on ajoute 150 grammes de glycérine et quelques gouttes d'acide phénique. A combiner avec l'une des six masses colorantes des six formules qui vont suivre.

Ce véhicule se conserve indéfiniment.

491. Masse au carmin (Romix. *loc. cit.*, p. 33). — On broie dans un mortier 3 grammes de carmin avec un peu d'eau et assez d'ammoniaque pour dissoudre le carmin. On ajoute 50 grammes de glycérine, et l'on filtre.

On mêle ensemble 5 grammes d'acide acétique et 45 grammes de glycérine, et l'on ajoute le mélange peu à peu au carmin, jusqu'à ce qu'on ait obtenu une réaction faiblement acide, ce dont on s'assure à l'aide d'un morceau de papier tournesol humecté et tenu au-dessus du mélange.

On combine 1 partie de cette masse colorante avec 3 ou 4 parties du véhicule numéro 489 ou du véhicule numéro 490.

492. Masse au ferrocyanure de cuivre (Romix. *loc. cit.*, p. 34).

1	Ferrocyanure de potassium s. d. concentrée	20 c. c.
	Glycérine	50
2	Sulfate de cuivre s. d. concentrée	35 c. c.
	Glycérine	50

On mêle peu à peu, et en agitant, les solutions 1 et 2. Au moment de s'en servir on combine le mélange avec 3 volumes de l'un des véhicules, numéros 489, 490.

493. Bleu de Prusse (Robin, *loc. cit.*, p. 35, et 2ᵉ éd., p. 10-13).
— On prend :

```
(1) — Ferrocyanure de potassium (sol. sat.) . . . . .   90 cc.
      Glycérine. . . . . . . . . . . . . . . .         50 —
(2) — Perchlorure de fer liquide, à 30° . . . . . . .    3 gr.
      Glycérine . . . . . . . . . . . . . . . .        50 —
```

On mêle peu à peu les deux solutions, et l'on combine le mélange avec 3 volumes de l'un des véhicules, numéros 489, 490.

494. Autres masses colorantes de Robin. — Voyez *op. cit.*, ou nos *éditions précédentes.*

MASSES AU CARMIN

495. Masse au carmin et à la gélatine (Ranvier, *Traité technique*, p. 116). — On prend 5 grammes de gélatine de Paris qu'on laisse ramollir dans l'eau pendant une demi-heure à une heure ; on la lave à l'eau distillée, on la laisse égoutter et on fait fondre au bain-marie. On ajoute peu à peu, et en remuant constamment, une solution de carmin préparée en broyant 2,5 gr. de carmin avec un peu d'eau distillée et assez d'ammoniaque pour donner une solution transparente.

On doit maintenant avoir environ 15 cc. de solution ammoniacale de carmin dans la gélatine. Il s'agit alors de rendre cette solution aussi complètement neutre que possible. C'est un point très important ; car, pour peu que la solution soit ammoniacale, elle diffuse dans les tissus ; et si au contraire il y a un excès d'acide, le carmin se précipite en granulations qui rendent l'injection opaque par places, et peuvent même boucher les petits vaisseaux. Voici comment on peut obtenir la neutralisation complète de la masse. On maintient la gélatine carminée dans le bain-marie, et l'on ajoute, goutte à goutte, en remuant avec une baguette de verre, un mélange de 1 d'acide acétique cristallisable avec 2 parties d'eau. C'est par l'odeur que l'on reconnaît le moment où il faut cesser d'ajouter de l'acide acétique. Le mélange carminé exhale d'abord une forte odeur d'ammoniaque ; à mesure que l'on ajoute de l'acide acétique, cette odeur diminue, et il arrive un moment où elle est transformée en une odeur aigre. C'est le moment où il faut s'arrêter. Pour y arriver plus facilement, il est bon d'étendre, vers la fin de l'opération, la solution d'acide acétique avec de l'eau. Si, en examinant la liqueur au micros-

cope, on reconnaît la présence de granulations, il faut considérer la
masse comme perdue.

Ranvier trouve qu'il n'y a pas d'autre moyen certain d'arriver à la
neutralisation parfaite. Il ne faut pas avoir confiance dans certaines
formules d'injections dans lesquelles les auteurs ont indiqué des
proportions d'ammoniaque et d'acide acétique qui doivent se neutraliser. Les solutions d'ammoniaque que l'on a dans les laboratoires
présentent en effet des richesses très diverses. La méthode de titrage
de l'acide acétique et de l'ammoniaque dont on se sert, proposée par
Frey, est également illusoire, parce qu'il arrive très souvent que la
gélatine du commerce est acide, ce qui peut conduire à dépasser le
point de neutralisation.

La masse ayant été neutralisée, on la filtre sur de la flanelle neuve.

496. Masse au carmin et à la gélatine. Vialle, *Gaz. hebd. d. Sciences
méd. de Montpellier*, fév. 1882, à part, Delahaye et Lecrosnier, Paris,
1882. Vialle trouve, comme Ranvier, que le procédé de titrage recommandé par Frey est défectueux; non pas tant à cause de l'acidité des
gélatines du commerce que pour un autre motif. En effet, lorsqu'on
traite le carmin par l'ammoniaque, une certaine partie de l'ammoniaque se fixe sur le carmin pour donner une combinaison transparente
rouge pourpre; et il reste un excès d'ammoniaque, c'est la neutralisation de cet excès qu'il faut atteindre. Or, d'après la méthode de Frey,
il faudrait employer une quantité d'acide suffisante pour neutraliser
toute la proportion d'ammoniaque qu'on a ajoutée au carmin. Il n'est
donc pas étonnant qu'on dépasse le point de neutralisation et qu'on
ait cru une masse grumeleuse.

Quant à l'acidité de la gélatine du commerce, on peut d'une manière
fort simple se mettre à l'abri de cette cause d'erreur. Au lieu de
plonger la gélatine dans un bain d'eau, on la place dans un entonnoir
filtre assez grand, ou mieux, dans un canon à robinet. On dispose
le tout sous une toiture et on règle le filet d'eau de manière que la
gélatine soit recouverte. On lui fait subir un lavage prolongé, une
heure environ, qui lui enlève les traces d'acide mécaniquement retenu.

Quant à la neutralisation de la masse, Vialle trouve que le critère de
la neutralisation donné par Ranvier — l'odeur aigre qui succède à
l'odeur ammoniacale — est peu sûr à reconnaître dans la pratique.

Il est bien préférable, selon Vialle, de se servir de papier de tournesol
sensible, ce réactif coloré, qui, comme on le sait, peut être indistincte-
ment appliqué à la recherche des acides ou des bases.

Cette sorte de papier se trouve maintenant dans le commerce. Pour
la manière assez compliquée de le préparer, voyez au besoin notre
deuxième leçon.

497. Masse au carmin et à la gélatine. Hoyer, *Biol. Cen-
traib.*, 1882, p. 21. A une solution concentrée de gélatine on

ajoute une quantité correspondante de solution ammoniacale de carmin neutralisée ; on fait digérer le mélange au bain-marie jusqu'à ce que sa couleur rouge violet commence à passer à une nuance rouge clair ; on ajoute 5 à 10 p. 100 de glycérine et au moins 2 p. 100 d'hydrate de chloral (en solution forte), on filtre à travers de la flanelle, et l'on conserve la masse dans une capsule couverte par un globe de verre. Elle se maintient sans altération pendant des mois.

498. Masse au carmin et à la gélatine (Fol, *Zeit. wiss. Zool.*, 1883, p. 492, et *Lehrb.*, p. 13). — On prend 1 kilogramme de gélatine fine qu'on laisse ramollir pendant deux ou trois heures dans une faible quantité d'eau. On la fait fondre, et on ajoute 1 litre de solution ammoniacale concentrée de carmin (solution forte d'ammoniaque, 1 partie ; eau, 3 ou 4 parties ; carmin, à saturation ; filtrer, pour enlever l'excès de carmin qui doit se trouver dans la solution). On agite continuellement pendant que l'on verse le carmin. On neutralise à peu près (il n'est pas nécessaire que la neutralisation soit complète, pourvu qu'on ne la dépasse pas, ce qui précipiterait le carmin) avec de l'acide acétique. On laisse la masse se solidifier, et on la découpe en morceaux qu'on enveloppe dans du tulle ou dans un filet fin. On pétrit la masse ainsi développée avec la main dans de l'eau contenant 0,1 p. 100 d'acide acétique ; par la pression la masse est exprimée à travers les mailles du filet sous forme de vermicelles. On lave ces vermicelles pendant plusieurs heures sur un tamis à travers lequel on fait passer un courant d'eau. On les fait fondre et on verse la masse fondue en une couche mince sur du papier parchemin imbibé de paraffine. On met les feuilles de papier sécher dans un endroit sec. Lorsque la masse est sèche, elle se laisse séparer du papier sous forme de feuilles qu'on découpe en bandes avec des ciseaux et qu'on met dans un flacon pour les conserver. Pour s'en servir, il n'y a qu'à ramollir dans l'eau pendant quelques minutes la quantité voulue, et la faire fondre au bain-marie dans 10 à 20 parties d'eau.

On peut simplifier ce procédé de la manière suivante, sans que les résultats en soient de beaucoup inférieurs. On prend de la gélatine en lames (ou mieux de la gélatine photographique molle). On laisse macérer ces feuilles pendant deux jours dans une quantité suffisante de la solution de carmin que nous avons décrite. On les rince et on les met pendant quelques heures dans de l'eau acidulée par l'acide acétique. Puis on les lave pendant plusieurs heures sur un tamis avec de l'eau courante ; on les sèche sur du papier parchemin, et on conserve comme nous l'avons dit.

499. Autres masses au carmin et à la gélatine. — Gerlach, *Arch. f. mikr. Anat.*, 1865, p. 418, et le *Traité* de Ranvier, p. 418. — Thiersch (*Arch. f. mikr. Anat.*, 1865, p. 418). — Carter, Beale, *How to work*, etc., p. 413. — Davies, *Prep. and Mounting of Micr. Objects*, p. 438.)

MASSES BLEUES

500. Bleu de Prusse de Robin. — Voyez numéro 493.

501. Bleu de Prusse de Ranvier, *Traité*, p. 419. — On prend 1 partie de gélatine solide et 25 parties de solution saturée de bleu de Prusse, préparée comme nous le dirons tout à l'heure. Laisser ramollir la gélatine une demi-heure à une heure dans l'eau ; la laver à l'eau distillée et la faire fondre dans une éprouvette au bain-marie. Mettre la solution de bleu de Prusse dans une autre éprouvette plongée dans le même bain-marie, pour la maintenir à la même température que la gélatine. Verser la gélatine peu à peu dans le bleu de Prusse ; maintenir le mélange dans le bain-marie et remuer continuellement avec un agitateur de verre jusqu'à ce que le précipité grumeleux qui s'est formé au premier moment ait disparu. On constate que le bleu est parfaitement dissous lorsque la baguette de verre retirée du liquide ne présente pas de granulations bleues à sa surface. Filtrer sur de la flanelle neuve, et maintenir l'injection au bain-marie à la température de 40°, jusqu'à ce qu'on en remplisse la seringue.

Il y a des gélatines avec lesquelles il se produit un précipité persistant ; il faut les rejeter absolument, mais il faut savoir que le précipité qui se forme toujours, même avec la meilleure gélatine, disparaît quand on continue de chauffer.

La solution de bleu de Prusse se prépare ainsi :

On prend une solution concentrée de sulfate de protoxyde de fer dans l'eau distillée, et on la verse lentement dans une solution concentrée de prussiate jaune de potasse : il se précipite du bleu de Prusse insoluble. A la fin de l'opération il doit rester un excès de prussiate de potasse dans la liqueur, ce dont on s'assure en en prenant une petite portion et en essayant qu'une nouvelle goutte de sulfate n'y donne aucun précipité. On filtre sur une chausse de toile. Au-dessous de celle-ci on dispose un entonnoir de verre avec un filtre en papier. Le liquide coule d'abord clair et jaunâtre dans l'entonnoir inférieur. On ajoute par petites quantités de l'eau distillée dans la chausse, et on continue à laisser filtrer ; peu à peu le liquide sort de la chausse légèrement teinté en bleu, mais au-dessous du second filtre il ne présente pas cette coloration. On continue ainsi pendant plusieurs jours à ajouter de l'eau distillée dans la chausse, jusqu'à ce que le liquide bleuisse au-dessous du second entonnoir, dans le flacon disposé pour cela. A ce moment, le bleu de Prusse est devenu soluble. Pour le recueillir, il faut retourner la chausse et l'agiter dans l'eau distillée. Le bleu s'y dissout, si la quantité d'eau est suffisante.

La solution ainsi obtenue peut être conservée telle quelle pour les injections, mais, comme il est plus commode d'avoir une provision de bleu de Prusse soluble à l'état solide, il est utile de l'évaporer à l'étuve et de conserver le résidu solide dans des flacons. Pour s'en servir on le fait dissoudre à saturation dans l'eau distillée ; pour les injections il est toujours nécessaire que la solution soit saturée.

On peut injecter cette solution telle quelle ; jamais elle ne transsude à travers les parois des vaisseaux. On peut aussi mélanger ce bleu de Prusse avec la glycérine au quart.

Ranvier a trouvé que les injections au bleu de Prusse soluble sont les seules qui lui aient donné de très bons résultats.

502. Bleu de Berlin soluble (Brücke, *Arch. f. mik. Anat.*, 1865, p. 87). — On fait une solution de ferrocyanure de potassium contenant 217 grammes de sel par litre d'eau, et l'on ajoute 2 volumes de solution saturée de sulfate de soude. On fait aussi une solution de 1 partie de chlorure de fer sec du commerce dans 10 parties d'eau, et on ajoute également 2 volumes de solution saturée de sulfate de soude. On ajoute, en remuant, 1 volume de la solution de chlorure à 1 volume de la solution de ferrocyanure. On met sur une chausse le précipité qui se forme, on le lave et on traite pour le reste comme ci-dessus.

Pour se servir de ce bleu soluble, on en combine la solution saturée avec assez de gélatine pour former une gelée après refroidissement. Chauffer à 60° environ, et injecter avec une seringue chauffée ; il n'est pas nécessaire de chauffer le sujet. Pour une autre méthode de Brücke, voyez notre *dernière édition*.

503. Bleu de Prusse (Thiersch, *Arch. f. mik. Anat.*, 1865, p. 148). — On prend :

1° Une solution saturée de sulfate de fer ;

2° Une solution saturée de prussiate rouge (ferricyanure) de potassium ;

3° Une solution saturée d'acide oxalique ;

4° Une solution de 1 partie de gélatine dans 2 parties d'eau.

On mêle 12 centimètres cubes de la solution de sulfate de fer avec

30 grammes de la solution de gélatine, à une température de 25° R.

Puis on mêle, à la même température, 24 centimètres cubes de la solution de ferricyanure avec 60 grammes de la solution de gélatine, et l'on ajoute 24 centimètres cubes de la solution d'acide oxalique. On agite bien, puis on ajoute le mélange de gélatine et de sulfate de fer. On maintient le tout à la température de 20° à 25° R., en remuant toujours, jusqu'à ce que tout le bleu de Prusse soit précipité. On chauffe alors à 70° R., et l'on filtre sur de la flanelle.

504. Masse au bleu de Berlin (Fol., *Zeit. f. wiss. Zool.*, 1883, p. 494; *Lehrb.*, p. 14). - Modification de celle de Thiersch, la masse étant réduite en vermicelles et séchée comme au numéro 498. Voyez notre *dernière édition.*

505. Autres masses bleues à la gélatine. - Hoyer, *Arch. f. mik. Anat.*, 1876, p. 649; Grignet, *Journ. de microgr.*, 1899, p. 94. Voyez notre *dernière édition.*

AUTRES COULEURS

506. Masse jaune au nitrate d'argent (Hoyer, *Biol. Centralb.*, 1882, p. 21). - On mêle à chaud un volume de solution concentrée de gélatine et 1 volume d'une solution de nitrate d'argent à 4 p. 100; on chauffe et on ajoute une faible quantité d'une solution aqueuse d'acide pyrogallique. L'argent se réduit en peu de secondes, et la masse prend une coloration brune; elle paraît aussi brune dans les grands vaisseaux, mais jaune dans les capillaires. En ajoutant de la glycérine et de l'hydrate de chloral (n° 497), on peut la conserver pendant longtemps. Les pièces injectées peuvent être traitées par l'alcool, l'acide acétique, l'acide chromique, ou les bichromates, sans que l'injection en soit affectée.

507. Masse à la gélatine pour imprégnations (Ranvier, *Traité*, p. 123).

Solution concentrée de gélatine . . 2, 3, ou 4 parties.
Solution de nitrate d'argent à 1 p. 100 . . . 1

508. Autres formules. Voyez nos *éditions précédentes*, ou bien **Masse jaune, au cadmium**, Robin, son *Traité*, p. 36; au chromate de plomb, Thiersch, *Arch. f. Mik. Anat.*, 1865, p. 149; au chromate de plomb, Hoyer, *Arch. f. mik. Anat.*, 1867, p. 136; au chromate de plomb, Fol, *Lehrb.*, p. 15; **Masses vertes**, Hoyer, *loc. cit.*, p. 22; — Robin, son *Traité*, p. 37; Thiersch, *Arch. f. mik. Anat.*, 1865, p. 149; Teichmann; **Masses blanches**, Hartig, Frey, *Le Microscope*, p. 190; Frey, *loc. cit.*, p. 191; **Masse brune**, Fol, *Zeit. f. wiss. Zool.*, 1883, p. 494, et *Lehrb.*, p. 16.

CHAPITRE XXIV

INJECTIONS. AUTRES MASSES

509. Blanc d'œuf (Joseph, *Ber. naturw. Sect. Schles. Ges.*, 1879,
p. 36-40 ; *Journ. Roy. Mic. Soc.*, 1882, p. 274). — A du blanc d'œuf
filtré on ajoute 1 à 5 p. 100 de solution de carmin. Cette masse
reste liquide à froid ; elle se coagule par l'acide nitrique dilué, l'acide
chromique ou l'acide osmique, tout en restant transparente ; les réactifs l'altèrent peu. Utile pour Invertébrés.

Grosser (*Zeit. wiss. Mik.*, XVII, 2, 1900, p. 178) combine au blanc
d'œuf, de l'encre de Chine (voy. n° 521), au lieu de carmin.

510. Gomme arabique (Bieloussow, *Arch. f. Anat. u. Phys.*,
1885, p. 379). — On fait une solution sirupeuse de gomme arabique,
et une solution saturée de borax dans l'eau. On mêle ces solutions
en des proportions telles qu'il se trouve dans le mélange une partie
de borax pour deux de gomme arabique. On obtient une masse gélatineuse, presque transparente, et presque insoluble dans l'eau. On
la broie avec de l'eau distillée, qu'on ajoute peu à peu ; puis on la
force à passer à travers un linge fin. On répète ces opérations jusqu'à
ce qu'on obtienne une masse liquide ne contenant plus de grumeaux
gélatineux en suspension. (Si l'opération a réussi, la masse doit se
coaguler en présence de l'alcool, en se dilatant au double de son
volume.) On combine la masse avec la matière colorante que l'on
veut, à l'exception toutefois du cadmium et du cobalt ; le carmin est
peut-être le plus à recommander pour les injections fines. Après
injection, on met les pièces dans l'alcool ; la masse s'y prend immédiatement, en augmentant de volume comme nous l'avons dit, ce
qui fait que les vaisseaux se montrent toujours largement distendus.

Chez les animaux à sang froid, on peut pratiquer l'injection sur le
vivant. Les pièces se conservent bien dans l'alcool. La glycérine les

rend très transparentes. Désire-t-on éloigner la masse d'une partie de la préparation, on le fait facilement à l'aide d'acide acétique dilué, qui la dissout.

MASSES GLYCÉRIQUES A INJECTER A FROID (voy. n° 486).

511. Carmin à la glycérine (BEALE ; RANVIER, *Traité*, p. 449). — On fait dissoudre 25 centigrammes de carmin dans 5 ou 6 gouttes d'ammoniaque et l'on ajoute 45 grammes de glycérine. Puis on ajoute encore graduellement 45 grammes de glycérine acidulée avec 8 à 10 gouttes d'acide acétique. On ajoute enfin un mélange de 45 gr. de glycérine, 3gr,5 d'alcool et 10gr,5 d'eau.

J'ai trouvé cette masse utile, mais moins belle que la suivante.

512. Bleu de Prusse à la glycérine (BEALE, *How to work*, etc., 4e éd., p. 93). — On fait dissoudre 75 centigrammes de ferrocyanure de potassium dans un mélange de 5gr,5 de glycérine avec 22gr,5 d'eau. On fait aussi un mélange de 4gr,75 de teinture de perchlorure de fer avec 5gr,5 de glycérine et 22gr,5 d'eau. On ajoute *très graduellement* ce dernier mélange à la solution de ferrocyanure, en agitant constamment et vigoureusement dans un flacon. On ajoute enfin, graduellement, en agitant toujours, un mélange de 28 grammes d'alcool avec 66 grammes d'eau.

Les pièces injectées doivent être conservées dans la glycérine acidulée avec environ 1 p. 100 d'acide acétique ; ou bien dans le baume de Canada.

Cette masse n'est pas très belle dans les capillaires, mais elle pénètre bien, elle est facile à préparer, et, d'après notre expérience, nous pouvons la recommander comme étant très commode et très utile. Nous lui préférons toutefois la suivante.

513. Bleu de Prusse à la glycérine pour injections très fines (BEALE, *l. c.*, p. 296). — On fait dissoudre 18 centigrammes de ferrocyanure de potassium dans 28 grammes de glycérine de Price. On fait aussi un mélange de 28 grammes de glycérine de Price, et de 10 gouttes de teinture de perchlorure de fer. On ajoute ce mélange, goutte à goutte, lentement, en agitant constamment et vigoureusement, dans un flacon à la solution de ferrocyanure de potassium. On ajoute 28 centimètres cubes d'eau avec 3 gouttes d'acide chlorhydrique concentré ; on peut ajouter aussi, si on le désire, 7 grammes d'alcool.

Cette formule nous paraît préférable à la précédente sous tous les rapports, si ce n'est que la préparation en est plus coûteuse.

514. Bleu de Prusse à la glycérine (Ranvier, *Traité*, p. 120). — Trois volumes de solution saturée de bleu de Prusse dans l'eau (n° 501) et un volume de glycérine.

515. Gommé gutte (Harting, *Das Mikroskop*, 1866, p. 124). — De la gomme gutte délayée dans l'eau et combinée à de la glycérine, ou bien, solution alcoolique concentrée de la gomme combinée à un mélange à parties égales de glycérine et eau. On peut éliminer l'excès d'alcool en laissant reposer le mélange pendant vingt-quatre heures.

516. Autres couleurs. — L'une ou l'autre des masses colorantes, numéros 491-493, ou autres, combinée à de la glycérine diluée ou concentrée.

MASSES AQUEUSES

517. Bleu de Berlin (Müller, *Arch. f. mik. Anat.*, 1865, p. 150). — On précipite une solution concentrée de bleu de Berlin soluble (voy. numéros 501, 502), en ajoutant 1/2 à 1 volume d'alcool à 90°. On obtient un précipité extrêmement fin, et l'on a un liquide *parfaitement neutre*.

518. Bleu de Prusse (Ranvier, *Traité*, p. 120). — La solution saturée dans l'eau du bleu de Prusse soluble, numéro 501, peut être injectée telle quelle ; jamais elle ne transsude à travers les parois des vaisseaux.

519. Bleu de Berlin (Mayer, *Mitth. Zool. Stat. Neapel*, 1888, p. 307). — On additionne un demi-litre d'eau de 10 centimètres cubes de teinture de perchlorure de fer, et on l'ajoute à une solution de 20 grammes de prussiate jaune de potasse dans un demi-litre d'eau. On laisse déposer pendant douze heures, on décante, on prend le dépôt et le lave sur un filtre avec de l'eau distillée jusqu'à ce que l'eau de lavage devienne d'un bleu foncé, puis on fait dissoudre dans environ un litre d'eau.

520. Vanadate d'ammoniaque (Letellier, *Bull. Soc. Linn. Normandie*, 1888, p. 171, ou *Journ. Roy. Mic. Soc.*, 1889, p. 151).

521. Encre de Chine (TAGUCHI. *Arch. f. mik. Anat.*, 1888, p. 565).
— Encre de Chine, ou encre japonaise, bien broyée sur une pierre à aiguiser fine jusqu'à ce qu'une goutte placée sur du papier buvard ne coule pas ni ne forme un anneau gris autour d'elle. Injecter jusqu'à ce que la préparation paraisse noire, et la jeter dans un liquide durcissant (pas dans l'eau). Je pense que ce procédé sera souvent fort commode pour l'injection d'Invertébrés.

Voyez aussi. DALLA ROSA, *Verh. Anat. Ges.*, 1900, p. 141 (*Ergänzungsheft Anat. Anz.*, 1900).

522. Carmin (EMERY, *Mitth. Zool. Stat. Neapel*, 1881, p. 21). — On prend une solution ammoniacale de carmin à 10 p. 100, à laquelle on ajoute de l'acide acétique jusqu'à ce qu'elle passe à une couleur rouge de sang. On la décante et on l'injecte telle quelle. Les pièces injectées sont mises dans de l'alcool fort, qui fixe le carmin.

Pour injections de Poissons.

AUTRES MASSES

523. Masses à la celloïdine (SCHIEFFERDECKER, *Arch. f. Anat. u. Phys.*, 1882. p. 201). Voyez nos *éditions précédentes*, et aussi HOCHSTETTER, *Anat. Anz.*, 1886, p. 54, ou *Journ. Roy. Mic. Soc.*, 1888, p. 159.

524. Asphalte à la benzine (BUDGE, *Arch. f. mik. Anat.*, 1877, p. 70). Voyez nos *éditions précédentes*.

525. Gomme-laque (HOYER, *Arch. f. mik. Anat.*, 1876, p. 645). Voyez nos *éditions précédentes*.

526. Couleurs à l'huile. Térébenthine. Cire à cacheter. Voyez ROMIN, *Traité*, p. 23. — **Empois d'amidon** PANSCH. — Pour cette masse, d'un emploi plutôt macroscopique, voyez *Arch. f. Anat. u. Entw.*, 1877, p. 480 2; 1881, p. 76; 1880, p. 232, 371; 1882, p. 60; 1883, p. 265. — **Masses à l'huile de lin** FLEMMANN. Voyez S. B. Math. Kl. Krakau Akad., VII, p. 108, 158; et *Journ. Roy. Mic. Soc.*, 1882, p. 125 et 716. — **Cire et Axonge. Blanc de baleine.** Voyez ROMIN, *Traité*, p. 23. — **Cire et huile.** Voyez GRIESBACH, *Arch. f. mik. Anat.*, 1882, p. 824 7.

527. Injections naturelles ROMIN, *Traité*, p. 6. — Pour conserver les organes injectés naturellement par stase sanguine, ROMIN conseille de les jeter dans un liquide composé de :

Perchlorure de fer liquide	10 parties.
Eau	100

RETTERER (*Journ. de l'Anat.*, XXX, 1894, p. 336) emploie la solution de Müller, et y laisse les objets pendant vingt-quatre heures.

CHAPITRE XXV

MACÉRATION, DIGESTION ET CORROSION

528. Procédés de macération. — Pour faciliter la dissociation des éléments histologiques, il y a souvent utilité à traiter les
tissus par des agents « macérateurs ». Ce sont des réactifs qui ont la
propriété de ramollir et même de détruire entièrement certains éléments — généralement les substances intercellulaires — tout en
maintenant l'intégrité des formes des éléments qu'on désire isoler
pour l'étude. Les tissus ayant été exposés à l'action d'un agent macérateur approprié, on achève la dissociation par des moyens mécaniques. On dilacère avec des aiguilles ; ou l'on agite les pièces dans
une éprouvette avec un peu de liquide ; ou bien on met en œuvre le
procédé de désagrégation par chocs répétés. A cette fin, on met sur
un porte-objet la portion de tissu à dissocier, dans une goutte de
liquide, et on le couvre d'une lamelle soutenue par quatre petits
pieds formés de boulettes de cire molle. En frappant à petits coups
secs sur la lamelle, on amène à la longue, quelquefois même assez
rapidement, la désagrégation des tissus. Cette méthode si simple en
apparence, est souvent plus efficace qu'aucune autre.

Un bon matériel pour les pieds de cire s'obtient en faisant fondre
de la cire blanche en y incorporant une moitié ou deux tiers de térébenthine de Venise (il faut opérer avec précaution si l'on fait fondre
au-dessus d'une flamme nue (Vosseler, *Zeit. wiss. Mik.*, VII, 1891,
p. 461).

529. Sérum iodé. — Voyez numéro 405. Voici les instructions de
Ranvier sur la manière de l'employer pour les macérations.

On prend un fragment de tissu d'un volume inférieur à celui d'un
pois, et on le place dans un flacon bien bouché avec 4 ou 5 centimètres cubes de sérum faiblement iodé ; généralement dès le lende-

main on peut pratiquer la dissociation par l'un des moyens indiqués
plus haut. Si le tissu n'est pas encore suffisamment macéré, il faut
prolonger son séjour dans le sérum ; mais on remarquera que, dès
le second jour, le sérum est tout à fait décoloré, c'est-à-dire que le
tissu a absorbé tout l'iode qu'il contenait, et, si on laissait les choses
en cet état, la putréfaction ne tarderait pas à survenir. Pour l'empêcher, on ajoute quelques gouttes de sérum fortement iodé (voy.
numéro 406) jusqu'à ce que le liquide ait repris une légère coloration brune. Le séjour du tissu dans le sérum peut être ainsi prolongé
pendant plusieurs semaines, si l'on ajoute du sérum iodé chaque fois
que le liquide se décolore. C'est l'addition successive de nouvelles
quantités d'iode qui constitue la clef de cette méthode de macération.

530. Sérum iodé artificiel (Fol). Voyez numéro 406. — Ranvier trouve que cette formule ne fournit pas un sérum utile pour les
macérations.

531. Alcool dilué. — On peut se servir de diverses concentrations d'alcool depuis un mélange de 1 partie d'alcool avec 3 d'eau
(Fol, pour l'isolation des fibrilles nerveuses de la rétine), jusqu'à
l'alcool à 50 p. 100. Mais le plus utile de ces alcools est en général
l'*alcool au tiers* de Ranvier, n. 116. Il macère plus rapidement que
le sérum iodé. La plupart des épithéliums s'y macèrent bien en
vingt-quatre heures.

De l'avis de tous les observateurs, l'alcool au tiers est un macérateur doux de premier ordre.

532. Formol. — Cori, cité d'après Fish, *Proc. Amer. Soc. Micr.*
XVII, 1895, p. 328, recommande d'ajouter 2 parties de formol à 1 000
de solution saline normale, n. 403. Le mélange agit vite, mais n'a
pas d'action nuisible pendant longtemps.

533. Chlorure de sodium. — La solution à 10 p. 100 de chlorure de sodium est un agent de macération très employé et très efficace.

534. Chlorure de sodium et alcool (Moleschott et Piso Borme,
Moleschott's Untersuchungen zur Naturl., XI, p. 99-107; Ranvier,
Traité, p. 242).

Chlorure de sodium à 10 p. 100	5 volumes.
Alcool absolu	1

Ce mélange fut particulièrement recommandé par les auteurs cités en premier lieu pour l'étude des cellules à cils vibratiles. Ranvier le trouve inférieur à l'alcool au tiers.

535. Hydrate de chloral. — En solution pas trop forte, de 2 à 5 p. 100 environ, l'hydrate de chloral est un macérateur doux très recommandable parce qu'il conserve les éléments délicats. Lavdowsky (*Arch. f. mik. Anat.*, 1876, p. 359) le recommande beaucoup pour les glandes salivaires. Hickson le recommande pour la rétine des Arthropodes (*Quart. Journ. Mic. Sc.*, 1885, p. 244).

536. Potasse caustique ou soude caustique (Ranvier, *Traité*, p. 78). — Ces alcalis servent à procurer très rapidement des préparations fugitives qui ne se laissent bien conserver que très peu de temps. On les emploie en solutions *fortes*, de 35 à 50 p. 100 (Moleschott); à ces degrés de concentration ils ne modifient que légèrement les cellules, tandis qu'à des doses faibles ils détruisent tous les éléments. On emploie cependant des solutions faibles pour dissocier les éléments des ongles, des poils et de l'épiderme. Les solutions fortes s'emploient en les faisant agir sur le tissu étalé sur le porte-objet. Pour faire des préparations permanentes, on peut ajouter ensuite de l'acide acétique, qui forme avec la potasse de l'acétate de potasse. Voyez Behrens, Kossel u. Schiefferdecker, *Das Mikroskop*, p. 156, et Gage, *Proc. Amer. Soc. Mic.*, 1889, p. 35, ou *Zeit. wiss. Mik.*, VII, 1890, p. 349.

537. Mélange dissociateur de Soulier (*Travaux de l'Inst. zool. de Montpellier et de la stat. marit. de Cette.* Nouv. sér. mém., 2, 1891, p. 171 et suiv.). — Soulier a essayé la solution à 10 p. 100 de sulfocyanure d'ammonium ou de potassium, déjà employée par Stirling (*Journ. Anat. and Physiol.*, 1883, p. 208) et a reconnu qu'elle altère les éléments au plus haut degré, mais il a obtenu de très bons résultats, en ajoutant à cette solution un fixateur. Les proportions des deux liquides doivent varier suivant la nature des éléments à dissocier et doivent être déterminées par tâtonnement. Il a obtenu les meilleurs résultats avec une solution de sulfocyanure à 2 p. 100 combinée au liquide de Ripart et Petit (n° 101).

Soulier a obtenu aussi un dissociateur efficace en remplaçant le sulfocyanure par le sérum artificiel de Kronecker associé au liquide de Ripart et Petit. La pepsine, l'eau de Javel, le sulfate de soude à la dose de 10 p. 100, une solution de soude caustique à 1,25 p. 100, avec le liquide de Ripart et Petit, donnent aussi de bons dissociateurs.

Enfin, avec le chlorure de sodium, la potasse et la soude, on peut employer, à la place du liquide de Ripart et Petit, un liquide fixateur quelconque.

538. Salive artificielle (Calberla, *Arch. f. mik. Anat.*, 1875, p. 449). — Après avoir essayé le mélange de salive et de liquide de Müller employé par CZERNY, CALBERLA fut conduit à imaginer la salive artificielle.

Chlorure de potassium		0 gr.	4
Chlorure de sodium		0	5
Phosphate de soude		0	2
Chlorure de calcium		0	2

On fait dissoudre ces ingrédients dans 100 parties d'eau. Puis on fait passer de l'acide carbonique à travers la solution jusqu'à saturation. On ajoute à cette solution un demi-volume de solution de MÜLLER (ou de solution de chromate d'ammoniaque de 2,5 p. 100) et un volume d'eau.

On fait macérer des embryons dans ce mélange pendant un ou deux jours. On achève la dissociation par la dilacération et l'agitation dans un flacon, et l'on monte les pièces dans l'acétate de potasse.

CALBERLA a toujours eu les meilleurs résultats alors qu'il saturait le mélange d'acide carbonique au moment même de s'en servir.

539. Mélange de Landois (*Arch. f. mik. Anat.*, 1885, p. 445).

Solution saturée de chromate neutre d'ammoniaque	5 parties.
Solution saturée de phosphate de potasse	5
Solution saturée de sulfate de soude	5
Eau distillée	100

GIERKE recommande particulièrement ce liquide pour toutes sortes de macérations, mais surtout pour le système nerveux central. De petits fragments du tissu à dissocier sont mis à macérer pendant un à trois, ou même quatre et cinq jours. Voyez aussi NANSEN, *Zeit f. wiss. Mik.*, V, 2, 1888, p. 242.

540. Permanganate de potasse. — C'est un agent macérateur très énergique. BEHRENS (*Strecker's Handb.*, p. 1408) le recommande, soit seul, soit combiné à l'alun, comme le meilleur réactif pour la dissociation des fibres de la cornée.

541. Bichromate de potasse — Solution à 0,2 p. 100 environ. EISIG (*Fauna Flora Golf Neapel*, 16, Monogr., 1887, p. 297) fait macérer des Capitellides pendant des mois ou des années dans une solution à 0,5 p. 100 avec un morceau de thymol.

La solution de MÜLLER s'emploie à la même concentration que le bichromate. Voy. aussi n. 338.

542. Acide chromique. — S'emploie généralement à des doses beaucoup plus faibles, 0,02 p. 100 environ. « Il est bon pour la plu-

part des tissus de l'organisme, et en particulier pour les cellules nerveuses. Il en faut prendre 10 centimètres cubes pour un fragment d'environ 5 millimètres de côté. Au bout de vingt-quatre heures de séjour dans ce liquide, le tissu nerveux se dissocie avec facilité. » (RANVIER, *Traité*, p. 78.)

543. Mélange de Brock (*Intern. Monatschr.*, I, 1884, p. 349). — Parties égales de bichromate de potasse à 10 p. 100 et du liquide viscéral de l'animal (système nerveux de Mollusques).

544. Mélanges de Mœbius (*Zeit. f. wiss. Mik.*, III, 8, 1886, p. 402). — *A*. Une partie d'eau de mer avec 4 à 6 parties de solution de bichromate de potasse à 0,5 p. 100.

B. Acide chromique, 0,25 p. 100; acide osmique, 0,1 p. 100; acide acétique, 0,1 p. 100 dans l'eau de mer. Pour les Lamellibranches. Macérer pendant plusieurs jours.

545. Mélange de Gage (*Zeit. f. wiss. Mik.*, IX, I, 1892, p. 87 et 88). — Alcool à 95 p. 100, 250 parties ; eau, 750 ; acide picrique 1. Surtout pour les épithéliums et le tissu musculaire.

546. Acide osmique. — S'emploie en solutions d'une concentration de 0,1 p. 100 ou moins, qu'on laisse agir selon les cas depuis quelques minutes jusqu'à quinze jours (écorce du cerveau du Bœuf) (RINDFLEISCH).

547. Liquide des Hertwig (*Nervens. u. Sinnesorg. d. Medusen*, p. 4).

Acide osmique à 0,05 p. 100. . . . . 1 partie.
Acide acétique à 0,2 p. 100 . . . . 1 —

Pour les *Méduses*. On les traite avec ce mélange pendant deux ou trois minutes, selon leur grosseur; puis on les lave à l'acide acétique à 0,1 p. 100 souvent renouvelé jusqu'à ce qu'on ait éloigné les dernières traces d'osmium. On les laisse ensuite pendant un jour dans l'acide acétique de la même concentration, on les lave à l'eau, on colore, et conserve les pièces dans la glycérine.

Pour les *Actinies*, la formule doit être modifiée (*Jen. Zeitschr.*, 1879, p. 457) :

Acide osmique 0,04 p. 100 dans l'eau de mer. 1 partie.
Acide acétique 0,2 p. 100 . . . . 1 —

et l'acide acétique doit être pris plus concentré pour le lavage, à savoir, 0,2 p. 100.

Ces méthodes sont importantes pour l'étude des Cœlentérés.

548. Acide acétique et glycérine (BELA HALLER, Morphol. Jahrb., XI, p. 321).

Acide acétique cristallisable . . . . 1 partie.
Glycérine 1
Eau 2

Ce mélange est particulièrement recommandé par HALLER pour la macération des centres nerveux des Mollusques (Rhipidoglosses). On obtient une macération suffisante en trente à quarante minutes, et cela sans que les éléments aient souffert le ratatinement produit par les autres agents macérateurs.

549. Acide nitrique. — S'emploie à une concentration de 20 p. 100 pour la macération du tissu musculaire. Après une macération de vingt-quatre heures dans ce liquide, on parvient en général à dissocier les fibres musculaires en agitant une portion du tissu avec de l'eau dans une éprouvette. Les préparations peuvent être conservées longtemps dans une forte solution d'alun (HOPKINS, Zeit. f. wiss. Mik., IX, 1, 1892, p. 86), à laquelle on peut ajouter 2 p. 100 d'hydrate de chloral (Ref. Hand. Med. Sci., Supp., p. 436). La macération est grandement activée par la chaleur.

550. Acide nitrique et chlorate de potasse (KÜHNE; dans RANVIER, Traité, p. 79). — On fait dans un verre de montre un mélange de chlorate de potasse avec 4 fois son volume d'acide nitrique; on y enfouit un fragment de tissu musculaire frais; après une demi-heure on le retire et on l'agite dans un tube avec de l'eau.

551. Acide sulfurique (RANVIER, Traité, p. 78). — « Concentré et à chaud, ce réactif peut être employé pour isoler les cellules des parties cornées, des poils, des ongles, etc. Pour isoler les fibres du cristallin, MAX SCHULTZE place cet organe dans 30 grammes d'eau additionnée de 4 ou 5 gouttes d'acide sulfurique concentré. Au bout de vingt-quatre heures de macération, il suffit d'agiter un fragment du cristallin dans le liquide pour le voir se décomposer en ses éléments constituants. »

DOGIEL a trouvé ce réactif (moins de 1 p. 100, pendant une ou deux semaines) excellent pour l'étude des terminaisons nerveuses dans les Poils tactiles.

552. Acide oxalique. — On a employé avec fruit la macération, prolongée pendant plusieurs jours, dans une solution concentrée de cet acide, pour l'étude des terminaisons nerveuses.

553. Mélange méthylique (Schiefferdecker, *Arch. f. mik. Anat.*, XXVIII, 1886, p. 305). — Glycérine, 10 parties ; alcool méthylique, 1 partie ; eau distillée, 20 parties. Pour la rétine surtout. Les tissus doivent être parfaitement frais, et doivent macérer pendant plusieurs jours.

554. Lysol (Reinke, *Anat. Anz.*, VIII, 1892, n° 16, p. 582 ; *Zeit. f. wiss. Mik.*, X, 2, 1893, p. 224). — Solution de lysol à 10 p. 100 dans l'eau distillée ou dans l'eau additionnée d'alcool et de glycérine.

Elle a une action macératrice extrêmement rapide. Des queues de zoospermes de Rat se résolvent en fibrilles en quelques minutes. Les cellules corticales des cheveux se décomposent en fibrilles en quelques minutes. Les cellules épithéliales de la Salamandre se dissocient momentanément. La chromatine des noyaux est détruite, mettant en évidence le caryoplasme réticulé.

LIQUIDES DIGESTIFS ARTIFICIELS

555. Liquide digestif de Beale (*Arch. of Medicine*, I, p. 269-316). — On exprime sur des lames de verre le contenu des glandes stomacales du Porc, et on l'y fait sécher rapidement. On le réduit en poudre et on le conserve dans des flacons bouchés. 8 décigrammes de la poudre suffisent à digérer entièrement 100 grammes de blanc d'œuf coagulé.

Pour s'en servir, on fait une solution dans l'eau et on filtre. On combine cette solution avec de la glycérine (acidulée au besoin avec une trace d'acide chlorhydrique), et l'on fait digérer le tissu pendant quelques heures à une température de 37°,5 C.

556. Liquide de Brücke (nous empruntons la formule à Carnoy, *Biologie Cell.*, p. 94).

> Extrait glycériné d'estomac de Porc   1 volume.
> Acide chlorhydrique à 0,2 p. 100 .   3   —
> Thymol . . . .   quelques cristaux.

557. Liquide de Bickfalvi (Bickfalvi, *Centralb. f. d. Med. Wiss.*, 1883, p. 833 ; *Zool. Jahresb.*, 1883, p. 25). — On mêle 1 gramme de muqueuse stomacale desséchée avec 20 cc. d'acide chlorhydrique à 0,5 p. 100, et on le met dans un incubateur pendant trois à quatre heures. On filtre. On fait macérer le tissu dans le liquide pendant une demi-heure à une heure au plus.

558. Liquide de Kuskow (*Arch. f. mik. Anat.*, XXX, p. 32 ; *Zeit. f. wiss. Mik.*, IV, 3, 1887, p. 384). — Une partie de pepsine dissoute dans 200 parties de solution d'acide oxalique à 3 p. 100. La solution doit être fraîchement préparée et les objets doivent y rester à la température ordinaire de dix à quarante minutes.

559. Liquide de Schiefferdecker (*ibid.*, III, 4, 1886, p. 483). — Pancréatine dissoute à saturation à froid dans l'eau et filtrée. Des portions d'épiderme doivent y être macérées pendant trois à quatre heures à une température de 37° C. environ.

560. Trypsine de Kühne (*Unters. a. d. Phys. Inst. Univ. Heidelberg*, I, 2, 1877, p. 249. — Très compliqué, et d'après Rawitz (*Leitfaden*, 1895, p. 10) ne donnant pas de très bons résultats.

561. Méthodes de Gedoelst. — Voyez *La Cellule*, III, 1887, p. 117, et V, 1889, p. 126.

CORROSION

562. Potasse caustique. Soude caustique. Acide nitrique. — Un moyen très efficace pour séparer les parties molles des parties du squelette qu'on désire étudier à part (appendices des Arthropodes, spicules d'Éponges ou d'Échinodermes, etc.) consiste à les faire bouillir ou macérer pendant un temps prolongé, dans une solution concentrée d'un de ces réactifs.

563. Eau de Javel. Eau de Labarraque. — NOLL (*Zool. Anzeig.*, 1882, p. 528) recommande l'eau de Javel (solution d'hypochlorite de potasse) pour la corrosion des parties molles des Éponges. On en ajoute quelques gouttes à une portion d'Éponge sur le porte-objet. Les parties molles sont détruites au bout de vingt à trente minutes. On traite la préparation avec de l'acide acétique, pour éloigner les précipités qui peuvent s'être formés, et l'on passe par des alcools successifs à l'essence de girofle et au baume.

LOISS (*Zool. Anzeig.*, 1885, p. 335) trouve que l'eau de Javel ou bien l'eau de Labarraque (solution d'hypochlorite de soude) suffit à dissoudre complètement la chitine en peu de temps à l'aide de la chaleur. A cet effet, il faut employer les solutions commerciales concentrées et bouillantes.

Si l'on prend des solutions allongées avec 4 à 6 volumes d'eau, et que l'on y fasse macérer des organes chitineux pendant vingt-quatre heures ou plus selon leur grosseur, la chitine n'est pas dissoute, mais devient transparente, molle, et perméable par les solutions colorantes, aqueuses aussi bien qu'alcooliques. Les formations les plus délicates, telles que les terminaisons nerveuses, ne sont pas altérées par ce traitement, selon Looss. On peut avantageusement traiter de cette manière les Nématodes et leurs œufs (objet dont la résistance est bien connue).

On a prétendu que l'eau de Javel peut être appliquée à la préparation de pièces calcaires. Nous sommes convaincus que pour peu que le calcaire soit délicat, il doit s'y dissoudre.

564. Méthode de préparation par corrosion (ALTMANN, *Arch. f. mik. Anat.*, 1879, p. 471). — Voyez nos *éditions précédentes.*
On trouvera un excellent abrégé de ce travail avec planche dans *Journ. Roy. Mic. Soc.*, 1879, p. 610.

Pour les injections à préparer par corrosion, voy. REISEK, *Bibliogr. Anat.*, IV, 1897, p. 229.

CHAPITRE XXVI

DÉCALCIFICATION, DÉSILICIFICATION ET BLANCHIMENT

565. Emploi des décalcifiants. — Pour avoir les meilleurs résultats il est important de n'employer que du matériel qui a été *bien fixé et durci secundum artem*, et il ne faut pas avoir trop de confiance en les réactifs qui sont réputés durcir et décalcifier en même temps du matériel frais (Fish, *Ref. Handb. Med. Sci.*, Suppl., p. 425).

Rousseau (*Zeit. wiss. Mik.*, XIV, 1897, p. 205) enrobe du matériel fixé dans la celloïdine, le durcit dans l'alcool à 85 p. 100, décalcifie dans un mélange d'acide nitrique dans l'alcool (15 à 40 p. 100 d'acide), enlève l'acide par l'alcool contenant du carbonate de chaux précipité, et fait des coupes. Pour Éponges, Coraux, Échinodermes, etc. Les tissus sont bien conservés.

Siren (*Anat. Anz.*, XVII, 1900, p. 397) a appliqué cette méthode à l'étude du labyrinthe, enrobant l'os temporal dans la celloïdine, ou même dans la paraffine ou la gélatine, avant de décalcifier. De cette manière on peut éviter des déplacements des éléments qui sans cela peuvent se produire à un degré important.

566. Réactifs décalcifiants. — Nous empruntons le résumé suivant à l'article de Busch sur la Technique de l'Histologie du Tissu osseux, dans *Arch. f. mik. Anat.*, 1877, p. 481 (voyez aussi : Haug, dans *Zeit. wiss. Mik.*, VIII, 1891, p. 1).

Le réactif le plus employé pour la décalcification est *l'acide chlorhydrique*. Son action est très rapide, même quand on le prend très dilué, mais il a l'inconvénient de causer des gonflements très sérieux dans les tissus. Pour parer à cet inconvénient, on peut le combiner à l'alcool, ou à l'acide chromique. Ou bien on peut prendre une solution à 3 p. 100 et y faire dissoudre 10 à 15 p. 100 de sel de cuisine. Ou bien (WALDEYER) on peut employer une solution de 10 p. 100 avec 0,1 p. 100 de chlorure de palladium.

L'*acide chromique* est également très employé. Il a les deux inconvénients d'avoir une action très lente et de ratatiner fortement les tissus. Pour cette raison on ne doit jamais l'employer en solutions de plus de 1 p. 100, et pour des formations délicates on doit prendre des solutions beaucoup plus faibles.

L'*acide phosphorique* a été recommandé pour des os jeunes.

Les *acides acétique*, *lactique* et *pyroligneux* ont une action assez énergique, mais ils causent des gonflements sérieux.

L'*acide picrique* a une action très lente, et n'est propre que pour de très petits objets.

L'*acide nitrique* est, selon BUSCH, préférable à tous ces réactifs. Il agit d'une manière efficace, ne produit pas de gonflements, et n'altère pas les éléments des tissus.

567. Acide nitrique (BUSCH, *loc. cit.*). — On allonge 1 volume d'acide nitrique pur, de la densité de 1,25, de 10 volumes d'eau. C'est cette concentration qu'on emploie pour les os volumineux et durs ; pour les os jeunes, il est bon de l'allonger encore jusqu'à 1 p. 100.

On procède ainsi : on met les os d'abord pendant trois jours dans l'alcool à 95° ; puis on les met dans l'acide nitrique, qui doit être renouvelé tous les jours, pendant huit à dix jours. Il faut les sortir de l'acide aussitôt que la décalcification est complète, autrement ils seront jaunis. On les lave pendant une heure ou deux dans un courant d'eau et on les met dans l'alcool à 95° qu'on renouvelle après quelques jours.

Les os jeunes et fœtaux doivent être mis en premier lieu dans une solution contenant 1 p. 100 de bichromate de potasse et 0,1 p. 100 d'acide chromique ; on les décalcifie ensuite avec de l'acide nitrique de 1 à 2 p. 100, auquel on peut ajouter un peu d'acide chromique (0,1 p. 100) ou de chromate de potasse (1 p. 100). En les mettant ensuite dans l'alcool on obtient la coloration verte connue.

568. Acide nitrique et alcool. — 3 p. 100 d'acide nitrique dans l'alcool à 70°. Il faut laisser macérer dans ce liquide pendant quelques jours à quelques semaines. Nous ne savons qui a recommandé ce mélange. C'est un réactif important. En effet, l'acide nitrique exerce facilement, même dans les solutions faibles, une action gélatinisante sur le tissu osseux : l'addition d'alcool (*ou d'alun*) *sert à ralentir cette action*. (Fish, dans *Ref. Handb. Med. Sci.*, Supp., p. 425.) Mayer (*Grundzüge* de Lee u. Mayer) prend 5 p. 100 d'acide dans l'alcool à 90 p. 100.

Thoma (*Zeit. wiss. Mik.*, VIII, 1891, p. 191) prend 1 partie d'acide pour 5 d'alcool à 95 p. 100 et y laisse les os, en renouvelant le liquide tous les deux ou trois jours, jusqu'à décalcification complète, ce qui doit arriver, même avec de grandes pièces, en deux ou trois semaines. Laver jusqu'à éloignement complet de l'acide (plusieurs jours après que le liquide ne donne plus de réaction au papier de tournesol) dans de l'alcool à 95 p. 100 contenant un excès de carbonate de chaux précipité. Les tissus alors prennent bien les teintures.

569. Acide nitrique et alun (Gage, cité d'après Fish, *loc. cit.*, n° 568). — Solution saturée d'alun allongée de moitié d'eau et additionnée de 5 p. 100 d'acide nitrique. Changer tous les deux ou trois jours. Pour le tissu dentaire ce mélange donnerait de meilleurs résultats que le mélange alcoolique.

570. Acide chromo-nitrique (Seiler, *Lehrb.*, de Fol, p. 112). —

Solution d'acide chromique à 1 p. 100 . .   70 volumes.
Acide nitrique   3
Eau   200

571. Acide chlorhydrique. — Pur, on peut le prendre d'une concentration de 50 p. 100 ; il a alors une action extrêmement rapide (Ranvier). Mais voyez n° 566.

Von Ebner prend 100 cc. de solution saturée de chlorure de sodium dans l'eau, 4 d'acide chlorhydrique et 100 d'eau. On met les pièces dans ce mélange, et on ajoute tous les jours 1 ou 2 cc. d'acide jusqu'à décalcification. Voyez le travail de Hang, cité n° 566.

572. Acide chromo-chlorhydrique (Bayerl, *Arch. f. mik. Anat.*, 1885, p. 35).

Solution d'acide chromique à 3 p. 100 . . . . 1 partie.
Acide chlorhydrique 1

Pour le cartilage en voie d'ossification
Hyrtl (*loc. cit. supra*) prend des parties égales d'acide chromique à 1 p. 100 et acide chlorhydrique à 1 p. 100.

573. Glycérine acide. — Glycérine 95 parties ; ac. chlorhydrique, 5 (Squire, *Methods a. Formulæ*, p. 12).

574. Acide chromique. — Pur, cet acide s'emploie à des concentrations de 0,1 à 1 p. 100. Il est bon de prendre les solutions faibles d'abord, et d'en augmenter peu à peu la concentration. Il faut faire macérer les os pendant deux à trois semaines. De toute façon son action est extrêmement lente.

574 bis. Mélange chromo-acéto-osmique de Flemming (Van der Stricht, *Arch. Biol.*, IX, 1889, p. 29 ; Schaffer, *Zeit. wiss. Mik.*, X, 1893, p. 179). — Y laisser des pièces pendant des mois, en renouvelant le liquide au commencement tous les deux jours, plus tard moins souvent. Les tissus seraient particulièrement bien conservés.

575. Acide arsénique. — Solution à 4 p. 100 dans l'eau, employée à une température de 30° à 40° C. (Squire, *Methods*, p. 11).

576. Acide phosphorique. — Solution à 10 à 15 p. 100 (Haug, *l. c.*, n° 566). Action un peu lente, gêne les colorations.

577. Acide lactique (Haug, *ibid.*). — 10 p. 100 ou plus. Assez rapide, conserve bien et peut être recommandé.

578. Acide picrique. — Solution saturée. Action peu énergique. Nous avertissons que l'*acide picro-sulfurique* doit être évité pour les décalcifications, parce qu'il donne lieu à la formation de sulfate de chaux. On peut employer cependant l'acide picro-nitrique, ou l'acide picro-chlorhydrique. Leur action est assez rapide, mais la conservation des pièces peut laisser à désirer.

579. Phloroglucine (Andeer, *Centralb. f. d. med. Wiss.*, nᵒˢ 12, 33, p. 193, 579 ; *Intern. Monatssch.*, I, p. 350 ; *Zeit. f. wiss. Mik.*, 1885, p. 375, 539). — Andeer recommande un mélange de phloroglucine avec de l'acide chlorhydrique. Il prend pour des os de Batraciens, 5 à 10 p. 100 d'acide ; pour des Chéloniens et des Oiseaux, 10 à 20 p. 100 ; pour des Mammifères, 20 à 40 p. 100. Dans ces mélanges les os sont décalcifiés en peu d'heures. Ils y deviennent si tendres qu'il est nécessaire de les durcir par la suite.

Haug (*Zeit. f. wiss. Mik.*, VIII, 1, 1891, p. 8) explique que la phloroglucine n'agit pas en elle-même comme dissolvant des sels calcaires ;

son rôle dans les mélanges est de protéger de telle façon les éléments des tissus contre l'action des acides minéraux que ceux-ci peuvent être employés à des doses plus fortes qu'on ne pourrait le faire sans cette adjonction. Haug recommande la marche suivante :

1 gramme de phloroglucine est ajouté à 10 cc. d'acide nitrique pur (pas fumant, densité 1,4). On chauffe très graduellement tout en agitant doucement. Il se forme une solution (vraisemblablement de nitrate de phloroglucine). On allonge cette solution de 100 cc. d'eau et on ajoute 10 cc. d'acide nitrique. On obtient ainsi une solution contenant 20 p. 100 d'acide, ce qui est la bonne dose. (On peut allonger d'eau jusqu'à avoir en tout 300 cc., si l'on ajoute en même temps la proportion voulue d'acide, mais il ne faut pas dépasser ce point sous peine de voir diminuer l'action protectrice de la phloroglucine.)

La marche de la décalcification dans ce mélange est extrêmement rapide et doit être surveillée. Des os fœtaux ou jeunes deviennent tout à fait tendres *en une demi-heure*; de petits morceaux d'os vieux et durs (tels que le fémur, le temporal) le deviennent en quelques heures. Les dents demandent plus de temps. Si l'on est pressé, on peut employer pour ce tissu une solution contenant 35 à 45 p. 100 d'acide nitrique.

Après décalcification on lave pendant deux jours à l'eau courante.

On peut également faire la solution avec de l'acide chlorhydrique au lieu d'acide nitrique. On prend alors 30 p. 100 d'acide, et l'on ajoute 0,5 p. 100 de chlorure de sodium.

Veut-on une décalcification lente, on peut prendre ou bien une solution contenant seulement 2 à 5 p. 100 d'acide nitrique; ou bien un mélange contenant une partie de phloroglucine, 5 d'acide nitrique, 70 d'alcool, et 30 d'eau distillée.

Ferrara : *Bull. R. Accad. Med. Roma*, 1892, p. 67 ; *Zeit. f. wiss. Mik.*, IX, 2, 1892, p. 236) emploie pour la décalcification du labyrinthe 1 gramme de phloroglucine dissous à chaud dans 100 grammes d'eau avec 10 grammes d'acide chlorhydrique, la solution étant additionnée, après refroidissement, de 260 grammes d'alcool à 70 p. 100. Il n'y met que des pièces préalablement fixées. La solution doit être renouvelée une fois par semaine pendant trente à quarante jours.

DÉSILICIFICATION

580. Acide fluorhydrique (Mayer, *Zool. Anzeig.*, 1881, p. 593).

On met les objets à désilicifier dans un récipient de verre enduit de paraffine. On ajoute de l'acide fluorhydrique goutte à goutte, en veillant soigneusement à ne pas s'exposer à ses vapeurs. De petits fragments d'Éponges siliceuses peuvent être désilicifiés en quelques heures, une *Wagnerella borealis* en quelques minutes. Les tissus ne sont pas endommagés.

Nous pensons que personne n'entreprendra cette opération si dangereuse à moins de nécessité absolue. Des Éponges siliceuses peuvent très bien être coupées au microtome sans désilification ; les spicules se brisent devant le couteau.

Rousseau enrobe dans la celloïdine, comme pour la décalcification (n° 565), puis met les blocs dans un récipient de caoutchouc couvert, pendant un jour ou deux, dans 50 cc. d'alcool additionné de 20 à 30 gouttes d'acide. Pour éloigner l'acide il lave à l'alcool additionné de carbonate de lithine en poudre.

BLANCHIMENT ; DÉPIGMENTATION

581. Emploi du chlore (MAYER, *Mitth. Zool. Stat. Neapel*, 1881, p. 8). — On met dans un tube de verre quelques cristaux de chlorate de potasse, on ajoute deux ou trois gouttes d'acide chlorhydrique. Aussitôt que le chlore, reconnaissable à sa couleur verte, commence à se dégager, on ajoute quelques centimètres cubes d'alcool à 50 à 70 p. 100. Les objets à blanchir doivent avoir été pénétrés préalablement par l'alcool à 70 à 90 p. 100. On les met dans le tube, où ils flottent d'abord, mais ne tardent pas à s'enfoncer dans le liquide. Ils se blanchissent d'habitude en un temps qui varie de un quart d'heure à deux ou trois jours, sans que les tissus aient souffert. Dans des cas difficiles on peut chauffer légèrement ou ajouter un peu d'acide.

Au lieu d'acide chlorhydrique, on peut employer l'acide nitrique ; en ce cas l'agent décolorant est l'oxygène au lieu du chlore.

La méthode de décoloration par le chlore fut imaginée pour blanchir des préparations qui ont été noircies par l'action excessive de l'osmium ; on peut l'appliquer à la décoloration d'organes pigmentés (yeux d'Insectes, etc.). Pour ces objets, il convient d'ajouter de l'eau plutôt que de l'alcool au chlorate et à l'acide (*Arch. Anat. Phys.*, 1874, p. 321).

Mayer préfère toujours cette méthode à celle du peroxyde d'hydrogène.

582. Peroxyde d'hydrogène. Eau oxygénée (POUCHET, *Précis* de M. DUVAL, p. 234). — Faire macérer les pièces dans la glycérine additionnée d'eau oxygénée (5 à 6 gouttes pour un verre de montre de glycérine). Méthode d'Overton (voyez n° 46).

Solger (*Centralb. med. Wiss.*, XXI, 1883, p. 477) emploie une solution de peroxyde à 3 p. 100.

Fürst (*Morph. Arb. Schwalbe*, VI, 1896, p. 529) fait remarquer qu'après un temps cette solution macère. La solution commerciale de peroxyde se conserve bien à l'obscurité, si on l'acidifie avec un peu d'acide chlorhydrique; mais les mélanges avec l'alcool doivent être faits au moment de les employer.

Cette méthode sert tant pour le blanchiment de matériel osmique ou chromique que pour la dépigmentation.

583. Acide sulfureux. — M. le professeur Gilson me fait observer que l'anhydride sulfureux (SO²) en solution alcoolique est très commode pour décolorer les pièces fixées par le bichromate. Il suffit de quelques gouttes.

Moenckeberg et Bethe (*Arch. mik. Anat.*, LIV, 1899, p. 135) préparent l'acide en ajoutant à 10 cc. d'une solution à 2 p. 100 de bisulfide de sodium deux à quatre gouttes d'acide chlorhydrique. Ils mettent des objets dans cette solution, fraîchement préparée, pendant six à huit heures.

584. Permanganate de potasse. — Alfieri (*Monitore Zool. Ital.*, VIII, 1897, p. 57) blanchit des coupes à la celloïdine de la choroïde, etc., en les mettant pendant huit à vingt-quatre heures dans du permanganate à 1 p. 2000, puis lave pendant quelques heures dans de l'acide oxalique à 1 p. 300, ou plus faible.

585. Mélange de Grenacher pour yeux d'Arthropodes et autres (Grenacher, *Abh. nat. Ges. Hall-a.-S.*, Bd. XVI; *Zeil. f. wiss. Mik.*, 1885, p. 244).

> Glycérine . . . . 1 partie.
> Alcool à 80 degrés 2

Et pour 100 volumes de ce mélange, 1 à 3 d'acide chlorhydrique. Le pigment se dissout dans ce liquide et forme une teinture qui, en douze à vingt-quatre heures, produit la coloration des noyaux de la préparation.

586. Créosote (Pouchet, *Journ. de l'Anat.*, 1876, p. 8 et suiv.). — D'après le mémoire que nous citons, il paraît que la plupart des pigments animaux granuleux sont solubles dans la créosote.

587. L'acide nitrique est connu pour avoir une action plus ou moins dissolvante sur les pigments animaux. Il faut le prendre plutôt fort, 5 à 10 p. 100, ou plus.

PARKER (*Bull. Mus. Comp. Zool. Harvard Coll.*, 1889, p. 173) a trouvé que pour les yeux de Scorpions ces solutions ne sont pas assez fortes. Il traite des coupes pendant une minute par une solution de jusqu'à 50 p. 100 dans l'alcool, ou par une solution à 35 p. 100 dans l'alcool d'un mélange d'acide nitrique et acide chlorhydrique à parties égales. Pour faire la solution, ajouter des acides à l'alcool (et non pas le contraire), et refroidir le mélange.

JANDER (*Zeit. wiss. Mik.*, XV, 1898, p. 163) emploie l'acide chromo-nitrique de FOL (n° 570) ; il faut de douze à quarante-huit heures pour de petits objets.

588. Soude caustique. — RAWITZ (*Leitfaden*, p. 29) dissout le pigment du manteau de Lamellibranches au moyen de 15 à 20 centimètres cubes d'alcool additionné de 3 à 9 gouttes de solution officinale de soude caustique.

CHAPITRE XXVII

MÉTHODES EMBRYOLOGIQUES

589. Examen superficiel. — Pour un assez grand nombre d'œufs d'animaux, surtout parmi les Invertébrés, on peut suivre, à l'état vivant, le développement sous le champ même du microscope, en examinant les œufs par transparence ou à la lumière directe. Tels sont, par exemple, les œufs de certains Poissons osseux, de l'Épinoche, de la Perche, du Macropode et de plusieurs espèces pélagiques, les œufs du *Chironomus*, de l'*Asellus aquaticus*, des Ascidies, du Planorbe, de beaucoup de Cœlentérés, etc. On devra, autant que possible, suivre les phases du développement sur les œufs vivants et dessiner les différents stades, afin d'avoir des points de repère lorsqu'on étudiera les œufs par la méthode des coupes.

Pour examiner les œufs des animaux aquatiques, il suffit de les placer sur une lame de verre dans une goutte d'eau douce ou d'eau de mer, suivant l'habitat de l'animal, et de les recouvrir d'une lamelle munie à ses angles de petites boulettes de cire à modeler, ce qui permet d'exercer une pression modérée comprimant légèrement les œufs et les maintenant en place. Souvent de simples petits morceaux de papier, d'épaisseur variable, interposés entre le porte-objet et la lamelle, suffisent pour empêcher les œufs d'être écrasés. Ce dispositif permet de faire tourner les œufs et d'examiner leurs différentes faces, en imprimant de légers mouvements à la lamelle. Il a aussi le grand avantage de pouvoir faire arriver au contact des œufs différents réactifs dont on règle l'action à l'aide d'une petite bande de papier à filtrer placée sur le bord de la lamelle, du côté opposé à celui par lequel on fait arriver le réactif. On peut, de cette manière, obtenir des préparations permanentes d'objets délicats en les soumettant successivement aux réactifs durcissants, colorants, etc.

Lorsque les œufs sont un peu volumineux, on les placera sur une lame portant une excavation ; s'ils sont très résistants, l'emploi des compresseurs pourra rendre de grands services.

Certains œufs d'Insectes et d'Arachnides, qui sont complètement opaques quand on les examine soit à la lumière transmise, soit à la lumière directe, deviennent transparents si on les place dans une goutte d'huile ; en ayant soin de laisser leur surface simplement imprégnée d'huile, ils continuent à se développer normalement. (BALBIANI.)

590. Fécondations artificielles. — On éprouve souvent de grandes difficultés à se procurer les premières phases du développement de certains animaux; aussi chaque fois qu'on étudie l'embryogénie d'animaux à fécondation extérieure, est-il avantageux de pratiquer la fécondation artificielle.

Cette opération se réalise aisément pour les Amphibiens anoures, les Poissons osseux, les Cyclostomes, les Échinodermes, beaucoup de Vers et Cœlentérés.

Pour les Amphibiens, on ouvre la femelle et le mâle, on prend dans les utérus de la femelle les œufs qu'on place dans un verre de montre ou dans un cristallisoir; on les arrose avec de l'eau dans laquelle on a dilacéré le testicule du mâle ou mieux les canaux déférents.

Les femelles des Poissons osseux laissent facilement échapper leurs œufs lorsqu'on pratique une légère pression sur l'abdomen ; il en est de même des mâles dont on obtient la semence en exerçant une pression semblable; mais quelquefois on devra sacrifier le mâle (Épinoche) pour prendre les testicules et les dilacérer dans l'eau. Les spermatozoïdes des Poissons, surtout ceux des Salmonides, perdant rapidement leur vitalité au contact de l'eau, on mettra la laitance sur les œufs extraits du corps de la femelle et on versera ensuite sur le tout une petite quantité d'eau ; après quelques minutes on place les œufs dans un appareil à incubation recevant de l'eau courante.

La fécondation artificielle chez les Invertébrés ne présente aucune difficulté, lorsqu'on a à sa disposition des animaux renfermant des produits sexuels arrivés à maturité. Il suffit de dilacérer dans un peu d'eau (eau douce ou eau de mer) un fragment de testicule et d'ovaire, et de mélanger les deux liquides. L'opération peut se faire sur la platine du microscope et on peut suivre la pénétration du spermatozoïde dans l'œuf, comme l'ont fait FOL, HERTWIG, SELENKA et d'autres chez les Échinodermes.

591. Fixation et durcissement. — Le choix de la méthode de fixation doit dépendre de la nature et du volume de l'embryon ainsi que du genre de recherche qu'on se propose. C'est ainsi que l'acide osmique, seul ou associé à d'autres agents, fixe très bien les petits embryons, tandis qu'il ne vaut rien pour les objets plus volumineux. L'acide osmique a une tendance à diminuer le volume des éléments cellulaires, aussi fait-il nettement apparaître les fentes qui séparent les feuillets blastodermiques, les cavités et les canaux en voie de formation; il noircit fortement les matières grasses et par conséquent les éléments vitellins, la myéline, etc.; cet agent fixateur rendra donc de grands services pour l'étude du développement du système nerveux.

L'ac. de chromique est indispensable pour l'étude de la forme extérieure des embryons; il accuse très bien les creux et les saillies en conservant admirablement les rapports des parties, mais il a le grand inconvénient d'altérer le plus souvent les éléments cellulaires et d'empêcher leur coloration ultérieure.

Les liquides fixateurs qui ont pour base l'acide picrique, à l'inverse de l'acide osmique, gonflent légèrement les éléments et tendent à effacer les espaces qui peuvent exister entre eux; malgré cela, l'acide picrique et principalement le liquide de Kleinenberg sont, parmi les meilleurs fixateurs, ceux qu'emploient de préférence les embryologistes.

Voici une formule de Rawitz (Zeitschr. wiss. Mik., XI, 2, 1894, p. 166) pour acide Nosacique serait, mais qu'il recommande également pour d'autres objets.

Sublimé picrique

Solution de sublimé, à 5 p. 100	4 volumes
Solution aqueuse d'ac. picrique	4
Formol pur	2

Pour les études d'ensemble et embryons *jeunes* Poissons, Amphibiens, Oiseaux, Mammifères . . . Les embryons de téléostéens *avancés* demandent à être traités d'abord par le formol, pour éviter la rupture de la chorde. . . . Le sublimé picrique de Rabl a été décrit au § 86. Rawitz le recommande surtout pour des embryons plus âgés. . . . à partir du troisième ou quatrième jour chez les embryons de semblables dimensions, Pour les recherches ordinaires, fixer quarante-huit heures, lavage deux fois dans l'eau.

Pour de jeunes embryons du Canard, et poür des blastodermes de Sélaciens, il a eu de bons résultats avec le

Mélange picro-platinique

Chlorure de platine à 1 p. 100. . . . . 1 vol.
Acide picrique, sol. sat. dans l'eau. . . . . . 2 —
Eau distillée. . . . . 7 —

Le durcissement des embryons se fait comme celui des petits animaux et des tissus délicats. On devra préférer la coloration en masse à l'aide d'un agent bien pénétrant tel que le carmin de Grenacher ou le carmin aluné acide, ou par l'hémalun ou l'hémacalcium de Mayer. Comme masse à inclusion, nous avons toujours obtenu d'excellents résultats avec le collodion durci ensuite dans le chloroforme suivant la méthode de Viallanes, ou mieux avec la paraffine. Cette dernière permet la confection de coupes plus minces et plus égales, et l'emploi de l'admirable microtome à bascule de la Société des instruments de Cambridge (*Rocking microtome*), qui nous paraît être actuellement l'instrument le plus pratique pour les embryologistes, puisqu'il permet, en quelques minutes, de débiter un embryon en un grand nombre de coupes, toutes d'égale épaisseur, et rigoureusement disposées en série continue.

Pour enrober et couper en même temps de nombreux œufs petits (Échinodermes), BOVERI (*Verh. Physik. Med. Ges.* Würzburg, XXIX, 1895, p. 4) les enveloppe dans des lambeaux d'épiderme mué de *Cryptobranchus* (naturellement d'autres Urodèles peuvent servir). SOBOTTA (*Arch. mik. Anat.*, L, 1897, p. 31) prend des morceaux d'amnios de Mammifères.

592. Enlèvement de l'albumen. — Pour de nombreux œufs, les fortes couches d'albumen qui les entourent constituent un obstacle sérieux, non pas tant à la pénétration des liquides fixateurs, qu'à celle des réactifs employés par la suite. Nous indiquons dans les paragraphes spéciaux, là ou il y a lieu, les moyens de l'enlever. CHILD (*Arch. Entwicklungsmechan.*, IX, 18, 1900, p. 587; *Zeit. wiss. Mik.*, XVII, 2, 1900, p. 205) croit avoir trouvé une méthode applicable assez généralement. En fixant des œufs par un fixateur acide (autre que l'acide chromique), en les passant à travers des alcools gradués jusqu'à celui de 80 p. 100, puis en les faisant repasser à travers des alcools plus faibles, l'albumen deviendrait soluble dans l'eau distillée, et encore plus facilement dans de l'eau acidifiée.

593. Reconstruction de l'embryon au moyen des coupes.

Lorsqu'on veut, au moyen d'une série de coupes, reconstruire un embryon pour bien se rendre compte de sa configuration, de la forme de ses viscères, suivre le trajet d'un vaisseau, etc., on a recours à la *reconstruction graphique* ou *plastique*.

Des reconstructions *graphiques* peu compliquées peuvent se faire par le procédé très simple de Schaffer (*Zeit. f. wiss. Mik.*, VII, 3, 1890, p. 342). On fait des dessins des coupes sur papier à décalquer et on les superpose contre une vitre pour les regarder par transparence.

Vosmaer (*Anat. Anz.*, XVI, 1899, p. 269) dessine sur des plaques de celluloïde, qu'il superpose dans un châssis pour l'étude.

Ou bien, on commence par faire un dessin de l'embryon à couper ou par le photographier à un grossissement donné. L'embryon étant débité suivant un plan normal à celui du dessin, en coupes transversales d'égale épaisseur et disposées en série, on dessine ou on photographie les coupes au même grossissement que la vue d'ensemble de l'embryon. On trace ensuite sur le dessin d'ensemble une série de traits parallèles qui correspondent aux coupes, distants d'un millimètre, si c'est de dixième de millimètre en dixième de millimètre que l'on a recueilli les coupes et si le dessin a été grossi dix fois; et ainsi de suite. Puis on marque sur le trait du dessin d'ensemble qui correspond à chaque coupe une série de points correspondant aux limites des contours des organes internes. Quand on aura fait la même opération pour une série de coupes transversales, il n'y a plus qu'à réunir ces points par des lignes pour avoir dans le dessin principal le tracé des organes internes vus du même côté.

On peut même se passer de dessiner les coupes, en employant la méthode de Woodworth (*Zeit. wiss. Mik.*, XIV, 1897, p. 45).

1) Dessinez une ligne axiale de la longueur de l'objet multiplié par le grossissement microscopique employé. 2) Mesurez au micromètre le plus grand diamètre de chaque coupe. 3) Dessinez sur la ligne axiale des lignes transversales correspondant à ces diamètres, en les espaçant à des distances correspondant à l'épaisseur des coupes multipliées par le grossissement 4) Reliez les extrémités des diamètres : cela fait, vous avez un contour de l'objet. 5) Mesurez sur chaque coupe la distance entre son bord et les limites extérieure et intérieure des organes qu'elle contient, et marquez ces limites par des points sur les lignes transversales. Reliez ces points par des traits aux points correspondants pour chaque ligne transversale : cela fait, vous avez les contours des organes internes.

Ce procédé qui est aussi simple que possible, s'applique le mieux à des reconstructions faites d'après des coupes transversales ; mais on peut l'employer avec des coupes faites dans n'importe quel plan, à condition de munir l'objet d'un plan de définition qui soit normal au plan de coupe. Pour le faire, couper en carré une des extrémités de l'objet, etc. Voyez **Orientation**, numéros 154 et 177.

Pour faire une reconstruction *plastique* simple, on colle les dessins ou les photographies des coupes faits au même grossissement, chacun sur un carton, dont l'épaisseur est proportionnelle à l'épaisseur de la coupe et au grossissement de la photographie ou du dessin, puis on découpe chaque carton en enlevant toutes les cavités, tant du cœlome que des organes ; enfin on colle les découpures les unes sur les autres. On obtient ainsi une représentation dans l'espace de la portion de l'embryon qu'on veut étudier.

Ces sortes de méthodes ont été maintenant portées à un tel degré d'élaboration qu'il faudrait un volume plutôt qu'un paragraphe pour les décrire toutes. Voyez FOL, *Lehrbuch*, p. 37 (ou nos *éditions précédentes*); BORN, *Die Plattenmodellirmethode*, dans *Arch. f. mik. Anat.*, 1883, p. 591; STRASSER, *Zeit. f. wiss. Mik.*, III, 2, 1886. p. 179, et IV, 2 et 3, p. 168 et 330; KASTSCHENKO, *ibid.*, 1887, IV, 2 et 3, p. 235-6 et 353, et V, 2, 1888, p. 173 (on trouvera des résumés de tous ces mémoires dans le *Journ. Roy. Mic. Soc.* des années en question); SCHAPER, *Zeit. wiss. Mik.*, XIII, 1897, p. 446; ALEXANDER, *ibid.*, p. 334, et XV, 1899, p. 446; BORN et PETER, *ibid.*, p. 31, et *Verh. Anat. Ges.*, XIII, 1899, p. 134; JOHNSTON, *Anat. Anz.*, XVI, 1899, p. 261; WILSON, *Zeit. wiss. Mik.* XVII, 2, 1900, p. 199.

Ces méthodes très compliquées sont rarement nécessaires.

MAMMIFÈRES

594. **Lapin ; recherche des ovules.** — Nous prendrons comme type l'embryon du Lapin. Pour observer les premiers développements du Lapin, il faut rechercher les ovules dans les trompes, un certain nombre d'heures après l'accouplement. La déhiscence des follicules se fait environ dix heures après le premier coït.

La trompe et la corne utérine étant extraites de l'animal, il faut les laisser refroidir pendant quelque temps et attendre que les contractions musculaires aient cessé. Puis à l'aide de petits ciseaux ou d'un bon scalpel, on débarrasse soigneusement toutes les circonvolutions du conduit génital de leur enveloppe péritonéale.

Si les ovules sont encore contenus dans la trompe, c'est-à-dire jusqu'à la fin du troisième jour, on étend la trompe sur une longue lame de verre et on l'ouvre longitudinalement avec une paire de ciseaux fins et coupant bien. A l'aide d'aiguilles et de brucelles on étend la muqueuse tubaire afin d'en effacer autant que possible les plis, et on examine l'organe avec une forte loupe, ou à l'aide d'un microscope à un très faible grossissement. Lorsqu'on a trouvé les ovules, on les enlève avec la pointe d'un scalpel, avec une aiguille à cataracte, ou à l'aide d'une petite pipette, après avoir déposé sur chaque ovule une goutte de liquide indifférent. Les ovules peuvent être examinés à l'état frais, soit dans le liquide péritonéal de la Lapine, si l'animal a été sacrifié, ou dans l'humeur aqueuse de l'œil, soit dans du liquide amniotique, du sérum sanguin, du sérum artificiel, ou du liquide de Kronecker.

Quand on n'a pas réussi à trouver les ovules à l'aide de verres grossissants, soit à la lumière directe, soit à la lumière transmise, on peut passer sur la muqueuse tubaire un petit scalpel qui enlève l'épithélium ; le produit du raclage de la muqueuse est délayé dans un peu de liquide indifférent, et on cherche les ovules à la lumière transmise.

Une autre méthode, employée par KOELLIKER (*Embryologie de l'Homme et des animaux sup.*, trad. Paris, 1882), consiste à injecter dans l'oviducte, à l'aide d'une petite seringue, de la liqueur de Müller ou de l'acide osmique dilué. Le liquide est reçu dans une série de verres de montre, qui, portés sur le microscope, montrent les œufs avec facilité.

Une même Lapine peut servir à faire deux observations différentes à quelques heures ou à quelques jours d'intervalle. Pour cela, on pratique sur la ligne médiane ou sur le côté de l'abdomen une incision longitudinale de 8 à 10 centimètres ; tandis qu'un aide empêche les intestins de sortir, on place une première ligature à la base de la corne utérine, au-dessus du col, puis on comprend dans une seconde ligature tout le mésométrium et le mésovarium. On détache alors, avec des ciseaux, l'ovaire, la trompe et la corne utérine. Il n'y a plus qu'à refermer l'abdomen par quelques points de suture comprenant d'abord la couche musculaire, puis la peau. Les Lapines supportent très bien cette opération, qui n'entrave nullement le développement des ovules du côté opposé. Lorsqu'on veut observer ces derniers, on sacrifie l'animal, à moins qu'on ne lui fasse subir une seconde laparotomie si on désire le garder pour des vivisections ultérieures.

Les quatrième, cinquième et sixième jours après l'accouplement, les ovules de la Lapine sont libres dans les cornes utérines ; ils sont bien visibles à l'œil nu, et on les extrait comme de la trompe. A partir du septième jour, les ovules se fixent dans l'utérus, mais ils ne contractent pas encore d'adhérence avec la muqueuse, de sorte qu'on peut les enlever en totalité. A cette époque on distingue, à l'aspect

seul de la corne utérine, les endroits où se trouvent les œufs : ceux-
ci forment une saillie de la grosseur d'un petit pois. On coupe trans-
versalement la corne utérine en autant de segments qu'il y a de renfle-
ments ovulaires, en ayant soin que chacun de ceux-ci soit au milieu
de chaque segment. On fixe, au moyen de deux épingles, le segment
utérin au fond d'un petit cristallisoir garni d'une couche de cire ou
d'une rondelle de liège ; la face mésométriale reposant sur le
fond du vase, et le renflement ovulaire étant tourné vers l'observateur. On remplit alors le vase, soit de sérum, soit de liqueur de
Müller, d'une solution d'acide osmique à 1 p. 1000, de liquide de
Kleinenberg, d'une solution d'acide nitrique, ou d'une solution saturée d'acétate d'urane. Avec un petit scalpel on pratique à la surface
du renflement ovulaire une petite incision longitudinale qui n'intéresse que la tunique musculaire, puis avec deux petites pinces on
dilacère délicatement la muqueuse utérine sous-jacente. On aperçoit
alors l'œuf, et, en continuant, on le met facilement en liberté dans le
liquide.

Lorsque les œufs sont greffés sur la muqueuse utérine, on ne peut
plus les enlever en totalité ; l'embryon se trouvant toujours du côté
de la face mésométriale, on ouvre le renflement ovulaire par une
incision cruciale et on étend avec des épingles le lambeau de la
muqueuse utérine, auquel l'embryon adhère, au fond du vase renfermant le liquide fixateur. En opérant ainsi dans du sérum de Kronecker, à la température du corps, Ed. van Beneden (*Archives de Biologie*,
t. V, fasc. III, 1885, p. 378) a pu observer la circulation de l'embryon
vivant pendant des heures entières ; dans ce cas, il faut avoir soin de
ne pas trop étendre l'incision cruciale, afin de ne pas intéresser le
sinus terminal.

Retterer (*C. R. Soc. de Biologie*, 1887, p. 99) recommande, pour
les œufs du septième jour, d'ouvrir le segment utérin renfermant
l'œuf *suivant sa face mésométriale*, parce qu'il n'existe pas encore
d'adhérence de ce côté. A l'aide d'une pipette, il fait pénétrer du
liquide de Kleinenberg entre l'œuf et la face libre de l'utérus et il
arrive ainsi à décoller l'œuf qu'il isole sous la forme d'une vésicule
close.

595. Lapin ; préparation microscopique. — La préparation des
ovules et des embryons varie suivant le genre d'observation qu'on
se propose de faire. S'agit-il de conserver d'une manière durable des
ovules aux différents stades de la fécondation ou de la segmentation,
Ed. van Beneden (*Archives de Biologie*, I, fasc. 1, 1880, p. 149) recom-

mande d'opérer de la manière suivante : l'œuf vivant est porté sur un porte-objet dans une goutte d'acide osmique à 1 p. 100, puis enlevé sur la pointe d'un scalpel et placé dans le liquide de Müller. Après une heure, le liquide est renouvelé et la préparation abandonnée pendant deux ou trois jours dans une chambre humide. On ajoute alors une gouttelette de glycérine très diluée, puis de la glycérine plus pure, enfin l'ovule peut être monté dans la glycérine formique. On peut remplacer le liquide de Müller par le bichromate d'ammoniaque ou le liquide de Kleinenberg. Si l'on veut obtenir des préparations colorées, après avoir traité l'œuf par l'acide osmique, on le place dans l'alcool au tiers pendant une heure, on le lave avec soin, et on le soumet à l'action du carmin de Beale ou du picro-carmin.

Pour faire apparaître nettement les contours des cellules blastodermiques, on traite l'œuf par le nitrate d'argent. L'œuf vivant est porté directement dans une solution de nitrate d'argent à 1/3 p. 100. Il y séjourne pendant une demi à dix minutes, suivant l'âge de la vésicule. Il est ensuite immergé dans de l'eau pure et exposé à la lumière. L'excès de la solution d'argent qui a pénétré dans l'intérieur de l'œuf ne peut être enlevé par le lavage, aussi les préparations noircissent rapidement et ne peuvent se conserver.

A partir du quatrième jour la vésicule blastodermique peut être ouverte au moyen d'aiguilles fines ; on lave le blastoderme dans l'eau distillée, on le colore par le picro-carminate, le carmin, l'hématoxyline, l'éosine ou des couleurs d'aniline et on monte soit dans la glycérine soit dans le baume. Ed. VAN BENEDEN a obtenu aussi de bonnes préparations au moyen de chlorure d'or.

Pour les taches embryonnaires et les embryons plus avancés, KOELLIKER recommande l'emploi de l'acide osmique. Il plonge l'œuf dans une solution à 5 p. 1000, jusqu'à ce qu'il ait pris une teinte légèrement foncée, ce qui exige environ une heure, puis il le met dans l'alcool faible, et douze heures après dans l'alcool à 33° Cartier. Si l'œuf adhère à la muqueuse utérine, il laisse le fragment de muqueuse qui porte l'embryon, étendu, au moyen d'épingles, dans une solution d'acide osmique à 1 p. 1000 pendant quatre à six heures. On peut alors enlever facilement la vésicule blastodermique, et on l'immerge encore pendant quelques heures dans une solution d'acide osmique à 5 p. 1000, avant de la mettre dans l'alcool.

Lorsqu'on veut pratiquer des coupes du blastoderme ou de jeunes embryons, il faut fixer avec soin les objets, puis les durcir. KOELLIKER donne la préférence à l'acide osmique. Ed. VAN BENEDEN traite les œufs par une solution d'acide chromique à 1 p. 400 pendant vingt-quatre heures. Ils sont ensuite lavés avec soin et placés dans l'alcool faible, puis dans l'alcool de plus en plus fort et enfin dans l'alcool absolu. L'avantage de l'acide chromique est de durcir la vésicule en maintenant une adhésion parfaite des cellules ectodermiques contre la zone pellucide. Le même auteur recommande aussi le liquide de Kleinenberg comme agent fixateur. Nous avons souvent employé ce liquide pour préparer des taches embryonnaires et des embryons de différents âges et nous avons toujours obtenu de très bonnes préparations. Le liquide de Flemming, préparé suivant la formule de FOL, nous a aussi bien réussi ; il en est de même du mélange d'acide osmique et d'alcool préconisé par RANVIER et VIGNAL. Comme réactif colorant, nous employons le carmin boraté ou l'hémalun ; si l'embryon est un peu volumineux, le carmin aluné acide permet seul d'obtenir une bonne coloration en masse.

Comme masse à inclusion nous employons la paraffine pure de Merck.

A consulter aussi : PIERSOL (*Zeit. f. wiss. Zool.*, XLVII, 2, 1888, p. 155; WEYSSE, *Proc. Amer. Acad. Arts and Sc.*, 1894, p. 285 (vésicule blastodermique de *Sus scrofa*); SOBOTTA, *Arch. mik. Anat.*, XLV, 1895, p. 15 (œuf de la Souris; fixation par le mélange faible de Flemming, coupes colorées à l'hématoxyline ferrique de Benda); le même, *Anat. Hefte*, abth. VIII, 1897, p. 476 (Lapin; liquide de Flemming, ou sublimé picrique avec 2 p. 100 d'acide acétique); BONNET, *ibid.*, IX, 1897, p. 426 (Chien; fixation au sublimé).

OISEAUX

596. Poule; récolte des œufs. — L'œuf de la plupart des Oiseaux commence à se segmenter dans l'oviducte; pour étudier les premières phases du développement, il faudra donc prendre l'œuf dans les voies génitales de la femelle : le grand développement du vitellus permet de manipuler facilement les œufs. Après la ponte, les œufs sont mis en incubation, soit sous la femelle, soit, ce qui est plus commode, dans un appareil spécial à température constante (couveuse, étuve d'Arsonval, etc.). La température doit être maintenue dans le voisinage de 38° C. Si l'on veut conduire le développement assez loin, il faut avoir soin de laisser refroidir chaque jour les œufs pendant quelques instants, de maintenir une certaine humidité dans la couveuse, et de les retourner.

597. Examen superficiel. — Pour étudier l'œuf à l'état frais, on le place au sortir de la couveuse dans une cuvette assez grande pour qu'il puisse être recouvert de liquide. On verse dans le vase une solution contenant 0,75 p. 100 de chlorure de sodium, chauffée à 38°. Puis on brise d'un coup sec la coquille à la grosse extrémité, et on agrandit l'ouverture vers la partie supérieure de l'œuf, à l'aide d'une pince ou de ciseaux. L'aire embryonnaire étant mise à découvert, on peut observer à la loupe l'embryon qui continue à vivre assez longtemps dans le liquide indifférent. Si l'on veut examiner l'embryon vivant par transparence, après avoir enlevé une partie de l'albumine, on sort l'œuf du liquide, et on applique à la surface du vitellus un anneau de papier gommé, entourant l'aire embryonnaire ; au bout de quelques minutes, lorsque le papier adhère à la membrane vitelline, on incise circulairement le blastoderme en dehors de l'anneau de papier. On enlève alors cet anneau, après avoir plongé de nouveau l'œuf dans le liquide indifférent ; le blastoderme se détache en même temps que la membrane vitelline et l'anneau de papier, et il peut ainsi être placé dans un verre de montre ou sur une lame de verre et être porté sur le microscope. Duval.

598. Observation sur le vivant. Graber. *Nature*, 1886, p. 497 *[illisible]* M. ... Soc. 1886, p. 359. — Enlever avec des *[illisible]* d'un peu *[illisible]* de l'œuf ... pipette un *[illisible]* et ... présenter au-dessous *[illisible]* remet l'albumine. Puis on *[illisible]* bord de la fenêtre, et sur la gomme *[illisible]* de la ouate sur la ouate *[illisible]* colle avec de la gomme, *[illisible]* de coller le verre de *[illisible]* à l'abri, puis on remet l'œuf *[illisible]* par ce moyen on peut *[illisible]* de l'embryon jusqu'au *[illisible]* observation dans la *[illisible]* ... méthode, avec figures *[illisible]* ... II. 1887, p. 583-609. Voir *[illisible]* M ... IV ... 1887, p. 359.

599. Fixation et durcissement. Pendant les premières vingt-*[illisible]* de mode de séparer le blas-*[illisible]* d'un en entier, au moins *[illisible]* *[illisible]* CO ... le développement est plus avancé lorsque l'embryon est déjà apparent, on peut facilement séparer le blastoderme du vitellus, ce qui facilite singulièrement les manipulations. L'œuf ayant été ouvert dans une solution de sel marin, on soulève l'œuf, de manière que le blastoderme fasse saillie hors de l'eau; à l'aide d'une pipette ou d'un tube de verre, on fait tomber à la surface du blastoderme une petite quantité de liquide fixateur (acide osmique à 1 p. 100, mélange d'acide osmique et d'alcool, sérum iodé, liquide de Kleinenberg, acide nitrique à 10 p. 100, etc.). En maintenant le doigt à l'extrémité supérieure du tube ou de la pipette, tandis que l'extrémité inférieure demeure en contact avec le liquide qui recouvre le blastoderme, il reste ainsi au-dessus de l'aire embryonnaire une quantité suffisante de liquide fixateur qu'on renouvelle au fur et à mesure qu'elle s'écoule, en débouchant de temps en temps l'extrémité supérieure du tube ou de la pipette. Au bout de quelques minutes, lorsqu'on juge la fixation suffisante (lorsque l'aire embryonnaire commence à noircir sous l'influence de l'acide osmique, par exemple), on immerge l'œuf dans la solution salée, et, à l'aide de petits ciseaux, on pratique une incision circulaire autour de l'aire embryonnaire.

Avec un peu de précaution, on fait alors flotter le blastoderme excisé et on le conduit dans un verre de montre, en ayant soin de le maintenir aussi bien étalé que possible. On peut ainsi le sortir du vase qui contenait l'œuf, et le transporter, soit sous le microscope, pour l'examiner directement, soit dans le réactif durcissant. Au préalable, on enlève, à l'aide de pinces et de quelques secousses dans le liquide, le lambeau de membrane vitelline qui recouvre le blastoderme.

La fixation par l'acide nitrique à 10 p. 100 présente l'avantage de faciliter beaucoup la séparation du blastoderme. On laisse agir l'acide pendant dix minutes, et l'on porte dans de la solution d'alun à 2 p. 100 (HOFMANN, Zeit. f. wiss. Mik., X, 4, 1893, p. 485).

Pour prévenir le recroquevillement des bords du blastoderme pendant le durcissement, ROMITI recommande de placer celui-ci sur la face convexe d'un verre de montre (Boll. Soc. Coll. Sc. Med. Siena, III, 1885; Journ. Roy. Mic. Soc., VI, 1886, p. 870).

Pour le durcissement, FOSTER et BALFOUR (Éléments d'embryologie) recommandent le liquide de Kleinenberg pendant cinq heures, puis l'alcool. Nous préférons l'emploi simultané de l'acide osmique et de l'alcool, d'après la méthode de Ranvier et Vignal (n° 48), ou du liquide de Flemming, avec durcissement dans des alcools de plus en plus forts.

600. Méthode d'orientation de Mathias Duval (*Ann. des Sc. nat. Zool.*, 1885). — Dans les premiers stades du développement de l'œuf d'Oiseau, avant l'apparition de la ligne primitive, il est difficile d'orienter la cicatricule durcie, afin de pratiquer des coupes suivant une direction déterminée. M. Duval, se basant sur ce fait que dans l'œuf incubé l'embryon est presque toujours couché sur le jaune, de telle sorte que le gros bout de l'œuf est à sa gauche et le petit bout à sa droite, oriente le blastoderme de la manière suivante. Avec une petite bande de papier, large de 5 millimètres et longue de 50 millimètres, on fait une sorte de cuvette triangulaire sans fond. Celle-ci est appliquée à la surface du jaune, autour de la cicatricule, de façon que sa base réponde à la future région antérieure, et son sommet à la future région postérieure de l'embryon. C'est-à-dire que si le gros bout de l'œuf est à la gauche de l'observateur, le triangle en papier aura son sommet dirigé vers l'observateur.

Avec une pipette on remplit la cuvette en papier d'une solution d'acide osmique à 1 p. 300; au bout de quelques minutes, quand le fond de la cuvette commence à noircir, on dépose l'œuf dans une solution faible d'acide chromique; l'albumine est enlevée, et la pièce est mise dans une solution propre d'acide chromique, où elle durcit en quelques jours. Il reste sur la sphère vitelline une surface triangulaire noire, comprenant la cicatricule et indiquant de quel côté se trouve la partie antérieure; on détache avec un scalpel et de fins ciseaux cette portion triangulaire, dont on achève le durcissement par l'acide chromique et l'alcool.

601. Méthode d'orientation de Kionka (*Anat. Hefte*, X, p. 391; *Zeit. f. wiss. Mik.*, XI, 2, 1894, p. 250).

On ouvre l'œuf dans la solution saline, on le débarrasse de la coquille et de l'albumen, et l'on y enfonce, à 1 centimètre environ de distance du blastoderme, deux piquants de Hérisson servant à indiquer la place des pôles, celui qui est vers le gros bout portant un fil rouge.

On met le tout pendant dix minutes dans de l'eau à 90° C., puis on le met dans de l'alcool à 70 p. 100. Après vingt-quatre heures on excise le blastoderme avec un peu de vitellus autour sous forme d'un triangle isocèle dont la base marque l'extrémité antérieure du blastoderme. Les coupes à la paraffine sont colorées par le carmin boracique, en ajoutant à l'alcool acidulé de lavage quelques gouttes de solution aqueuse d'orange G, qui colore le vitellus en jaune.

602. Préparation de l'embryon tout entier. — Lorsque l'embryon a été fixé et durci, on peut, jusque vers la cinquantième heure environ, en faire des préparations permanentes en surface. A partir du troisième jour, il est trop volumineux pour pouvoir être commodément préparé en totalité.

Cependant, avec beaucoup de patience, on y arrive, même après deux semaines d'incubation, en enlevant soigneusement la coquille morceau par morceau, tout en laissant les membranes entières (voy. HIROTA, *Journ. Roy. Mic. Soc.*, 1895, p. 118).

603. — VIALLETON (*Anat. Anz.*, VII, 1892, p. 624) excise le blastoderme dans la solution saline, le traite sur porte-objet par une solution de nitrate d'argent à 1 p. 100, lave à l'eau et met dans de l'alcool à 70 p. 100 pendant six à douze heures à l'abri de la lumière, puis colore au carmin borax, et monte au damar.

604. — BOEHM et OPPEL (*Taschenbuch*, 1896, p. 80) fixent des œufs ayant des embryons un peu grands dans un mélange de 20 parties d'acide nitrique à 3 à 5 p. 100 avec 1 à 2 parties de nitrate d'argent à 1 p. 100.

REPTILES

605. — Les méthodes exposées pour les embryons d'Oiseaux sont applicables à l'étude du développement des Reptiles; pour les premiers stades du développement, le blastoderme sera durci en place sur le vitellus; plus tard l'embryon sera isolé facilement et traité par le liquide de Kleinenberg et l'alcool (STRAHL, *Arch. f. Anat. u. Phys.*, 1881, p. 123).

A consulter aussi, KUPFFER (*Archiv f. Anat. u. Entwick.*, 1882, p. 4); C.-F. SARASIN (*Semper's Arbeiten*, 1883, p. 159); PERÉNYI (*Zool. Anz.*, 274, 1888, p. 139, et 276, p. 196).

606. Tortue. — MITSUKURI (*Journ. Coll. Sc. Japan*, VI, 1894, p. 229) fixe les embryons surtout à l'acide picro-sulfurique. Pour étudier le blastoderme, il enlève toute la coquille et autant que possible de l'albumen, marque avec un cheveu la place où le blastoderme se trouve, met le tout, le blastoderme en haut, dans le liquide fixateur, et après quelques heures excise le blastoderme et le durcit à part. De jeunes embryons adhérent d'habitude à la coquille, ce qui fait qu'on peut les fixer dans un morceau de la coquille elle-même fonctionnant comme verre de montre, et après une demi-heure on peut les en sortir et les durcir à part. Si les membranes embryonnaires sont

déjà formées, on peut racler la coquille en un endroit quelconque et
y appliquer de l'acide picro-sulfurique jusqu'à ce qu'il se forme un
trou; et en procédant ainsi, en raclant et appliquant de l'acide, on
finit par enlever toute la coquille.

607. — WILL (*Zool. Jahrb.*, *Abth. Morph.*, VI, 1892, p. 8) ouvre
des œufs de *Platydactylus* dans le liquide fixateur (acide chromique,
ou chromo-acéto-osmique avec très peu d'acide osmique), et durcit
les embryons sur le vitellus; de même pour *Cistudo* et *Lacerta*
(1893 et 1895).

Voy. aussi MEUNERT, *Anat. Anz.*, XI, 1895, p. 257, et *Morph. Arb.
Schwalbe*, I, 1891, p. 370.

607 bis. Orvet. — NICOLAS (*Arch. Anat. Mic.*, III, 1900, p. 457) a
trouvé que le meilleur fixateur pour ces œufs, comme pour d'autres
œufs volumineux, est le formol picrique de BOUIN.

AMPHIBIENS

608. Préliminaires. — Les œufs des Amphibiens, qu'on peut se
procurer très aisément, sont cependant difficiles à préparer à cause
de l'épaisse couche d'albumine qui les entoure. La transparence de
cette enveloppe permet de suivre à la loupe ou au microscope, à
l'éclairage direct, les premières phases de la segmentation et les
différents stades du développement de l'embryon.

Lorsqu'on veut soumettre les œufs à la méthode des coupes, il
est indispensable de les dépouiller de leur enveloppe albumineuse.
En plaçant des œufs de Grenouille ou de Crapaud dans une solution
d'acide chromique à 1 p. 100 pendant deux ou trois jours et en les
secouant vivement dans le liquide, on les débarrasse de leur albumine; mais les œufs ainsi traités sont très cassants et ne donnent
que de mauvaises coupes. Ils peuvent cependant être conservés
dans la gélatine fondue et très concentrée pour l'étude des formes
extérieures.

Un procédé plus efficace a été décrit par WHITMAN (*Amer. Natural.*,
XXII, 1888, p. 857, et BLOCHMANN *Zool. Anz.*, 1889, p. 269). WHITMAN
met les œufs, après fixation, dans une solution à 10 p. 100 d'hypochlorite de soude allongée de 5 à 6 volumes d'eau, et les y laisse jusqu'à ce qu'on puisse les débarrasser de l'albumen par l'agitation.
Pour les œufs de *Necturus* cela arrive en quelques minutes. BLOCH-
MANN prend de l'eau de Javel allongée de 3 à 4 volumes d'eau et y

secoue les œufs (fixés dans le mélange de Flemming) pendant quinze à trente minutes.

Voy. aussi le n° 592.

Les œufs des Amphibiens deviennent extrêmement cassants à l'inclusion dans la paraffine. Pour éviter cet inconvénient, Carnoy et Lebrun (*La Cellule*, XII, 1897, p. 212) fixent les ovaires ou œufs ovariens pendant quinze minutes à trois quarts d'heure dans le liquide de Gilson (n° 84), et les conservent dans l'alcool à 80 p. 100. Pour les enrober, on les met pendant quinze minutes dans l'alcool à 95 p. 100, puis pendant cinq minutes dans l'alcool absolu, ensuite dans un mélange à parties égales d'alcool et chloroforme, et aussitôt qu'ils s'y enfoncent, dans du chloroforme pur. On ajoute assez de paraffine pour doubler le volume du tout, et on le met pendant trois heures environ dans une étuve à 35° C. Enfin on met les œufs pendant pas plus de cinq minutes dans de la paraffine pure, fondue, à 52° C.

Voy. aussi Morgan, *Development of the Frog's Egg*, New-York, 1897, p. 171.

609. Axolotl. — Les œufs de l'Axolotl sont plus faciles à préparer que ceux des Batraciens anoures, parce que le vitellus est séparé de la couche albumineuse par un large espace rempli de liquide qui ne se coagule pas sous l'action des réactifs. Les œufs sont placés dans le liquide de Kleinenberg, ou celui de Mayer, pendant quelques heures; puis, à l'aide de petits ciseaux ou d'aiguilles, on ouvre le chorion interne et on fait échapper l'œuf à travers l'ouverture par une légère pression. On traite ensuite par l'alcool faible, puis par l'alcool de plus en plus fort.

Une méthode qui nous a donné aussi de bons résultats est celle que Hertwig emploie pour la préparation des œufs de Grenouille (n° 612). Les œufs sont colorés en masse par le carmin boracique ou le carmin aluné acide et inclus dans la paraffine ou la celloïdine. Quand ils sont inclus dans la celloïdine, on pratique le collodionnage des coupes suivant la méthode de Duval.

610. Triton. *Méthode de* W.-B. Scott *et* H.-F. Osborn (*Quart. Journ. of Mic. Sc.*, 1870, p. 449). — Il existe dans la couche d'albumine autour des œufs plusieurs membranes concentriques, et il faut inciser chacune d'elles avec des ciseaux fins avant de pouvoir extraire l'œuf ou l'embryon. Ceux-ci sont fixés, soit par l'acide osmique, soit par le bichromate de potasse ou le liquide de Müller; mais le meilleur réactif est le liquide de Kleinenberg. On achève le durcissement par l'alcool et on colore par l'hématoxyline de Kleinen-berg.

Méthode de Hertwig *(Jen. Zeitschr. f. Naturwiss.,* 1881-82, p. 291). — Les œufs sont mis dans un mélange à parties égales d'acide acétique à 2 p. 100 et d'acide chromique à 0,5 p. 100. Au bout de dix heures on coupe les membranes et on place les embryons dans l'alcool à 70°, 80° et 90°. Pour faire sortir les embryons de l'œuf, il suffit de couper avec de petits ciseaux l'une des extrémités du chorion interne et d'exercer sur ce dernier une légère pression à l'aide d'une aiguille.

Braus *(ibid.,* XXIX, 1894, p. 443) fixe les œufs à un morceau de foie au moyen d'une épingle à insectes passée à travers l'albumen, puis incise celui-ci et fait tomber les œufs dans un liquide fixateur.

Michaelis *(Arch. f. mik. Anat.,* XLVIII, 1896, p. 528) fixe les œufs dans un mélange de 20 parties de sublimé concentré, 20 d'acide picrique concentré, 1 d'acide acétique cristallisable, et 40 d'eau, mais enlève les membranes avant de les mettre dans l'alcool.

611. — *Salamandra* (Rabl, *Morph. Jahrb.,* XII, 1886, p. 252). Pour des méthodes plus récentes de cet auteur, voy. n° 591.

612. Grenouille. *Méthode de* O. Hertwig *(Jenaische Zeitschrift f. Naturwiss.,* XVI, 1883, p. 249). — Les œufs sont placés dans l'eau chaude presque bouillante (90 à 96° C.) pendant cinq à dix minutes. L'œuf est coagulé et en même temps durci, tandis que l'enveloppe gélatineuse se sépare un peu de la surface de l'œuf et devient plus friable. On coupe l'enveloppe de l'œuf sous l'eau et on en fait sortir le contenu. A l'aide d'un tube de verre formant pipette on transporte les œufs dans une solution d'acide chromique à 1/2 p. 100 ou dans l'alcool à 70, 80 et 90°. L'acide chromique rend les œufs cassants; ils ne doivent pas rester dans la solution plus de douze heures. L'acide chromique détruit ou altère le pigment de l'œuf; l'alcool au contraire le conserve, ce qui est très important pour l'étude des feuillets embryonnaires.

613. Grenouille. *Méthode de* Morgan *(Amer. Nat.,* XXV, 1891, p. 759; *Journ. Roy. Mic. Soc.,* 1892, p. 284). — Pendant certaines périodes du développement des œufs de Grenouille il est très difficile de les débarrasser de la membrane albumineuse intérieure. Morgan procède comme suit. Chaque œuf est découpé de la masse albumineuse générale et mis pour une heure ou jusqu'à douze heures dans une solution saturée d'acide picrique dans de l'alcool à 35 p. 100 additionnée d'acide sulfurique dans la même proportion que dans le liquide de Kleinenberg. Puis on passe par des alcools successivement plus forts depuis 35 p. 100 jusqu'à 70 p. 100. Après que l'œuf a été environ deux jours dans l'alcool à 70 p. 100, la membrane inférieure commence à gonfler ; le troisième ou quatrième jour, on peut la piquer avec une aiguille et en extraire l'œuf (Cf. aussi WHITMAN, *Methods*, etc., p. 156, et SCHULTZE, *Zeit. f. wiss. Zool.*, V, 1887, p. 177).

614. Grenouille. — SCHULTZE (*Arch. mik. Anat.*, LV, 1899, p. 171) enlève l'albumen avec des ciseaux jusqu'à la couche qui entoure immédiatement la membrane vitelline, et met les œufs pendant cinq minutes dans du formol à 2 p. 100, chauffe à 75° ou 80° C. La membrane demeurée sur l'œuf se soulève alors assez pour qu'on puisse facilement extraire l'œuf avec des aiguilles. Il conserve les œufs dans le formol à 2 p. 100, où ils gardent une consistance des plus favorables pour les coupes. Bain de paraffine de pas plus de dix minutes.

615. Sulfate de cuivre. — Nous empruntons à FOL (*Lehrbuch*, p. 106) la formule d'un mélange dû à REMAK et modifiée par GOETTE, qui rendrait des services pour le durcissement des œufs d'Amphibiens.

Sulfate de cuivre, solution aqueuse à 2 p. 100. 50 cc.
Alcool à 25 p. 100 . . . . 50 —
Vinaigre de bois rectifié . . . . XXXV gouttes.

616. Autres méthodes. — A consulter aussi les procédés de BORN (*Arch. f. mik. Anat.*, 43, 1894, p. 1); et de RABL (*Zeit. f. wiss. Mik.*, XI, 2, 1894, p. 165. (Nous avons déjà donné les procédés de fixation de ce savant, n° 591.)

POISSONS

617. Poissons osseux. — L'œuf de beaucoup de Poissons osseux peut être étudié à l'état vivant par transparence ; mais celui des Salmonides doit être durci et dépouillé de sa membrane d'enveloppe, si l'on veut étudier les formes extérieures de l'embryon.

Pour l'étude de la forme extérieure de l'embryon, les œufs sont mis pendant quelques minutes dans de l'eau acidulée par l'acide acétique (1 à 2 p. 100), puis dans une solution d'acide chromique à 1 p. 100. Au bout de trois jours, on enlève la capsule de l'œuf au moyen de petites pinces fines, en ayant soin d'entamer la capsule du coté opposé au germe ou à l'embryon, pour ne pas les endommager. L'œuf dépouillé de sa membrane est mis dans l'eau distillée pendant vingt-quatre heures, puis dans l'alcool faible et finalement dans l'alcool à 90°. Les embryons ainsi préparés ne sont pas déformés, et leurs éléments histologiques sont à peu près bien conservés. Mais la masse vitelline devient spécialement très dure et très cassante, ce qui est un grave inconvénient pour la pratique des coupes.

Les procédés suivants donnent d'excellents résultats au point de vue de la préparation des embryons destinés à être coupés.

Les œufs sont plongés pendant quelques minutes dans une solution d'acide osmique à 1 p. 100, dès qu'ils ont pris une coloration brun clair, on les transporte dans un vase contenant de la liqueur de Müller. On ouvre l'œuf coupe à coupe [...] couvert avec des ciseaux fins; le vitellus, qui se trouve [...] immédiatement au contact de l'eau, se dissout au contact de [...] la liqueur de Müller; le germe et la couche vitelline [...] s'extraits de la capsule de l'œuf. Le germe ou le vitellus de serre dans la liqueur de Müller pendant quelques jours, puis [...] soin dans l'eau pendant vingt-quatre heures, [...] dans l'alcool faible, puis [...] l'alcool [...]

Un autre procédé [...] beaucoup [...] consiste à fixer les œufs [...] et [...] acidulée de 10 p. 100 [...] les œufs sont ouverts dans de [...] 10 p. 100 acide acétique qui dissout le [...] sont mis pendant quelques heures [...] puis dans l'alcool à 60°, à 70° [...] 90°.

Les [...] par le carmin alumé [...] et enrobés dans le collodion ou la paraffine.

618 Méthode de Kollmann [...] Physiol., de His et Du [...] recommande beaucoup pour [...]

5 p. 100

B   [...]
V   [...]
V

[...] on le lave à l'eau pendant [...] et on les met dans de l'alcool à 30 degrés.

619. *Méthodes de* RABL (voir n° 591); — de PERÉNYI (voir n° 62); — de KOWALEWSKY (voir *Zeit. wiss. Zool.*, XLIII, 1886, p. 434).

620. Salmonides. — RABL-RÜCKARD (*Arch. Anat. Entwick.*, 1882, p. 118) fixe dans l'acide nitrique à 10 p. 100 pendant quinze minutes, enlève les membranes et remet les œufs dans l'acide pendant une heure, lave pendant une heure dans une solution d'alun de 1 à 2 p. 100, et durcit à l'alcool.

Voyez aussi la modification de cette méthode par GORONOWITSCH, *Morph. Jahrb.*, X, 1884, p. 381.

HARRISON (*Arch. mik. Anat.*, XLVI, 1895, p. 505) fixe des embryons de *Salmo* dans une solution saturée de sublimé dans l'acide acétique à 5 p. 100.

FÉLIX (*Anat. Hefte*, 1, VIII, 1897, p. 252) fixe les œufs pendant trois quarts d'heure dans le sublimé acétique, met les embryons excisés dans le liquide de ZENKER, le vitellus étant éloigné de la cavité abdominale au moyen d'un pinceau.

KOPSCH (*Arch. mik. Anat.*, LI, 1897, p. 184), suivant VIRCHOW, fixe les embryons pendant cinq à dix minutes dans un mélange de 1 partie d'acide chromique avec 50 d'acide acétique cristallisable, et 450 d'eau, les porte dans de l'acide chromique à 1 : 500, et aussitôt que possible enlève la capsule et le vitellus dans de la solution saline, et achève le durcissement dans l'acide chromique ou dans une solution saturée de sublimé.

De même BEHRENS (*Anat. Hefte*, 1898, p. 227). Il laisse les œufs pendant environ une heure dans l'acide chromique, les ouvre dans la solution saline du côté antipolaire, et débarrasse l'embryon du vitellus qui reste en soufflant avec une pipette effilée; après quoi l'embryon se laisse facilement détacher de la capsule. Il le met alors pendant trois quarts d'heure dans un mélange de 1 partie de solution saturée d'acide picrique, 1 de solution saturée de sublimé, et deux d'eau, et finalement le traite comme d'habitude par l'iode et les alcools successifs.

621. Œufs pélagiques (AGASSIZ et WHITMAN, *Proceed. of the American Acad. of arts and sciences*, XX, 1884). — Les œufs sont placés dans un verre de montre, dans quelques gouttes d'eau de mer à laquelle on ajoute une quantité égale d'une solution d'acide osmique à 1 p. 100. Après cinq à six minutes, les œufs sont transportés dans le liquide de MERKEL *modifié par* EISIG (n° 60). On les y laisse pendant vingt-quatre heures ou plus. On peut alors séparer le blastoderme du vitellus à l'aide d'aiguilles. Pour les stades plus avancés du développement, les auteurs préfèrent l'emploi du liquide de Perényi. Voir aussi Whitman, *Methods*, etc., p. 152, et *Journ. Roy. Mic. Soc.*, 1883, p. 912.

Collinge (*Ann. Mag. Nat. Hist.*, X, 1892, p. 228) fixe les œufs de Téléostéens marins pendant trois minutes en ajoutant à l'eau de mer de l'acide picrique saturé additionné d'un peu d'acide chlorhydrique à 5 p. 100 (3 à 4 gouttes du mélange pour 30 cc. d'eau de mer), lave à l'eau et durcit dans un mélange de 1 partie d'alcool camphré, 4 d'acide acétique à 2 p. 100, et 4 d'alcool.

Raffaele (*Mitth. Zool. Stat. Neapel*, XII, 1895, p. 469) fixe surtout avec le liquide de Hermann, pendant un à trois jours, ou dans celui de Mingazzini (alcool absolu, 1 partie, acide acétique cristallisable, 1, sublimé concentré dans l'eau, 2).

622. Amphioxus. — Sobotta (*Arch. mik. Anat.*, L, 1897, p. 20) fixe les œufs pendant vingt-quatre heures dans le liquide de Flemming.

623. Poissons cartilagineux. — Beard (*Anat. Anz.*, XVIII, 1900, p. 556) a trouvé que pour les embryons de *Raja* le meilleur fixateur était le mélange picroplatinique de Rabl (n° 591), ou bien le sublimé.

TUNICIERS

624. Distaplia (Davidoff, *Mitth. Zool. Stat. Neapel*, IX, 1, 1889, p. 118). — Le meilleur fixateur pour les œufs est un mélange de 3 parties de solution saturée de sublimé avec une partie d'acide acétique cristallisable. Laisser agir une demi-heure ou une heure, passer par l'eau et les alcools. Un autre mélange presque aussi bon consiste en 3 parties de solution saturée d'acide picrique, et 1 d'acide acétique, qu'on laisse agir pendant trois à quatre heures et on porte ensuite dans l'alcool à 70 p. 100.

625. Ciona. — Castle (*Bull. Mus. Harvard Coll.*, XXVII, 1896, p. 213) conseille pour les œufs le liquide de Perényi, pendant vingt minutes, suivi d'alcool à 70 p. 100 pendant vingt-quatre heures. Pour les larves, l'acide picro-nitrique.

626. Amarœcium (Maurice et Schulgin, *Ann. Sc. Nat., Zool.*, XVII, 1884). — Voyez nos *éditions précédentes*. Pour leur coloration double, voyez n° 334.

627. Cellules du testa des Ascidiens (Morgan, *Journ. of Morph.*, IV, 1890, p. 195). — Dissocier des ovaires frais dans l'acide osmique très dilué, laver à l'eau distillée, traiter pendant une demi-heure par le nitrate d'argent à 1 p. 100, laver pendant une demi-heure dans l'acide acétique à 2 p. 100, et faire réduire au soleil. Inclusion à la paraffine. Cette méthode sert à mettre en évidence les *limites* des cellules folliculaires.

628. Gemmation. — Pizon (*Ann. Sc. Nat.*, XIX, 1893, p. 5) étudie la gemmation des Ascidiens composés soit sur des cormes entiers, qu'il blanchit préalablement au peroxyde d'hydrogène (qui agit moins brutalement que l'eau de Javel, mais les bulles d'air qui se produisent doivent être éloignées au moyen d'une pompe à air), et puis colore. Ou bien il anesthésie les colonies par la cocaïne à 1 p. 1000, fixe par l'acide acétique cristallisable, ou par l'acide picro-sulfurique ou le liquide de Flemming, colore en masse par le carmin au borax ou à l'alun, ou par une forte solution de bleu de méthylène dans l'alcool fort (Bernard, *ibid.*, IX, 1890, p. 97), et fait des coupes.

Ritter (*Journ. of Morph.*, XII, 1896, p. 150) conseille de fixer *Perophora* et *Goodsiria* par l'acide picro-sulfurique.

BRYOZOAIRES

629. Statoblastes. — Braem (*Bibl. Zool. Chun u. Leuckart*, 6 Heft, 1890, p. 95) fixe les statoblastes de *Cristatella* pendant dix minutes dans du sublimé concentré chaud, les met dans l'eau, les incise avec un rasoir, et après une demi-heure les passe dans l'alcool. Il colore au picrocarmin.

MOLLUSQUES

630. Céphalopodes (Ussow. *Arch. de Biologie*, II, 1881, p. 582). — Les œufs (du *Loligo vulgaris*) sont placés, sans qu'on ait enlevé le chorion, dans une solution d'acide chromique à 2 p. 100, pendant deux minutes, puis l'œuf est mis dans un verre de montre rempli d'eau à laquelle on ajoute une goutte d'acide acétique. Au bout de deux minutes on peut enlever facilement le chorion. Le vitellus de nutrition se répand dans l'eau ; le vitellus de formation, ou le blastoderme, qui a été seul durci par l'action rapide de l'acide chromique, reste seul et peut être coloré par le carmin et monté dans la glycérine.

WHEELER (*Journal of Morph.*, IX, 1894, p. 249) fixe les œufs dans le [...] mélange acéto-osmique des Hertwig, numéro 577, et aussitôt que le liquide osmique est [...] par l'époge, [...] dans la glycérine faible. Il recommande la glycine de l'eau salée pour les voies en surface.

SABATIER (*Loc. Sc. Nat.*, XI, 1887, p. 68) met les œufs ovariens de Sepia [...] prépare de parties égales [...] de bichromate de potasse à 2 p. 100. Après [...] immerse à l'équateur, fixe [...] qui contiennent le vitellus [...] à l'aide d'une spatule, [...] 70 à 90 p. 100. Il fixe aussi des [...]

[...] 1892, p. 348, fixe des [...] Flemming, le sublimé [...] à 2 p. 100. Ce dernier [...] lavé dans l'acide picrique [...]

[...] (*Mem. R. Soc. Nat. Napoli*, XIV, 1900, p. 83) recommande [...] avec l'acide picro-nitrique [...] directement dans l'alcool [...] l'albumen dans l'hémalun [...] pendant vingt-quatre [...] trouve que l'albumen [...] que l'on peut facilement en [...]

631. Gastéropodes. — [...] afin de bonnes prépara[...] [...] de la manière suivante: les [...] pendant quatre [...] la membrane exté[...] de l'œuf est coagulée. [...] détache par frag[...] Celui-ci est traité [...] puis coloré par le car[...] [...] dans la paraffine. M. HENNEGUY (*Bull. Mus.*, [...] XX, [...] 171. *Journ. Roy. Mic. Soc.*, 1894, [...] de *L. max. maximus.* [...] on les met dans un [...]

seau de fer-blanc muni d'un couvercle percé de trous. On les nourrit de choux en ayant soin de les tenir très proprement. On trouve les œufs en général le matin, disposés par paquets. Dans un local chaud l'éclosion a lieu entre le vingt-deuxième et le vingt-septième jour. Il faut bien veiller à ce que les œufs ne se dessèchent pas. Fixation par l'acide chromique à 0,33 p. 100, ou par le liquide de Perényi. Il vaut mieux n'enlever que l'enveloppe externe avant de mettre les œufs dans le liquide ; après un séjour de deux ou trois minutes dans le liquide, l'enveloppe interne peut être enlevée. Cependant si l'on emploie le liquide de Perényi il est nécessaire d'éloigner les deux membranes en premier lieu, sinon l'albumine sera coagulée d'une façon qui empêche de sortir les embryons.

Voir aussi SCHMIDT, *Studien zur Entwickelungsgesch. d. Pulmonaten*, Dorpat, 1891 ; et WASHBURN, *Amer. Natural.*, XXVIII, 1894, p. 528, ou *Journ. Roy. Mic. Soc.*, 1894, p. 531.

MEISENHEIMER (*Zeit wiss Zool.*, LXII, 1896, p. 417) excise les embryons de *Limax* et les fixe avec l'acide picro-sulfurique ou le sublimé concentré. Les embryons plus avancés peuvent être préalablement traités par la cocaïne à 2 p. 100 pour les avoir en extension, ou bien peuvent être tués par le sublimé chaud.

De même KOFOID (*Bull. Mus. Harvard Coll.*, XXVII, 1895, p. 35). Ou mieux, il met les œufs dans de la solution saline, enlève la coque, et éloigne l'albumen, en le chassant avec un courant d'eau salée qu'il laisse écouler d'une pipette ; puis il fixe pendant une minute dans le liquide de Flemming modifié par FOL.

BYRNES (*Journ. of Morph.*, XVI, 1899, p. 201) fixe les œufs dans du sublimé concentré avec 5 p. 100 d'acide acétique, pendant peu de temps (jusqu'à ce qu'ils soient devenus opaques), remet dans l'eau et ouvre la capsule avant d'éloigner l'albumen, puis met pendant un quart d'heure dans le liquide de Flemming.

Voy. aussi LINVILLE, *Bull. Mus. Comp. Zool.*, XXXV, 1900, p. 215.

CONKLIN (*Journ. of Morph.*, XIII, 1897, p. 7), fixe les œufs de *Crepidula* pendant quinze à trente minutes dans l'acide picro-sulfurique, et colore à l'hématoxyline de DELAFIELD diluée et acidifiée.

KOSTANECKI et WIERZEJSKI (*Arch. mik. Anat.*, XLVII, 1896, p. 313) fixent les œufs de *Physa fontinalis*, avec leur albumen, ou bien dans l'acide nitrique à 1 1/2 ou 2 p. 100, ou dans du « sublimé et acide nitrique à 3 p. 100 dans le rapport de 2 : 1 ». Ils enrobent des œufs entiers à la paraffine, mais des embryons isolés à la celloïdine.

Pour *Chiton*, METCALF (*Stud. Biol. Lab. John Hopkins Univ.*, V,

1893, p. 251 ; *Journ. Roy. Mic. Soc.*, 1893, p. 129) conseille une solution d'acide picrique dans l'eau salée, de la même densité que l'eau de mer. Il met les œufs ayant de jeunes embryons pendant vingt à quarante-cinq secondes dans l'eau de Labarraque, puis dans de l'eau pure : le chorion se gonfle et peut alors être facilement enlevé.

632. Lamellibranches. — STAUFFACHER (*Jena. Zeit.*, XXVIII, 1893, p. 496) fixe des embryons de *Cyclas* dans le sublimé, colore à l'hémalun et coupe à la paraffine.

LILLIE (*Journ. of Morph.*, X, 1895, p. 7) fixe les œufs d'*Unio* pendant dix ou vingt minutes dans le liquide de Perényi et les conserve dans l'alcool à 70 p. 100, les embryons avancés avec le liquide de Merkel ou le sublimé, les larves avec l'acide osmique à 0,05 ou 1 p. 100, et les conserve dans la glycérine. On peut anesthésier les glochidies avec le chloral avant de les fixer ; on peut les couper dans la coquille dans de la paraffine fondant à 58° C.

ARTHROPODES

633. Fixation. — Les œufs des Arthropodes se fixent en général mieux par la chaleur (n° 15) que de toute autre façon. Si l'on désire éviter l'emploi de la chaleur, nous conseillons d'essayer l'acide picro-sulfurique (concentré).

634. Enlèvement des membranes. — Cette opération est souvent fort délicate et il se peut qu'il soit indiqué de ne pas la tenter, mais de laisser les membranes en place et de se contenter de les ramollir par l'eau de Javel ou l'eau de Labarraque (LOOSS, LIST). MORGAN (*Amer. Natural.*, 1888, p. 357 ; *Zeit f. wiss. Mik.*, VI, I, 1889, p. 69) recommande pour les œufs de *Periplaneta* l'eau de Labarraque allongée de 5 à 8 volumes d'eau et légèrement chauffée. Ce liquide ramollira suffisamment les membranes en trente à soixante minutes si on l'emploie avant fixation ; les œufs fixés demanderont plus de temps. Il va sans dire qu'on doit veiller à ce que le liquide ne pénètre pas dans l'œuf.

635. *Méthode de* HENKING (*Zeit. f. wiss. Mik.*, VIII, 2, 1891, p. 156). HENKING trouve qu'il vaut mieux éviter l'eau de Javel, et laisser les membranes en place, ou les exciser, selon les cas.

En vue de la friabilité du vitellus, qui s'oppose beaucoup à la confection des coupes, il conseille de procéder comme suit. Après fixation et passage par les alcools, piquer le chorion avec une aiguille, et colorer au carmin boracique. Mettre pendant douze heures dans un liquide composé de 20 centimètres cubes d'alcool à 70 p. 100, une goutte d'acide chlorhydrique concentré, et la pointe d'un couteau de pepsine. On traite ensuite par l'alcool, l'essence de bergamote et la paraffine, et, à quelques exceptions près, parmi lesquelles les œufs de *Bombyx mori*, les œufs se couperont sans se briser.

636. Diptères. — HENKING (*Zeit. wiss. Zool.*, XLVI, 1888, p. 289) fixe les œufs ovariens en mettant l'animal dans l'eau bouillante, puis les dissèque et met dans l'alcool à 70 p. 100.

BRUEL (*Zool. Jahrb., Abth. Morph.*, X, 1897, p. 569) fixe des larves et pupes dans l'alcool absolu additionné de sublimé et chauffé à 70° ou 75° C. Voyez aussi VAN REES, *ibid.*, III, 1888, p. 10.

BENGTSSON (*Handl. Fysiogr. Saellsk. Lund*, VIII, 1897) fixe les larves de *Phalacrocera* dans le sublimé alcoolique chaud. Il n'a pas réussi à ramollir la chitine avec l'eau de Javel.

BERLESE (*Riv. di patol. veget.*, VIII, 1899) met les larves et les nymphes de Mouches dans le liquide de Frenzel, chauffe le liquide sans cependant le faire bouillir et y laisse ensuite les larves pendant deux ou trois heures dans une étuve à 45°; puis alcool iodé, alcools, benzine et paraffine.

637. Lépidoptères (BOBRETZKI, *Zeit. f. wiss. Zool.*, XXXI, 1878, p. 198). — Les œufs (de *Pieris cratægi* et de *Porthesia chrysorrhæa*) sont légèrement chauffés dans l'eau et placés pendant seize à vingt heures dans une solution d'acide chromique à 0,5 p. 100. Les membranes peuvent alors être enlevées et les œufs, mis pendant quelques heures dans l'alcool absolu, sont colorés par le carmin et coupés.

638. Blatte (PATTEN, *Quart. Journ. of Micr. Sc.*, oct. 1884, p. 549). — Les œufs ou les larves sont placés dans de l'eau froide qu'on porte graduellement à 80° C. On cesse de chauffer quand les œufs sont durs et blancs. Après refroidissement, on les met dans l'alcool à 20°, auquel, au bout d'un ou deux jours, on ajoute 10 p. 100 d'alcool jusqu'à ce qu'on arrive à un alcool à 90°; on évite ainsi le ratatinement des tissus. Les teintures alcooliques peuvent seules traverser le chorion ; inclusion à la paraffine.

WHEELER (*Journ. of morph.*, III, 1889, p. 292) fixe les œufs par la méthode de PATTEN, déchire la capsule avec de petites pinces, fait sortir les œufs et les durcit à part. En chauffant pendant dix minutes dans le liquide de Kleinenberg chauffé à 80° C. et conservant dans l'alcool à 70 p. 100. les enveloppes se dilatent, de sorte qu'on peut plus facilement les éloigner.

Heymons (*Zeit. wiss. Zool.*, LIII. 1892. p. 434) incise la capsule à un bout, la met pendant deux minutes dans l'eau à 90° C., et l'ouvre dans le liquide de Flemming.

639. Coléoptères. — Lécaillon (*Arch. Anat. Micr.*, I. 1897, p. 208) fixe pendant vingt-quatre heures dans le liquide de Zenker chauffé à 40° C.

640. Phalangides. *Méthode de* Balbiani. — Les œufs du *Phalangium opilio* sont entourés d'un chorion couvert de corpuscules jaunes qui les rend tout à fait opaques. Pour les éclaircir on les place dans une petite capsule de porcelaine renfermant de l'eau à laquelle on ajoute quelques gouttes d'une dissolution de potasse; on chauffe jusqu'à ébullition. On met les œufs sur du papier à filtrer et, en les frottant légèrement avec un pinceau, on enlève facilement le chorion. La membrane vitelline reste intacte et sa transparence permet de voir l'embryon.

Henking (*Zeit. wiss. Zool.*, XLV. 1886. p. 86) fixe dans l'eau bouillante ou le liquide de Flemming et conserve dans l'alcool à 90 p. 100. En remettant les œufs dans l'alcool à 70 p. 100, le chorion se gonfle et l'on peut l'ouvrir à l'aide d'aiguilles.

640 *bis*. Décapodes. — Reichenbach (*Zeit. wiss. Mik.*, III. 1886, p. 100) fixe les œufs d'*Astacus* dans l'eau chauffée graduellement à 60° ou 70° C. si le chorion éclate il n'y a pas de mal, durcit pendant vingt-quatre heures dans le bichromate à 1 ou 2 p. 100, ou dans l'acide chromique à 0,5 p. 100, lave à l'eau, passe à l'alcool, enlève le chorion, et sépare l'embryon du vitellus à l'aide d'un scalpel. Pour *Homarus*, voy. Walls, *Bull. Mus. Harvard. Coll.*, XXXV. 1899, p. 455.

641. Amphipodes. — Della Valle. *Fauna Flora Golf Neapel*, XX. 1893. p. 170 met des œufs d'*Orchestia* dans du sublimé concentré bouillant, et après un instant les met dans l'eau de mer, et de là dans l'alcool faible. Si le chorion n'éclate pas de lui-même on peut maintenant l'inciser avec une aiguille.

642. Isopodes. — M. Murray *Journ. of Morph.*, XI. 1895, p. 65) fixe des œufs de *Jaera* dans une solution saturée d'acide picrique, dans l'alcool à 70 p. 100 additionné de 2 p. 100 d'acide sulfurique.

VERS

643. Polychètes. — Wilson (*Journ. of Morph.*, VI, 1892, p. 373) colore des embryons vivants de *Nereis* dans l'eau de mer, additionnée de bleu de méthylène. Il fixe avec le liquide de Flemming, ou de Perényi, ou le sublimé de Lang.

Eisig (*Mitth. zool. Stat. Neapel*, XIII, 1898, p. 89) fixe les œufs et larves de *Capitella* avec un mélange fraîchement préparé de trois parties de solution à 5 p. 100 de sublimé dans l'eau de mer et une d'acide acétique cristallisable. On peut les narcotiser au préalable par une solution à 2 p. 100 de cocaïne dans l'eau de mer. Il colore à l'hémacalcium avec 5 p. 100 d'acide acétique et lave à l'alcool contenant 2 p. 100 de nitrate d'aluminium.

Voyez aussi Korschelt, *Zeit. wiss. Zool.*, LX, 1895, p. 545 ; Kleinenberg, *ibid.*, XLIV, 1886, p. 25 ; et von Wistinghausen, *Mitth. a. d. Zool. Stat. Neapel*, X, 1891, p. 41.

644. Lombric (Kleinenberg, *Quart. Journ. of. Mic. Sc.*, 1879, p. 207). — Fixation par l'acide picro-sulfurique. Voyez nos *éditions précédentes*.

645. Rotateurs. — Jennings (*Bull. Mus. Harvard Coll.*, XXX, 1896, p. 101) fixe les femelles avec des œufs dans le liquide fort de Flemming, puis blanchit les œufs au chlorate de potasse (n° 581).

646. Turbellariés. (Iijima, *Zeitschrift f. wiss. Zool.*, XL, 1884, p. 359). — La capsule renfermant les œufs (de Planaires d'eau douce) est ouverte, à l'aide de fines aiguilles, dans de l'acide acétique dilué à 2 p. 100 sur le porte-objet. On imprime quelques secousses à la lame de verre pour détacher autant que possible les œufs des cellules vitellines. Les œufs se montrent à l'œil nu comme de petites masses blanches. Une lamelle supportée par de petits pieds de cire ou de petits morceaux de papier est placée sur les œufs. Après environ trente minutes, on remplace l'acide acétique par de l'alcool à 70°. Au bout d'une heure on remplace l'alcool par de l'alcool à 90°, dans lequel les œufs restent deux heures. On substitue ensuite à l'alcool un mélange par parties égales d'eau et de glycérine, et finalement de la glycérine pure. Pour obtenir des coupes des embryons, qui sont trop petits pour être traités séparément, on durcit en masse le contenu de la capsule par l'acide chromique à 1 p. 100.

Gardiner (*Journ. of Morph.*, XI, 1895, p. 158) fixe les œufs de

Polychœrus dans un mélange à parties égales d'alcool absolu et acide acétique cristallisable.

Voyez aussi Francotte, *Arch. de Zool. expér.*, VI, 1898, p. 189.

647. Ténias (Ed. van Beneden, *Arch. de Biologie*, II, 1881, p. 187). — Lorsqu'il s'est formé autour de l'embryon une membrane chitineuse celle-ci ne permet plus aux réactifs de pénétrer. Avec un peu d'habitude, on parvient à enlever au moyen de papier à filtrer une quantité suffisante de liquide pour que le couvre-objet, exerçant sur les embryons une pression modérée, détermine la rupture de l'enveloppe chitineuse ; l'embryon peut alors subir l'action des réactifs.

648. Trématodes. — Cori (*Zool. Jahrb., Abth. Morph.*, IX, 1896, p. 563, 566) fixe les miracidies de *Distomum* pour l'étude générale avec les fixateurs usuels ; mais pour l'étude du système excrétoire il les tue par l'acide osmique, rince à l'eau distillée, et met pour deux jours dans une solution à 0,25 p. 100 de nitrate d'argent.

649. Nématodes. — Zur Strassen (*Arch. Entwickelungsmech.*, III, 1896, p. 29) fixe les œufs d'*Ascaris* pendant vingt-quatre heures dans un mélange de 4 parties d'alcool à 96 p. 100 et 1 d'acide acétique, lave à l'alcool, colore au carmin à l'acide chlorhydrique, et les transporte graduellement dans la glycérine.

De même Zoja, *Arch. mik. Anat.*, XLVII, 1896, p. 218 (coloration au brun Bismarck), et Erlanger, *ibid.*, XLIX, 1897, p. 309 (coupes à la paraffine, coloration à l'hématoxyline ferrique).

Kostanecki et Siedlecki *ibid.*, XLVIII, 1896, p. 184) fixent les œufs ovariens dans le sublimé concentré, ou l'acide nitrique à 3 p. 100, ou le mélange n° 85.

Carnoy et Lebrun (*La Cellule*, XIII, 1897, p. 68) emploient le mélange n° 99, et conservent dans l'alcool à 80 p. 100. Ils enrobent à la paraffine d'après le procédé n° 608, ne laissant les œufs dans la paraffine pure qu'une minute ou une minute et demie. Mais ils préfèrent la celloïdine. Il faut au moins six semaines dans les divers bains de celloïdine pour assurer la pénétration. Coloration à l'hématoxyline ferrique.

ÉCHINODERMES, COELENTÉRÉS, PORIFÈRES

Voyez les paragraphes traitant de ces groupes dans le chapitre « **Méthodes Zoologiques** ».

CHAPITRE XXVIII

MÉTHODES CYTOLOGIQUES

650. Étude de la cellule vivante. — Généralement l'examen de la cellule vivante, isolée ou en place dans les tissus d'un animal, ne donne que des renseignements très imparfaits sur la structure de cet élément. Les organismes inférieurs, les Protozoaires, les globules sanguins, les œufs, etc., peuvent cependant être étudiés à l'état vivant. C'est ainsi que BALBIANI a pu observer dans l'ovule des Arachnides la formation de vacuoles dans la tache germinative et les mouvements de cette tache.

On peut aussi examiner les cellules vivantes dans la queue transparente des jeunes larves d'Amphibiens, Axolotl, Triton, Grenouille, Crapaud. On insensibilise les larves, soit par le curare, soit par l'éther, soit par la nicotine.

Chez les sujets vivants et normaux, les cellules épithéliales et leurs noyaux à l'état de repos sont si transparents qu'ils sont souvent à peine visibles. On peut cependant les mettre en évidence en curarisant les larves ; et mieux encore en mettant des larves curarisées pendant une demi-heure dans une solution à 1 p. 100 de chlorure de sodium. Les noyaux en division peuvent être étudiés sur des sujets normaux ; mais on gagnera du temps en les curarisant.

Pour immobiliser des larves d'Amphibiens, on peut les mettre dans une cellule de verre de forme convenable ou bien les anesthésier. Ou enfin on peut exciser la queue et l'étudier à part. En ce cas, il vaut mieux couper en travers l'animal un peu *en avant* des membres postérieurs.

Curare. — On dissout une partie de curare dans 100 parties d'eau et on ajoute 100 parties de glycérine. On place la larve dans un verre de montre rempli d'eau, dans laquelle on verse 5 à 10 gouttes de la solution, suivant la grosseur de la larve. Il faut une demi-heure à une heure d'immersion pour obtenir la curarisation de la larve. Il n'est pas nécessaire de laisser les larves dans la solution jusqu'à ce qu'elles soient immobiles : dès que leurs mouvements sont ralentis, on les enlève et on les met sur un porte objet avec du papier brouillard. Si on les remet dans l'eau, elles reviennent à l'état normal au bout de huit à dix heures, et peuvent être curarisées de nouveau plusieurs fois. (PEREMESCHKO, *Arch. f. mik. Anat.*, XVI, 1879, p. 437).

Éther. — Une solution d'éther à 3 p. 100, ou d'alcool au même titre, peut être employée. Ces agents n'arrêtent pas le processus de la division cellulaire, mais leur action anesthésique est inconstante.

Tabac. — Les larves d'Amphibiens placées dans une infusion de tabac sont immobilisées en quelques minutes ; mises dans l'eau, elles reviennent à l'état normal au bout de quatre à cinq heures.

PEREMESCHKO coupe la queue à une larve vivante, et place l'organe dans un milieu indifférent, tel que le sérum iodé, une solution de sel marin à 1 p. 100, le sirop, l'eau froide ; 1° C.) ou l'eau chaude (35° à 40° C.).

FLEMMING recommande la Salamandre. Chez l'adulte, on peut observer la vessie qui est assez transparente ; chez la larve, les branchies et la nageoire caudale. Les branchies sont difficiles à fixer dans une position convenable pour l'observation ; de plus elles sont fortement pigmentées. Dans la queue, il y a toujours, au voisinage des membres postérieurs, un endroit dépourvu de pigment ; et, sur les larves faiblement pigmentées, on peut trouver de semblables endroits, sur la moitié ventrale de la queue et le long de la ligne latérale. Sur une larve à queue aplatie, il est possible d'étudier les endroits dépourvus de pigment avec de très forts objectifs.

Des petits organismes aquatiques tels que les larves de Diptères, de petites *Clepsine* ou *Nephelis*, peuvent être étudiés vivants avec fruit dans un compresseur. Le règne végétal fournit aussi de bons objets pour l'étude sur le vivant, pour lesquels nous renvoyons aux traités des botanistes.

651. Coloration de cellules vivantes Voyez au n° 221.

652. Étude des cellules fraîches, ou légèrement fixées.

FLEMMING a fait remarquer avec raison que certains liquides dits *indifférents* ne sont pas cependant sans action sur les cellules et les noyaux ; tels sont le sérum iodé, l'eau salée, le sérum sanguin, l'humeur aqueuse, la lymphe, etc., qu'il faut considérer comme des agents fixateurs faibles. Entre ces fixateurs très faibles, et les réactifs énergiques tels que le mélange de Flemming ou les solutions concentrées de sublimé, viennent se placer des fixateurs doux comme l'acide picrique ou l'acide acétique dilué. Ce sont ces agents doux dont il convient de faire usage pour l'étude des cellules fraîches et isolées.

Voici un exemple de ce genre de travail. On dissocie avec des aiguilles un lambeau de tissu vivant dans une goutte de solution forte de vert de méthyle additionnée d'environ 0,75 p. 100 d'acide acétique. Les cellules sont tuées instantanément dans ce liquide, sans subir de changement de forme. On achève la fixation en exposant la préparation pendant un quart d'heure aux vapeurs d'acide osmique, on ajoute une goutte de solution de Ripart et Petit; et l'on couvre d'une lamelle mince. Un autre procédé consiste à fixer d'abord par les vapeurs d'acide osmique, pendant trente secondes à deux minutes, puis à ajouter une goutte de vert de méthyle, et après cinq minutes laver à l'acide acétique à 1 p. 100 et monter dans une goutte de solution de Ripart et Petit.

Ou bien on peut fixer les cellules en dissociant le tissu vivant dans de la solution de Ripart et Petit, qu'on peut additionner au besoin d'une trace d'acide osmique, et colorer ensuite par le vert de méthyle.

Pour l'étude de beaucoup de cellules, surtout des éléments du testicule, on peut employer avec succès le liquide de PICTET (n° 404). La concentration du liquide doit varier avec la nature des éléments et l'on doit la déterminer au moyen de quelques tâtonnements, soit en ajoutant de l'eau à la solution, soit en la renforçant avec une solution plus forte de chlorure de manganèse.

La liqueur de HENKING (*Zeit. wiss. Mik.*, VIII, 1891, p. 156) peut également rendre des services pour ces sortes de travaux. On dissocie dans une goutte du mélange suivant :

Eau distillée. . . . . 80 cc.
Glycérine . . . . 16 —
Acide formique . . . . 3 —
Acide osmique à 1 p. 100. . . . . 1 —
Violet dahlia. . . . . 0,04 gr.

et l'on ajoute un verre à couvrir. Si l'on désire conserver la préparation, il n'y a plus qu'à la luter. Le brun Bismarck est un colorant fort commode pour ce genre d'observations. On peut le dissoudre dans de la glycérine diluée.

653. Quelques réactions microchimiques.

Le *vert de méthyle* est un réactif pour la nucléine, soit chromatine *à l'état frais*, tout comme l'iode est un réactif pour l'amidon. Il ne colore, *au sein du noyau*, que la *chromatine* seule; il ne colore ni les nucléoles, ni le caryoplasme, ou suc nucléaire, ni la membrane. C'est pour cela que tous lui attribuons le caractère de réactif spécifique de la nucléine, caractère qu'il ne convient pas d'attribuer aux carmins, à l'hématoxyline, à la safranine, etc., ces réactifs colorant selon les cas d'une manière plus ou moins intense les nucléoles, le réticulum caryoplasmique, et la membrane. *En dehors du noyau*, le vert de méthyle peut colorer divers substances, telles que les enclaves du protoplasma cellulaire, certaines membranes et certaines sécrétions, telles que la soie. Il ne faut donc pas se laisser aller à croire que tout ce qui est coloré en vert par le vert de méthyle, surtout dans une préparation qui a subi l'action des réactifs durcissants, doit être pris pour de la nucléine, sans examiner ses caractères et rapports morphologiques et ses caractères chimiques. Le vert de méthyle n'est un réactif spécifique de la nucléine *que dans le noyau*. Ajoutons encore un fait qu'il est important de connaître : L'intensité de la coloration par le vert de méthyle varie d'un tissu à l'autre et sous ce rapport du noyau à noyau dans le même tissu. Il ne faut donc pas, comme on l'a fait, conclure hardiment de la faiblesse ou l'absence de coloration, que la nucléine manque en partie ou en totalité dans les noyaux qui présentent ces réactions. Il faut, en ces cas-là, recourir à d'autres moyens pour établir avec certitude la présence ou absence de la nucléine. C'est à CARNOY, voyez ses publications depuis 1884, [...] que revient l'honneur d'avoir établi ce principe et d'avoir exposé d'une manière systématique les méthodes à employer pour déceler la nucléine dans les noyaux. Nous lui empruntons les détails qui vont suivre. La nucléine se distingue (CARNOY, *Manuel de micrographie*, 1879) des albuminoïdes en ce que, dans l'eau [...] soit à peu près, dans l'eau et l'eau salée [...] par l'acide chlorhydrique au [...] Elle est très soluble dans les acides minéraux concentrés, dans l'acide acétique très étendu et dans quelques sels alcalins, tels que le carbonate de potasse et le biphosphate de soude. La présence d'une certaine quantité de sodium au dixième, elle se gonfle et forme une sorte de gélatine [...], ou même, ce qui arrive souvent, se dissout complètement (CARNOY, *La Biologie cellulaire*, p. 208 [...]). Elle se trouve à l'état pur *in situ* dans le noyau; qu'en partie dans le liquide digestif. Dans la pratique, on peut em-

ployer comme dissolvants la potasse à 1 p. 100, l'acide chlorhydrique
fumant, ou, ce qui vaut souvent mieux, le cyanure de potassium ou
le carbonate de potasse. Carnoy (*loc. cit.*, p. 244) préfère en général
ces deux réactifs aux alcalis dilués. Il les emploie en solution de 40
à 50 p. 100. Si l'on désire enlever toute la nucléine, il est nécessaire
de prolonger l'action des dissolvants, surtout lorsqu'on opère sous
le verre à couvrir, ce qui est toujours à conseiller pour éviter la
déformation des noyaux. Il faut souvent jusqu'à deux ou trois jours
pour enlever jusqu'aux dernières traces de nucléine. Il faut se rappeler (*loc. cit.*, p. 210) que ces expériences doivent être faites sur
des cellules *fraîches*, car à la suite du durcissement opéré par les
agents fixateurs la nucléine paraît subir des modifications assez profondes ; elle devient pour ainsi dire insoluble dans l'ammoniaque, la
potasse, le phosphate de soude, etc. ; seul, l'acide chlorhydrique la
gonfle et la dissout encore, quoique difficilement.

La *digestion partielle* peut rendre des services pour l'étude de
l'élément nucléinien. Nous avons dit que la nucléine *in situ* dans les
noyaux se laisse digérer en partie, à l'état frais. Mais elle résiste
beaucoup plus longtemps que les albumines à l'action du liquide
digestif ; une digestion modérée sert donc à mettre à nu l'élément
nucléinien en le débarrassant des granulations caryoplasmiques qui
en obscurcissent les contours, et sert de la même manière à
éclaircir le corps cellulaire.

Pour d'autres renseignements concernant la chimie de la cellule au
point de vue technique, voyez notre *dernière édition* : CARNOY et LEBRUN,
La Cellule, XII, 1897, p. 194 ; ZIMMERMANN, *Die Morphologie u. Phys. des
pflanzlichen Zellkernes*, Iéna, 1896 ; HÆCKER, *Praxis u. Theorie der Zellen.
und Befruchtungslehre*, Iéna, 1899 ; HENNEGUY, *Leçons sur la Cellule*, Paris,
1896.

654. Fixateurs cytologiques[1]. — De ce qu'un fixateur donne
de bons résultats pour l'un des éléments constitutifs d'une cellule,
il ne suit nullement qu'il doit nécessairement en donner de bons
pour les autres. Ce qui est bon pour le cytoplasme n'est pas nécessairement bon pour le noyau, et *vice versâ*.

Quant au noyau, c'est une règle sans exception, que si l'on veut
en étudier la chromatine et les nucléoles, les fixateurs doivent être

[1] J'ai écrit entièrement à nouveau tout ce numéro, ainsi que tout le reste de
ce chapitre. Nous considérons comme surannés les passages correspondants
de nos éditions précédentes, et prions le lecteur de ne plus en tenir compte.
A. B. L.

acides, car autrement ils ne conserveront pas ces éléments d'une manière satisfaisante.

Par exemple, le bichromate de potasse ne convient pas pour l'étude des noyaux (à moins qu'il ne soit rendu acide) parce qu'il gonfle la chromatine et les nucléoles, de sorte qu'il ne donne pas des images nettes. (Je ne pense pas pour ma part que, pour ce qui est des chromosomes du moins, les images fournies par le bichromate soient aussi *peu fidèles* que le croient Flemming et la plupart des auteurs. D'après mes observations, les chromosomes sont toujours pendant la vie dans un état qu'on peut bien décrire comme un état de gonflement par comparaison avec celui dans lequel ils se trouvent après fixation par des agents acides. Pendant la vie, tant à la phase équatoriale qu'à la phase polaire de la division, ils sont le plus souvent tassés en des plaques ou amas pectiniformes dans lesquels les éléments isolés ne se laissent pas nettement distinguer, et qui donnent des images qui ressemblent beaucoup plus à celles que fournit le bichromate qu'à celles que fournissent les fixateurs acides. Les agents acides les ratatinent légèrement, et ainsi leur donnent des contours plus accentués et permettent de les mieux distinguer comme éléments indépendants. Il en résulte que les images qu'on obtient sont plus nettes, mais je n'admets pas du tout qu'elles en soient toujours plus *fidèles*.

Les fixateurs qui ont donné les meilleurs résultats jusqu'à présent pour l'étude du noyau sont le liquide de Flemming et celui de Hermann. Il y a une légère différence entre les deux. Celui de Hermann, grâce au chlorure de platine, ratatine la chromatine un peu plus que celui de Flemming, et en conséquence rend souvent plus nets les chromosomes, et surtout leur division longitudinale.

Mais ce serait une erreur de supposer qu'on ne peut obtenir des images également bonnes de ces éléments par d'autres moyens. Quelques-unes des plus belles images de chromosomes que j'ai vues ont été obtenues par le liquide de Lindsay Johnson ; et le liquide de Tellyesniczky m'en a fourni de presque ou entièrement aussi bonnes.

Quoique je n'aie rien trouvé de meilleur que ces liquides sous ce rapport, je n'entends nullement affirmer qu'il n'en existe pas d'autres d'aussi bons. C'est fort possible, car en somme le noyau est ce qu'il y a de plus facile à fixer dans la cellule (c'est-à-dire, quant à la chromatine et les nucléoles ; je fais abstraction du caryoplasme parce que, en somme, nous en savons trop peu de chose). Ainsi le liquide Gilson Carnoy Lebrun n° 99 donne d'excellentes fixations de noyaux, et peut être très indiqué là où il s'agit surtout d'une grande puissance de pénétration.

Quant au cytoplasme, nous rappelons qu'il se compose de deux éléments, d'un réseau fibrillaire, spongioplasme, réticulum ou mitome, et d'un liquide plus ou moins granuleux qui le baigne, l'hyaloplasme ou enchylème. Or de ce qu'un réactif fixe l'un de ces éléments il ne s'ensuit pas qu'il fixera l'autre. Et il ne s'ensuit pas non plus que si vous avez fixé les deux vous aurez nécessairement une fixation parfaite ; car cela dépendra du but que vous avez en vue.

Si vous fixez ces deux éléments, vous avez une fixation *totale*, mais en ce cas il peut arriver que les granulations de l'hyaloplasme (que ce soient des granules préformés, ou que ce soient seulement des formes de précipitation, n° 33), et les sécrétions ou autres enclaves qui peuvent s'y trouver, viendront à masquer le spongioplasme de façon à en rendre l'étude difficile ou impossible. De sorte que si c'est celui-ci que vous désirez surtout étudier, une fixation *incomplète* ou *partielle*, dans laquelle le spongioplasme est entièrement conservé, l'hyaloplasme seulement en partie, peut rendre de meilleurs services (voy. aussi n° 34).

De ces deux éléments, c'est le *spongioplasme* qui est le plus facile à fixer ; la plupart des fixateurs acides le conserveront plus ou moins bien, ainsi les mélanges osmiques, chromiques ou picriques, ou le sublimé. Les meilleures images que j'ai obtenues ont été peut-être celles fournies par le liquide de Flemming ou de Hermann dans des cellules dans lesquelles l'action du réactif a été modérée, c'est-à-dire insuffisante à fixer en même temps l'hyaloplasme. A côté de ces deux réactifs je placerais le formol picrique de Bouin, qui m'a donné des images montrant une grande fidélité dans la conservation, et une fixation plus égale.

L'*hyaloplasme* n'est pas du tout facile à fixer. Il n'y a guère que deux des réactifs usuels qui en donnent une fixation complète, ce sont l'acide osmique et le bichromate de potasse.

On peut employer l'acide osmique sous forme de liquide de Flemming ou de Hermann ; mais on n'obtiendra une fixation complète de l'hyaloplasme que dans les couches superficielles du matériel, et il arrive facilement que dans ces couches la plupart des cellules sont ruinées pour l'étude par suite d'une fixation excessive (voy. n°s 34 et 47).

On peut amoindrir ce défaut en diminuant la dose d'acide osmique. En réduisant progressivement la proportion de cet ingrédient dans le mélange de Hermann[1]. J'ai trouvé qu'on peut la réduire à un huitième de la dose prescrite par Hermann, sans perdre les caractères essentiels de la fixation. Mais on ne peut le supprimer totalement sans que le caractère de la fixation change entièrement.

Le défaut de manque de pénétration de ces mélanges me paraît être inévitable voy. les n. 37, 48, 637. L'emploi de réactifs plus pénétrants, tels que l'acide picrique à la place de l'acide chromique ou d'acide osmique [...], on a comme résultat que la majorité soit ou par haut, soit que dans les couches superficielles, ne se trouvent pas ou fort peu altérés en profondeur; et à côté de cela [...] une formule de chromo-acétique ou platino-acétique [...] les couches [...] (voilà tout! Ainsi j'ai trouvé que le [...] de von Rath n° 14 peut souvent conserver mieux [...] certains rapports que celui de Hermann [...] non à l'addition de l'acide [...] de chlorure platinique. [...] aussi longtemps que [...] y demeure le même. [...] de l'hyaloplasme ou des enroulements [...] de potasse. La formule qui m'a [...] de Lindsay Johnson (n° 67) [...] des couches extérieures, [...] de [...] peut quelquefois être

[...] complète de l'hyaloplasme,
[...] artefacts sérieux (p. ex.,
[...] de Heidenhain, contenant,
[...] de sublimé, sans addition
[...] contractantes, ne me paraît
[...] louable ou cependant de très

[...] les deux modifications

[...] 25
[...] 5
[...] 20
[...] 50

[...] à la place de l'eau distillée, [...] que possible. Elles contiennent [...] que le mélange de Hermann peut-être [...] peut supporter, peut-être [...] Rot. Anat. Anz., IV, 1889, [...] 1 à 10 ou 1 à p. 100, ce qui [...] rationnel

belles fixations de cytoplasme avec le mélange Gilson-Carnoy-Lebrun (n° 99). Et je crois que les solutions aqueuses et acidifiées de sublimé sont souvent indiquées en vue de l'emploi de certaines colorations.

Pour les méthodes d'ALTMANN, pour les noyaux, voy. *Arch. Anat. Entw.*, 1882, p. 223, et son *Elementarorganismen*, 1890. Pour son mélange pour des granules, voy. n° 66.
Voy. aussi THÉOHARI, *Journ. de l'Anat. et de la Phys.*, XXXVI, 1900, p. 216.

655. Colorations chromatiniques. — Pour les tissus frais, voy. n°s 652, 653.

Pour les coupes de tissus durcis, les colorants doivent être choisis parmi ceux qui donnent une coloration très intense en même temps que précise. Il y a quelques années on se servait surtout de la safranine et du violet de gentiane. A l'heure qu'il est on emploie de préférence l'hématoxyline ferrique de Benda ou de Heidenhain. Je suis d'avis qu'on peut quelquefois employer avec avantage le Kernschwarz.

Pour la coloration par le bleu de méthylène au borax, voy. BATAILLON et KŒHLER, *Comp. rend. Ac. d. Sc.*, CXVII, 1893, p. 521.

656. Colorations plasmatiques. — Je n'en connais point d'entièrement satisfaisantes. Toutes celles que je connais sont d'une électivité imparfaite, en ce sens qu'il est difficile, sinon impossible, de limiter leur action avec la précision voulue aux éléments qu'on désire mettre en relief. Presque tous les colorants plasmatiques teignent trop facilement l'hyaloplasme en même temps que le réticulum plasmatique. Et, d'un autre côté, il y a des formations importantes des cellules qu'il est à peu près impossible de colorer d'une façon à la fois énergique et élective.

Je pense que le plus recommandable de ces colorants est la *Säurefuchsin* (voy. n° 309). Je l'emploie volontiers après l'hématoxyline ferrique (voy. n° 273).
Säurefuchsin et orange G. (voy. n° 310).
On a beaucoup employé dans le temps la méthode à l'orange de Flemming (n° 307 bis). Aujourd'hui, est elle très délaissée, je crois avec raison, car elle est par trop capricieuse.
Je lui préfère la méthode à la safranine et Lichtgrün de Benda (n° 323).
Le mélange Ehrlich-Biondi (n° 312) donne certainement de très beaux résultats avec des objets appropriés.

Kernschwarz (voy. n° 379).

Acide osmique et pyrogallol (voy. n° 377).

Voy. aussi le mélange triacide d'Ehrlich, n° 313, et son mélange acidophile, n° 329 ; aussi le Wasserblau, n° 332, et autres réactifs cités chap. XVII, et la méthode au chlorure d'or d'Apathy, n° 374.

L'hématoxyline ferrique de Benda ou de Heidenhain donne sans autres colorants de bonnes colorations plasmatiques si l'on a soin de bien ménager l'extraction de la couleur (voy. n° 273).

557. Corpuscules centraux. — On peut souvent mettre ces éléments en évidence par les couleurs acides citées plus haut, mais mieux encore au moyen d'une couleur *neutre* (méthode à l'orange de Flemming). Mais c'est surtout à l'aide de l'hématoxyline ferrique qu'il convient de les rechercher et de les étudier.

D'après HERMANN (*Arch. mik. Anat.*, XLII, 1894, p. 665), on obtient des résultats plus précis en faisant précéder la coloration à l'hématoxyline par une coloration au Bordeaux ou au bleu d'aniline. Des coupes de matériel fixé au sublimé) sont colorées pendant vingt-quatre heures dans une solution « faible » de Bordeaux B, de manière à leur donner une intensité de coloration qui « conviendrait tout juste pour l'étude aux forts grossissements » (*loc. cit.*, p. 440), puis sont mises dans le mordant. Après mordançage et coloration dans l'hématoxyline, on fait extraire celle-ci dans l'alun de fer jusqu'à ce que la chromatine soit devenue entièrement ou presque incolore.

Les images que donne l'hématoxyline ferrique demandent à être interprétées avec une prudence particulière. Cette méthode donne en effet très souvent les images dites « Spiegelfärbung » (FISCHER, *Fixirung, Farbung und Bau des Protoplasmas*, 1899, p. 31 et *passim*, expression qui veut dire littéralement « coloration en cible », et qu'on peut traduire « coloration concentrique ». Ce phénomène consiste en ceci : la décoloration par l'alun de fer est brusque plutôt que graduelle, et il en résulte que des formations telles que des corpuscules centraux, ou des granules quelconques, ou même des objets allongés comme des chromosomes, ne se décolorent pas simultanément à travers toute leur substance, mais cèdent leur couleur entièrement et brusquement à leur surface, tout en la retenant entièrement dans leurs couches profondes, la limite entre les portions décolorées et celles qui demeurent colorées étant tout à fait nettement accusée, sans zone de transition. S'agit-il d'un granule sphérique, on a donc un point central très foncé, le « Spiegel », ou centre de cible, entouré d'un espace totalement incolore. Dans le baume, il peut être difficile ou même impossible de distinguer le contour extérieur de cet espace incolore, et en conséquence on peut être tenté d'attribuer à l'objet entier les dimensions qui ne reviennent qu'au centre coloré. C'est une erreur qui apparemment a été commise bien des fois.

Voy. aussi HERMANN, « Methoden zum Studium des Archoplasmas und der Centrosomen », dans *Ergebnisse der Anat.*, II, 1893, p. 23.
Pour l'hématoxyline au vanadium de Heidenhain, voy. *Anat. Hefte*, 1895, p. 303, ou *Zeit. wiss. Mik.*, XII, 1896, p. 359.
Pour les méthodes très compliquées de BENDA, voy. *Arch. Anat. Phys.*, *Phys. Abth.*, 1901, p. 147, ou *Zeit. wiss. Mik.*, XVIII, 1901, p. 37.

658. Granulations cytoplasmiques. — Pour les granules particuliers des cellules glandulaires, des cellules lymphoïdes et de certains éléments appartenant au groupe des tissus conjonctifs, voyez les paragraphes traitant des *tissus conjonctifs*. Les colorations les plus employées sont celles d'Ehrlich.

Pour les « Bioblastes » d'ALTMANN, voy. nos éditions précédentes, et la critique de FISCHER, dans son *Fixirung, Färbung u. Bau d. Protoplasmas*, p. 108, 295.

659. Ergastoplasme. — Voy. entre autres, GARNIER (*Bibliogr. Anat.*, 6 nov. 1897, p. 278, et *Journ. de l'Anat. et de la Phys.*, XXXVI, 1900, p. 22); fixation au liquide de Flemming, ou au formol picrique de Bouin, coloration par la méthode à l'orange de Flemming, ou par l'hématoxyline ferrique, ou par le bleu de toluidine après mordançage pendant quatre ou cinq minutes par la teinture d'iode diluée.

Mitochondries de BENDA, voy. *Verh. Phys. Ges. Berlin*, 1 Feb. 1899, et *Arch. Anat. Phys.*, 1900, p. 166.

660. Nucléoles. — Les nucléoles plasmatiques sont acidophiles en ce sens que, traités par des mélanges tels que le liquide Ehrlich-Biondi, ils se colorent par la couleur acide, ou les couleurs acides. Le vert de méthyle employé sur du matériel non fixé, les épargne (distinction d'avec la chromatine).
Mais dans du matériel fixé traité par les couleurs basiques (safranine, gentiane, etc.) par la méthode régressive, ils se colorent plus fortement que la chromatine au repos, et au moins aussi fortement que la chromatine à l'état kinétique. Par l'hématoxyline ferrique ils se colorent tantôt d'un noir saturé, tantôt en gris avec une couche périphérique noire.

Ils se laissent souvent mettre en évidence dans les préparations non colorées examinées dans l'eau, par suite de leur forte réfringence.

Voy. aussi RHUMBLER, *Virchow's Arch.*, CLXII, 1900, p. 206, ou *Zeit. wiss. Mik.*, XVIII, 1901, p. 10.

CHAPITRE XXIX

ORGANES TÉGUMENTAIRES

661. Tissu épithélial. — Pour des vues de surfaces des *épithéliums tégumentaires,* on peut employer des imprégnations au *nitrate d'argent* et au *bleu de méthylène,* la méthode au *perchlorure de fer et pyrogallol* des Hoggan (n° 378), celle à l'*acide osmique et pyrogallol* (n° 377), et l'*hématoxyline au fer.*

Le meilleur réactif durcissant pour la peau paraît être la solution de Müller.

Pour les épithéliums *glandulaires,* on pourra essayer entre autres l'alcool salicylique de Heidenhain (n° 100).

Epithélium **cilié,** voy. n° 848. Pour les *macérations,* outre les méthodes citées chapitre xxv, on peut essayer celle de Loewy (*Arch. mik. Anat.,* XXVII, 1891, p. 159), qui recommande une macération de vingt-quatre heures ou plus à une température de 40° C. dans de l'acide pyroligneux à 6 p. 100. Cet auteur recommande également l'acide acétique à 0,3 p. 100 de Phillipson.

662. Dentelures et canaux intercellulaires des cellules de l'épiderme. — Outre la macération, les imprégnations peuvent rendre des services.

Kolossow (*Arch. mik. Anat.,* LII, 1898, p. 1) a employé une méthode à l'acide osmique et au tanin (n° 377). Je pense que l'hématoxyline ferrique pourrait rendre des services.

A consulter surtout sur ce sujet les mémoires d'Ide (*La Cellule,* IV, 2, 1888, p. 409, et V, 2, 1889, p. 321). Voy. aussi Flemming (*Anat. Hefte,* 1 Abth., VI, 1895, p. 1).

663. Fibrilles protoplasmiques des épithéliums. — La méthode de Kromayer (*Arch. f. mik. Anat.,* XXXIX, 1892, p. 141 ;

ANAT. MICROSC., 2ᵉ édit.   24

Zeit. f. wiss. Mik., IX, 1, 1892, p. 84, et IX, 3, 1893, p. 355), pour la démonstration de la « fibrillation protoplasmique des épithéliums », est comme suit :

On colore des coupes pendant cinq minutes dans une solution aqueuse concentrée de violet de méthyle 6 B (ou bien de violet de gentiane ou de Krystallviolett) allongée d'un volume égal d'eau aniliñée. On les lave à l'eau et on les traite jusqu'à ce qu'elles soient devenues d'un noir bleu (une à trente secondes) par une solution d'iode dans l'iodure de potassium (solution de Lugol). On lave de nouveau à l'eau, on sèche avec du papier buvard, et on traite jusqu'à différenciation suffisante par un mélange de 1 volume d'huile d'aniline avec 2 volumes de xylol, puis par le xylol pur, après quoi l'on monte.

Pour des variantes de cette méthode, voy. *Dermatol. Zeit.*, IV, 1897, p. 355 (*Zeit. wiss. Mik.*, XIV, 3, 1897, p. 396) ; puis, EHRMANN et JADASSOHN, *Arch. Dermatol.*, 1892, p. 303 (*Zeit. wiss. Mik.*, IX, 1893, p. 356) ; HERXHEIMER et MAELLE, *Arch. Dermatol.*, 1896, p. 93 (*Zeit. wiss. Mik.*, XIV, 2, 1897, p. 216 ; coloration par la méthode de Weigert pour la névroglie : SCHÜTZ, *ibid.*, p. 111-218 ; et HERXHEIMER, *Arch. mik. Anat.*, LIII, 1899, p. 510.

Pour le même objet, fibrilles des épithéliums, UNNA (*Monatsschr. f. prakt. Dermatol.*, XIX, 1894, p. 1 et p. 277 et suiv. ; *Zeit. f. wiss. Mik.*, XII, 1, 1895, p. 61, 63) a donné toute une série de méthodes très minutieuses, dont nous faisons les extraits suivants :

1. *Wasserblau Orcéine.* — Colorer des coupes pendant dix minutes dans une solution aqueuse neutre à 1 p. 100 de Wasserblau (bleu alcali), rincer à l'eau et colorer pendant cinq à dix minutes dans une solution alcoolique neutre à 1 p. 100 d'orcéine de Grübler. Déshydratation, essence, baume. Puis les variantes suivantes :

a. Dix minutes dans le Wasserblau, et trente minutes, ou plus, dans l'orcéine ;

b. Prendre pour la deuxième coloration une solution *acide* d'orcéine ;

c. Colorer seulement une minute dans le Wasserblau, mais trente ou plus dans l'orcéine neutre.

2. Colorer pendant une demi-heure ou plus dans une forte solution de hématéïne, rincer, colorer une demi-minute dans une solution aqueuse saturée d'acide picrique, déshydrater (trente secondes) dans de l'alcool contenant 0,5 p. 100 d'acide picrique.

3. Hémalun comme ci-dessus (deux heures), orcéine neutre comme ci-dessus, dix à vingt minutes.

Voy. aussi Ranvier, *Arch. Anat. Micr.*, III, 1899, p. 1.

664. Kératohyaline. — Unna (*Monatschr. Prakt. Dermatol.*, 1895, p. 69 ; *Zeit. wiss. Mik.*, XIII, 1897, p. 337) démontre la kératohyaline dans des coupes en surcolorant avec l'hématéine alunée, et différenciant pendant dix secondes dans du permanganate de potasse à 1 : 2000, ou pendant dix minutes dans une solution de sulfate de fer au tiers, avec d'autres méthodes fort compliquées.

665. Éléidine. — Pour mettre en évidence le *stratum granulosum* et les grains d'éléidine, Ranvier (*Arch. Anat. Micr.*, III, 1899, p. 1) durcit à l'alcool, colore au picrocarmin, et traite par l'eau de chaux. Les cellules se gonflent, ce qui met en évidence les grains d'éléidine qui ne changent pas. Dans ce mémoire, voyez aussi d'autres méthodes pour l'étude de la peau.

666. Poils, ongles, cornes. — Pour la dissociation, la solution de potasse à 40 p. 100 (il faut laisser macérer pendant un temps prolongé) ; ou bien faire chauffer avec l'acide sulfurique concentré. Voyez aussi v. Nathusius, *Zool. Anz.*, XV, 1892, p. 395.

Les tissus cornifiés se laissent bien colorer par la safranine ou le violet de gentiane (Reinke, *Arch. f. mik. Anat.*, XXX, 1887, p. 183). Voyez aussi Ernst, *ibid.*, XLVII, 1896, p. 669 (méthode de Gram), et Rabl, *ibid.*, XLVIII, 1896, p. 489.

Méthodes de Günther pour coupes de poils, voyez *Grundzüge* de Lee et Mayer, 1898, p. 308.

667. Nerfs intra-épidermiques. — Ils doivent être étudiés par la méthode de l'or ; voyez surtout n° 368.

668. Corpuscules tactiles. — Méthode de l'or, voyez, outre Ranvier, *Traité*, p. 918 ; Langerhans, *Arch. mik. Anat.*, 1873, p. 730 ; Kultschizky, *ibid.*, 1884, p. 358 ; et Smirnow, *Intern. Monatsschr. f. Anat.*, etc., X, 1893, 6, p. 241 ; *Zeit. f. wiss. Mik.*, X, 2, 1893, p. 254, qui conseille aussi la méthode rapide au chromate d'argent de Golgi.

669. Corpuscules de Herbst et de Grandry (becs de Canards). — Dogiel (*Arch. f. Anat. u. Entw.*, 1891, p. 182 ; *Zeit. f. wiss. Mik.*, XIII, 4, 1892, p. 520) conseille le procédé au bleu de méthylène. On injecte dans les vaisseaux de la tête une solution de bleu de méthylène à 4 p. 100, chauffée à 40° C. On enlève des lambeaux de peau du bec, on les monte dans de la moelle de sureau et on pratique des coupes. On met les coupes sur une lamelle et on les humecte d'humeur vitreuse ou aqueuse, additionnée de quelques gouttes d'une solution de bleu de méthylène à 1/16 p. 100, et on les laisse exposées à l'air. Après quelques minutes les terminaisons nerveuses sont colorées, et l'on fixe par le picrate d'ammoniaque (n° 346).

GEBERG (*ibid.*, X, 2, 1893, p. 244) a également employé cette méthode. Il a employé aussi l'acide osmique simple, et le procédé au chlorure d'or d'ARNSTEIN, qui est le suivant : des portions de peau sont mises pour vingt-quatre heures dans de l'eau de chaux, ce qui permet d'isoler la couche cornée. Cela fait, on coupe la peau en petits morceaux et on les met pour cinq minutes dans une solution de chlorure d'or à 0,25 p. 100. La réduction s'établit très rapidement, les pièces sont déjà brunes au bout de quelques minutes. On achève la réduction en les mettant pour vingt-quatre heures dans de l'eau distillée. Il se forme un précipité granuleux qu'on éloigne en mettant les pièces dans une solution de cyanure de potassium à 1/4 p. 100 et en brossant vigoureusement avec un pinceau. Alcool, essence, damar. GEBERG, lui, employait le chlorure d'or à la dose de 0,5 p. 100 et le laissait agir pendant trente minutes.

Voyez aussi CARRIÈRE, *Arch. f. mik. Anat.*, 1882, p. 146 (réduction dans le liquide de PRITCHARD, n° 371).

670. Corpuscules de Meissner et de Krause de la cornée, conjonctive et paupières (DOGIEL, *Arch. f. mik. Anat.*, XXXVII, 1891, p. 602, et XLIV, 1, 1894, p. 15). — Coloration par l'humeur aqueuse additionnée de bleu de méthylène, comme nous l'avons dit aux n° 343, 346 et 669. Voyez aussi les méthodes de LONGWORTH (*Arch. f. mik. Anat.*, 1875, p. 655).

671. Poils tactiles (RANVIER, *Traité*, p. 914). — Méthode du chlorure d'or à l'acide formique (368). Après avoir isolé les bulbes et en avoir incisé la capsule, on les maintient pendant une heure environ dans le mélange de chlorure d'or et d'acide formique, on réduit dans de l'eau légèrement acétifiée, on durcit à l'alcool et l'on fait des coupes longitudinales et transversales.

671 *bis*. Langue de la Grenouille. Disques terminaux,

autres appareils terminaux. — FAJERSTAJN (FEUERSTEIN), *Arch. de Zool. exp. et gén.*, VII, 1889, p. 705). Bleu de méthylène. **Langue du Lapin,** von LENHOSSEK, *Zeit. f. wiss. Mik.*, XI, 3, 1894, p. 377. Chromate d'argent de GOLGI (imprégnation double de RAMON Y CAJAL). Hématoxyline chromique de HEIDENHAIN. **Papillæ foliatæ du Lapin,** HERMANN, *Zeit. f. wiss. Mik.*, V, 4, 1888, p. 524. **Organes olfactifs de Vertébrés,** DOGIEL, *Arch. f. mik. Anat.*, 1887, p. 74. **Organes d'un « sixième sens » chez les Amphibiens,** MITROPHANOW, *Zeit. f. wiss. Mik.*, V, 4, 1888, p. 513 (détails sur la coloration au « Wasserblau », pour lesquels voyez aussi *Biol. Centralbl.*, VII, 1887, p. 175).

672. Cornée. — Les imprégnations à l'or et à l'argent sont indispensables pour l'étude de la cornée.

On obtient facilement des images négatives des cellules fixes de la cornée par la méthode de l'imprégnation avec le nitrate d'argent en nature (KLEIN). Il faut enlever l'épithélium conjonctival sur une cornée vivante, et passer à plusieurs reprises, sur la surface de la cornée mise à nu, un crayon de nitrate d'argent. Après une demi-heure environ, on peut exciser la cornée et la soumettre à l'observation dans l'eau distillée.

Pour obtenir des images positives des cellules fixes, RANVIER (*Traité*, p. 863) recommande de faire macérer deux ou trois jours dans l'eau une cornée dans laquelle on a déterminé d'abord une imprégnation négative au nitrate d'argent. On obtient une imprégnation secondaire, positive, qui donne des images très nettes et élégantes.

On obtient les mêmes résultats en cautérisant une cornée avec le crayon et en la laissant en place, sur l'animal vivant, pendant deux ou trois jours, ou bien en traitant par une solution diluée de chlorure de sodium ou d'acide chlorhydrique une cornée à laquelle on a fait subir une imprégnation négative (HIS).

Mais les meilleures images positives sont celles que fournit le chlorure d'or. RANVIER (*Traité*, p. 864) recommande la méthode au jus de citron que nous avons donnée numéro 369.

Les nerfs de la cornée doivent être étudiés par la même méthode. Voyez aussi : ROLLETT (*Stricker's Handbuch*, 1102 et 1115).

RENAUT (*Comptes rendus de l'Acad. d. Sc.*, 1880, p. 137) ;

CIACCIO (*Arch. ital. de Biol.*, III, p. 75) ; et TARTUFERI (*Anat. Anz.*, V, 1890, p. 524 ; *Zeit. f. wiss. Mik.*, VII, 3, 1890, p. 365, et XI, 3, 1894, p. 346).

Pour la méthode au *bleu de méthylène*, également très importante, voyez numéro 348.

673. Cristallin ; durcissement (Loewe, *Arch. f. mik. Anat.*, 1878, p. 557). — Durcir un bulbe frais dans *plusieurs litres* de solution saturée de bichromate de potasse. Après *un an et demi*, le bulbe aura acquis une consistance permettant de faire des coupes.

Gebhardt (*Zeit. wiss. Mik.*, XIII, 1896, p. 306) durcit le cristallin pendant un ou deux jours dans du formol de 4 à 10 pour 100 ; on peut alors facilement le dissocier en ses fibres à l'aide d'aiguilles. Voyez aussi numéro 120.

Macération. — Acide sulfurique de Max Schultze (n° 551).

CHAPITRE XXX

MUSCLES ET TENDONS ; LEURS TERMINAISONS NERVEUSES

A — MUSCLES STRIÉS

674. Cellule musculaire. — Consulter entre autres BEHRENS, KOSSEL und SCHIFFERDECKER (*Das Mikroskop.*, II, p. 154-161) ; SCHÆ-FER (*Proc. Roy. Soc.*, XLIX, 1891, p. 280 ; ou *Journ. Roy. Mic. Soc.*, 1891, p. 683).

L'hématoxyline ferrique donne de très belles images du tissu musculaire strié.

675. Dissociation. — Voyez au chapitre XXV et surtout au numéro 550.

LANGERHANS (*Arch. f. mik. Anat.*, 1875, p. 291) conseille de faire macérer l'*Amphioxus* dans l'acide nitrique à 20 p. 100. On dissocie facilement ainsi les plaques musculaires. En laissant macérer un animal entier pendant trois jours, et en agitant ensuite vigoureusement dans l'eau, on peut dégager le système nerveux en totalité, jusqu'aux ramifications périphériques les plus fines des nerfs.

676. Terminaisons nerveuses, bleu de méthylène. — Le procédé de BIEDERMANN pour les muscles d'*Astacus* a été indiqué au numéro 344. Les muscles qui donnent les meilleurs résultats sont les abdominaux et les caudaux. Après imprégnation de la manière que nous avons dite, la carapace doit être ouverte et les muscles exposés à l'air dans une grande chambre humide pendant deux à six heures, afin que la coloration puisse se différencier. (Voy. aussi *Zeit. f. wiss. Mik.*, VI, 1, 1889, p. 65).

Pour l'*Hydrophilus piceus*, BIEDERMANN injectait 0,5 centimètres cubes de solution de bleu de méthylène entre les deux derniers somites abdominaux, à travers le sillon ventral, et gardait les ani-

maux en vie dans l'eau pendant trois ou quatre heures. Puis il ouvrait
le thorax au moyen de deux incisions latérales, enlevant les muscles
de la première paire de pattes, et les traitait comme nous avons dit
pour l'*Astacus*.

Ginsberg (*Zool. f. Anz.*, V. B., VII, 2, 1880, p. 220) injectait à des
Grenouilles, par la veine abdominale ou l'aorte, 4 à 5 centimètres
cubes d'une solution d'or à 1 p. 100 dans de la solution saline à 1 p. 100
et étudiait ensuite des portions de muscles de la tête et des yeux
surtout. Dans d'autres essais de Loewit, il traitait au picrate d'ammoniaque,
et montait dans de la gélatine glycérinée.

La méthode de Dogiel a été décrite au numéro 347.

677. Terminaisons nerveuses. méthode de l'or (RANVIER.
Traité, p. 843). — Pour les Batraciens, Reptiles, Poissons, Oiseaux
et Mammifères, Ranvier a trouvé que la méthode du chlorure d'or au
jus de citron (n. 380) donne des résultats meilleurs que la méthode
à l'acide formique (n. 368) et de beaucoup supérieurs à ceux que
donne la méthode de Loewit. Les éléments délicats du *buisson de
Kühne* sont beaucoup mieux conservés que par le procédé de Loewit.

Voy. aussi BREMER, *Traité*, n. 676.

La méthode de l'or donne des images *positives*, les organes nerveux étant colorés en violet plus ou moins foncé. Il convient de
compléter l'étude par les méthodes du nitrate d'argent, qui donne des images
négatives, le buisson de Kühne étant réservé en blanc sur fond
rouge ou brun.

**678. Terminaisons nerveuses. méthode du nitrate d'ar-
gent** — RANVIER, *Traité*, p. 840, opère comme suit : On dissocie
.... de l'animal quelques faisceaux
.... Grenouille. On les traite pendant .... solution de nitrate d'argent de
2 à 3 p. 1000 ou .... à la lumière du jour et
dans l'eau .... Puis on porte les pièces dans
l'acide acétique et l'acide .... qui se coulant peu à peu,
.... spécifiques avant avant d'avoir été
noircies par la lumière .... d'argent. On monte dans un mélange à parties égales de glycérine et d'eau comme voy. le numéro précédent.

**679. Terminaisons nerveuses. le chromate d'argent de
Golgi** — Cette méthode a été appliquée par RAMON Y CAJAL à l'étude

des terminaisons des nerfs et des trachées dans les muscles des Insectes (*Zeit. f. wiss. Mik.*, VII, 3, 1890, p. 332). Le muscle frais est mis pendant douze à vingt-quatre heures dans un mélange de 20 parties de solution de bichromate de potasse à 3 p. 100 et 5 parties d'acide osmique à 1 p. 100. Il est mis ensuite dans le nitrate d'argent à 0,75 p. 100 pour un jour, et passé ensuite par l'alcool et l'essence de girofle pour être monté dans la térébenthine résinifiée.

680. Autres méthodes. — Fischer, *Arch. f. mik. Anat.*, 1876, p. 365. — Bremer, *Arch. f. mik. Anat.*, 1882, p. 195. — Ciaccio, *Journ. de Micrographie*, 1883, p. 38 ; *Arch. Ital. de Biol.*, III, p. 75. — Mays, *Zeit. f. Biol. von Kühne u. Voit*, 1884, p. 449 ; *Zeit. f. wiss. Mik.*, 1885, p. 242. — Wolff, *Arch. f. mik. Anat.*, 1881, p. 355. — Krause, *Intern. Monatsch. f. Anat. u. Hist.* ; *Zeit. f. wiss. Mik.*, 1885. p. 547. — Negro, *Zeit. f. wiss. Mik.*, V, 2, 1888, p. 240. — Boccardi, *ibid.*, IV, 4, 1887, p. 492. — Kühne, *ibid.*, p. 495 ; *Zeit. f. Biol.*, XXIII, V, 1887, p. 1 (revue critique des diverses méthodes au chlorure d'or). — Marshall, *Quart. Journ. Mic. Sc.*, 1890, p. 73 ; *Journ. Roy. Mic. Soc.*, 1890, p. 404. — Golgi, *Mem. R. Accad. Sc. di Torino*, II, 32. — Trinchese, *Mem. R. Accad. Ist. Bologna*, 5, 11, p. 279 ; *Zeit. f. wiss. Mik.*, IX, 2, 1892, p. 238. — Et les méthodes d'Apathy, n°s 374 et 716.

TERMINAISONS NERVEUSES DANS LES TENDONS

681. Corpuscules de Golgi (Ranvier, *Traité*, p. 929). — On les met facilement en évidence en traitant par le mélange de chlorure d'or et d'acide formique le tendon d'insertion antérieur et supérieur des muscles jumeaux du Lapin, après qu'on l'a enlevé avec une couche aussi mince que possible des fibres musculaires qui y adhèrent. Lorsque la réduction de l'or est opérée, on racle le tendon avec un scalpel afin de le débarrasser des fibres musculaires qui masquent les organes « musculo-tendineux ».

682. Corpuscules de Golgi (Marchi, *Arch. per le scienze med.*, V, n° 15). — On met des yeux, soigneusement énucléés avec leurs muscles moteurs du bulbe oculaire et leurs tendons, dans du bichromate de potasse à 2 p. 100, où ils restent au moins trois jours. On isole alors les muscles et leurs tendons, et les traite par le chlorure d'or et l'acide osmique (Golgi), ou par les méthodes suivantes, dues à Manfredi :

1. Les muscles et tendons sortis du bichromate sont mis pendant une demi-heure dans une solution d'acide arsénique, ou dans l'acide acétique à 1 p. 100. On les met ensuite dans du chlorure d'or, 1 p. 100,

pendant une demi-heure ; on les lave, et on opère la réduction à la lumière du soleil, jusqu'à production d'une coloration violette foncée, dans de l'acide arsénique à 1 p. 100, qu'on renouvelle à mesure qu'il brunit.

2. *Méthode de* MARCHI. — Les muscles et les tendons sortis du bichromate sont traités par l'acide arsénique, 1 p. 100, demi-heure ; et l'acide osmique, 1, p. 100, cinq à six heures.

3. Les muscles et les tendons frais sont traités par le chlorure d'or, 1 p. 100, demi-heure ; acide oxalique, 0,5 p. 100 ; chauffer à 36° au bain-marie, laisser refroidir, et examiner dans la glycérine.

Toutes ces préparations doivent être montées à la glycérine. Ces méthodes ne réussissent que par un temps clair.

Voy. aussi CATTANEO (*Arch. Ital. Biol.*, X, 1888, p. 337), et RUFFINI (*Atti Accad. Lincei* (5), 1, 1892, Sem. 1, p. 444).

683. Corpuscules de Golgi (CIACCIO, *Mem. R. Acc. Sci. Bologna*, X, 1890, p. 301 ; *Zeit. f. wiss. Mik.*, VII, 4, 1891, p. 507). — Pour les Amphibiens les procédés usuels au chlorure d'or ne sont pas satisfaisants, parce qu'ils imprègnent la substance fondamentale du tendon en même temps que les terminaisons nerveuses. Des portions de tendons doivent être mises dans de l'acide chlorhydrique à 0,1 p. 100 ou dans de l'acide acétique à 0,2 p. 100 jusqu'à transparence parfaite. On les porte alors dans un mélange contenant 0,1 p. 100 de chlorure d'or et 0,1 p. 100 de chlorure de potassium. Après cinq minutes on les remet dans l'acide acétique, où on les laisse pendant un jour à l'obscurité et ensuite pendant deux à trois jours au soleil. Lorsqu'elles sont devenues violacées on les met pour un jour dans de l'acide osmique à 0,1 p. 100 et l'on monte dans de la glycérine acidifiée.

TISSU MUSCULAIRE LISSE

684. Muscle lisse, réaction. — La *picro-säurefuchsin* (n° 311) colore le tissu conjonctif en rouge, les cellules musculaires en jaune ou brun (MOELLER, *l. c.*, p. 176).

685. Muscles lisses ; dissociation (SCHWALBE, *Arch. f. mik. Anat.*, 1868, p. 394). — Macération dans l'acide chromique à 0,02 p. 100. Ce réactif serait à préférer aux autres macérateurs, pour cet objet, parce qu'il conserve mieux la structure intime des cellules.

Les mélanges de GAGE ont été donnés aux nᵒˢ 532, 545.
Celui de MOEBIUS, nᵒ 544.

SCHULTZ (*Arch. Anat. Phys.*, *Phys. Abth.*, 1895-6, p. 521) met pendant vingt-quatre heures dans l'acide nitrique à 10 p. 100, rince à l'eau, et met pendant six à huit jours, à l'obscurité, dans un mélange à parties égales d'acide osmique à 5 p. 100 et acide acétique à 20 p. 100, puis dissocie avec des aiguilles et monte à la glycérine.

Voy. aussi BALLOWITZ (*Arch. mik. Anat.*, XXXIX, 1892, p. 291) (Céphalopodes); APATHY (*Zeit. wiss. Mik.*, X, 1893, p. 36 et 319) (Vers).

686. Muscle lisse, coloration spécifique (UNNA, *Monatsschr. prakt. Derm.*, XIX, 1894, p. 533; *Zeit. wiss. Mik.*, XII, 1895, p. 243). — On colore des coupes pendant dix minutes dans du bleu de méthylène polychrome, rince à l'eau, et les met pendant dix minutes dans du ferricyanure de potassium à 1 p. 100, ce qui fixe la couleur, de sorte qu'elle peut supporter une différenciation acide. On met donc les coupes pendant dix minutes (ou jusqu'à ce que le collagène se décolore) dans de l'alcool contenant 1 p. 100 d'acide chlorhydrique, et l'on passe à l'alcool absolu, essence et baume.

À l'endroit cité, voyez aussi une autre méthode.

687. Muscle dilatateur de la pupille (DOGIEL, *Arch. f. mik. Anat.*, 1870, p. 91). — Un iris est mis pendant douze heures dans de l'acide acétique fort, ou mieux (*ibid.*, 1886, p. 403) pendant plusieurs jours dans un mélange de deux parties d'alcool au tiers avec une partie d'acide acétique à 0,5 p. 100. On le nettoie avec un pinceau, et on en fend le bord avec la pointe d'un scalpel. Il devient alors possible de séparer de la surface antérieure le tissu conjonctif et les vaisseaux, et de la surface postérieure le tissu conjonctif, en partie du moins, les vaisseaux et le pigment. On colore selon les méthodes connues.

Le traitement par l'acide chromique à 0,01 p. 100, le chlorure d'or à 0,1 p. 100, ou le chlorure de palladium, a l'avantage de donner à l'iris une consistance qui rend plus facile sa division.

À consulter aussi, KOGANEI, *ibid.*, 1885, p. 1; *Journ. Roy. Mic. Soc.*, 1886, p. 874; CANFIELD, *Arch. f. mik. Anat.*, 1886, p. 121; DOSTOIEWSKY, *ibid.*, p. 91.

688. Vessie de la Grenouille, distribution nerveuse (RAN-

voir, *Traité*, p. 854. — Ranvier recommande d'employer la méthode
du chlorure d'or, soit celle au jus de citron, soit celle à l'acide formique. Lier le cloaque aussi bas que possible ; injecter, par une
petite incision longitudinale pratiquée dans le rectum, soit le jus de
citron, soit le mélange de chlorure d'or et d'acide formique. On pose
alors une ligature au delà de la canule, on enlève les parties disten-
dues pour les mettre pendant une demi-heure dans la solution de
chlorure d'or, on ouvre la vessie dans l'eau distillée, on la lave, et
on opère la réduction à la lumière dans un flacon renfermant 50 cc.
d'eau distillée et trois gouttes d'acide acétique.

Voy. aussi WORTH, *Arch. f. mik. Anat.*, 1881, p. 362 ; BERNHEIM,
Arch. f. Anat. u. Phys. Phys. Abth., 1892, Suppl., p. 29 ; *Zeit. f.
wiss. Mik.*, X, 4, 1893, p. 484 ; GSCHEIDLEN, *Arch. f. mik. Anat.*, 1877,
p. 325 ; TOROIS-BONNET, *ibid.*, 1869, p. 509 ; FLEMMING, *Zeit. f. wiss.
Zool.*, XXX, Suppl., p. 108 ; GARNSTEIN, *Arch. mik. Anat.*, LV, 1899,
p. 1. Bleu de méthylène

CHAPITRE XXXI

MÉTHODES NÉVROLOGIQUES
INTRODUCTION ET TECHNIQUE DES COUPES

689. **Introduction**. — Les recherches histologiques sur le système nerveux poursuivent un double but. Ou bien il s'agit de rechercher la structure intime des éléments nerveux ou des neurones, c'est-à-dire l'organisation interne des cellules et des fibres nerveuses : les méthodes employées dans ce but forment le groupe des méthodes *cytologiques*. Ou bien il s'agit de rechercher la forme des cellules nerveuses, la répartition exacte des divers groupes de cellules nerveuses dans la substance grise, et les connexions qui s'établissent entre ces groupes de cellules nerveuses ou « noyaux » par l'intermédiaire des fibres nerveuses, et de poursuivre le trajet plus ou moins compliqué des nombreux faisceaux qui entrent dans la constitution de la substance blanche de l'axe cérébro-spinal. Les méthodes qui servent à toutes ces recherches forment le groupe des méthodes *anatomiques*. C'est surtout dans ce dernier groupe que l'on trouve des méthodes très spéciales de coloration spécifique. Il se divise d'une façon assez naturelle comme suit :

A. *Fibres nerveuses.*

(*a*) Les colorations myéliniques, comprenant les méthodes de WEIGERT et d'autres semblables.

(*b*) Les colorations à la fois myéliniques et cylindraxiles.

B. *Cellules nerveuses.*

(*c*) Les *teintures* cylindraxiles et protoplasmiques, comprenant la méthode au bleu de méthylène, et quelques autres.

(d) Les *imprégnations* cylindraxiles et protoplasmiques, consistant surtout en les deux méthodes de GOLGI au sublimé et au chromate d'argent, avec certaines méthodes au chlorure d'or.

Nous avons déjà donné bon nombre des méthodes employées pour l'étude du système nerveux (surtout périphérique) dans les chapitres « bleu de méthylène », « des imprégnations », « organes tégumentaires », et « muscle et tendon ». Il en résulte qu'une bonne partie du sujet compris sous le terme « méthodes névrologiques » est contenu dans ces chapitres, auxquels nous prions le lecteur de se reporter pour compléter les descriptions que nous allons donner maintenant.

Nous consacrerons le reste de ce chapitre aux méthodes cytologiques et à la technique des coupes, sujet qui doit nécessairement servir de préliminaire à l'étude des méthodes de coloration. Nous donnerons ensuite dans le chapitre XXXII les deux groupes de méthodes concernant les fibres nerveuses (a et b), et dans le chapitre XXXIII les groupes c et d.

À consulter, outre les travaux cités dans les paragraphes qui vont suivre : BEVAN LEWIS, *The Human Brain ; Histological and Coarse Methods of Research*, London, Churchill ; — DEJERINE, *Anatomie des centres nerveux* ; — OBER-MEIER, *Les Coupes du système nerveux central*, Paris, Rueff ; — ST-INSTEINER, *Anleitung zum Studium d. Baues d. nervösen Centralorgane*, 2 Aufl. Leipzig, 1896 ; — VAN WIJHE, *Verschillende syst. Methodik*, etc., dans *Verhandel d. k. Akad. Wetensch. Amsterdam*, 2e sect., VII, n° 4, 1899.

690. Fixation. — L'encéphale si volumineux des animaux supérieurs, et surtout de l'Homme, demande des précautions spéciales pour le durcissement, pour la manipulation des coupes, et pour la coloration.

Par suite de la lenteur de pénétration des réactifs, il faut évidemment renoncer le plus souvent à la fixation des éléments de l'organe entier dans le cas histologique, et l'on ne réussit à conserver que l'état *post mortem*, c'est pourquoi les procédés de durcissement ont dans les recherches névrologiques une importance toute spéciale.

Chez les petits Mammifères et animaux inférieurs il est possible d'introduire des liquides fixateurs et durcissants au sein des centres nerveux par injection, ce qui procure une pénétration des organes incomparablement plus rapide que celle qu'on obtient par la simple immersion dans les réactifs. Ainsi Golgi (*Arch. Ital. Biol.*, VII, 1886, p. 30) injectait une solution à 2,5 p. 100 de bichromate de potasse, par la carotide s'il désirait fixer seulement l'encéphale, ou par l'aorte s'il désirait fixer la moelle épinière.

De Quervain (*Virchow's Arch.*, CXXXIII, 1893, II. 3, p. 481 ; *Zeit. f. wiss. Mik.*, X, 4, 1893, p. 507) a réussi avec des Chiens et des Chats. Le sujet, légèrement chloroformé, est fixé sur la table à opérations. On met à nu une carotide, on la coupe et on fixe dans la portion centrale aussi bien que dans la portion périphérique une canule à robinet. On ouvre d'abord le robinet de la portion centrale, et on laisse s'écouler le sang jusqu'à ce qu'il n'en vienne plus. Ensuite on injecte par la canule périphérique (donc vers le cerveau) du liquide de Müller, à la température du corps, et sous une pression modérée. On injecte encore alternativement par la canule centrale et la canule périphérique une quantité de liquide de Müller égale à la quantité de sang écoulé : pour des Chiens il faut de 300 à 600 cc., pour des Chats un tiers ou la moitié de cette dose. L'injection faite, on pose des ligatures, on enlève l'encéphale, et on le met pour quelques semaines dans du liquide de Müller tenu à 37° C.

Mann (*Zeit. f. wiss. Mik.*, XI, 4, 1894, p. 482) procède d'une manière semblable. Il pratique l'injection par l'aorte ascendante. Avant de pousser l'injection fixatrice, il injecte pendant une vingtaine de secondes de la solution physiologique de sel, chauffée à 39° C. Ceci a pour but de laver les capillaires du cerveau, de sorte que le sang ne puisse pas s'y coaguler. Le fixateur dont se sert Mann est une solution saturée de sublimé, chauffée à 39° C. Au bout de cinq minutes d'injection, le cerveau doit se trouver entièrement fixé. On le sort, et on le met pour douze heures dans de la solution de sublimé, après quoi on le conserve dans du sublimé faible, 0,1 p. 100, ou bien on passe par les alcools usuels à l'inclusion dans la paraffine.

Voy. aussi Gerota, n° 701.

Certains des liquides fixateurs provoquant facilement la contraction des artérioles, il peut être indiqué d'avoir recours à un vasodilatateur (voy. n° 487).

Strong (*Anat. Anz.*, XI, 1896, p. 655) injecte de la formaline allongée d'un volume d'eau ou de solution à 10 p. 100 de bichromate : ce qui me paraît par trop énergique.

Voy. aussi Mc Farland, *Journ. App. Mic.*, II, 1899, p. 541 ; *Zeit. wiss. Mik.*, XVII, 1, 1900, p. 39.

DURCISSEMENT

691. Durcissement par congélation. — S'il s'agit d'un organe qui a
été déjà durci par des procédés connus, on pourra employer la méthode
de congélation par le mélange de glace et de sel de cuisine; mais en ce
cas il faut avoir soin d'infiltrer préalablement le tissu par une masse
mucilagineuse ou gélatineuse n° 196-198. Mais s'il s'agit d'un organe
frais, c'est la méthode de congélation par un vaporisateur à l'éther qu'il
convient de prendre. On fait flotter les coupes sur l'eau, on les traite
Lewis pendant une minute sur le porte-objet par l'acide osmique à
0,25 p. 100, on lave pendant cinq minutes à l'eau, et l'on colore. Pour
plus de détails voy. Lewis, *op. cit.*, n° 689

Goodale (*Brit. Med. Journ.*, mai 1893, p. 947, *Journ. Roy. Mic. Soc.*
1893, p. 405) fait flotter les coupes sur de la pyridine, et après un quart
d'heure lave à l'eau, colore dans une solution d'« aniline blue black » à
0,25 p. 100 dans l'eau, puis par le picro-carmin, déshydrate dans la
pyridine et monte dans du baume allongé de pyridine. Voy. aussi n° 119.

692. Durcissement par les réactifs. — Avant d'exposer un
organe nerveux ou une portion d'un tel organe à l'action d'un réactif
durcissant, il convient de prendre les précautions nécessaires pour
que les pièces ne se déforment pas. Si l'on ne soumet au durcissement que des portions relativement petites de tissu nerveux, le
mode opératoire est très simple. On peut découper une moelle ou
une région quelconque de l'encéphale en tranches de quelques millimètres d'épaisseur, les poser sur de la ouate, et les transporter avec
la ouate dans un récipient dans lequel on verse ensuite le liquide
durcissant. La ouate remplit deux fonctions : elle forme un coussin
élastique sur lequel les pièces peuvent reposer sans se déformer par
leur propre poids, et elle leur permet d'être en contact avec le réactif
par leur face inférieure aussi complètement que par leurs autres
faces, ce qui est important au point de vue de la rapidité de pénétration du réactif et de la netteté du durcissement obtenu. Il est bon de
suspendre les pièces, toujours enveloppées de ouate, dans le récipient; si l'on dispose d'un récipient en forme de cylindre, et que
l'on suspend les pièces vers le haut du cylindre, on activera notablement le processus de diffusion et la pénétration du réactif. En
tout cas, si l'on pose les pièces à plat sur le fond du récipient, il
ne faut pas que les pièces baignent dans la ouate.

S'agit-il de pièces volumineuses et qu'on désire cependant ne pas
diviser en portions, on fera, autant que possible, des incisions plus ou
moins profondes dans le réduit le moins important à sauvegarder; nous recommandons de ne pas enlever les membranes, si ce

n'est la dure-mère ; elles servent utilement à donner du support à la
préparation. On pourra enlever en partie la pie-mère et l'arachnoïde
après que le durcissement aura fait quelques progrès.

On peut durcir en totalité la moelle épinière, la moelle allongée
et le pont de Varole. On enlève la dure-mère, et l'on suspend la pièce
dans un vase cylindrique. On attache un petit poids à la partie inférieure de la préparation, dans le double but d'empêcher qu'aucune
partie de la préparation ne vienne à nager au-dessus de la surface du
liquide (ce qui arrive facilement avec l'emploi de liquides un peu
denses, comme le liquide de Müller), et d'empêcher les torsions des
tissus qui peuvent, sans cette précaution, être produites par les fibres
élastiques de la pie-mère et de l'arachnoïde.

Le cerveau doit être très délicatement posé sur une couche de
ouate, ou, si cela est possible, suspendu dans une enveloppe de
ouate. On mettra des tampons de ouate dans la scissure de Sylvius,
et, autant que possible, entre les circonvolutions. Cette précaution
est indiquée dans l'intérêt de la pénétration du liquide durcissant.
Autant qu'il ne s'y oppose pas de raisons majeures, on divisera
préalablement le cerveau en deux moitiés symétriques par une incision sagittale passant par le plan médian du corps calleux. Betz
conseille d'enlever, après quelques heures de durcissement, la pie-
mère partout où elle est accessible, et également les plexus choroï-
diens. Nous avons trouvé cette opération un peu délicate, et nous ne
la recommandons qu'à des mains expérimentées.

Le cervelet se traite d'après les mêmes principes.

Weigert (*Centralbl. f. d. med. Wiss.*, 1882, p. 819 ; *Zeit. f. wiss.
Mik.*, 1884, p. 388) a trouvé que le durcissement des centres nerveux
par le liquide de Müller ou par celui d'Erlicki est activé si l'on maintient les préparations dans un incubateur à une température de 30 à
40° C. A cette température, le liquide de Müller peut durcir en huit
à dix jours, le liquide d'Erlicki en quatre jours, tandis qu'à la température normale il en faudrait deux ou trois fois autant.

Samla, qui a étudié en détail l'action des sels chromiques, est
d'avis que le procédé du durcissement à l'incubateur est beaucoup
moins sûr que le durcissement lent, et devrait être abandonné.
(Voy. *Zeit. f. wiss. Mik.*, 1885, p. 3.) Se décide-t-on pour le durcissement lent, il est bon de tenir le matériel très au frais : en été, on
le mettra à la cave, ou mieux dans une glacière. Car par suite de la
lenteur de pénétration des solutions chromiques il peut arriver que
des pièces volumineuses commencent à se décomposer à l'intérieur
avant que le liquide durcissant n'ait pu y arriver.

693. Les réactifs durcissants à employer. — Les durcissants les plus importants sont les sels chromiques. Vu la lenteur avec laquelle ces sels pénètrent, il est souvent recommandable de traiter les pièces en premier lieu pendant vingt-quatre heures ou plus par l'alcool de 80° à 90°, pour empêcher la macération des parties éloignées de la surface. On s'est beaucoup servi dans le temps d'acide chromique, mais la plupart des travailleurs sont d'accord pour admettre que son action, quoique bien plus rapide que celle des sels chromiques, est plus inégale et donne souvent lieu à une friabilité désastreuse des tissus. L'acide osmique est excellent — selon BEVAN LEWIS, de beaucoup le meilleur des durcissants; — mais malheureusement son emploi est borné à des pièces très petites; on ne saurait guère l'employer avec des objets de plus de 1 centimètre cube de volume.

La grande majorité des travailleurs sont d'accord pour admettre que c'est le *bichromate de potasse* qui donne en général les meilleurs résultats. Les opinions ne sont guère partagées que sur le point de savoir si ce sel doit être employé pur ou en combinaison avec d'autres réactifs. Nous avons déjà noté que le liquide d'ERLICKI exerce une action durcissante plus rapide que les autres solutions de sels chromiques; pour ce motif, c'est un des réactifs les plus employés. SMITH cependant *loc. cit.*, n° 692, après une étude spéciale de cette question, a conclu que le meilleur des durcissant pour du matériel frais est le bichromate pur à 3 ou 4 p. 100, agissant à une basse température. Il n'approuve pas l'addition de sulfate de soude (liquide de Müller), et rejette le liquide d'Erlicki à cause des précipités auxquels il donne si souvent lieu.

OBST [...] du même avis. Il recommande le bichromate pur en général; et pour l'étude de détail les plus délicats le *liquide de Flemming* modifié par lui, n° 57, vingt-quatre heures, puis lavage à l'eau et conservation dans l'alcool à 80 p. 100.

BENDA dans *La Cellule*, XII, 1897, p. 335, dit que, d'après le jugement unanime de tous les travailleurs, le bichromate de potasse et d'ammoniaque doivent être [...] pour l'étude cytologique des cellules nerveuses [...]

[...]

Nous donnons plus loin les formules des mélanges recommandés.

Plusieurs auteurs récents emploient *l'alcool acétique*. Ainsi Timofeew (*Intern. Monatsschr. Anat. Phys.*, XV, 1898, p. 259) (mélange au chloroforme de Carnoy, n° 98).

Ohlmacher recommande son mélange n° 81.

Holmgren (*Anat. Anz.*, XVI, 1899, p. 388) recommande le « sublimé picrique, parties égales », ainsi que le sublimé acétique, « 100-5 ».

Trzebinski (*Virchow's Arch.*, 1887, p. 1 ; *Zeit. f. wiss. Mik.*, IV, 4, 1887, p. 497), puis Diomidoff, Gaule, Ogata, Bechterew (*ibid.*, p. 499) ont eu de bons résultats avec du *sublimé* à 7 p. 100 (cinq à neuf jours, pas plus, et de petites pièces).

L'acide chromique ne s'emploie guère plus, si ce n'est en combinaison avec un autre réactif ; nous donnons plus bas les formules de quelques mélanges de ce genre. On peut ajouter aux solutions des sels chromiques une faible proportion d'acide chromique, par exemple 3 à 6 gouttes d'une solution à 1 p. 100 pour 100 centimètres cubes de la solution de sel. Cela active un peu le durcissement et ne fait pas de mal.

L'acide osmique s'emploie à 1 p. 100 ; à cette dose il durcit convenablement de petits fragments de tissu nerveux en cinq à dix jours (Exner).

L'acide nitrique a été employé à des doses de 10 à 12 p. 100. A cette dose il fournit des préparations ayant beaucoup de consistance ; nous ne savons si la conservation histologique est bonne.

A. Kotlarewsky (*Zeit. f. wiss. Mik.*, IV, 3, 1887, p. 387) a trouvé que *l'acétate neutre de plomb* à 10 p. 100 conserve très bien les cellules ganglionnaires.

Relativement à la question de savoir jusqu'à quel point certaines altérations soi-disant pathologiques des cellules ganglionnaires doivent être attribuées à la putréfaction ou à l'influence des réactifs, voy. le *Neurologisches Centralblatt* des années 1884 et 1885.

Pour les taches « pigmentaires » produites par le liquide d'Erlicki, voyez le numéro 69.

Deux observateurs récents, Fish (*The Wilder Quarter-Century Book*, 1893, p. 385) et Donaldson (*Journ. of Morphol.*, IV, 1891, p. 123 ; *Journ. Roy. Mic. Soc.*, 1894, p. 612) ont fait de nombreuses pesées et déterminations de volume pour contrôler les changements produits dans des encéphales de Mouton par les réactifs durcissants. Ils ont trouvé que, alors que tous les autres réactifs provoquent une diminution de poids et de volume, les solutions de bichromate produisent une légère augmentation et de poids et de volume.

Flatau (*Anat. Anz.*, XIII, 1897, p. 323) a trouvé que le cerveau augmente légèrement de poids dans du formol à 10 p. 100, la moelle épinière un peu plus ; tandis que dans du formol à 1 p. 100 il peut augmenter jusqu'à 24 p. 100 ! Voy. aussi Parker et Floyd, n° 501.

694. Doses des réactifs durcissants. — Il est de règle que, excepté pour le cas de l'osmium, il faut toujours *commencer* le durcissement en employant le réactif à la dose la plus faible qui est compatible avec la bonne conservation des tissus ; on *changera fréquemment* le liquide durcissant et on en augmentera à mesure la concentration.

Le *bichromate de potasse* s'emploie au début à une concentration, en général, de 2 p. 100 ; on passe ensuite à des solutions plus concentrées, jusqu'à 3 ou 4 p. 100 pour la moelle et pour le cerveau, et jusqu'à 5 p. 100 pour le cervelet.

Obersteiner commence avec une concentration de 1 p. 100, qu'il augmente graduellement pendant six à huit semaines jusqu'à 2 ou 3 p. 100 (ceci à la température normale ; à une température de 35° à 45° C. le durcissement peut être achevé en une ou deux semaines).

Le *bichromate d'ammoniaque* se prend de moitié plus faible, et même encore plus dilué (jusqu'à 0,5 p. 100), du moins au début ; on peut aller jusqu'à 5 p. 100 à la fin du durcissement, pour le cervelet.

Pour les mélanges au formol, voy. n° 701.

695. Méthode de Betz (Betz, *Arch. f. mik. Anat.*, 1873, p. 101). — On met la *moelle épinière* et l'*encéphale* (après avoir enlevé la dure-mère) dans un vase cylindrique avec de l'alcool à 75° ou 80° auquel on a ajouté de l'iode en quantité suffisante pour produire une coloration brun clair. A mesure que l'alcool se décolore, on ajoute de nouvelles quantités d'iode. Au bout de quelques jours ou semaines la préparation n'absorbe plus d'iode, et le durcissement préliminaire est terminé. On porte alors la préparation dans du bichromate de potasse, à 3 p. 100 pour la moelle et le pont, 5 p. 100 pour le cervelet, et 4 p. 100 pour le cerveau ; on met le tout *dans un lieu frais*. Aussitôt qu'on voit paraître un trouble brunâtre dans le liquide et un dépôt brun à la surface de la préparation, le durcissement est achevé. On lave bien à l'eau et l'on conserve les pièces dans une solution de bichromate de 0,5 à 1 p. 100.

Pour plus de détails, voy. nos *éditions précédentes*.

Le procédé de Betz est particulièrement indiqué pour des pièces volumineuses, et pour celles qui se trouvent dans un état de ramollissement *post mortem*.

696. Cerveau (Bevan Lewis, *The Human Brain*, p. 102). — Alcool à 90 p. 100, vingt-quatre heures ; liquide de Müller, trois jours ; après six jours, renouveler le liquide, ou bien substituer ce qui vaut mieux) une solution de bichromate de potasse à 2 p. 100; après une semaine de traitement par cette solution, on passe à une solution de 4 p. 100; si au bout d'une semaine de séjour dans cette solution, la préparation n'est pas encore de la consistance voulue, on achève le durcissement par l'acide chromique (la concentration n'est pas indiquée).

697. Cerveau (HAMILTON, *Journ. of Anat. and Physiol.*, 1878, p. 254). — Le cerveau doit être divisé en tranches de 4 pouce d'épaisseur, ou bien avoir sa surface incisée en de nombreux endroits. Il vaut mieux ne pas enlever les membranes. Mettre les pièces, supportées par de la ouate, comme nous l'avons dit au numéro 692, dans le mélange suivant :

> Liquide de Müller. . . . . 3 parties.
> Alcool ordinaire. . . . . 1 —

Il se produit de la chaleur lorsqu'on mêle ces deux liquides ; on laisse refroidir le mélange avant de s'en servir. On met le tout dans une glacière. Après vingt-quatre heures, on retourne les pièces. Après quinze jours à trois semaines, on fait une incision dans une partie de la préparation, et, si l'on constate que le liquide n'a pas pénétré à l'intérieur, on renouvelle le liquide. Si, au contraire, on trouve que la pénétration est suffisante, on met la préparation dans une solution de bichromate d'ammoniaque à 0.25 p. 100. Après une semaine, on la met dans une solution à 1 p. 100 ; et après encore une semaine dans une solution à 2 p. 100, où on la laisse une semaine, ou plus longtemps si cela est nécessaire. Le durcissement achevé, on conserve les pièces, jusqu'au moment de les mettre en coupes, dans une solution d'hydrate de chloral à 2.5 p. 100. (Nous pensons que l'hydrate de chloral rend ici le service d'atténuer la coloration jaune produite par les liquides chromiques.)

698. Encéphale entier (DEVAL, *Journ. de l'Anat.*, 1876, p. 497). — Bichromate de potasse de 2.5 p. 100, à renouveler au bout de vingt-quatre heures, et encore au bout de trois ou quatre jours. Après deux à trois semaines, acide chromique à 3 p. 100. Il faut changer l'acide tous les jours pendant huit jours, et après ce temps tous les huit jours, jusqu'au milieu du second mois : après quoi il n'est plus nécessaire de le changer du tout. Il faut que les pièces restent au moins deux mois dans l'acide chromique ; plus elles y resteront longtemps et meilleurs seront les résultats. On doit ajouter au liquide quelques morceaux de camphre pour prévenir le développement de moisissures.

699. Méthode de Deecke *(Journ. Roy. Mic. Soc.*, 1883, p. 449). Voy. nos *éditions précédentes*.

700. Encéphale (Fish, *The Wilder Quarter-Century Book*, 1893, p. 395).

Eau	400 cc.
Alcool à 95 p. 100	100
Glycérine	250
Chlorure de zinc	20 gr.
Chlorure de sodium	20

Plonger les pièces dans cette solution, après en avoir rempli les cavités du cerveau et si possible en avoir injecté les vaisseaux, laisser pendant trois jours, puis mettre pendant une semaine ou plus dans un mélange d'une partie de la solution avec une d'alcool à 70 p. 100, enfin mettre pour la conservation définitive dans l'alcool à 90 p. 100.

701. Durcissement par le formol et mélanges au formol. Pour le formol comme durcissant en général, voy. n° 120, 126 et 693.

Weigert (*Beitr. z. Kenntn. d. normalen menschlichen Neuroglia*, 1895; cité d'après *Neurol. Centralbl.*, 1895, 23, p. 1146) met des portions de matériel de pas plus d'un demi-centimètre de côté pour quatre jours dans une solution de « formol à 4 p. 100 », ce qui veut dire vraisemblablement du formol allongé de 9 volumes d'eau.

Marchi (*Neurol. Centralbl.*, jan. 1895) durcit la moelle épinière pendant deux à quatre semaines dans « une solution de formaline à 1-2 p. 100 », puis pendant une semaine dans du liquide de Müller, à l'étuve à 37°.

Van Gieson (*Anat. Anz.*, X, 1895, p. 494) recommande pour la moelle épinière, le cervelet et l'écorce cérébrale « la formaline à 4, 6 et 10 p. 100 » ; je n'ai pas pu comprendre s'il veut dire ces tantièmes de « formaline » ou d'aldéhyde formique. La myéline se trouve bien conservée, et donne avec l'hématoxyline de Weigert (méthode de 1885) la réaction bleue caractéristique tout aussi bien qu'en présence d'un sel de chrome. On peut aussi employer ce matériel pour la coloration de Behm (modification de la méthode de Nissl).

Lyon (*Zeit. f. wiss. Mik.*, XII, 1895, p. 33) a eu de bons résultats avec des solutions de « formol » à 20 p. 100.

Fish (*Proc. Amer. Mic. Soc.*, XVII, 1895, p. 319) recommande la formule suivante :

Eau	2 000 cc.
Formaline (du commerce)	50 —
Chlorure de sodium	100 grammes.
Chlorure de zinc	15

Un cerveau doit rester dans le mélange pendant une semaine ou dix jours ou même plus ; après quoi on le transporte dans une solution à 2,5 p. 100 de formaline (eau, 2 000 ; formaline, 50), où il peut rester indéfiniment. Fish a trouvé que, après un séjour de deux semaines dans ces solutions, un cerveau humain n'avait perdu que 6,8 p. 100 de son poids ; tandis qu'après un séjour de huit jours dans l'alcool à 50 p. 100 suivi de huit jours dans l'alcool à 70 p. 100, il avait perdu 22 p. 100 de son poids.

Parker et Floyd (*Anat. Anz.*, XI, 5,1895, p. 156) ont trouvé qu'une « solution de formol à 2 p. 100 » (2 vol. de formol avec 98 d'eau) durcira bien un encéphale de Mouton en huit à dix jours. Il s'y produit cependant un gonflement qui peut aller jusqu'à une augmentation de 40 p. 100 du volume primitif. Pour remédier à cet inconvénient, ils combinent le formol à l'alcool, en raison de 6 volumes d'« alcool à 95 p. 100 et 4 volumes de formol à 2 p. 100 ». Ce mélange produit le même durcissement rapide, avec seulement une augmentation de volume à peine perceptible. On peut y garder des cerveaux pendant des mois (*ibid.*, 1896, p. 568).

Gerota (*Zeit. wiss. Mik.*, XIII, 1896, p. 314) met des cerveaux humains dans une solution de formol à 5 à 10 p. 100, et après vingt-quatre heures enlève la *pia* et change le liquide ; en le changeant de nouveau tous les cinq ou sept jours le durcissement se complète en une ou deux semaines. Pour les cerveaux fœtaux du Chien, du Chat et de l'Homme, il commence par injecter le système vasculaire avec une solution de 10 à 15 p. 100 de formol dans l'alcool à 85 p. 100, puis porte les têtes entières dans la solution aqueuse à 5 ou 10 p. 100 ; après un jour ou deux, il sort les encéphales de la boîte cranienne et les remet pendant quinze à vingt jours dans le formol.

Krauss (*Trans. Amer. Mic. Soc.*, XVII, 1896, p. 315 ; *Zeit. wiss. Mik.*, XIII, 1896, p. 493) trouve que la formaline en diverses concentrations durcit bien, mais cause un ratatinement notable de la névroglie, et préfère le liquide de Müller.

Siemerling (*Neurol. Centralb.*, XVIII, 1899, p. 472 ; *Zeit. wiss. Mik.*, XVI, 1900, p. 470) trouve que le formol à 10 p. 100 donne une bonne consistance, mais que si on le laisse agir trop longtemps la colorabilité des pièces souffrira, à moins de leur faire subir un nouveau durcissement pendant plusieurs semaines dans le liquide de Müller.

Van Walsem (*Verh. k. Akad. Wetensch. Amsterdam*, VII, 1899; *Zeit. wiss. Mik.*, XVII, 2, 1900, p. 231 préfère au formol une solution de bichromate de potasse à 2 p. 100, et rejette entièrement le liquide d'Erlicki.

Marina *Riv. Pat. Nerv. Ment., Firenze*, II, 1897, p. 20; *Neur. Centralb.*, XVI, 1897, p. 166 fixe pendant quatre à huit jours dans un mélange fraîchement préparé de 100 centimètres cubes d'alcool à 90 p. 100, 5 de formol, et 0,1 gramme d'acide chromique, qu'il change chaque jour.

Nélis *Bull. Acad. Sc. Belge*, 1900, p. 126 fixe des ganglions spinaux pendant vingt quatre heures dans un mélange de 1 litre de formol à 5 p. 100, 5 centimètres cubes d'acide acétique, 20 grammes de sulfate de cuivre, et du sublimé à saturation.

Le mélange d'Orth, ou « Formol-Müller », a été donné n° 124 : il doit être changé fréquemment

Mélange de Mann, n° 123 *ter*.

Pour des mélanges spéciaux pour l'imprégnation Golgi, voy. n° 764.

702. Centres nerveux de Reptiles, d'Amphibiens et de Poissons

Mann, *Central Nervous System* etc. des Reptiles, etc., 1890-1892; Whitman, *Methods*, p. 190. Alcool pendant six à douze heures; solution de bichromate de potasse à 3 p. 100 avec un morceau de camphre dans le flacon), renouvelée toutes les deux semaines jusqu'à durcissement suffisant six à dix semaines.

Büttenberg *Die Centralnervensystem der Petromyzon*, Berlin, 1892; *Zeit. f. wiss. Mik.*, IX, 3, 1893, p. 31 recommandé un liquide composé d'acide chromique à 1 p. 100, 30 parties, acide osmique à 2 p. 100, 40 parties, acide nitrique concentré, 40 parties. Les cerveaux y durcissent en vingt quatre heures que plus tard.

Lenhossek *Magy. N. Term. Tud. Tars.* emploie pour l'encéphale de *Dytiscus* 75 p. cent un mélange de 100 centimètres cubes d'alcool à 90 p. 100, 5 centimètres cubes d'acide acétique, 0,1 d'acide, 5 grammes de sublimé et 1 gramme d'acide picrique. Fixe pendant douze à vingt quatre heures, et passe par les alcools forts.

703. Méthodes pour les coupes

Toutes les parties du système nerveux central peuvent être coupées au microtome sans inclusion préalable. Il suffit pour cela que les pièces bien durcies soient collées sur un support en bois ou en liège au moyen d'une solution un peu épaisse de gomme arabique; quand le morceau commence à tenir on le plonge dans l'alcool à 80 p. 100 pour achever la fixation sur le support.

La paraffine ne peut servir commodément que pour des organes ou portions d'organes nerveux très petits. La moelle de l'Homme peut être infiltrée de paraffine si l'on prend la précaution de n'employer pour l'inclusion que des tranches de peu de millimètres d'épaisseur. Pour les objets intermédiaires — ceux dont la grosseur varie de celle d'une noisette à celle d'une noix — comment doit-on procéder? Selon nous, il n'y a pas d'hésitation possible : ces objets doivent être mis en coupes par la méthode du collodion ; c'est la méthode la plus sûre, la plus commode et celle qui offre le plus d'avantages pour le traitement ultérieur des coupes. Les objets très gros — hémisphères entiers du cerveau humain — ne se laissent vraiment pénétrer par aucune masse d'inclusion en un temps raisonnable ; on ne peut donc pratiquer que l'enrobage simple ou simple entourage des pièces par la masse d'enrobage, procédé qui rend ici de grands services.

Cependant Strasser (*Zeit. wiss.. Mik.*, IX, 1892, p. 8) fait à la paraffine des coupes mesurant 10 × 15 cm. Il découpe dans du matériel durci des tranches de 1 ou 2 cm. d'épaisseur, les désalcoolise par le mélange de xylol et acide phénique n° 181, laisse évaporer ce liquide, et met les tranches d'abord dans de la vaseline jaune fondue, puis dans un mélange de vaseline et paraffine tendre (fondant à 42° C.), ou dans de la paraffine pure.

Il fait aussi l'inclusion des tranches dans la celloïdine, et avant de faire les coupes les éclaircit par un mélange à parties égales de xylol phénique et d'alcool à 80 p. 100.

A-t-on choisi la méthode au collodion, il peut arriver que, malgré toutes les précautions, la pièce à couper n'a pas été imprégnée complètement par le collodion. On peut, dans ce cas, obtenir encore de bonnes coupes en employant la méthode de Duval, le collodionnage des coupes. Pour cela, quand la surface de section est bien nette, on la sèche en soufflant dessus, puis avec un pinceau trempé dans du collodion liquide on la recouvre d'une mince couche. Quand celle-ci est quelque peu desséchée, ce qui se fait très rapidement, on coupe. Ce collodionnage doit se faire pour chaque coupe en particulier. Il donne d'excellents résultats, et peut être employé même quand la pièce est bien pénétrée par la masse, parce que, donnant plus de consistance aux coupes, il permet de les faire plus fines (note de Van Gehuchten).

On peut aussi avoir recours en même temps au collodion et à la paraffine, comme le font M. et Mme Déjerine pour enrober un hémisphère entier. (*Anatomie des centres nerveux*, t. I, 1895, p. 29.) « Lorsque la pièce a été suffisamment imprégnée par le collodion, et que ce dernier forme autour d'elle une couche résistante d'environ 2 cm. d'épaisseur, on pratique dans la partie inférieure de cette couche des incisions en différents sens et profondes de 1 cm. La pièce est ensuite plongée dans le cylindre du microtome de Gudden, contenant de la paraffine fondue, et elle est orientée suivant le sens des coupes que l'on veut y pratiquer. Il n'est pas nécessaire qu'elle baigne en entier dans la paraffine, il suffit qu'elle y soit immergée d'un tiers. La paraffine pénètre entre les fentes du collodion et, lorsque la masse est solidifiée, la pièce se trouve fixée très solidement. La masse de paraffine employée dans cette opération est considérable et subit une rétraction telle, qu'il est prudent d'attendre vingt-quatre heures avant de commencer les coupes. »

Pour marquer les côtés droit et gauche de la moelle épinière, FEIST (*Zeit. wiss. Mik.*, VIII, 1892, p. 492) enrobe avec la moelle un petit cylindre de 1 millimètre d'épaisseur de foie durci appliqué contre le côté qu'il désire marquer.

Pour d'autres détails sur la technique des coupes, voyez nos *éditions précédentes*.

MÉTHODES CYTOLOGIQUES

a) Cellules.

Les numéros suivants ne traitent pas des méthodes cytologiques générales — nous les avons données chapitre XXVIII — mais de procédés spéciaux pour l'étude de certaines formations particulières des corps des cellules nerveuses : « corps de Nissl », « amas tigroïdes », etc. À l'encontre de la plupart des éléments cytoplasmiques, les corps de Nissl sont basophiles.

704 Méthode de Nissl au bleu de méthylène (*Neurol. Centralbl.*, 1894, p. 508). Durcir du matériel frais-frais dans l'alcool à 96 p. 100. Coller des préparations de... au moyen de coton analogue, et faire des coupes. Mettre les coupes dans un verre de montre, dans le liquide suivant :

Bleu de méthylène B pur .... 3,5 parties
Savon de Venise 1
Eau distillée 1000

On chauffe le verre de montre sur une lampe à alcool jusqu'à ce que des bulles éclatent à la surface (environ 65° à 70° C.). Différencier les coupes dans un mélange de 90 parties d'alcool à 96 p. 100 et 10 d'huile d'aniline jusqu'à ce qu'il ne s'en dégage plus de nuages colorés. Puis on les place sur un porte-objet, on les sèche avec du papier à filtrer, et on y dépose quelques gouttes d'huile de cajeput. Lorsque les coupes sont devenues transparentes on les sèche de nouveau avec du papier à filtrer, on traite avec quelques gouttes de benzine et on monte dans la colophane dissoute dans la benzine.

Une méthode plus ancienne de Nissl avec la Fuchsine, le Dahlia ou la Vésuvine est indiquée dans *Tagebl.. 58. Vers. d. Naturf. Ärtze*, 1885, p. 506.

Van Gehuchten (*in litt.*) obtient les mêmes résultats que Nissl en employant des coupes à la paraffine collées sur porte-objet par la méthode de l'eau. Il colore pendant cinq à six heures dans le liquide de Nissl à une température de 35° à 40°C., différencie comme Nissl, mais monte dans le dammar au xylol. Ce procédé a l'avantage de permettre de faire des séries et d'opérer à la fois sur un grand nombre de coupes.

Dans un mémoire plus récent (*op. cit.*, p. 781; *Zeit. wiss. Mik.*, XIII, 1896, p. 237), Nissl recommande qu'après avoir posé la colophane sur les coupes on passe la préparation à travers la flamme de la lampe. Les gaz dégagés de la benzine s'enflamment; on souffle la flamme qu'ils produisent et l'on répète l'opération jusqu'à ce que la colophane ne prenne plus feu. Avec ce procédé on préviendrait la diffusion de la coloration qui sans cela peut se produire après montage.

Petite modification par Trijatnik, voy. *Neurol. Centralb.*, XV, 1896, p. 1129; *Zeit. wiss. Mik.*, XIV, 1897, p. 79.

Sadovsky (*C. R. Soc. Biol.*, III, 1896, p. 353) colore des coupes de matériel durci au formol pendant un quart d'heure à plusieurs heures dans du bleu de méthylène à 1 p. 100, les traite sur porte-objet par de l'acide acétique à 1 p. 100 jusqu'à ce que la substance grise se différencie nettement de la blanche, et passe par l'alcool absolu et le xylol au baume. On peut aussi faire la coloration en une à trois minutes dans une solution concentrée de fuchsine dans l'acide carbolique à 5 p. 100 dans l'eau, ce qui donne même une coloration plus précise.

Gothard (*op. cit.*, V, 1898, p. 330) colore des coupes à la celloïdine pendant vingt-quatre heures dans le bleu de méthylène polychrome d'Unna, et différencie dans un mélange de 5 parties de créosote, 4 d'essence de cajeput, 5 de xylol, et 16 d'alcool absolu. Pinaud et Goujard (*La Semaine Méd.*, 1900, p. 51 ; *Zeit. wiss. Mik.*, XVII, 1900, p. 376) expliquent que la différenciation doit être surveillée au microscope. Les coupes colorées doivent d'abord être lavées à l'alcool à 80 p. 100, puis passées par deux ou trois bains du liquide. La différenciation dure de quinze à vingt minutes.

Louis (*Journ. of Ment. Sci.*, oct. 1898 ; *Zeit. wiss. Mik.*, XVI, 1899, p. 59) fait des coupes de matériel frais par la méthode de la congélation, et les traite pendant quelques secondes avant de colorer par un mélange à parties égales de formol à 6 p. 100 et solution saturée d'acide picrique. Il éclaircit à l'essence d'origan. Voy. aussi *Journ. Roy. Mic. Soc.*, 1899, p. 448.

Lenhossék et Sénsa (*Neurol. Centralbl.*, XVII, 1898, p. 359 ; *Zeit. wiss. Mik.*, XV, 1899, p. 359) différencient dans le mélange d'Unna, glycérine et éther, fourni par Grübler et Hollborn, passent par l'alcool absolu et éclaircissent par l'essence d'origan.

De même Marcus pour du matériel durci au formol (Voy. *Zeit. wiss. Mik.*, XVII, 3, 1900, p. 380).

Lanaz (*New York Med. Rec.*, 1898, p. 545 ; *Zeit. wiss. Mik.*, XVI, 1899, p. 95) préfère différencier simplement dans l'alcool absolu, éclaircir à l'essence de girofle, et monter au baume.

Voy. .... quelques pu........ .... Grünbaum et Fox .... Kornfeld, 1899, p. 402 ; ...... Senso ..... N........ .... b........ .... Centralbl., XIII, 1899, ... H...., XXVI, ... Jacue, Monatsschr. .... XV .... H........ .... Mik., XXI, 1899, p. 104, et Moesta ....

705. Bleu de méthylène et érythrosine. — Hedin (*Arch. Anat. ...*, ... oct. 18..., 1895-1896, p. 322) colore des coupes ...... porte .... pendant une ou deux minutes .... f........ .... dans 150 d'eau avec deux .... de .... à l'eau et colore dans .... bleu de méthylène de Na..... et d'une .... 100 p. .... remuant tout le temps .... paru. Après refroidis........ .... 0,1 p. 100 jusqu'à ce que .... à l'eau, déshydrate aussi rapidement que possible dans l'alcool absolu, et passe par le xylol au baume. Pour quelques petites modifications, voy. aussi Held, *op. cit.*, 1897, p. 226-233 et 273-305.

Bocenaro *Mon. zool. Ital.*, X, 1899, p. 141, et *Zeit. wiss. Mik.*, XVI, 1900, p. 474 colore dans un mélange de 0,1 partie d'érythrosine, 0,2 de bleu de toluidine, et 100 d'eau, et différencie dans une solution d'alun à 0,5 p. 100.

706. Thionine. — Lenhossék *Fein. Bau d. Nervensystems*, Berlin, 1894 colore les coupes de matériel au formol pendant cinq minutes dans une solution aqueuse concentrée de thionine, rince à l'eau, et différencie dans un mélange d'une partie d'huile d'aniline avec 9 d'alcool absolu, et passe par l'essence de cajeput ou le xylol au baume. La coloration ne se conserve pas bien.

A peu près de même font Ramon y Cajal, *Man. Anat. Path. Gen.*, 1896 (*Zeit. wiss. Mik.*, XV, 1899, p. 375), et Luxenburg, *Neurol. Centralbl.*, XVIII, 1899, p 629 *Zeit. wiss. Mik.*, XVI, 1900, p. 477.

707. Bleu de toluidine — Lenhossék *Neurol. Centralbl.* XVII, 1898, p. 577; *Zeit. wiss. Mik.*, XV, 1899, p. 492 pense que pour l'étude spéciale des corps de Nissl, le bleu de toluidine est préférable. Il colore des coupes sur porte-objet pendant une nuit dans une solution concentrée, rince à l'eau, différencie rapidement à l'alcool, et passe par le xylol au baume. On peut ajouter une deuxième coloration, légère, à l'érythrosine, avant de différencier.

De même Polumordwinow *Zeit. wiss. Mik.*, XVI, 1899, p. 371 qui colore dans un mélange contenant une partie de solution de bleu de toluidine à 1 p. 100 pour 119 d'eau et 1 de carbonate de soude.

Scott *Trans. Can. Inst.*, VI, 1899, p. 405, et *Zeit. wiss. Mik.*, XVII, 2, 1900, p. 233, après fixation par un mélange à parties égales de solution saturée de sublimé dans l'alcool et de solution à 2 p. 100 de bichromate de potasse dans l'eau, colore pendant quelques minutes seulement dans une solution aqueuse de bleu de toluidine, différencie dans un mélange d'alcool et huile d'aniline, et passe par l'essence de bergamote au baume. Voy. aussi, *loc. cit.*, d'autres détails sur les réactions et la microchimie des cellules nerveuses.

707 bis. Violet de crésyle. — Bielschowsky et Plien *Neurol. Centralbl.*, XIX, 1900, p. 1141 colorent pendant vingt-quatre heures dans une solution *très faible* de « Kresylviolett BB » dans l'eau. Coloration métachromatique.

708. Rouge neutre (*Neutralroth*). — Jelgersma *Neurol. Cen-

tralbl., XVI, 1897, p. 259, et *Zeit. wiss. Mik.*, XIV, 1897, p. 211) colore des coupes de matériel au formol pendant une demi-heure à trois quarts d'heure dans une solution *chaude* de rouge neutre à 1 p. 100, déshydrate à l'alcool et passe par l'essence de bergamote au baume.

Rosin (*Deutsche med. Wochenschr.*, 1898, p. 615, et *Zeit. wiss. Mik.*, XVI, 2, 1899, p. 238) colore dans une solution concentrée dans l'eau, lave soigneusement à l'eau, et passe par l'alcool parfaitement libre d'acide au xylol et au baume. Coloration double, métachromatique; corps de Nissl, rouges ; nucléoles, rouges ; tout le reste jaune.

709. Imprégnation chromo-argentique. — Golgi a employé pour l'étude de son « appareil réticulé interne » une modification de cette méthode pour laquelle voyez numéro 769. Voyez aussi numéro 732.

710. Méthodes de Rehm (*Münchener med. Wochenschr.*, 1892, n° 13, p. 217; *Zeit. f. wiss. Mik.*, IX, 3, 1895, p. 390). — Des coupes sont colorées pendant quelques minutes dans une solution concentrée de rouge Congo dans l'eau, lavées à l'alcool et traitées pendant dix minutes, jusqu'à devenir bleues, par l'alcool contenant de l'acide chlorhydrique ou nitrique, éclaircies à l'essence d'origan et montées.

Ou bien, on prend des coupes de matériel durci à l'alcool, on les met pour un jour ou deux dans une solution aqueuse d'hématoxyline à 0,5 p. 100, on les lave dans une solution aqueuse de carbonate de lithine (concentration pas indiquée) jusqu'à ce qu'elles ne rendent plus de couleur, on déshydrate et on monte.

711. Méthode de Weigert pour figures karyokinétiques dans le tissu nerveux (*Fig. Zeit. f. Psychiatrie*, I, 1894, p. 245). — Des coupes de matériel durci à l'alcool et faites sans inclusion sont mises pendant une demi-heure dans de la *Tinctura Ferri Acet. Rademacheri*, rincées, colorées pendant un quart d'heure dans une solution aqueuse d'hématoxyline à 1 p. 100, rincées, différenciées rapidement dans l'alcool à 70 p. 100 contenant 1 p. 100 d'acide chlorhydrique, et montées au baume.

712. Autres méthodes. — Cox (....... 9., XIII, 1896, p. 398; Virchow (....... XXVI ...... p. ....); ...... H. (...... XXXI, 1898, p. ...; *Intern. M.* .... XX, ... H. .... p. .....; ...... IV, 1898, p. .. .. IV, ... p. ..., ... XX, p. 351.

[f f ....]

713. Fibres à myéline. — On .... par les méthodes ordinaires.

On étudiera des coupes microtomiques longitudinales et transversales de nerfs colorés par différentes teintures ; on dissociera des nerfs frais dans l'humeur aqueuse, le sérum iodé, etc. Pour mettre en évidence le cylindraxe et la gaine de Schwann, on enlèvera la myéline par des méthodes appropriées : on peut faire bouillir dans la soude caustique et neutraliser ensuite ; — faire bouillir dans un mélange d'alcool et d'éther, et ajouter de la soude caustique ; — il suffit même de laisser les fibres *à froid* dans un mélange d'alcool et d'éther ; — faire bouillir dans l'acide acétique cristallisable ; — faire bouillir dans l'acide nitrique fumant et ajouter de la potasse caustique ; — ou enfin traiter par l'eau de Javel.

714. Cylindre de l'axe (KUPFFER, *Sitzb. math. Phys. Kl. k. bayr. Acad. d. Wiss.*, 1884, p. 446 ; *Zeit. f. wiss. Mik.*, 1885, p. 100). — On étale un nerf sur un liège et on le traite pendant deux heures avec de l'acide osmique à 0,5 p. 100 ; on lave à l'eau pendant deux heures ; on colore pendant vingt-quatre à vingt-huit heures dans une solution saturée de fuchsine acide (Säurefuchsin) dans l'eau ; on décolore pendant six à douze heures (pas plus, en tout cas) dans l'alcool absolu ; on éclaircit dans l'essence de girofle ; et l'on fait l'inclusion dans la paraffine.

Voyez aussi la méthode compliquée d'APATHY, *Neurol. Centralb.*, 1897, p. 439 ; *Zeit. wiss. Mik.*, XIV, 1897, p. 302.

715. Bleu de méthylène. — ROSSOLIMOW et MURAWIEW (*Neurol. Centralbl.*, XVI, 1897, p. 722 ; *Zeit. wiss. Mik.*, XIV, 1898, p. 511) durcissent des portions de nerf pendant deux jours dans du formol à 2 p. 100, puis pendant encore quatre jours dans du formol à 4 p. 100, les dissocient ou en font des coupes, colorent au bleu de méthylène chauffé, différencient comme Nissl (n° 704), et montent au baume.

716. Méthode à l'hématéine pour les neurofibrilles d'Apathy (*Mitth. Zool. Stat. Neapel.*, XII, 1897, p. 712). — On peut employer du matériel fixé au sublimé, au liquide de Zenker, à l'acide picro-sulfurique, ou tout autre fixateur qui ne gêne pas les colorations à l'hématoxyline alunée, et conservé dans l'alcool à 90 p. 100. On en colore de petites pièces pendant au moins quarante-huit heures dans la solution hématéinique « I A » n° 271). On lave ensuite pendant vingt-quatre heures dans l'eau distillée *absolument pure*, ou mieux en y suspendant les pièces. Avant que la couleur n'ait été

717 Méthode de Bethe pour les neurofibrilles

718 Formations neurokératiniques

III, 1886, p. 467) met de petites portions de nerf ischiatique, durci pendant 18 à 20 jours dans le liquide de Müller, pendant un quart d'heure dans de la glycérine additionnée de une ou deux gouttes d'acide acétique par centimètre cube, colore (sans lavage préalable) pendant 15 à 20 minutes dans une solution aqueuse de bleu de Chine, lave à l'alcool, éclaircit à l'essence de térébenthine, et monte au baume. Il faut faire attention de *ne pas étirer le nerf* pendant la résection.

Platner (*op. cit.*, VI, 1889, p. 186) fixe et durcit de petits nerfs pendant plusieurs jours dans du *Liq. Ferri perchlor.* P. G. allongé de trois à quatre volumes d'eau ou d'alcool, lave dans l'eau ou l'alcool jusqu'à éloignement complet de tout le fer, colore pendant plusieurs jours ou semaines dans une solution concentrée d' « Echtgrün » dans de l'alcool à 75 p. 100, déshydrate, enrobe et fait des coupes. Voy. aussi Beer, *Jahrb. Psychiatrie*. II, 1893, 1er Heft.

Voy. aussi les travaux de Gemelst dans *La Cellule*, III, 1886, p. 117, et V, 1889, p. 126 (détails utiles sur les méthodes de digestion).

Cox (*Anat. Hefte*, 1898, p. 75; *Zeit. wiss. Mik.*, XV, 1899, p. 367) fixe des nerfs dans de l'acide osmique à 2 p. 100 (Lapin), ou 1 p. 100 (Grenouille), lave, déshydrate, éclaircit à l'essence de bergamote, et monte au baume. L'essence de bergamote dissout la myéline et met la neurokératine en évidence. Il peut être nécessaire de laisser les nerfs quarante-huit heures dans l'essence.

Corning (*Anat. Anz.*, XVII, 1900, p. 309) étudie le réseau neurokératinique de l'ischiatique de la Grenouille sur des coupes (de matériel fixé au sublimé) fortement colorées à l'hématoxyline ferrique.

719. Autres méthodes. — Outre les méthodes déjà citées et outre celles exposées en détail par Ranvier dans son *Traité*, voy. Rezzonico (*Arch. per le Sci. Med.*, 1879, p. 237; Tizzoni *ibid.*, 1878, p. 4), ou notre *dernière édition*; Held (*Zeit. f. wiss. Mik.*, X, 3, 1893, p. 394 (procédé à la safranine et Lichtgrün de Benda; Ram. (*ibid.*, XI, 1, 1894, p. 42; les lignes de Fromann sont des productions artificielles dues au nitrate d'argent; Fisch (*ibid.*, p. 48, conclusion semblable); Tirelli (*ibid.*, XI, 3, 1894, p. 391; *Mon. Zool. Ital.*, V, 1894, p. 77); Segall (*Journ. de l'Anat. et de la Phys.*, XXIV, 1895, p. 586); Jakimovitch (*ibid.*, XXIII, 1888, p. 142, argentage de cylindraxes); Boveri (*Zeit. f. wiss. Mik.*, IV, 1, 1887, 91); Schletterdecker, dans Behrens, Kossel und Schletterdecker *Das Mikroskop.*, II, p. 227); Marchesini (*Anat. Anz.*, XII, 1896, p. 211).

CHAPITRE XXXII

MÉTHODES NÉVROLOGIQUES
COLORATIONS DE FIBRES (WEIGERT ET AUTRES)

A. *Colorations myéliniques.*

720. INTRODUCTION. — Les colorations spécifiques des fibres nerveuses peuvent se diviser en *colorations myéliniques*, ou celles qui sont destinées plus spécialement à mettre en relief les gaines de myéline afin de faciliter l'étude topographique des trajets des fibres nerveuses à myéline; et en *colorations cylindraxiles*, destinées à l'étude des rapports des cylindraxes et des prolongements plasmatiques des cellules nerveuses. Comme colorations myéliniques nous avons en première ligne la méthode à l'hématoxyline de WEIGERT, et ses congénères. Comme colorations cylindraxiles, nous avons surtout les méthodes de GOLGI, avec quelques autres que nous mentionnerons. Mais cette classification en colorations myéliniques et cylindraxiles ne doit pas être prise au pied de la lettre. Il n'y a guère de coloration myélinique pure que celle de WEIGERT avec ses modifications.

721. Méthode de Weigert. — Il y a eu en tout trois méthodes dues à WEIGERT pour des colorations myéliniques par des laques d'hématoxyline, à savoir, celle de 1884 (*Fortschr. d. Med.*, 1884, p. 115, 190; *Zeit. f. wiss. Mik.*, 1884, p. 280, 561), qui repose sur la formation d'une laque d'iseaux; celle de 1885 (*Fortschr. d. Med.*, 1885, p. 136; *Zeit. f. wiss. Mik.*, 1885, p. 329, 481), qui repose sur la formation d'une laque cuprique, et celle de 1891 (*Deutsche med. Wochenschr.*, 42, 1891, p. 1184; *Zeit. f. wiss. Mik.*, VIII, 3, 1891, p. 312), qui repose également sur la formation d'une laque *cuprique*.

Pour l'historique de ces méthodes, voy. WEIGERT, dans *Ergebnisse der Anat.*, VI, 1896-1897, p. 5.

La première méthode a été abandonnée par l'auteur et nous la supprimons. Nous donnons la deuxième, qu'il importe de connaître aussi bien que la troisième.

722. Méthode de Weigert. 1885 (*op. cit.*, n° précédent). — On se sert de tissus durcis dans le bichromate de potasse. Weigert (*Ergebnisse*, VI, 1896, p. 10) se sert d'une solution à 5 p. 100, et, s'il s'agit d'aller rapidement, durcit à l'étuve.

On peut employer d'autres liquides au bichromate, p. ex. celui de Müller ou de Kultschitzky, ou de Zenker ; celui d'Erlicki n'est pas à recommander. Les tissus sont « mûrs » pour la coloration lorsqu'ils ont atteint un certain degré de durcissement (*Ergebnisse*, p. 13). Ils deviennent d'abord jaunes, sans montrer de différenciation entre la substance grise et la blanche : à ce moment ils ne sont pas encore mûrs. Plus tard ils montrent la substance grise d'un brun clair, la substance blanche d'un brun foncé (par suite d'une réduction partielle du bichromate en un oxyde de chrome dans les gaines médullaires) : ils sont alors « mûrs ». Si l'on continue le durcissement, la réduction continue aussi et devient plus complète, et les tissus deviennent verts. Ils sont alors « trop mûrs », et ne peuvent être employés sans mordançage spécial.

Les pièces convenablement durcies sont enrobées à la celloïdine, collées sur un liège, durcies selon la méthode connue[1] et mises pendant un à deux jours dans une solution saturée d'acétate neutre de cuivre allongée d'un volume d'eau ; on maintient le tout dans un incubateur. Après le traitement par le cuivre, les tissus sont devenus verts, le manteau de celloïdine est d'un vert bleu. On peut les conserver dans l'alcool à 80°.

On fait des coupes, avec un rasoir mouillé d'alcool, et on les transporte dans la solution colorante, où elles restent un temps variable, selon la nature des tissus : moelle épinière, deux heures ; couches médullaires du cerveau, deux heures ; couches corticales, vingt-quatre heures. La solution colorante est composée de :

Hématoxyline	0,75 à 1 partie.
Alcool absolu	10
Eau	90
Solution saturée de carbonate de lithine .	1

[1] Cela veut dire que le mordançage se pratique, ou peut se pratiquer, sur des pièces déjà préparées pour les coupes par inclusion dans le collodion : la solution de cuivre pénètre suffisamment à travers le collodion. Mais l'inclusion à la celloïdine n'est pas obligatoire.

(Au lieu de carbonate de lithine on peut ajouter une trace d'un autre alcali quelconque; — le but de l'addition de l'alcali est de faire « mûrir » la solution d'hématoxyline. M. Hedenhain rapporte que l'hématéine va très bien.

La coloration faite, les coupes sont rincées légèrement dans l'eau et passées dans la solution décolorante, où elles restent — une demi-heure à plusieurs heures — jusqu'à différenciation complète des nerfs. La solution décolorante se compose de :

Borax . . . . 2,0 parties.
Ferricyanure de potassium 2,5
Eau 200,0

On rince à l'eau et on passe par les alcools usuels pour monter dans le baume. Les tissus colorés par ce procédé peuvent être colorés ensuite par le carmin à l'alun pour la démonstration des noyaux.

Il est à remarquer que pour des objets très « difficiles » nerfs pathologiques on doit prendre la solution décolorante très allongée d'eau et donner à la décoloration une durée proportionnellement prolongée. Guttl (Zeit. f. wiss. Mik., 1885, p. 182) a trouvé que pour des coupes transversales de nerfs atrophiés il faut allonger la solution de cinquante volumes d'eau, et décolorer pendant douze heures pour le moins; pour les coupes longitudinales, on peut employer une solution allongée de dix volumes d'eau.

La méthode est applicable à des pièces qui n'ont pas été durcies d'abord dans une solution d'un sel chromique, mais, par exemple, dans l'alcool, à condition de les mettre dans une solution d'un sel chromique jusqu'à ce qu'elles aient bruni, avant de passer au mordançage dans le cuivre.

Il ne [...] pas [...] de tout le mordançage [...] des pièces en bloc. Max [...] (Zeit. [...] Mik., III, 1886, p. [...], suivant Exner, préfère [...] [...] coupes séparément [...] portant la solution de cuivre sur du papier [...], et [...] [...] le porte sur une spatule dans la [...] alcool-acide acétique-[...] de teinture.
Pour une méthode pour pr[...] la sol[...]on colorante après emploi de [...] Borax [...] [...] M[...] [...] p. 44, voyez nos éditions [...].
Pour [...] [...] les [...] propose [...] coloration avec l'extrait de bois de campêche. Il [...] [...] l'extrait commercial dans 2°/° partie[...] d'eau avec 10 parties d'alcool. Il [...] et ajoute 8 gouttes de [...] solution aqueuse [...] [...] [...] par [...] centimètres cubes du liquide filtré. Il [...] [...] [...] [...] [...] [...] heures pour colorer à la température normale.

Bregaja (*ibid.*, VII, 2, 1890, p. 236) décrit un procédé essentiellement identique.

Gerota (*Intern. Monatsschr. Anat.*, XIII, 1896, p. 438, 439; *Zeit. wiss. Mik.*, XIII, 1896, p. 343) dit qu'on peut obtenir la réaction en employant le sel de cuivre après la coloration, au lieu d'avant.

Cette méthode est spécialement destinée à l'étude des trajets des tubes nerveux à myéline dans les centres nerveux. Les nerfs à myéline, d'un bleu noir, se détachent admirablement sur un fond doré. Nous pouvons témoigner qu'elle donne des résultats superbes. Mais elle s'applique aussi à l'étude de la distribution des nerfs périphériques, et nous pensons qu'elle sera d'un grand secours dans les recherches neurologiques de l'embryologie des Vertébrés.

Le tissu nerveux n'est pas le seul à se colorer par ce procédé, qui peut s'appliquer à l'étude des glandes lymphatiques et de la peau (Schiefferdecker, *Anat. Anz.*, II, 1897, p. 680), et des figures karyokinétiques (Lavdowsky, *Zeit. wiss. Mik.*, XVII, 3, 1900, p. 307).

723. Méthode de Weigert. 1891 (*op. cit.*, n° 721). — Le matériel est durci au bichromate et enrobé dans la celloïdine comme dans la méthode précédente. On met les blocs durcis dans un mélange à parties égales de solution d'acétate neutre de cuivre, saturée à froid, et de solution à 10 p. 100 dans l'eau de sel de Seignette (tartrate double de potasse et de soude, $C^4H^4O^6K$ Na + 4H²O). On les y laisse vingt-quatre heures, à l'étuve (des pièces volumineuses, pont de Varole, etc., demanderont quarante-huit heures, et en ce cas il faut renouveler le liquide après vingt-quatre heures). On les met ensuite pour vingt-quatre heures dans une solution aqueuse d'acétate neutre de cuivre, soit saturée, soit allongée d'un volume d'eau, et toujours à l'étuve. On les rince enfin dans l'eau et on les met dans l'alcool à 80 p. 100; ils peuvent y rester indéfiniment, ou bien ils peuvent être mis en coupes au bout d'une demi-heure.

On fait des coupes isolées (plutôt que des séries dans la celloïdine); elles ne doivent pas avoir plus de 0mm,025. On les colore pendant quatre à vingt-quatre heures à la température du laboratoire, dans la teinture suivante, *fraîchement préparée*.

(A) 93 cc. d'eau, additionnée de 7 cc. de solution saturée de carbonate de lithine . . .   9 volumes.
(B) 1 gramme d'hématoxyline dissous dans 10 cc. d'alcool.   1

(On peut garder séparément A et B en provision, mais A ne doit pas être trop vieux.)

On les lave à plusieurs eaux. On les passe par l'alcool à 90 p. 100, suivi d'un mélange d'acide phénique et xylol (n° 181), ou d'un mélange de deux parties d'huile d'aniline avec une partie de xylol ; enfin on pénètre de xylol pur et on monte dans le baume au xylol (il faut éviter le baume au chloroforme).

Comme résultat on a les nerfs à myéline d'un bleu foncé sur un fond clair, quelquefois rosé. Si l'on désire avoir le fond particulièrement incolore, prendre au lieu de la deuxième eau de lavage une solution de 1 volume d'acide acétique ordinaire dans 200 à 500 d'eau. Des coupes épaisses, ou des séries de coupes dans la celloïdine, demanderont une différenciation spéciale. On peut prendre pour cela ou bien cette solution d'acide acétique, ou bien le liquide décolorant du numéro précédent allongé d'eau. En ce cas, on aura un fond jaune.

Les points de supériorité de cette méthode sur la méthode de 1885 sont que la différenciation après coloration n'est pas nécessaire ; que les précipités fort gênants qui, dans l'ancienne méthode, se formaient très souvent à la surface des préparations, ne se produisent pas ; les manipulations sont plus faciles ; et que les préparations sont égales en beauté à celles de Pal plus loin, et qu'on les obtient avec plus de certitude.

Il existe un inconvénient. Ces préparations, faites *sans différenciation*, dans le liquide ferricyanique, *ne se conservent pas bien*. En conséquence, WEIGERT *Ergebnisse der Anat.*, III, 1894, p. 21 conseille de procéder comme plus haut par mordançage avec le sel de Seignette, ce qui a pour effet d'écarter les précipités superficiels, mais de *pratiquer aussi la différenciation par le ferricyanure*, comme dans l'ancienne méthode.

Modifications de la méthode de Weigert.

724. Méthode de Pal (Wien. med. Jahrb., 1886 ; *Zeit. f. wiss. Mik.*, IV, 1, 1887, p. 92, et *f. Anat.*, 1887, p. 582 ; *Zeit.*, 1888, p. 88).

On procède comme dans la méthode de WEIGERT, mais *sans mordançage par le cuivre*, en prenant la série de coupes du bain d'hématoxyline et à l'eau, on procède à l'opération *comme suit*. On lave les coupes à l'eau, et, si le fond est déjà trop foncé, on ajoute à l'eau de lavage une trace de carbonate de potasse. On les met pour vingt à trente secondes dans un premier bain de différenciation, qui consiste en une solution de permanganate de potasse à 0,25 p. 100.

On rince à l'eau, et on met pour quelques secondes dans un deuxième bain décolorant, consistant en

Acide oxalique	1
Sulfite[1] de potassium (Kalium sulfurosum, SO_3K_2)	1
Eau distillée	200

La substance grise des coupes se décolore, la substance blanche restant bleue. On lave bien à l'eau, et on pratique, si l'on veut, une deuxième coloration au rouge Magdala, à l'éosine, au picrocarmin ou au carmin acétique.

Outre les mémoires cités, consulter, pour des détails minutieux de pratique, *Das Mikroskop* de BEHRENS, KOSSEL u. SCHIEFFERDECKER, I, p. 199; puis *Les Coupes du système nerveux central* de MERCIER, p. 197.

Comme résultat, on a des préparations plus brillantes d'aspect que celles de WEIGERT. La différence capitale est que par le procédé de PAL le fond est *totalement décoloré*. Mais il y a un inconvénient. Le procédé est moins certain, ou, si l'on veut, plus difficile à exécuter. Cela tient à ce que la différenciation est extrêmement énergique et par trop rapide. Elle ne dure en tout que quelques secondes ; on comprend donc combien il est facile de dépasser la juste mesure.

WEIGERT (*Ergebnisse der Anat.*, VI, p. 21) pense que pour des coupes très épaisses ce procédé donne de meilleurs résultats que le sien. Mais pour l'étude de fibres très fines il ne le trouve pas aussi sûr. On ne peut pas non plus l'appliquer à des coupes sériées dans le collodion selon la méthode de WEIGERT : chaque coupe doit être traitée séparément.

MARCUS colore par cette méthode des coupes de matériel durci à la formaline (voyez numéro 301).

De même MARINA (numéro 301).

GUDDEN (*Neurol. Centralb.*, XVI, 1897, p. 27) fait des coupes à la celloïdine de matériel durci dans du formol à 5 ou 10 p. 100 suivi par l'alcool, les traite pendant dix heures par l'acide chromique à 0,50 p. 100, rince à l'eau et traite par l'alcool à 80 p. 100, puis colore comme Pal en ajoutant cependant à l'hématoxyline quelques gouttes d'acide nitrique dilué (MINNICH).

TSCHERNYSCHEW et KARPLUS (*Zeit. wiss. Mik.*, XIII, 1896, p. 357) colorent pendant vingt-quatre heures dans l'hématoxyline de KULTSCHITZKY.

DOELLKEN (*ibid.*, XV, 1899, p. 444) colore pendant quatre ou cinq jours dans l'hématoxyline à froid, puis pendant deux heures à l'étuve à 37 C., lave pendant six heures à l'eau de source et pendant un quart d'heure

---

[1] *Pas sulfure*, comme il est dit par erreur dans *Les Coupes du système nerveux central* de MERCIER, p. 198.

colorant à l'étuve à 40° C. et en différenciant par la méthode de Pal, après avoir plongé les coupes pour un instant dans du liquide de Müller.

Kaes (*Neurol. Centralb.*, 1891, n° 15; *Zeit. f. wiss. Mik.*, VIII, 3, 1891, p. 388) colore à l'étuve pendant deux à trois jours, traite par le liquide de Müller, et fait la différenciation d'après Pal en plusieurs reprises.

727. — Mitrophanow (*Zeit. wiss. Mik.*, XIII, 1896, p. 361) met des coupes à la photoxyline pendant vingt-quatre heures à une température de 40° C. dans un mélange à parties égales d'alcool à 90 p. 100 et solution saturée d'acétate de cuivre dans l'eau, colore pendant dix minutes dans l'hématoxyline de Kultschitzky, et différencie par le ferricyanure de Weigert.

Ou bien, après le bain de cuivre, il colore pendant dix minutes dans une solution de 1 gramme d'hématoxyline dans 400 centimètres cubes d'alcool absolu avec 4 centimètres cubes d'acide acétique, met dans une solution de cyanure de potassium à un quart pour cent dans de l'alcool à 45 p. 100, jusqu'à décoloration de la photoxyline, puis dans la même additionnée de ferricyanure de potassium à 1 p. 100, jusqu'à décoloration des muscles (il s'agit de coupes à travers la tête de l'Anguille).

728. Méthode rapide de Berkley (*Neurol. Centralbl.*, XI, 9, 1892, p. 270; *Zeit. f. wiss. Mik.*, X, 3, 1893, p. 376). — Des portions de tissu de pas plus de 2mm,5 d'épaisseur sont durcies pendant vingt-quatre à trente heures dans le *mélange de Flemming* à une température de 25° C. Sans lavage, on les met dans l'alcool absolu qu'on renouvelle deux fois dans les premières vingt-quatre heures. Après durcissement suffisant, celloïdine pendant douze à vingt-quatre heures. Coupes. Laver les coupes à l'eau et les mettre pour une nuit dans une solution saturée d'acétate de cuivre (ou bien les y chauffer à 35 à 40° C. pendant trente minutes, puis laisser refroidir. Laver et chauffer à 40° C. pendant quinze à vingt-cinq minutes dans la solution d'hématoxyline, laisser refroidir et différencier (une à trois minutes) dans le liquide ferricyanique de Weigert, allongé ou non d'un tiers d'eau. Eau, alcool, essence de bergamote, baume au xylol.

La solution colorante de Berkley se fait ainsi : on porte à ébullition 50 centimètres cubes d'eau, on y ajoute 2 centimètres cubes de solution saturée de carbonate de lithine, on fait bouillir pendant encore une minute, et l'on ajoute 1,5 à 2 centimètres cubes d'une solution d'hématoxyline à 10 p. 100 dans l'alcool absolu.

Cette méthode s'applique surtout à des tissus frais et ne donne pas de bons résultats avec ceux qui ont subi le ramollissement *post mortem*.

Le liquide de Flemming avait déjà été employé dans ce but par FRIEDMANN (*Neurol. Centralbl.*, 1885).

729. Autres modifications ou méthodes similaires. — FLECHSIG, *Arch. f. Anat. u. Phys., Phys. Abth.*, 1889, p. 537; *Zeit. wiss. f. Mik.*, VII, 1890, p. 51; *Journ. Roy. Mic. Soc.*, 1890, p. 538; BADGALY, *Zeit.*, VII, 2, 1890, p. 36; ROSSI, *ibid.*, VI, 2, 1889, p. 182; MUGGIA, *ibid.*, VII, 4, 1891, p. 480; HATG, *ibid.*, VII, 2, 1890, p. 153; WALSEM, *ibid.*, XI, 2, 1894, p. 236; ROBERTSON, *ibid.*, XIV, 1897, p. 80; HILL, *Brain*, LXXIII, 1896; BONUM u. OPPEL, *Ergebnisse der Anat.*, VI, p. 25.

HARRIS (*Philadelphia Med. Journ.*, 14, May 1898) colore des coupes de matériel durci comme pour le procédé WEIGERT pendant quelques heures dans une solution à 1 p. 100 de bleu de toluidine dans une solution de borax à 1 p. 100, et différencie dans une solution saturée d'acide tannique.

AUTRES COLORATIONS MYÉLINIQUES

730. Méthode de l'osmium (EXNER, *Sitzb. d. k. Akad. Wiss. Wien*, 1881; BEVAN LEWIS, *The Lancet, Brain*, p. 105). — On met des portions de cerveau (qui ne doivent pas avoir plus de 1 centimètre de côté) dans l'acide osmique à 1 p. 100. On renouvelle la solution à la fin du deuxième et du quatrième jour. Le durcissement est en général achevé au bout de cinq à dix jours. Laver à l'eau. Éclaircir les coupes par l'ammoniaque (20 gouttes d'ammoniaque dans 30 centimètres cubes d'eau), et monter dans la glycérine. D'après WEIGERT ce procédé montre des fibres très fines. Les préparations ne sont pas permanentes.

731. Méthode de Marchi pour nerfs dégénérés (*Rivista sperimentale di Freniatria, Med. Legale*, 1887, p. 208; *Zeit. f. wiss. Med.*, IX, 3, 1893, p. 350, et X, 4, 1893, p. 506, note). — Les nerfs sont durcis pendant une semaine dans le liquide de MARCHI, et mis pour quelques jours dans un mélange de deux parties de liquide de MARCHI avec une partie d'acide osmique à 1 p. 100. Le traitement préalable par le sel chromique a pour effet de priver la myéline des tubes nerveux normaux de la faculté de s'imprégner d'osmium, tandis que la myéline pathologique, changée de produit de désintégrescence, s'en imprègne. En conséquence, sur le coupe myélinique de nerf sain colorées en brun, celle du trajet dégénéré en noir.

Cette méthode a pour le nerf dégénéré un avantage sur celle de WEIGERT, en ce qu'elle donne des images positives des trajets dégénérés, tandis que celle de WEIGERT ne donne que des images négatives.

Pour une revue critique de cette méthode et de ses variantes voyez WEIGERT dans *Ergebnisse der Anat.*, VII, 1897-1898, p. 1.

On l'a appliquée à des tissus durcis au formol ; mais cela, d'après WEIGERT, n'est pas recommandable.

ORR (*Journ. Path. and Bact.*, VI, 1900, p. 387 ; *Journ. Roy. mic. Soc.*, 1900, p. 399, 400) imprègne dans un mélange de 8 parties d'acide osmique à 2 p. 100 et 2 d'acide acétique à 1 p. 100, ce qu'il dit augmenter la pénétration de l'acide osmique.

VASSALE (*Arch. Ital. Biol.*, XXIV, 1895, p. 89 ; *Zeit. wiss. Mik.*, XIII, 1896, p. 495) prend une partie d'acide osmique à 1 p. 100 et 3 de liquide de MÜLLER et ajoute 20 gouttes d'acide nitrique par 100 centimètres cubes du mélange.

FINOTTI (*Virchow's Arch.*, CXLIII, 1896, p. 133 ; *Zeit. wiss. Mik.*, XIII, 1896, p. 237) fait des coupes du matériel durci et les met (à l'abri de la lumière) dans un mélange fraîchement préparé de 1 ou 2 parties d'acide osmique à 1 p. 100 et 1 de solution concentrée d'acide picrique dans de l'alcool au tiers. Dans les nerfs périphériques la myéline normale se colore en noir.

BESON (*Neurol. Centralbl.*, XVII, 1898, p. 476 ; *Zeit. wiss. Mik.*, XV, 1899, p. 373) met du matériel durci au formol pendant cinq à sept jours dans une solution de 1 partie d'acide osmique, 3 d'iodate de sodium et 300 d'eau, et obtient une coloration semblable à celle de Marchi, mais plus pénétrante et plus précise.

TELJATNIK (cité d'après WEIGERT, *op. cit.*, *supra*, p. 5, imprègne comme MARCHI et différencie ensuite par le permanganate et l'acide oxalique comme PAL.

Voyez aussi ROSSOLIMOW et BESON *Zeit. wiss. Mik.*, XIV, 1897, p. 355.

AZOULAY (*Anat. Anz.*, X, 1894, p. 25, met des coupes de matériel durci durant plusieurs mois au liquide de Müller pendant cinq à quinze minutes dans de l'acide osmique de 1 : 500 ou à 1 : 1000, rince à l'eau et met pendant deux à cinq minutes dans une solution de tanin à 5 p. 100 ou 10 p. 100, en les y chauffant jusqu'à ce que des vapeurs se dégagent, lave bien à l'eau, et monte au baume. On peut ajouter une deuxième coloration au carmin ou à l'éosine. Il faut que les coupes soient minces. Si elles sont trop épaisses on peut pourtant différencier selon PAL.

On peut aussi traiter directement par le tanin du matériel sortant du mélange de Marchi.

HELLER et GUMPRECHT (*Zeit. wiss. Mik.*, XII, 1896, p. 385, donnent pour des nerfs périphériques, et HELLER *ibid.*, XV, 1899, p. 473, pour

des centres nerveux, le procédé suivant : On durcit au liquide de
Müller, fait des coupes (à la celloïdine si l'on veut) et les met dans
l'acide osmique à 1 p. 100 pendant vingt-quatre heures à 37° C.
(nerfs périphériques), ou dix minutes (trente à la température normale) (centres). On traite par l'acide pyrogallique jusqu'à ce que les
nerfs deviennent noirs, puis par une solution violette de permanganate de potasse jusqu'à ce que les coupes virent au brun, et finalement par l'acide oxalique à 2 p. 100 jusqu'à ce qu'elles deviennent
d'un vert jaune. Bien laver entre chaque opération. Monter au baume
ou à la glycérine.

Ainsi ROBERTSON (*Brit. med. Journ.*, 1897, p. 651; *Journ. Roy. Mic.
Soc.*, 1897, p. 175), le matériel ayant été préalablement mordancé
par le liquide cuprique de WEIGERT, pour la névroglie.

OBB (*op. cit., supra*) met de petites portions de cortex ou de moelle
fraîches pendant quarante-huit heures dans le mélange d'acide
osmique et acide acétique, puis pendant trois jours dans de la formaline à 10 p. 100, et fait l'inclusion à la paraffine ou la celloïdine,
et différencie les coupes par le permanganate et l'acide oxalique.

732. Nitrate d'argent. — VASSALINO-CRESI (*Att. Accad. Med. Chir.
Napoli*, 1, 1896) durcit au formol, fait des coupes, lave à l'alcool à 40 p. 100,
met dans une solution de nitrate d'argent à 1 p. 100 dans l'alcool de
40 à 50 p. 100, à l'abri de la lumière, et lave à fond.

MOSSE (*Deutsche med. Wochenschr.*, 1900, n° 23; *Zeit. wiss.
Mik.*, XVIII, 1901, p. 85) met des coupes à la celloïdine pendant
dix minutes dans une solution d'*argentamine* à 2 p. 100, lave à l'eau,
réduit pendant quelques minutes dans une solution de pyrogallol, et
différencie par la méthode de PAL. Sont imprégnées les gaines
médullaires, les corps de NISSL dans les cellules, les noyaux et
nucléoles.

733 Chlorure d'or. — FISH (*Arch. Anat. Phys., Anat. Abth.*, Supp. 1897,
p. 108. Voy. FISH et MAYER, *op. cit.*, p. 424)

734 Polarisation — On peut quelquefois déceler la myéline au
moyen du polariscope. Voyez AMBRONN et HELD, *Ber. Math. Phys. Ges.
Wiss., Leipzig*, 1895, p. 3. Ce auteurs étudient de préparations fraîches
de nerf périphérique de ... dans les solution normale de sel, ou
bien de coupes de centres nerveux faite par la méthode de la congélation.

Voy. aussi GAGE et HEAVEN, *Arch. Anat. Phys.*, *Phys. Abth.*, 1890,
p. 531

b) *Colorations myéliniques et cylindraxiles à la fois.*

735. Méthode au palladium de Paladino(*Rendic. R. Accad. Sci. Napoli*, IV, 1890, p. 14, et 1891-1892, p. 227; *Journ. Roy. Mic. Soc.*, 1890, p. 817, et 1892, p. 439). — Des portions de matériel durci au bichromate, à l'acide chromique ou au sublimé, et n'ayant pas plus de 5 à 8 millimètres d'épaisseur, sont mises pour deux jours dans une grande quantité de solution de chlorure de palladium à 0,1 p. 100. Il faut au moins 150 à 200 centimètres cubes pour chaque portion du tissu. (Pour la manière de faire la solution, voy. n° 92.) Après cela on les met dans une solution d'iodure de potassium à 4 p. 100 ; on ne doit en prendre qu'une petite quantité, et de petites pièces ne doivent pas y rester plus d'une heure ou deux. Déshydrater ; coupes à la paraffine, baume.

Coloration brune, à la fois cylindraxile et myélinique, et applicable à la fois aux centres nerveux et aux organes périphériques.

Ou bien (*Boll. Accad. Med. Roma*, XIX, 1893, p. 256 ; *Arch. Ital. Biol.*, XX, 1894, p. 40) il déshydrate d'abord les pièces, les met pendant une heure dans un incubateur, dans un mélange d'alcool absolu et de benzol, puis pendant une heure dans du benzol pur, et pendant vingt-quatre heures encore dans l'alcool absolu, ce qui enlève la myéline. Il met alors pendant une semaine dans du chlorure de palladium à 1 p. 100 ou 2 p. 100, pendant un jour ou deux dans l'iodure de potassium à 4 p. 100, et finalement passe par l'alcool à la celloïdine.

736. Méthode de Sahli (*Zeit. f. wiss. Mik.*, 1885, p. 1). — Des coupes de tissu durci par le bichromate au degré voulu pour la coloration à l'hématoxyline de Weigert, sont lavées pendant pas plus de cinq à dix minutes à l'eau, et colorées pendant plusieurs heures (jusqu'à coloration bleu foncé) dans une solution aqueuse concentrée de bleu de méthylène. On les rince à l'eau et on les colore pendant cinq minutes dans une solution saturée de fuchsine acide (Säurefuchsin) dans l'eau. Si maintenant on rince à l'alcool, et si l'on porte les coupes dans beaucoup d'eau, la coloration se différencie, et l'on obtient les cylindres de l'axe colorés en rouge, les gaines de myéline en bleu. Mais si, au lieu de les rincer à l'alcool pur, on les traite pendant quelques secondes par de l'alcool contenant 1/100 ou 1/1000 de potasse caustique, puis par l'eau pour différencier la coloration, ensuite par l'alcool et l'essence de cèdre, suivie de baume dissous dans l'essence de cèdre, on obtient des images encore plus nettes.

Le même auteur (*loc. cit.*, p. 50) donne aussi la méthode suivante :

Les coupes sont colorées pendant quelques minutes à quelques heures dans la teinture suivante :

Eau. . . . . 40 parties.
Solution saturée de bleu de méthylène dans l'eau . . 24 »
Solution de borax à 5 p. 100. . . . . 16 »

(Mêler ensemble, laisser reposer un jour et filtrer.)

On les lave soit dans l'eau, soit dans l'alcool, jusqu'à ce que la substance prise soit nettement distincte de la blanche, on éclaircit à l'essence de cèdre, et on monte au baume.

737. ADAMKIEWICS (*Sitzberk. Acad. Wiss. Wien. Math. Naturw. Kl.*, 1884, p. 245; *Zeit. f. wiss. Mik.*, p. 587) fait des coupes de moelle épinière durcie au liquide de MÜLLER durant pas moins d'un mois et pas plus de trois mois. Il faut les laver à l'eau, puis dans de l'eau avec un peu d'acide nitrique, colorer dans une solution concentrée de *safranine*, rincer d'abord dans l'alcool, puis dans l'alcool absolu, et traiter par l'essence de girofle jusqu'à ce que les coupes ne cèdent plus de couleur. Puis revenir à l'eau, laver dans l'eau acidulée par l'acide acétique, colorer par le *bleu de méthylène* et traiter par les alcools et l'essence comme auparavant. Myéline rouge, noyaux violets.

La modification de cette méthode par NIKIFOROW (*Zeit. f. wiss. Mik.*, V, 3, 1888, p. 338) consiste à pratiquer une imprégnation au chlorure d'or ou autre sel métallique après la coloration par la safranine.

À la méthode d'ADAMKIEWICS se rattachent aussi les méthodes de CAT-TANI, *Zeit. f. wiss. Mik.*, VIII, 1, 1891, p. 19, et de STROEBE, *ibid.*, X, 3, 1893, p. 336, les deux à la safranine suivie de bleu d'aniline. Voy. au besoin LEE, *Coupes du système nerveux central de MÜLLER*, page 225.

Pour une méthode de NESSI au rouge Congo, voyez *Münchener med. Wochenschr.*, 1886, p. 528 (*Zeit. f. wiss. Mik.*, III, 3, 1886, p. 398).

738 UPSON (*Virchow's Arch.*, CXLIII, 1896, p. 133; *Zeit. wiss. Mik.*, XIII, 1896, p. 257) colore d'abord fortement dans l'hématoxyline de DELAFIELD, puis pendant quelques secondes dans une solution concentrée d'acide picrique, ensuite dans de la Saurefuchsin à 0,5 p. 100, et différencie par l'alcool additionné de potasse caustique.

ONODI (*Journ. anat. phys. Méd.*, II, 1897, p. 675) colore des coupes sur porte-objet pendant une minute par le violet gentiane à l'eau anilinée, puis pendant quelques secondes par une solution à 0,5 p. 100 de Saurefuchsin dans une solution saturée d'acide picrique allongée d'un volume d'eau, lave bien à l'eau, différencie à l'alcool et à l'essence de girofle et monte au baume.

739. Galléine ARNOLD (*Centralbl. med. Wiss.*, 1890, p. 577) colore des coupes de moelle durcie au liquide d'Erlicki ou de

Müller (celles-ci doivent être mordancées à l'acétate de cuivre) pendant douze à vingt-quatre heures dans une solution de 3 à 4 centimètres cubes de galléine (GRÜBLER et HOLLBORN) dans 100 centimètres cubes d'eau avec 20 d'alcool et 3 gouttes de solution concentrée de carbonate de soude. Il les différencie selon les méthodes de WEIGERT ou de PAL, ou par l'hypochlorite de chaux, les met dans une solution concentrée de carbonate de soude ou de lithine jusqu'à ce qu'elles deviennent rouges, éclaircit à l'essence d'origan, et monte au baume. On peut ajouter une deuxième coloration au bleu de méthylène après la différenciation par le permanganate de potasse.

CHAPITRE XXXIII

MÉTHODES NÉVROLOGIQUES. COLORATIONS CYLINDRAXILES ET PROTOPLASMIQUES

740. Introduction. — Il y a trois méthodes principales pour l'étude des cylindraxes et des prolongements protoplasmiques ; ce sont : la *méthode au bleu de méthylène*, et les deux *méthodes de Golgi*. La méthode au bleu de méthylène, qui a été donnée chapitre XVIII, est une méthode de *teinture*, tandis que les méthodes de Golgi sont des *imprégnations*. Nous donnons ici en premier lieu quelques autres méthodes de coloration cylindraxile et protoplasmique par teinture, après quoi nous grouperons ensemble les méthodes d'imprégnation.

c. Teintures.

741. Aniline blue black. — Une couleur portant ce nom a été très recommandée dans le temps par SAHLI (*Quart. Journ. Mic. Sci.*, 1876, p. 83 ; BEVAN LEWIS, *The Human Brain*, p. 125 ; ARXUS (*Arch. Psychiatrie*, XVI, p. 200 ; GIERKE, *Zeit. wiss. Mik.*, IV. So., p. 98 ; MARCHAND, *ibid.*, p. 578 ; JUVARA, *ibid.*, 1890, p. 33 ; SCHIEFFERDECKER, 1891, p. 230 et d'autres. Il ne m'a pas été possible d'identifier la couleur employée par ces auteurs ; mais comme il résulterait que seule la préparation anglaise vendue sous ce nom donne de bons résultats et encore qu'il soit de l'aniline bleu-noir de ..... So Sohrer ..... une couleur qui ne se trouve plus dans le commerce, et elle ne devrait plus être citée comme donnant le bleu que voy ..... Pour le détail des méthodes supprimées, voy. les éditions précédentes.

742. Picro-nigrosine. — MARCHAND (*Zeit. wiss. Mik.*, 1884, p. 578 trouve que cette couleur, voy. p. 328 donne de bons résultats surtout pour l'étude d'altérations pathologiques des centres nerveux. Il colore des coupes, endurcies par n'importe quel procédé de durcissement, pendant deux ou trois heures, ou même pendant deux à trois jours, si l'on veut, dans une solution saturée de nigrosine dans une solution alcoolique saturée d'acide picrique ; il lave à l'alcool et décolore dans un mélange de 1 partie d'acide formique avec 2 parties d'alcool, jusqu'à ce que les substances grises et blanches apparaissent clairement différenciées à l'œil nu ; il déshydrate par l'alcool, et éclaircit dans l'essence de bergamote.

743.   Kaiser *Zeit. f. wiss. Mik.*, VI, 4, 1889, p. 471 préconise une solution contenant une partie de brun de naphthylamine, 200 d'eau, et 100 d'alcool. Colorer des coupes pendant quelques heures, laver à l'alcool, éclaircir à l'essence d'origan.

744.   Benda *Münch. med. Wochensch.*, 1892, n° 43 ; *Zeit. f. wiss. Mik.*, IX, 3, 1893, p. 389 colore des coupes de matériel durci à l'alcool pendant une demi minute dans une solution chaude de bleu de méthylène à 0,1 p. 100, différencie dans l'alcool, éclaircit à l'essence d'origan et monte au baume. Cellules nerveuses, bleu foncé ; cellules conjonctives plus claires et verdâtres. Pour d'autres détails, voy. nos *éditions précédentes*.

745. Moenckeberg et Bethe *Arch. mik. Anat.*, LIV, 1899, p. 135 ; *Zeit. wiss. Mik.*, XVI, 1899, p. 244 recommandent pour des nerfs périphériques seulement le procédé suivant. Des nerfs sont fixés pendant vingt quatre heures dans l'acide osmique à 0,25 p. 100 et blanchis au bisulfite de sodium n° 46. Des coupes faites à la paraffine sont colorées sur porte-objet pendant dix minutes dans une solution de bleu de toluidine à 0,1 p. 100, chauffée à 50° ou 60° C., lavées à l'eau pendant une ou deux minutes, et traitées pendant quelques secondes ou minutes par une solution de molybdate d'ammonium à 1 p. 100. Eau, alcool, xylol, baume.

Ou bien les coupes sont d'abord mordancées pendant cinq à dix minutes dans une solution de molybdate d'ammonium à 4 p. 100 chauffée à 20° ou 30° C., et lavées à l'eau ; on verse alors la solution de bleu de toluidine sur la lame et la met pendant cinq minutes dans une étuve à 50° ou 60° C. Eau, alcool, xylol, baume.

746. Méthode au chlorure de vanadium de Wolters *Zeit. f. wiss. Mik.*, VII, 4, 1891, p. 471. On prend du matériel système nerveux central ou périphérique qui a été durci par le procédé de Kultschitzky n° 70, et l'on fait des coupes à la paraffine ou à la celloïdine. Les coupes sont mordancées pendant vingt-quatre heures dans un mélange de 2 parties de solution de chlorure de vanadium à 10 p. 100 et 3 parties de solution d'acétate d'aluminium à 3 p. 100. On lave pendant dix minutes à l'eau, et on colore pendant vingt-quatre heures à l'étuve à 40° C. dans une solution de 2 grammes d'hématoxyline dissoute dans un peu d'alcool, dans 100 cc. d'acide acétique à 2 p. 100. On les lave dans de l'alcool à 80 p. 100 contenant 0,5 p. 100 d'acide chlorhydrique, jusqu'à ce qu'elles aient viré à un rouge clair bleuâtre. On lave bien à l'alcool pour éloigner l'acide, on éclaircit à l'essence d'origan et on monte. Coloration cylindraxile, mais qui teint aussi toute sorte de cellules qui peuvent se trouver dans la préparation.

747 L'hématoxyline au fer donne quelquefois une coloration cylindraxile très nette.

L'HÉMATOXYLINE AU CUIVRE de VIALLANES, n° 279, donne une excellente coloration cylindraxile.

748 L'HÉMATOXYLINE PHOSPHO-MOLYBDIQUE DE MALLORY a été donnée numéro 282, comme aussi la modification de KENYON.

Pour la modification très compliquée d'AUERBACH, voyez *Neurol. Centralb.*, XVI, 1897, p. 439, ou *Zeit. wiss. Mik.*, XIV, 1897, p. 402.

749. SCAFFIDI [?] *Neurol. Centralb.*, XVI, 1897, p. 211 ; *Zeit. wiss. Mik.*, XIII, 18.7, p. 91, fait des coupes de matériel durci au formol de 5 à 10 p. 100 suivi d'alcool, les colore pendant cinq minutes dans l'hématoxyline à 1 p. 100, les traite pendant cinq minutes par une solution concentrée d'acétate neutre de cuivre, différencie par le ferricyanure de WEIGERT, traite par une solution concentrée de carbonate de lithine, lave et monte. Coloration cylindraxile, la myéline n'étant pas colorée.

750. LINSER *Virchow's Arch.*, CXLIII, 1896, p. 133 ; *Zeit. wiss. Mik.*, XIII, 1896, p. 256 colore à l'hématoxyline, lave, colore pendant trois minutes dans une solution de Saurefuchsin de 0,5 à 1 p. 100, et différencie dans l'alcool à 75 p. 100 contenant très peu de potasse caustique. Voy. aussi n° 514.

751 ALT *Münch. med. Wochenschr.*, 1892, n° 4 ; *Zeit. f. wiss. Mik.*, IX, 1, 1882, p. 81 colore pendant deux heures dans une solution de rouge Congo dans l'alcool absolu, et déshydrate dans l'alcool pur. Coloration cylindraxile, applicable à des nerfs périphériques et aux troncs centres nerveux.

752 Méthode D'APATHY, voy. n° 716. Celle de BETHE, n° 717

d) *Imprégnations.*

753. Les méthodes de Golgi. — Il y a deux méthodes de Golgi : la *méthode au nitrate d'argent,* et la *méthode au sublimé corrosif.* Nous donnons cette dernière plus loin.

La méthode au nitrate d'argent a été donnée par Golgi sous *trois* formes, ce sont : le *procédé lent,* connu aussi sous le nom de *méthode lente;* le *procédé rapide* et le *procédé mixte*[1].

De ces trois procédés, c'est le procédé rapide, ou méthode rapide, qui est le plus employé aujourd'hui pour les recherches concernant la distribution et les rapports des cylindraxes et des prolongements protoplasmiques; on pourrait dire il est devenu la méthode classique pour l'étude des relations fines des neurones dans du matériel durci.

754. Caractères particuliers de l'imprégnation chromo-argentique. — Les préparations obtenues par le procédé de Golgi ne ressemblent pas du tout aux teintures et diffèrent même beaucoup des imprégnations ordinaires à l'argent ou à l'or. Les préparations réussies ne présentent que des imprégnations *partielles,* c'est-à-dire que de tous les éléments, nerveux ou autres, qui sont présents dans la préparation, seuls un *petit nombre* se montrent colorés. C'est là l'avantage particulier de cette méthode. Si tous les éléments étaient colorés à titre égal avec l'intensité avec laquelle ils se colorent par ce procédé, on ne distinguerait plus rien dans la préparation. Mais l'imprégnation de Golgi fait élection. Elle choisit dans les tissus un petit nombre d'éléments nerveux, les colore avec une grande intensité, et très complètement, c'est-à-dire sur une très grande longueur.

Ils se détachent donc très nettement au sein des éléments non colorés, se laissent facilement distinguer des cellules de soutènement, etc., et se laissent souvent suivre à travers des distances surprenantes. Aucune autre méthode ne permet de suivre aussi loin les prolongements de cellules nerveuses. Mais elle ne permet pas d'embrasser d'un même coup d'œil le détail histologique des autres tissus de la préparation ; et tout détail cytologique est perdu. Et cela à tel point qu'il y a de bons motifs pour croire que ce ne sont pas tant les

---

[1] Cette explication est d'autant plus nécessaire que, dans un manuel récent, celui de Rawitz, la méthode au sublimé est appelée la *méthode lente de Golgi,* et la méthode au bichromate d'argent (méthode *lente)* s'y appelle *méthode rapide de Golgi.* C'est là une confusion regrettable. Rawitz attribue la *méthode rapide* à Ramon y Cajal, ce qui est également erroné. De semblables confusions sont faites par Mercier dans son manuel *Les Coupes du Système nerveux central.*

éléments cellulaires eux-mêmes qui sont imprégnés, mais plutôt simplement des *espaces péricellulaires*, soit préexistants, soit formés artificiellement par l'action contractante exercée sur les tissus par les liquides durcissants. On ne voit pas les cellules, mais des *revêtements* formés autour d'elles par le sel d'argent. C'est une méthode on ne peut plus *spéciale*.

Les cylindraxes ne sont imprégnés que tant *qu'ils ne sont revêtus d'aucune gaine de myéline*. Chez l'adulte les cellules nerveuses et leurs prolongements sont colorés tant que ceux-ci ne sont pas myélinés, mais si l'on désire imprégner les *fibres* nerveuses de l'axe cérébro-spinal il faut s'adresser à des embryons ou à des sujets nouveau-nés, à une époque où les fibres ne se sont pas encore entourées de leur gaine de myéline.

Le tissu nerveux n'est pas le seul qui s'imprègne par cette méthode ; la névroglie, le tissu conjonctif, diverses sortes de fibrilles, etc., peuvent s'imprégner, et on l'a appliquée avec fruit à l'étude des canalicules biliaires, des conduits glandulaires et autres formations similaires. En raison de cette faculté d'imprégner diverses sortes de tissus, tout autant qu'en raison de la façon capricieuse avec laquelle l'imprégnation se porte sur certains éléments seulement des tissus, c'est une méthode qui demande une circonspection particulière dans l'interprétation des images obtenues. Tout comme pour les imprégnations par l'or, les meilleures préparations donnent des images qui ne doivent faire foi que pour le détail qu'elles montrent, et ne sauraient fournir aucune preuve de la non-existence de détails qu'elles ne montrent pas, car on ne peut jamais être sûr que l'imbibition du métal n'a pas fait défaut, ou que sa réduction n'a pas capricieusement manqué de se produire, à un point quelconque.

Une autre source d'erreur se trouve dans le fait que cette imprégnation peut donner lieu à des *figures de précipitation* du sel argentique qui simulent des dendrites et autres formations nerveuses (voy. Fragnito, *Zeitsch.*, *Bd.*, XII, 2, 1895, p. 168, et la planche de la livraison suivante. Un de mes correspondants m'écrit : « J'ai *golgifié* une pomme de terre, et obtenu des « fibres nerveuses » de toute beauté », et le regretté Freud nder décrit des résultats semblables obtenus avec du blanc d'œuf, etc. Et d'autres travailleurs ont fait des observations semblables ».

On a dit que la méthode de Golgi ne donne pas de bons résultats pour les Invertébrés ; cependant Retzius y l'a appliquée avec succès aux nerfs de la peau, etc., von Lenhossek aux nerfs de *Lumbricus* et à la rétine des céphalopodes, et d'autres anatomistes ont également réussi avec des tissus de *Tubifex*, *Helix*, *Limax*, *Distomum*, *Astacus*, et d'autres.

Plusieurs travailleurs ont apporté des modifications aux détails de la méthode, parmi lesquelles la plus importante est celle de l'imprégnation « double » ou « intensive » de RAMON Y CAJAL.

GOLGI a décrit sa méthode en détail dans les *Archives Italiennes de Biologie* IV, 1883, p. 92, et VII, 1886, p. 15 et suiv. C'est à cette dernière source que nous avons pris les descriptions suivantes. La forme plus ancienne de la méthode doit être considérée comme supprimée.

755. Méthode au nitrate d'argent de Golgi. *Procédé lent* (*Arch. ital. Biol.*, VII, 1886, p. 17).

(a) Durcissement. — Le durcissement doit être fait au bichromate de potasse. On peut prendre ou bien le bichromate pur ou le liquide de Müller (on peut obtenir la réaction avec le liquide d'Erlicki, mais ce n'est pas à recommander). La pratique normale est de prendre du bichromate pur, et de commencer avec une concentration de 2 p. 100, et de renouveler la solution fréquemment en en augmentant à mesure la concentration en passant par des doses de 2 et demi, 3, 4, et 5 p. 100. Le matériel doit être aussi frais que possible, quoique l'on puisse obtenir des résultats satisfaisants avec du matériel mis dans la solution vingt-quatre ou même quarante-huit heures après la mort. Il *doit être débité en morceaux de pas plus de 1 à 1 et demi cc.*

Le point délicat de la méthode consiste à réaliser *le degré exact de durcissement dans le bichromate* qui doit être atteint avant de passer au deuxième stade de la méthode, le bain d'argent. En été on peut obtenir de bons résultats après quinze à vingt jours, et le matériel peut continuer à être dans un état favorable à l'imprégnation jusqu'à trente, quarante, ou cinquante jours. Pendant la saison froide on obtient rarement de bons résultats en moins d'un mois ; mais à partir de ce moment le matériel peut continuer à donner de bons résultats pendant deux, trois, et même quatre mois de durcissement. La seule manière de s'assurer du degré de maturation des tissus est d'en mettre des morceaux à l'essai dans le bain d'argent de temps à autre, en été à des intervalles fréquents, en hiver tous les huit à dix jours, et de constater si l'on obtient la réaction voulue. Il est bon d'avoir au commencement injecté les pièces par du bichromate à 2 et demi p. 100 (voy. n° 690).

On peut mettre à l'étuve à 20° ou 25° C. pour hâter le durcissement.

mais, de cette façon, il y a toujours risque de dépasser le but; et Golgi pense qu'on n'obtient jamais de cette manière des résultats tout à fait aussi fins que par le durcissement à froid.

(b). *Imprégnation.* — Aussitôt que les pièces ont atteint le degré de durcissement voulu, on les met dans un bain de nitrate d'argent. La concentration usuelle de ce bain est de 0,75 p. 100, mais on peut la prendre à 0,50 p. 100 pour du matériel qui n'a pas été tout à fait suffisamment durci, et 1 p. 100 pour du matériel qui a été un peu trop durci.

Il faut employer une quantité de solution très ample relativement à la grosseur des pièces.

Au moment où l'on met les pièces dans la solution il se forme un abondant précipité jaune de chromate d'argent. Cela affaiblit naturellement le bain pour autant. On fait donc bien, avant de mettre les pièces dans le bain d'imprégnation, de les bien laver dans une solution de nitrate plus faible, jusqu'à ce qu'elles n'y donnent plus de précipité au renouvellement de la solution. On peut employer pour cela des solutions d'imprégnation usagées. Le bain d'imprégnation définitif ne demande en général pas d'autres soins, à moins que, ce qui arrive quelquefois avec des tissus qui ont absorbé beaucoup de bichromate, la solution ne devienne un peu jaune, auquel cas il faut la renouveler après six à dix heures.

Il n'est pas nécessaire de tenir les préparations à l'obscurité pendant l'imprégnation. En hiver, il est bon de le tenir dans un endroit chaud.

Le temps nécessaire pour l'imprégnation par l'argent est de vingt-quatre à quarante-huit heures, la durée normale étant de vingt-quatre à trente, celle de quarante-huit étant tout à fait exceptionnelle. Nous voulons dire par cela qu'on ne peut pas obtenir la réaction en un temps inférieur à celui qui est indiqué par ces chiffres; mais *les tissus peuvent séjourner dans le bain sans inconvénient pendant des jours, des semaines ou des mois.*

(c) *Conservation.* — Aussitôt qu'une épreuve a montré qu'une imprégnation satisfaisante a été obtenue, on met les pièces dans l'alcool. On change l'alcool deux ou trois fois, ou plus, jusqu'à ce qu'il demeure clair après que les pièces y ont séjourné deux ou trois jours, car en vue d'une bonne conservation il est nécessaire que l'excès de nitrate d'argent soit soigneusement éloigné des tissus.

On peut maintenant faire des coupes. Cela se fait au mieux sans inclusion (voy. p. 771). On le lave très soigneusement dans l'alcool absolu trois ou quatre fois renouvelé. On les éclaircit d'abord dans la créosote, dans laquelle elles ne doivent rester que quelques minutes, et ensuite dans l'essence de térébenthine, dans laquelle elles doivent rester de dix à quinze minutes (elles peuvent y rester pendant des jours sans inconvénient). On les monte dans le damar plutôt que dans le baume, *et sans verre à couvrir!* Les préparations montées sous verre à couvrir finissent toujours par se détériorer, tandis que celles qui sont montées sans verre à couvrir se conservent très bien, *surtout si on les garde à l'obscurité.* Golgi dit en posséder un grand nombre qui se sont conservées sans changement pendant neuf ans.

L'ordre dans lequel les éléments s'imprègnent est en premier lieu les cylindraxes, puis les cellules ganglionnaires, et en dernier lieu la névroglie.

756. Méthode au nitrate d'argent de Golgi. *Procédé rapide* (*Arch. ital. Biol.*, VII, 1886, p. 33). — De petits morceaux de tissus très frais sont mis dans le mélange suivant :

Solution de bichromate de 2 à 2 1,2 p. 100 8 parties.
Acide osmique de 1 p. 100. 2

Le durcissement étant beaucoup plus rapide dans ce mélange que dans les liquides du procédé lent, les tissus seront mûrs pour l'imprégnation à partir du deuxième ou troisième jour; pendant les jours qui suivent immédiatement ils seront dans un état encore plus favorable; mais cet état ne dure pas longtemps, la susceptibilité à l'imprégnation s'amoindrit bientôt, et à partir du dixième au douzième jour elle est en général entièrement perdue.

L'imprégnation par l'argent est conduite exactement comme dans le procédé lent, et les coupes sont préparées et montées de la même manière.

Il y a cette différence que le matériel imprégné ne peut pas être conservé longtemps dans l'alcool : il ne doit pas y demeurer plus de deux jours. Mais on peut le conserver *dans la solution de nitrate* jusqu'à ce qu'on désire en faire des coupes.

Ce procédé a l'avantage d'une grande rapidité et de beaucoup de sûreté et de délicatesse dans les résultats; c'est celui qui a rencontré le plus de faveur auprès de la plupart des anatomistes. Mais pour l'étude méthodique d'une partie quelconque du système nerveux, Golgi lui-même préfère le suivant :

757. Méthode au nitrate d'argent de Golgi. *Procédé mixte* (*Arch. Ital. Biol.*, VII, 1886, p. 34). — Des morceaux de tissu frais sont

758. Critique de la méthode de Golgi au nitrate d'argent

par WEIGERT dans *Ergebnisse der Anat.*, V, 1895 (1896), p. 7. WEIGERT pense que le précipité qui forme l'imprégnation est certainement un chromate quelconque d'argent, mais qu'on ne saurait dire lequel.

Une étude critique de la méthode a été aussi faite par HILL (BRAIN, part. 73, 1896, p. 1). Il pense que la coloration est due à la formation d'un sel réduit (sous-sel, *sub-salt*) d'argent, et non d'un chromate, et que la réduction se fait non pas dans les fibrilles nerveuses, mais dans un « neuroplasme » liquide ou mi-liquide qui les baigne. Il a trouvé que du matériel imprégné supporte l'infiltration par la celloïdine pendant plusieurs jours. Pour l'imprégnation il recommande au lieu de nitrate d'argent une solution à 3/4 p. 100 de *nitrite* d'argent additionnée de 0,1 p. 100 d'acide formique. Voy. aussi d'autres détails, *loc. cit.*

AZOULAY (*Compt. Rend. Soc. Biol.* (10), I, 1894, p. 839), qui a étudié la marche de l'imprégnation sous le microscope, pense qu'elle consiste en une cristallisation de chromate d'argent au sein des tissus.

MODIFICATIONS DE DÉTAIL DE L'IMPRÉGNATION

759. — RAMON Y CAJAL a toujours employé la *méthode rapide*. Pour les temps et les doses des réactifs employés pour l'*écorce cérébrale des Mammifères*, voy. *La Cellule*, VII, 1891, p. 129. Il a trouvé avantageux d'employer le procédé à la gélatine de SEHRWALD (n° 770) pour éviter les précipités superficiels. Il préfère ne pas employer le traitement de GRIFFIN à l'acide bromhydrique (n° 772) ni celui d'OBREGIA au chlorure d'or (n° 773), ayant trouvé que, bien que ces procédés contribuent à rendre les préparations plus durables, ils obscurcissent les rapports les plus délicats des fibres.

Pour des *embryons de Poulet*, il emploie la même méthode (*Anat. Anz.*, V, 1890, p. 85).

760. Imprégnation « double » ou « intensive » de Ramon y Cajal. — Dans un travail sur les *ganglions sympathiques* (que je n'ai pas pu consulter, et que je cite d'après *Zeit. f. wiss. Mik.*, IX, 2, 1892, p. 241), RAMON Y CAJAL décrit ce procédé. Après avoir durci pendant trois jours (*embryons de Poulet*) dans le mélange bichromo-osmique les pièces sont mises pour trente-huit heures dans la solution de nitrate d'argent (0,5 à 0,75 p. 100). On les reporte ensuite dans le mélange bichromo-osmique, soit le même qui a déjà servi, soit un autre plus faible, ne contenant que 2 parties de la solution d'acide osmique pour 20 parties de la solution de bichromate. Après traitement par ce mélange (durée pas indiquée), on lave rapidement à l'eau distillée, et l'on remet pour trente-six à quarante-huit heures dans le nitrate d'argent.

Cette modification de la méthode de Golgi est peut-être la plus importante qui ait été faite jusqu'à présent.

761. — Kallius (*Anat. Hefte*, X, 1894, p. 527 ; *Zeit. f. wiss. Mik.*, XI, 2, 1894, p. 151) dit avoir souvent employé avec avantage le bichromate d'ammoniaque ou de sodium au lieu du sel potassique pour le durcissement et pense avoir observé une réaction meilleure. Il faisait agir tous les réactifs à l'obscurité. Les préparations aux sels d'ammoniaque ou de sodium avaient rarement besoin d'une deuxième imprégnation.

762. — Bourret, après lui, Oppel ont modifié la méthode en employant, au lieu de bichromate de potasse, l'un l'acide chromique à 0,5 p. 100, l'autre le chromate neutre de potasse. Ils ont obtenu ainsi des imprégnations de conduits biliaires et de réseaux interlobulaires du foie. Voy. *Anat. Anz.*, V, 1890, p. 173 ; VI, 1891, p. 465 ; *Zeit. f. wiss. Mik.*, VII, 2, 1890, p. 222, et VIII, 2, 1891, p. 227.

763. — Berkley (*Anat. Anz.*, 1893, p. 772) fixe des morceaux de foie pendant quinze à trente minutes dans une solution chaude, à demi saturée, d'acide picrique, et durcit pendant quarante-huit heures à l'étuve dans un mélange de 100 parties de solution saturée de bichromate et 16 d'acide osmique à 2 p. 100.

764. Durcissement au formol. — Bien des anatomistes croient qu'il y a avantage à substituer du formol à l'acide osmique du mélange osmio-bichromique du procédé rapide. Entre autres avantages il y aurait celui-ci, de prolonger la période pendant laquelle les tissus sont mûrs pour l'imprégnation, sans être trop mûrs ; en d'autres termes, d'éviter les durcissements excessifs.

Strong (*Anat. Anz.*, X, 1895, p. 494) emploie un mélange fait en ajoutant 2 1/2 à 5 p. 100 de formaline à une sol. de bichromate de 3 1/2 à 5 p. 100.

Denys (*ib. ?*, p. 659) a eu de meilleurs résultats avec du bichromate à 3 p. 100 contenant 4 à 6 p. 100 d'aldéhyde formique (*sic*), dans lequel il durcit pendant trois jours, par tout l'imprégnation double selon Ramon y Cajal.

Eycleshymer (*Proc. Amer. Mic. Soc.*, XVII, 1895, p. 349) prend :

Formaline	2 parties
Bichromate à 3 p. 100	100

et laisse le tissu trois jours dans ce liquide, et trois dans le nitrate d'argent.

On fait aussi avec avantage :

Liquide de Müller	100 parties
Formaline à 40 p. 100	2
Acide osmique à 1 p. 100	1

Tenir ces mélanges à l'obscurité, et autant que possible ne les faire qu'au moment de servir.

Kopsch (*Anat. Anz.*, XI, 1896, p. 727) a obtenu de bons résultats avec un mélange de 4 parties de bichromate à 3 1/2 p. 100 et une de formol, et trouve que les résultats sont plus certains qu'avec le mélange osmio-bichromique.

Gerota (*Inter. Monatsschr.*, XIII, 1896, p. 108; *Zeit. wiss. Mik.*, XIII, 1896, p. 814) durcit du cerveau pendant une semaine ou deux dans du formol de 5 à 10 p. 100, met pendant trois à cinq jours dans du bichromate à 4 p. 100, puis dans le nitrate d'argent.

Schneider (*Anat. Anz.*, XIV, 1898, p. 275) a eu de bons résultats (avec des appendices de Crustacés qui se montraient imperméables au mélange osmique) au moyen de mélanges de cinq parties de bichromate à 2 1/2 p. 100 avec une de « formaldéhyde » (*sic*) à 4 p. 100, ou de 1 partie de bichromate à 2 1/2 avec 2 de « formaldéhyde » à 5 p. 100, les pièces demeurant pendant un jour dans le premier et deux dans le second.

Bolton (*The Lancet*, 1898, p. 218; *Journ. Roy. Mic. Soc.*, 1898, p. 244) durcit des cerveaux pendant cinq semaines ou plus dans de la formaline, et en met des morceaux pendant quelques heures ou jours dans une solution à 1 p. 100 de bichromate d'ammoniaque.

De même Baum (*Zeit. wiss. Mik.*, XVI, 1899, p. 243), qui prend comme deuxième liquide du bichromate de potasse à 2 p. 100.

Van Gehuchten (*in litt.*) a essayé la substitution du formol à l'acide osmique, *et n'a pas eu de bons résultats.* Il en est de même de quelques autres auteurs.

765. Durcissement à l'aldéhyde acétique. — Vassale et Donaggio (*Monitore Zool. Ital.*, VI, 1895, p. 82) durcissent pendant quinze à vingt jours dans un mélange de 5 parties d'aldéhyde avec 100 de bichromate à 3 ou 4 p. 100, le reste comme Golgi.

766. Mélange triple de Veratti (cité d'après Golgi, *Verh. Anat. Ges.*, XIV, Vers, 1900, p. 174).

Bichromate à 5 p. 100	30 parties.
Chlorure de platine à 0,1 p. 100	30
Acide osmique à 1 p. 100	15 à 30

767. Revivification de matériel trop durci. — Sacerdotti (*Inter. Monatsschr.*, XI, 1894, II. 6, p. 326; *Zeit. f. wiss. Mik.*, XI, 3, 1894, p. 380) donne, d'après Golgi, le renseignement suivant. Des pièces qui ont séjourné trop longtemps, trois ou quatre semaines ou plus, dans le mélange osmio-bichromique, ne donnent plus la réaction. On l'obtient cependant en les lavant dans une solution mi-saturée d'acétate de cuivre jusqu'à ce qu'elles ne donnent plus de précipité, et en les remettant dans le mélange osmio-bichromique, où elles doivent séjourner cinq à six jours ou plus, et être ensuite remises dans le bain d'argent. Les coupes peuvent être montées sous verre à couvrir dans de l'essence de cèdre épaissie.

Plus récemment Coi a *Comptes-rendus Soc. Biol. Paris, Livre Jubile*, 1899, p. 514 met pendant quelques heures ou jours dans un mélange à parties égales de bichromate à 2 ou 3 p. 100 et d'acétate de cuivre à 4 ou 5 p. 100, et de là directement dans le bain d'argent. Voy. aussi n. 769.

768. Modifications du bain d'argent

Kolossow *Arch. mik. Anat.* XLIX, 1897, p. 302, après dessiccation au mélange osmio-bichromique, met pendant deux ou trois jours dans une solution à 2 ou 3 p. 100 de nitrate d'argent d'une mince solution d'acide osmique à 1 ou 1 2 p. 100, et s'oblige..... une fixation plus complète.

Voy. aussi Dessacrét Voy. Z.... M... XIV, 1897, p. 82.

E...... H..... H.... R..... XL 1897 p. 443 ... Roy Mic Soc 1898 p. 742..... .... osmio-bichromique .... proposée contenant deux .... p. 100 à 160 pour 60 centimètres .... maintenue à une ....

769. Modification pour structure intime des cellules

Pour .... des cellule nerveuses, Coi A........... C.. XIX X.... 1900 ... les d... d'un mélange triple .... centre du matériel et ne .... temps semblable dans .... 4 p. 100 et deux de solution .... dans du nitrate .... bichromique peut aussi .... Les détails ....

770. Procédé à la gélatine

S...... Zeit f. wiss. Mik. XI. 4 1884 p. 456 .... celle qui suit. On .... autant qu'il se forme .... précipité volumineux qui .... On fait une solution de gélatine à 10 p. 100 et on y met les pièces dans .... à l'aide de la chaleur, et l'on porte le tout dans le bain d'argent. Les précipités sont alors dans la gélatine. Après l'argenture, on durcit la gélatine au moyen

d'eau chaude saturée de bichromate d'argent. Martinotti, dans le
même but, emmaillote les pièces dans du papier de soie; mais cela
ne paraît pas être efficace.

MODIFICATIONS CONCERNANT LA CONSERVATION DES PRÉPARATIONS

771. Coupes. — Un grand nombre de procédés fort compliqués
ont été proposés dans le but de fixer l'imprégnation de sorte que les
pièces puissent tolérer l'inclusion à la paraffine et que les coupes
puissent être montées sous verre à couvrir. Aucun de ces procédés
n'a eu beaucoup de succès.

Une discussion très détaillée (pour laquelle voyez notre *dernière
édition*) entre Semiwald (*Zeit. wiss. Mik.*, VI, 1890, p. 443), Samassa
(*ibid.*, VIII, 1891, p. 26), et Fick (*ibid.*, VIII, 1891, p. 168) donne
comme résultat pratique que les liquides aqueux doivent être évités
autant que possible dans toutes les opérations qui suivent l'imprégnation, et que les coupes doivent être montées sans verre à couvrir,
ou sur un verre à couvrir maintenu au dessus de la surface du porte-
objet au moyen de pieds de cire ou d'un dispositif semblable, ou bien
que le baume dans lequel elles sont montées soit rendu aussi anhydre
que possible en le chauffant sur le porte-objet (après y avoir déposé
les coupes) jusqu'à ce qu'il devienne immédiatement dur au refroidissement, avant de poser le verre à couvrir.

Ce dernier procédé est également recommandé par Huber (*Anat.
Anz.*, VII, 1892, p. 587).

La plupart des travailleurs paraissent s'en tenir là, et trouver que
les méthodes de fixation, dont nous allons donner quelques-unes en
abrégé, sont pour le moins superflues.

Sala (*Zeit. wiss. Zool.*, LII, 1891, p. 18; *Zeit. wiss. Mik.*, VIII, 1892,
p. 389), dans un mémoire écrit au laboratoire de Golgi, trouve que le
procédé de Greppin, n° 772, est non seulement inutile mais nuisible.
Et il pense que le procédé de Semiwald décrit *loc. cit. supra*, pour
arriver à l'inclusion dans la paraffine, est mal inspiré, car la qualité
la plus importante de la méthode au nitrate d'argent est qu'elle permet de suivre des prolongements nerveux *à travers de très grandes
distances*. Or évidemment cela n'est plus possible avec des coupes
très minces. Il vaut mieux donc simplement laver les pièces à l'eau
à la sortie du bain d'argent, les coller sur un liège avec de la gomme,
mettre dans l'alcool pendant quelques heures pour durcir la gomme,
et couper au microtome sans inclusion.

772. — Gierke (*Arch. f. Anat. u. Entw.*, 1889, Supp., p. 55; *Anat. Anz.*, IX, 3, 1893, p. 75) traite des coupes (préparées par la *méthode lente*), après argentage, pendant quelques secondes par l'acide bromhydrique (de 2 à 10 p. 100), ce qui les rendrait assez résistantes pour supporter un verre à couvrir.

773. Méthode d'Obregia (*Virchow's Arch.*, CXXII, 1890, p. 387; *Journ. Roy. Mic. Soc.*, 1894, p. 536). — On fait des coupes de matériel argenté, soit à main levée, soit à la paraffine ou à la celloïdine, en ayant soin qu'en aucun cas les tissus ne subissent le contact d'alcool de moins de 94 ou 95 p. 100. On les passe par l'alcool absolu et on les porte dans un mélange de 8 à 10 gouttes de solution de chlorure d'or à 1 p. 100 avec 10 centimètres cubes d'alcool absolu. Ce mélange doit être préparé une demi-heure avant de servir, et doit rester exposé à la lumière diffuse du jour jusqu'à ce qu'on y mette les coupes. On met le tout alors à l'abri de la lumière. Les coupes y demeurent de quinze à trente minutes. On les lave rapidement dans l'alcool à 50 p. 100 d'abord, puis dans l'eau, et on les traite pendant cinq ou dix minutes par une solution d'hyposulfite de soude à 10 p. 100. Enfin on lave bien à l'eau, et on passe au montage sous verre à couvrir.

La substitution de l'or à l'argent dans ces préparations avait déjà été tentée sans succès par Sehrwald. Obregia pense que l'insuccès de Sehrwald est dû à ce qu'il avait employé le sel d'or en solution aqueuse.

774. Méthode de Kallius (*Anat. Hefte*, II, 1892, p. 269; *Zeit. f. wiss. Mik.*, IX, 4, 1893, p. 475). — On fait une solution avec 230 centimètres cubes d'eau distillée et 20 centimètres cubes de révélateur photographique à l'hydroquinone du commerce (ce révélateur contient 5 grammes d'hydroquinone, 40 grammes de sulfite de soude, 75 grammes de carbonate de potasse, et 200 grammes d'eau distillée). Au moment de l'employer on allonge encore cette solution d'un tiers à une moitié d'alcool absolu. On y met les coupes argentées, et on les y laisse quelques minutes; elles peuvent aller au fond ou non. Pour savoir à quel moment la réduction est devenue complète, on jette une coupe dans une solution d'hyposulfite de soude à 1 pour 5 d'eau. Si la réduction est complète, il n'y aura pas de changement; car l'hyposulfite dissout rapidement le chlorure d'argent, mais n'attaque pas l'argent métallique. Aussitôt qu'on a obtenu une réduction complète, on met les coupes pour dix à quinze minutes dans de l'alcool à 50 p. 100, puis pour cinq minutes dans une solution d'hyposulfite de soude et de là dans une quantité considérable d'eau distillée, dans laquelle elles doivent rester pendant vingt-quatre heures et plus. On déshydrate et on monte sous verre à couvrir. On peut pratiquer des colorations au carmin, etc., si l'on veut.

Kallius a essayé d'autres révélateurs. Ils ont donné de bonnes réductions, mais ils produisaient une coloration diffuse rouge ou brune des tissus qui ne se laissait pas facilement éloigner.

775. Méthode de Zimmermann (*Verhandl. Anat.*, I.II, 1898, p. 552). Les coupes du matériel argenté sont mises dans un mélange de 1 partie de solution physiologique de sel avec 2 d'alcool à 96 p. 100. Il faut les agiter fréquemment dans le liquide pendant dix à quinze minutes, puis les mettre dans de l'alcool à 75 à 96 p. 100, où elles demeurent, exposées à une lumière assez vive, jusqu'à ce qu'elles aient pris une coloration assez foncée (demi-journée).

MÉTHODE DE GOLGI AU SUBLIMÉ

776. Méthode au sublimé de Golgi[1]. — C'est une méthode d'imprégnation, similaire à la méthode au nitrate d'argent, en ce qu'elle consiste en un traitement par le bichromate de potasse suivi d'un sel métallique, ce sel étant ici le sublimé corrosif. Elle procède ainsi (*Archivio per le scienze mediche*, 1878, p. 3; *Arch. Ital. Biol.*, IV, 1883, p. 32, et VII, 1886, p. 35).

Durcir dans le liquide de MÜLLER, ou dans une solution de bichromate de potasse dont on augmente graduellement la concentration de 1 p. 100 à 2,5 p. 100; il faut pour cela quinze à vingt jours, mais il vaut mieux prolonger le traitement jusqu'à vingt à trente jours, et l'on peut aller jusqu'à plusieurs mois sans inconvénients. Il *vaut mieux* prendre de petites portions de tissu (de pas plus de 1 à 2 cc.) et de grandes quantités de liquide, qu'on renouvelle souvent de façon à le maintenir toujours clair. Mais on peut obtenir la réaction sur de grandes pièces, comme des *hémisphères entiers*. En ce cas il convient de faire pénétrer le liquide durcissant d'abord par des injections répétées dans le cerveau, de façon à assurer une infiltration aussi rapide que possible.

Mettre les pièces durcies directement dans une solution de sublimé corrosif de 0,5 p. 100; renouveler cette solution tous les jours pendant huit à dix jours, ou aussi souvent qu'elle devient jaune en suite de la diffusion au dehors du bichromate. La réaction voulue s'obtient avec de petites pièces en huit à dix jours, mais pour des hémisphères entiers il faut deux mois ou plus.

Lorsque la réaction s'est accomplie, les tissus se montrent décolorés et présentent l'apparence de tissus frais. On peut les laisser indéfiniment dans le sublimé.

Dans *Rendic. R. Ist. Lombardo di Sc.*, Milan, 2, XXIV, 1891, p. 594, 656 (*Zeit. f. wiss. Mik.*, VIII, 3, 1891, p. 388), GOLGI dit que pour l'étude du réticulum nerveux diffus du système nerveux central on obtient les meilleurs résultats en conservant les pièces très longtemps dans le sublimé, jusqu'à deux ans dans certains cas.

[1] Voyez nº 753.

On peut dire que la réaction a commencé à partir du moment où les tissus sont presque décolorés. A partir de ce moment on peut faire des coupes de temps à autre et les examiner, et monter celles qu'on désire conserver.

Il faut, si on les destine à la conservation définitive, les laver dans de l'eau *à plusieurs reprises*, sinon elles seront détériorées par la formation d'un précipité noir. (On peut les virer en les mettant pour quelques minutes dans un bain de virage et de fixation photographique, après quoi il est bon de les laver de nouveau, et de les colorer au carmin ou mieux, à un carmin acétique). Monter au baume, ou, mieux, à la glycérine. Il n'est pas *nécessaire* de colorer, car les tissus sont imprégnés par le mercure ; ils paraissent blancs à la lumière réfléchie, noirs à la lumière transmise. C'est pour cela que Golgi appelle la réaction une « réaction apparemment noire ». Il pense qu'il se forme dans les tissus un précipité de quelque substance qui les rend *opaques*.

Les éléments mis en relief par ce procédé sont : 1° les cellules ganglionnaires et leurs prolongements, qui sont rendus plus évidents que par aucun autre procédé, si ce n'est le procédé au nitrate d'argent ; 2° les cellules du tissu conjonctif avec leurs prolongements rayonnants ; 3° les vaisseaux sanguins, avec leurs cellules musculaires ; 4° les noyaux, ce qui n'est pas le cas pour la méthode au nitrate d'argent.

Cette méthode est d'une application assez restreinte ; elle ne donne des résultats *vraiment bons* qu'avec *l'écorce du cerveau* ; elle en donne de médiocres avec le cervelet, et fort peu de chose avec la moelle épinière. Elle ne démontre en somme rien qui ne se laisse démontrer par la méthode au bichromate d'argent. Mais elle lui est supérieure en certains points : la réaction s'obtient toujours avec une parfaite netteté, en un certain temps ; les préparations se laissent conserver parfaitement par les procédés ordinaires ; et la réaction s'obtient ou de pièces très volumineuses ».

Cette méthode a été recommandée par BRANDLSS, *Biol. Centralbl.*, XV, 1895, p. 15, pour l'étude des systèmes nerveux de certains [...]

Voyez aussi JENNAU, *J. R. Micr. Soc.*, XIA, 1895, p. 158.

MODIFICATION DE LA MÉTHODE AU SUBLIMÉ DE GOLGI

777 [...] GOLGI [...] *Arch. ital. de Biol.* [...] *Rev. Roy. Mic. Soc.*, 1887, p. 43, [...] qui consiste à traiter les coupes par une solution de sulfure de potassium, on obtient une coloration plus foncée. Il se forme un sulfure de [...]

mercure noir. On peut colorer ensuite par le rouge Magdala. Le traitement au sulfure de sodium s'applique aussi avec avantage au procédé au nitrate d'argent.

778. — Cox (*Arch. f. mik. Anat.*, XXXVII, 1891, p. 16; *Journ. Roy. Mic. Soc.*, 1891, p. 420) a trouvé qu'on peut faire l'imprégnation au bichromate et au sublimé *en même temps*. Il emploie un liquide contenant 20 parties de bichromate de potasse à 5 p. 100, 20 de sublimé à 5 p. 100, 16 de chromate neutre de potasse à 5 p. 100, et 30 à 40 d'eau. (La solution de chromate ne doit être ajoutée qu'après l'eau.) Le liquide doit être aussi peu acide que possible. La durée de l'imprégnation est de deux à trois mois. Les coupes sont d'une conservation assez difficile. Il convient de les faire par le procédé de la congélation, en évitant l'alcool, puis de les traiter pendant une heure à deux par une solution de carbonate de soude à 5 p. 100, et de monter au baume sans verre à couvrir. M. le Dr SANDERS m'écrit que l'imprégnation se conserve très bien si l'on a soin de bien éloigner l'excès de sublimé en lavant à l'alcool plusieurs fois renouvelé, après quoi on peut passer par l'alcool et l'éther à la celloïdine, et faire des coupes qu'on monte au baume sous verre à couvrir. D'après les préparations qui m'ont été envoyées, cela me paraît exact; mais malheureusement les coupes se chargent bientôt de granulations noires qui sont fort gênantes

779. Autres modifications. — MAGINI (*Boll. Accad. Med. di Roma*, 1886; *Zeit. f. wiss. Mik.*, 1888, p. 87) recommande l'emploi de chlorure de zinc au lieu de sublimé; voy. notre *édition précédente*.

Pour la modification compliquée de FLECSIG, voy. *Arch. f. Anat. u. Phys.*, *Phys. Abth.*, 1889, p. 537 (*Zeit. f. wiss. Mik.*, VII, 1, 1890, p. 71). Pour celle de MONTI au sulfate de cuivre, *Atti R. Acc. dei Lincei*, *Roma*, *Rendic.*, V, 1889, p. 705 (*Zeit. f. wiss. Mik.*, VII, 1, 1890, p. 72). Méthode de GOLGI à l'or, voy. n° 373.

AUTRES MÉTHODES

780. Méthode de Zichen (*Neurol. Centralb.*, X, 1891, n° 3, p. 65; *Zeit. f. wiss. Mik.*, VIII, 3, 1891, p. 385). — On met de petits morceaux de matériel frais dans une quantité considérable d'un mélange à parties égales de solution de sublimé à 1 p. 100 et de solution de chlorure d'or au même titre. On les y laisse au moins trois semaines, ou mieux jusqu'à cinq mois; ils doivent à ce moment avoir pris une coloration brun-rouge. On les colle sur un liège et on fait des coupes sans enrobage. On traite les coupes ou bien par de la solution de Lugol n° 96 bis allongée de 4 volumes d'eau, ou bien simplement par de la teinture d'iode diluée. Après une différenciation suffisante on lave et on monte au baume. Coloration d'un gris bleuâtre, les gaines de myéline sont colorées en même temps que les cylindraxes et les cellules nerveuses et nevrogliques.

781. Méthodes d'Upson au chlorure d'or. Voy. *Z. Centralbl.*, 1888, p. ... *Z.* ... *M.*, 1888, p. ... *VII.*, 1894, p. 456. Ces ... sans doute pour ce motif, ... Upson les lire dans ... *M.* ..., p. 234.

782. Post-imprégnation par l'or d'Apathy, voy. n° 374.

783. La méthode à l'or de Gerlach a été donnée n° 372.

784. Méthode au platine de Robertson. Voy. *Journ. Roy. Mic. Soc.*, 1899, p. 665.

784 bis. ... XX. 1901 p. 98 colore des ... 50 p. 100 dans une ... et II bis, n° 356. ... pendant douze ... centimètres cubes ... de solution de ... baume. On peut ... bien laver dans un ... être dans le bain ... décolorés.

785. Sulfure de plomb de Krohnthal. Voy. *Z. Centralbl.*, XVIII, 1891 ... *Z.* ... *M.* XXI, 1891 ... cette méthode con ... ante par l'acide ... goutte à goutte de ... de plomb. Des cristaux ... abondance, on décante ... coloration dans de ...

... de formol à 10 p. 100. On ... dans ce mélange pendant ... dans un mélange à ... 50 p. 100 ... d'acide sulfhydrique. Après ... peu à peu ... graduées, on enrobe à la celloïdine et on fait des coupes qu'on monte dans le baume au xylol sous verre à couvrir. Les préparations paraissent être parfaitement permanentes. Les cellules nerveuses sont imprégnées en même temps que les fibres, et ce sont bien ces éléments mêmes qui sont imprégnés, et non de simples lacunes autour d'eux, comme cela paraît être le cas pour la méthode au nitrate d'argent de Golgi. C'est une imprégnation très complète.

Corning (*Anat. Anz.*, XVII, 1900, p. 108) durcit les tissus au formol à 10 p. 100 avant de les mettre dans le mélange de formol et de formiate, et obtient ainsi de meilleurs résultats. Il se sert d'un formiate fourni par Merck (*Plumbum formicicum*). Il pense que l'inclusion à la celloïdine est nuisible, et préfère couper sans aucune inclusion. Il éclaircit les coupes à l'essence de girofle. Il trouve cette méthode particulièrement utile pour la moelle allongée, pour laquelle la méthode de Golgi ne réussit pas. Elle paraît devoir être très utile dans des recherches pathologiques, et pour obtenir des différenciations de la substance blanche et de la grise qu'on puisse suivre à œil nu, de même que dans les autres buts pour lesquels on emploie d'habitude la méthode Golgi. Voyez aussi d'autres détails *loc. cit.*

786. Bleu de méthylène. — Les méthodes décrites chapitre XVIII ont trait surtout au système nerveux *périphérique*. S. Meyer (*Arch. mik. Anat.*, XLVI, 1895, p. 282, et XLVII, 1896, p. 734) a obtenu de bons résultats pour le système nerveux *central* au moyen d'injections *sous-cutanées*. Il faut injecter de *grandes quantités* de solution de bleu de méthylène. Un jeune Rat demandera au moins 5 centimètres cubes de solution à 1 p. 100; un Lapin de quelques semaines environ 40 centimètres cubes. Mais il vaut mieux employer des solutions plus fortes, de 5 à 6 p. 100. La dose totale doit être fractionnée et donnée en plusieurs fois à des intervalles de une heure à plusieurs heures. Il n'est pas nécessaire d'attendre la mort du sujet par intoxication ; après un délai raisonnable on peut le sacrifier. Il n'est pas nécessaire d'exposer les organes à l'air pour oxyder la couleur, il vaut mieux les mettre directement dans le mélange de Bethe, n° 347, qui doit être préalablement bien refroidi, et les y laisser jusqu'au lendemain.

Ramon y Cajal a eu de bons résultats avec le cortex du cerveau au moyen du procédé de saupoudrage (méthode de « propagation » ou de « diffusion ») que nous avons indiqué n° 343. Il met à nu un cerveau de Lapin, et divise le cortex en tranches d'environ 2 millimètres d'épaisseur à l'aide d'un rasoir, les saupoudre des deux côtés comme nous l'avons dit, on les couvre d'une solution saturée de la couleur, les remet en place, et après une demi-heure les sort et fixe pendant deux heures par le molybdate d'ammonium de Bethe.

787. Coloration spécifique de la névroglie de Weigert
(WEIGERT. *Beitrage zur Kenntniss der normalen menschlichen Neuroglia.* Frankfurt a. M., 1895; cité d'après *Neurol. Centralb.*, 1895. n° 23, p. 1146.) — Des portions de matériel de pas plus d'un demi-centimètre d'épaisseur sont mises pendant au moins quatre jours dans « une solution de formol à 10 p. 100 » (le texte ne dit pas s'il faut entendre du formol allongé de 9 volumes d'eau, ou bien de seulement 3 volumes d'eau, ce qui ferait 10 p. 100 d'aldéhyde formique). Elles sont ensuite mordancées pendant quatre à cinq jours dans un incubateur (ou pendant huit jours au moins à la température ordinaire) dans un mélange de 5 p. 100 d'acétate neutre de cuivre, 5 p. 100 d'acide acétique, et 2 et demi p. 100 d'alun de chrome, dans l'eau. (Pour faire ce réactif, on ajoute l'alun de chrome à l'eau, on porte à l'ébullition et l'on ajoute l'acide acétique et l'acétate en poudre.) Après mordançage, on lave les pièces à l'eau, on les déshydrate, on les enrobe à la celloïdine, et l'on fait des coupes.

Les coupes sont traitées pendant dix minutes par une solution à un tiers p. 100 de permanganate de potasse, et sont bien lavées à l'eau. Elles sont maintenant traitées pendant deux à quatre heures par une solution de « Chromogen ». Le « Chromogen » est un composé de naphtaline préparé par la fabrique de couleurs à Höchst. La solution en question se prépare comme suit : on fait dissoudre 5 p. 100 de Chromogen et 5 p. 100 d'acide formique dans l'eau et l'on filtre soigneusement. A 90 centimètres cubes de la solution on ajoute 10 centimètres cubes d'une solution de sulfite de soude à 10 p. 100. Après ce traitement on met les coupes jusqu'au lendemain dans une solution aqueuse saturée à 5 p. 100 de Chromogen. On lave soigneusement à l'eau et on passe à la coloration.

La coloration se fait par une modification du procédé de Weigert pour la fibrine. Au lieu de la solution aqueuse de violet de méthyle, on prend une solution saturée à chaud dans l'alcool à 70 ou 80 p. 100, qu'on décante après refroidissement et qu'on additionne de 5 p. 100 de solution aqueuse à 5 p. 100 d'acide oxalique. Et au lieu de traiter par l'huile d'aniline pure, on prend un mélange d'aniline et de xylol à parties égales. On débarrasse ensuite complètement les coupes de ce mélange en les traitant par le xylol pur, et l'on monte au baume.

MALLORY (*Journ. Exper. Med.*, 1897, p. 552) a trouvé que les tissus peuvent être mordancés pour la coloration au moyen d'un sel de chrome. Il les fixe pendant quatre jours dans une solution de formaline à 10 p. 100, puis les met pendant quatre à huit jours dans une solution saturée d'acide picrique (ou dans un mélange des deux), mordance pendant quatre à six jours à 37° C. dans une solution de bichromate d'ammoniaque à 5 p. 100, fait des coupes à la celloïdine, et colore comme Weigert.

Voyez aussi la modification de Stroeck, *Virchow's Arch.*, CLVII, 1899, p. 127 (*Zeit. wiss. Mik.*, XVI, 1900. p. 475).

787 *bis.* — Benda (*Neurol. Centralbl.*, XIX, 1900, p. 786; *Zeit. wiss. Mik.*, XVII, 1900, p. 499) fixe et mordance comme Weigert, et fait des coupes à la paraffine. Les coupes collées sur porte-objet sont colorées par l'un ou l'autre des procédés suivants :

a) Mordancer vingt-quatre heures dans de l'alun ferrique à 4 p. 100 ou dans le *liquor ferri sulfurici oxydati* allongé de deux vol. d'eau. Rincer et colorer dans une solution diluée, d'un jaune d'ambre pâle, d'alizarate sulfoné de soude (*sulfalizarinsäure Natron*). Rincer et sécher par du papier buvard et colorer quinze minutes dans une solution de bleu de toluidine à 0,1 p. 100 dans l'eau. Rincer dans de l'acide acétique à 1 p. 100, passer rapidement par l'alcool absolu, différencier pendant dix minutes par de la créosote, laver bien au xylol et monter au baume.

b) Colorer vingt-quatre heures dans une solution jaune pâle d'hématoxyline, différencier dans l'acide acétique à 30 p. 100, rincer et verser dessus du violet de gentiane dans l'eau anilinée, ou le violet de méthyle de Weigert, ou du Krystallviolett comme ci-dessous, et chauffer jusqu'à production de vapeurs, rincer, verser dessus de la solution d'iode dans l'iodure de potassium, rincer, différencier par un mélange à parties égales d'aniline et de xylol, laver bien au xylol et monter au baume. La solution de Krystallviolett se compose de 1 partie de solution saturée de la couleur dans l'alcool à 70 p. 100, 1 d'acide chlorhydrique dans l'alcool à 70 p. 100, et 2 d'huile d'aniline.

c) Colorer dans l'hématoxyline comme ci-dessus, différencier dans la Säurefuchsin picrique de Van Gieson, déshydrater et monter au baume.

788. Säurerubin pour la névroglie. — Kultschitzky (*Anat. Anz.*, VIII, 1893, p. 357) colore des coupes à la paraffine pendant cinq à dix secondes dans une solution de 1 gr. de Säurerubin (*Rubin*

S.... *pet....* dans 400cc. d'acide acétique à 2 p. 100 et 400cc. de solution saturée d'acide picrique ; ou pendant une demi-heure, dans un mélange de 3 ..... de cette solution avec 100 cc. d'alcool à 96 p. 100, et lave bien à l'alcool

P..... *Zeit...wiss. M.K.*, XIII, 1896, p. 358 se sert d'une solution de rubine S additionnée de quelques gouttes de teinture d'iode.

B........... *La Cellule*, XII, 1897, p. 367 trouve comme ces auteurs que la marque « S........... » donne de meilleurs résultats que la « S........... », et recommande un mélange de 1 partie de solution saturée de ... . avec 9 d'acide picrique à 1,5 p. 100 ; ou peut .... colorer les noyaux au violet de méthyle.

789 ...., *CIA*, 1900, p. 358 durci pendant un .... le jus de M... ... . conduisant des coupes à la celloïdine, les coupes .... doses .... dans une solution concentrée d'éosine d'...... .... pendant à trois ... six heures dans une solution .... fixer à .... la différence dans de .... Eau, alcool, ... xylol .... cylindraxes ....

789 ...... M..... .... M.... ..... 1896, p. 15 *Journ. Roy. Mic. S.*..... .... minute par du per.... .... pendant quinze minutes .... pendant douze heures .... picrique, n° 283, et .... N.... .... tissu conjonctif ......

790 Préparation à sec du cerveau entier. G....... *Arch. per le* .... S..... H... *N...* ....

CHAPITRE XXXIV

RÉTINE, OREILLE INTERNE, ORGANES ÉLECTRIQUES

RÉTINE[1]

791. Fixation de la rétine. — L'acide osmique est le réactif par excellence pour l'étude de la rétine.

On peut l'employer en solution ou en vapeur. D'après RANVIER (*Traité*, p. 954), on peut fixer la rétine d'un Triton en exposant l'œil entier aux vapeurs d'une solution à 1 p. 100 d'acide osmique pendant dix minutes. La sclérotique étant extrêmement mince chez cet animal, il n'est pas nécessaire d'ouvrir l'œil en premier lieu.

Des yeux pas trop gros peuvent être également fixés dans les solutions avant d'être ouverts; on pourra procéder ainsi avec des yeux de Mouton ou de Veau. Mais il nous semble qu'il est toujours préférable d'ouvrir l'œil par une incision équatoriale, et de dégager l'hémisphère postérieur avant de le mettre dans la solution.

Pour les coupes, on doit toujours employer plutôt des solutions fortes, à 1 p. 100, par exemple. Les solutions fortes conservent parfaitement tous les éléments de la rétine, ce qui n'est pas le cas avec les solutions faibles. Il faut laisser agir les solutions de dix à vingt-quatre heures ; nous recommandons plutôt le temps le plus court.

Les lignes précédentes demeurent comme elles étaient dans la première édition, je ne vois rien à y changer. Voici maintenant quelques indications supplémentaires (inédites), pour lesquelles nous avons bien de l'obligation à M. LINDSAY JOHNSON. — Les meilleurs résultats, pour des yeux humains, en général s'obtiennent en fixant le bulbe oculaire entier pendant cinq minutes dans les vapeurs

[1] Outre les sources citées dans le texte, on peut consulter SELIGMANN, *Die mikroskopischen Untersuchungsmethoden des Auges*, Berlin, 1899, et GREEFF, *Anleitung zur mikroskopischen Untersuchung des Auges*, Berlin, 1898.

d'une solution d'acide osmique à 1 p. 100 chauffée au point où elle dégage des vapeurs visibles, mais pas jusqu'à ébullition. Aussitôt que la sclérotique est devenue un peu résistante au doigt, il faut y pratiquer avec un rasoir une petite entaille juste en arrière du corps ciliaire ; ou bien, si c'est un œil d'adulte, réséquer la cornée et le cristallin. Puis on met le bulbe pendant douze heures dans le mélange n° 67, après quoi on lave bien à l'eau courante, on suspend dans une grande quantité de bichromate de potasse à 2 1/2 p. 100 pendant deux jours, et on achève le durcissement dans des alcools gradués, commençant avec 20 p. 100.

Ce procédé est pour les yeux plutôt gros (de l'Homme, ou plus gros). Pour des yeux d'enfants et de petits animaux, tels que Lapins et Rats, et surtout pour les yeux fœtaux, il faut des précautions spéciales ; sans cela, en conséquence de la faible quantité de tissu conjonctif et la ténuité de la sclérotique, la rétine se plissera et le bulbe s'affaissera. De tels yeux ne doivent jamais être ouverts avant que la fixation ne soit totalement achevée. Il faut les exposer entiers aux vapeurs d'osmium, comme nous l'avons dit, pendant deux à trois minutes seulement et les mettre entiers pour trois à six heures dans du liquide de Flemming ou de Hermann, ou dans le mélange n° 67, puis dans la solution de bichromate ; et les bulbes ne doivent pas être ouverts avant deux ou trois jours. JOHNSON ne recommande plus (comme dans notre dernière édition) les mélanges au formol.

FIELD au contraire, MANCK ... et W .... XLI, 30, 1893 ; Zeit. wiss. Mik., XII, 1895, p. ... confirme les observations de HERMANN (n° 120) concernant l'action du formol sur les yeux. Il dit qu'après durcissement ... de yeux ... détaucher la partie constituante, et que la rétine demeure bien étendue et pour le reste ... à bien conservée qu'après durcissement par des alcools gradués, le corps vitreux se rétatinera un peu par ... cependant que doute de la bonne conservation cytologique des éléments par ce procédé.

Voyez aussi HARRIS ... XLV, 1898, p. 286 ; Zeit. wiss. Miks. XVI, 1, 1898, p. ... trouve que le formol fixe le cristallin mal, mais la rétine bien durcit ...

792. Coloration. — RAMON Y CAJAL emploie la méthode rapide de Golgi au nitrate d'argent. (Voy. La Cellule, IX, 1893, p. 126.) De même KALLIUS (Voy. n° 761.)

KRAUSE emploie l'hématoxyline de PAL, n° 723.

Dogiel emploie le bleu de méthylène, selon le procédé des numéros 344, 346, 348.

Schaffer (*Sitzb. k. Acad. Wiss. Wien*, 1890, p. 110 ; *Zeit. f. wiss. Mik.*, VIII, 2, 1891, p. 227) recommande de mordancer des coupes pendant douze heures dans de l'acide chromique à 1 p. 100, de laver peu de temps à l'eau, de colorer pendant vingt heures dans l'hématoxyline acide de Kultschitzky, numéro 726, et de différencier pendant douze heures dans le liquide ferricyanique de Weigert, numéro 722.

Colucci (*Zeit. f. wiss. Mik.*, XII, 1, 1895, p. 87) recommande avant tout l'iodure de palladium de Paladino, numéro 735.

Pines (*Zeit. Augenheilk.*, II, 1899, p. 252 ; *Zeit. wiss. Mik.*, XVII, 1, 1900, p. 85) a appliqué à la rétine la méthode de Weigert pour la névroglie, numéro 787.

Krause (*Intern. Monatsschr.*, 1884, p. 225) employait une coloration au perchlorure de fer ou au vanadium suivie de tanin ou d'acide pyrogallique.

Lennox (*Journ. Roy. Mic. Soc.*, 1887, p. 389) employait l'hématoxyline de Weigert.

Voy. aussi les méthodes de Bernheimer dans *Journ. Roy. Mic. Soc.*, 1886, p. 167.

Pour les méthodes de **Blanchiment**, voy. n° 584 et suiv.

793. Coupes. -- Quelques anatomistes emploient la celloïdine ; mais j'ai trouvé la paraffine préférable. On peut monter au baume ou à la glycérine.

794. Dissociation de la rétine. -- Pour les dissociations, il faut fixer avec des solutions faibles d'acide osmique (0,2 à 0,5 p. 100), ou bien pendant un temps plus prolongé avec des solutions plus fortes, les bulbes n'étant pas incisés. Tux (*Journ. of Anat. and Physiol.*, 1879, p. 439) recommande (pour la dissociation des fibres nerveuses) de fixer pendant trente-six à quarante-huit heures dans l'alcool au tiers ou au quart. On peut faire macérer les pièces fixées par l'osmium dans l'acide chromique à 1/5 p. 100 (M. Schultze), ou dans le sérum iodé (Schultze), ou dans l'alcool dilué (Landolt), ou enfin dans l'eau pure pendant deux ou trois jours (Ranvier *Traité*, p. 957).

Krause (*Intern. Monatsschr. f. Anat. u. Hist.*, 1884, p. 225 ; *Zeit. f. wiss. Mik.*, 1885, p. 140, 396) recommande, pour les dissociations par les aiguilles, de traiter la rétine (fraîche ou fixée ?) pendant plusieurs jours par une solution d'hydrate de chloral à 10 p. 100. Schiefferdecker emploie le procédé décrit au numéro 553.

OREILLE INTERNE

795. Limaçon de Cobaye. — SCHWALBE (*Beitr. z. Phys.*, 1887 ; *Journ. Roy. Mic. Soc.*, 1887, p. 840). Fixer pendant huit à dix heures dans le mélange de Flemming, décalcifier pendant vingt-quatre heures dans de l'acide chlorhydrique à 1 p. 100, laver, déshydrater et couper à la paraffine.

Pour la décalcification, voy. aussi numéros 579 (FERRIER) et 565 (STEIN).

La méthode de PRENANT (*Intern. Monatsschr.*, IX, 1, p. 6) est la suivante : pour les coupes, ouvrir le limaçon dans du liquide de Flemming ou de Hermann, et y fixer pendant quatre à cinq heures. Éviter la décalcification autant que possible ; mais, si elle est nécessaire, la faire dans du chlorure de palladium à 1 p. 100. Faire des coupes à la paraffine, et colorer dans la safranine ou dans le violet de méthyle B, ou par l'éosine hématoxylique de Renaut.

Des préparations isolées de la stria vascularis peuvent être obtenues en mettant un limaçon pour un jour dans de l'acide osmique à 1 p. 100, puis pour quatre à cinq jours dans une solution également d'acide osmique à 0,1 p. 100 ; la stria se laisse alors enlever intégralement.

On a appliqué la méthode au nitrate d'argent de Golgi à l'étude du limaçon BRUZNS, *Biol. Untersuch.*, *New. Folge*, III, 2, Stockholm, 1892 ; VAN GEHUCHTEN, et plus récemment, VON LENHOSSÉK, *Anat. Hefte*, III, 1893, 2, p. 231 ; *Zeit. f. wiss. Mik.*, X, 4, 1893, p. 503 ; voy. notre dernière édition.

À consulter au ... : POLITZER, *Die ... und histologische Zergliederung d ... bei Cobaye ...*, Stuttgart, Enke, 1889 ... compte rendu dans *Zeit. f. wiss. Mik.*, VII, 3, 1890, p. 36 ... PRENANT, *ibid.*, IX, 3, 1893, p. 389 instruction et ... pour l'injection des vaisseaux sanguins du labyrinthe. — SIEBENMANN, *Die ... des menschlichen Ohrs*, Wiesbaden, Bergmann, 1894 ; *Zeit. f. wiss. Mik.*, XI, 3, 1894, p. 386). — WALDEYER, *S... Handbuch* ... 1872, p. 238. — URBAN PRITCHARD, *Proc. Roy. Soc.* ..., *Journ. Roy. Mic. Soc.* ..., 1876, p. 211. — LAVDOWSKY, *Arch. f. mik. Anat.* ..., 1876, p. 7 ... MAX FÜRST ... *f. path. Anat.*, 1878, p. 300. — LAVANI, *Arch. ital. de Biol.*, VI, p. 20.

ORGANE ÉLECTRIQUE

796. Torpedo, Raja ... BATTELLI, *Arch. mik. Anat.*, XLII, 1893, p. 46) donne une revue de toutes les méthodes antérieures.

Il a obtenu les meilleurs résultats au moyen de la méthode au nitrate d'argent de Golgi, dont il contrôlait les images en traitant des tissus frais pendant un jour ou deux par l'acide osmique à 1 p. 100 et en dissociant à l'aiguille.

Iwanzoff (*Bull. Soc. Nat. Moscou*, 2, VIII, 1895, p. 407) injecte de l'acide osmique de 0,5 à 2 p. 100, enlève les colonnes après quelques minutes, durcit au bichromate de potasse à 2 p. 100, colore à l'hématoxyline et enrobe à la paraffine.

Il fixe l'organe de la queue de *Raja* dans le mélange de Flemming, colore et coupe comme ci-dessus (*ibid.*, IX, 1895, p. 74).

Ballowitz (*Anat. Hefte*, 1 Abth., VII, 1897, 285) trouve la méthode de Golgi excellente pour cet organe.

CHAPITRE XXXV

AUTRES TISSUS ET AUTRES ORGANES

Nous n'avons dans ce chapitre, pas plus que dans les précédents ou les suivants, l'intention de traiter des divers tissus et des divers organes d'une manière systématique. Nous nous bornons à rassembler ici quelques notes sur des détails de technique qu'il nous paraît bon de connaître.

TISSU CONJONCTIF, OSSEUX ET CARTILAGINEUX

797. Tissu conjonctif. — S. MAYER (*Sitzb. k. Akad. Wiss.*, LXXXV, 1882, p. 69) recommande, pour l'étude de tissus frais, une solution de 1 gramme de violet B. de Bindschedler et Busch à Bâle) dans 300 centimètres d'une solution de sel de cuisine à 0,5 p. 100. Dans cette solution les cellules des divers tissus conjonctif se colorent très rapidement et d'une façon très énergique. Les fibrilles élastiques et les muscles lisses se colorent également, mais en prenant d'autres nuances, ce qui permet de les distinguer très facilement.

798. Picro-saurefuchsin pour tissu conjonctif. — Ce réactif colore le tissu conjonctif en rouge, le tissu élastique et la plupart des autres éléments en jaune. (Voy. n 514.)

799. Picro-nigrosine. — LATTEUX (*Amer. Mon. Mic. Journ.*, 1888, p. 234) recommande de colorer pendant quelques minutes dans un mélange de 5 centimètres cubes de solution aqueuse de nigrosine à 1 p. 100 avec 25 de solution aqueuse d'acide picrique, laver et monter au baume.

Le **Carmin d'indigo picrique** de RAMON Y CAJAL a été donné numéro 396.

800. Colorations spécifiques de la substance collagène. — Nous avons donné (n° 663) une méthode de Kromayer (dérivée de la méthode pour la fibrine de Weigert), pour la démonstration de la « fibrillation » des cellules épithéliales. Or il a été trouvé par Benecke (*Verh. d. Anat. Ges.*, *VII Vers.*, 1893, p. 165 ; *Zeit. f. wiss. Mik.*, XI, 1, 1894, p. 79) que le procédé de Weigert peut fournir également une coloration spécifique des fibrilles collagènes. Il convient pour cela de prendre pour la décoloration un mélange de 3 parties de xylol pour une d'aniline. Les fibrilles collagènes sont bleues, le tissu élastique rougeâtre.

Unna (*Monatsschr. f. prakt. Dermatol.*, XVIII, 1894, p. 509 ; *Zeit. f. wiss. Mik.*, XI, 4, 1894, p. 518) trouve que le procédé de Benecke est admirable s'il ne s'agit que de mettre en évidence les fibrilles collagènes seules ; mais que, si l'on désire obtenir en même temps de bonnes images de la substance fondamentale et des autres éléments des préparations, les méthodes suivantes sont à préférer.

I. *Méthode à l'orcéine.* On fait des coupes de matériel durci à l'alcool. On les colore pendant cinq minutes dans la solution « polychrome » de bleu de méthylène de Grübler. On les porte pour quinze minutes dans une solution neutre d'orcéine à 1 p. 100 dans l'alcool absolu. Rincer à l'alcool absolu ; essence de bergamote, baume. Noyaux bleus, substance collagène rouge foncé. Les granules des « Mastzellen » sont d'un rouge carmin, le protoplasma des cellules plasmatiques (Plasmazellen) bleu.

II. *Méthode des sulfosels.* (*a*) Colorer cinq à dix minutes dans une solution aqueuse de fuchsine acide (Säurefuchsin) à 2 p. 100, rincer, mettre pour une à deux minutes dans une solution saturée d'acide picrique, rincer à l'alcool pur, essence, baume. (*b*) Colorer pendant vingt secondes dans une solution aqueuse à 1 p. 100 de « Wasserblau » (bleu alcali), rincer, mettre pour cinq minutes dans une solution aqueuse neutre de safranine à 1 p. 100. Rincer, mettre dans l'alcool absolu jusqu'à ce que la couleur bleue reparaisse ; essence de bergamote, baume. Substance collagène d'un bleu clair, noyaux rouges.

Mallory (*Journ. Exp. Med.*, V, 1900, p. 15) décrit une méthode excessivement compliquée, pour laquelle on peut consulter le *Journ. Roy. Mic. Soc.*, 1901, p. 94.

A consulter aussi, outre Ranvier, *Traité*, p. 329, Flemming, *Zeit. f. wiss. Mik.*, IX, 2, 1892, p. 225 ; Pianese, *Journ. Roy. Mic. Soc.*, 1892, p. 292.

801. Tissu adénoïde. — Voy. Hoehl., *Arch. Anat. Phys., Anat. Abth.*, 1897, p. 133; *Zeit. wiss. Mik.*, XV, 1898, p. 228.

802. Tissu adipeux. — Il a été découvert par DEKHUYSEN (cf. FLEMMING, *Zeit. f. wiss. Mik.*, 1889, p. 39, 178) que la graisse qui a été noircie par le mélange chromo-acéto-osmique se laisse dissoudre en peu d'heures dans l'essence de térébenthine, celle qui l'a été par l'acide osmique pur en un temps plus long. Elle peut se dissoudre aussi dans le xylol, l'éther et la créosote. FLEMMING a trouvé qu'on fait d'excellentes préparations didactiques en traitant du tissu adipeux par le mélange chromo-acéto-osmique, en colorant à la safranine ou au violet de gentiane, et en traitant pendant quelques heures par l'essence de térébenthine. L'inconvénient causé par la forte réfringence de la graisse étant ainsi éliminé, on peut étudier les noyaux et le cytoplasme dans des conditions beaucoup meilleures que dans les préparations ordinaires.

803. Coloration de la graisse — DADDI *Arch. Ital. Biol.*, XXVI, 1896, p. 143 colore la graisse dans les tissus comme suit : on met pendant cinq à dix minutes dans une solution concentrée de *Sudan III* dans l'alcool, lave à l'alcool pendant un temps semblable, sèche les coupes avec du papier buvard et monte à la glycérine. Il est difficile de monter au baume à cause de la solution de la graisse dans l'alcool absolu et les réactifs d'éclaircissement. La coloration est dite être plus élective pour la graisse que celle de l'acide osmique.

De même RUBOR, *Zeit. wiss. Mik.*, XV, 1898, p. 211 ; et SATA *Beitr. path. Anat.*, XXVIII, 1900, p. 461 *Zeit. wiss. Mik.*, XVIII, 1901, p. 67. LUBARSCH *ibid.*, XVII, 3, 1901, p. 321 durcit pendant deux ou trois semaines au liquide de MULLER, fait des coupes et colore pendant douze heures à la température de 30° C. dans l'hématoxyline de KULTSCHITZKY n° 726, et différencie comme P.d. n° 724 avec du permanganate à 1 p. 100, dix minutes, et de l'acide oxalique, à 2 p. 100, cinq minutes.

804. Cellules à granulations « Plasmazellen. Mastzellen ».
Pour les caractères histologiques de ces cellules, voy. notre dernière édition.

Nous pouvons en dire, d'une manière générale, qu'elles se laissent colorer par la plupart des anilines et retiennent leur couleur avec plus de ténacité que les cellules normales de ces tissus. Elles présentent dans les préparations réussies, le noyau incolore, le protoplasma peu ou point coloré, et dans ce protoplasma les granulations caractéristiques colorées d'une manière intense.

805. Cellules à granulations : « Mastzellen » (EHRLICH, *Arch. f. mik. Anat.*, 1876, XIII, p. 263). — Les tissus doivent être bien durcis dans l'alcool fort (l'acide chromique et les sels chromiques doivent être évités). On colore pendant au moins douze heures dans la teinture suivante :

Alcool absolu . . . . 50 cc.
Eau . . . . 100 gr.
Acide acétique cristallisable . . . 12 gr. 5 (environ).
Dahlia, assez pour donner une solution presque saturée.

Après coloration, on porte les tissus dans l'alcool, où tous les éléments se décolorent à l'exception des cellules plasmatiques, et l'on monte dans la solution de colophane dans l'essence de térébenthine.

Les cellules mucipares et adipeuses se colorent quelquefois dans cette teinture.

On peut employer de la même manière, la primula, le violet d'iode, le violet de méthyle, la purpurine artificielle, la safranine, la fuchsine ; c'est le violet de méthyle qui donne les meilleurs résultats.

Voyez aussi SCHIEFFERDECKER et KOSSEL, *Gewebelehre*, p. 329.

806. « Mastzellen. » NOBIMANN (*Beitr. z. Kenntniss d. Mastzellen. Inauguraldiss.*, Helmstedt, 1884, p. 50) recommande une solution de vésuvine contenant 4 à 5 p. 100 d'acide chlorhydrique. Les coupes doivent séjourner quelques minutes dans cette solution, et, après coloration, la préparation peut être déshydratée par l'alcool absolu. Par ce procédé les Mastzellen se colorent avant les noyaux des tissus et gardent leur couleur plus longtemps dans l'alcool absolu.

Dans le travail que nous citons on trouvera une discussion détaillée des réactions microchimiques des cellules à granulations.

807. Cellules plasmatiques et Mastzellen. — Les trois formules suivantes sont données par UNNA (*Zeit. f. wiss. Mik.*, VIII, 4, 1892, p. 475).

a. Pour cellules plasmatiques.

Bleu de méthylène 1.0
Potasse caustique 0,05
Eau distillée 100

A allonger de 10,50 ou 100 volumes d'eau anilinée. Colorer des coupes (de matériel alcoolique ou au sublimé, pas à l'acide chromique) pendant une demi-heure à plusieurs heures. Déshydrater rapidement à l'alcool absolu, différencier dans du créosol (pas de détails), rincer au xylol, baume.

b. Coloration générale démontrant les cellules plasmatiques.

Bleu de méthylène	1
Carbonate de potasse	1
Eau distillée	100
Alcool	20

Réduire à 100 en chauffant au bain marie. Pour colorer, employer tel quel, ou allonger d'un volume d'eau anilinée. Différencier (point de détails) dans du glycol, du styrone ou du créosol. Cette méthode ne différencie pas les « Mastzellen ».

c. Pour avoir les Mastzellen rouges avec les cellules plasmatiques bleues.

Bleu de méthylène	1
Carbonate de potasse ou de soude ou d'ammo-	
niaque	1
Eau distillée ou phéniquée, ou chloroformée .	100

Allonger d'eau en raison de 100 : 1, colorer lentement, traiter par l'alcool à 70 ou 80 p. 100, différencier dans du styrone ; essence de bergamote ou xylol, baume. Dans un autre travail (Monatsschr. f. prakt. Dermatol., XII, 1891, p. 296; Zeit. f. wiss. Mik., IX, 1, 1892, p. 92), Unna donne quelques détails au sujet de la différenciation au créosol. Le créosol ne fait que différencier la coloration, il ne déshydrate pas les coupes. Il faut d'abord sécher les coupes au papier buvard, et les traiter par l'alcool absolu ou par l'huile d'aniline pour quelques secondes avant d'appliquer le créosol. La différenciation demande de quelques minutes à quelques heures. Lorsqu'on a atteint le degré voulu de différenciation, on le fixe avec le xylol, et l'on monte.

A consulter aussi : Unna, etc. Sur la méthode.

808. Cellules plasmatiques et Mastzellen. *Méthode de* Ber-
gonzini (*Anat. Anz.*, XI, 1891., p. 595 ; *Zeit. f. wiss. Mik.*, IX, 1, 1892,
p. 95). — Fuchsine acide à 0,2 p. 100, 1 volume ; vert de méthyle
à 0,2 p. 100, 2 volumes ; Goldorange à 0,2 p. 100, 2 volumes. Mêler
et filtrer à travers du coton. Colorer deux ou trois minutes ; eau,
alcool, essence. Les granules basophiles doivent être verts, les acidophiles rouges ou orange, les noyaux verts. On peut au besoin
prendre de l'orange G au lieu de Goldorange.

809. Clasmatocytes. — Ranvier (*C. R. Acad. d. Sc.*, 1890) a décrit
sous le nom de clasmatocytes des éléments particuliers, ayant une
grande affinité avec les « Mastzellen », qui se trouvent dans les
membranes connectives minces des Vertébrés et qui présentent des
prolongements s'effritant pour constituer des *îlots* de granulations.
Il les met en évidence en tendant convenablement la membrane
(grand épiploon des Mammifères, mésentère des Batraciens) sur une
lame de verre et en laissant tomber à sa surface quelques gouttes
d'une solution d'acide osmique à 1 p. 100. Au bout d'une à deux
minutes on lave à l'eau distillée et on colore avec le violet de
méthyle 5 B en solution étendue (1 partie de solution concentrée
pour 10 parties d'eau distillée). On peut aussi ajouter de la glycérine
pour rendre la préparation persistante, mais il se produit alors une
diffusion de la matière colorante qui nuit à la netteté des détails.
Il vaudrait mieux ajouter du liquide de Brun.

810. Tissu élastique — Les fibres élastiques ne sont pas chan-
gées par la soude ou la potasse caustique ; elles ont une affinité
marquée pour l'acide osmique et pour certaines couleurs d'aniline,
surtout pour le bleu Victoria. Sur ce caractère se fonde la méthode
de Lustgarten, *Med. Jahrb. K. Ges. Ærtze Wien*, 1886, p. 285-91.

Pour les différencier il est nécessaire d'employer du matériel fixé
dans un liquide chromique ou chromo-osmique, et de colorer très
longtemps. Lustgarten recommande à cet effet une solution alcoolique de Victoriablau 4 A., allongée de deux à quatre volumes d'eau.
Après coloration, on déshydrate et monte au baume.

Pour une revue de méthodes anciennes de Balzer, Unna, et Herxheimer,
voir le travail de Martinotti dans *Zeit. f. wiss. Mik.*, IV, 1, 1887, p. 31.

Méthode de G. Martinotti (*loc. cit.*). — Fixer dans un liquide chromique, colorer pendant quarante-huit heures dans une forte solution
de safranine et monter au baume. Fibres élastiques, noires.

Pour des modifications de détail de cette méthode, voy. GRIESBACH, *ibid.*, IV, 1887, p. 442; et FERRIA, *ibid.*, V, 3, 1888, p. 342, et MIRELLI, *ibid.*, VII, 2, 1890, p. 225.

Méthode de KULTSCHITZKY, voy. n° 834.

Pour le tissu élastique de la peau, voy. PASSARGE et KROESING, *Dermat. Stud.*, XVIII, 1894.

Pour la coloration et dissociation, AGABABOW, *Arch. mik. Anat.*, L, 1897, p. 566 et suiv.

Pour l'imprégnation par l'argent de C. MARTINOTTI, *Arch. ital. Biol.*, XI, 1889, p. 257, ou *Zeit. wiss. Mik.*, V, 1888, p. 524.

SCHMAUS (*Arch. mik. Anat.*, LV, 1899, p. 154) a eu de bons résultats pour la rate au moyen d'un mélange de 1 partie de nigrosine à 1 p. 100 et 9 de solution saturée d'acide picrique.

811. Tissu élastique. Méthode à l'orcéine.

Due à TAENZER, cette méthode a été modifiée ainsi qu'il suit par UNNA (*Monatssch. f. Prakt. Dermatol.*, XII, 1891, p. 394; *Zeit. f. wiss. Mik.*, IX, 1, 1892, p. 97. On fait dissoudre 0,1 gramme d'orcéine de Grübler dans 20 gr. d'alcool à 95 p. 100 additionné de cinq grammes d'eau, et l'on prépare aussi un mélange de 0,1 gramme d'acide chlorhydrique concentré dans une quantité pareille d'alcool et d'eau. On prend de 6 à 10 verres à montre et l'on met dans chacun 10 gouttes de la teinture. Puis on acidifie ces doses par le mélange acide, en ajoutant 5 ou 10 gouttes pour le premier verre, et en augmentant à raison d'une goutte de plus pour chaque verre successif. On met une ou deux coupes dans chaque verre, et on les laisse douze heures. On les examine dans une goutte de glycérine et on choisit les préparations réussies. Elles doivent montrer les fibres élastiques en brun saturé sur fond plus clair. On peut colorer les noyaux par une autre teinture si on le désire. À consulter au sujet de cette méthode ZIMMERMANN, *Zeit. f. wiss. Mik.*, IX, 4, 1893, p. 509.

Une modification plus récente d'UNNA (*Monatssch. prakt. Dermat.*, XIX, 1894, p. 394; *Zeit. f. wiss. Mik.*, XII, 1895, p. 240) est comme suit : on fait une solution d'orcéine de Grübler, 1 partie, acide chlorhydrique, 1, et alcool absolu, 100. On met les coupes dans une capsule de porcelaine avec juste assez de la teinture pour les couvrir et l'on chauffe à 35° C environ. Après dix à quinze minutes, la teinture épuisée par les opérations de l'alcool, et on lave les coupes à l'alcool, colore et monte. Fibres brun foncé; collagène, brun clair.

Voy. ... ZIMMERMANN ... VI ... p. ... 5, et VII, 1890, p. 225; ... *Virchow's ... Arch.* ... 1895.

p. 673 ; Guenther, *Zeit. wiss. Mik.*, XIII, 1896, p. 230; Schiefferdecker, *ibid.*, p. 302; Triepel, *ibid.*, XIV, 1897, 31 ; Loisel, *Journ. de l'Anat.*, XXXIII, 1897, p. 134; Gardner, *Biol. Centralb.*, XVII, 1897, p. 398 ; Lavini, *Monit. zool. Ital.*, VII, 1896, p. 45, ou *Journ. Roy. Mic. Soc.*, 1899, p. 455.

812. Tissu élastique. Méthode à la fuchsine de Weigert (*Centralb. allg. Path.*, IX, 1898, p. 289 ; *Zeit. wiss. Mik.*, XVI, 1, 1899, p. 81). — On fait dissoudre 1 partie de fuchsine basique et 2 de résorcine (ou d'acide phénique) dans 100 d'eau. On porte à ébullition dans une capsule 200 centimètres cubes de la solution, on ajoute 25 centimètres cubes de *Liquor ferri sesquichlorati P. G.*, et l'on maintient à ébullition pendant encore deux à cinq minutes, en agitant continuellement. Il se forme un précipité. On laisse refroidir et filtre. On remet dans la capsule le précipité retenu sur le filtre, et on le fait bouillir dans 200 centimètres cubes d'alcool à 95 p. 100. On laisse refroidir, filtre, ajoute au liquide filtré de l'alcool jusqu'à 200 centimètres cubes, et ajoute 4 centimètres cubes d'acide chlorhydrique.

Mayer (*Grundzüge* de Lee et Mayer, 1901, p. 457) trouve avantageux d'ajouter une très faible quantité de sesquichlorure de fer.

On colore des coupes (de matériel fixé n'importe comment) pendant vingt minutes à une heure, lave à l'alcool, et éclaircit avec du xylol (pas avec une huile essentielle). Fibres élastiques bleu foncé sur fond clair. Les noyaux d'habitude ne sont pas colorés : on peut les colorer après coup par le carmin, etc.

813. Tissu élastique. Kresofuchsin de Rœthig (*Arch. mik. Anat.*, LVI, 1900, p. 354). — On fait dissoudre 0gr.5 de Kresofuchsin dans 100 centimètres cubes d'alcool à 95 p. 100 additionné de 3 grammes d'acide chlorhydrique. On combine 40 centimètres cubes de la solution avec 24 d'alcool à 95 p. 100, et ajoute 32 gouttes de solution aqueuse concentrée d'acide picrique allongée de 2 volumes d'eau distillée. On colore dans ce mélange de deux à vingt-quatre heures, lave et différencie à l'alcool, et passe par le xylol au baume. Fibres élastiques bleu foncé : on peut colorer les noyaux après coup.

TISSU OSSEUX [1]

814. Os et dents non décalcifiés. — Outre l'important procédé de Ranvier pour la préparation de coupes d'os par la voie sèche qu'on trouvera à la page 297 du *Traité technique* de cet auteur, nous rappelons les procédés de von Koch et d'Ehrenbaum que nous

[1] Pour une revue critique très détaillée (40 pages, avec citation de 80 mémoires) de toute la technique du tissu osseux, voir Schaffer, « Die Methodik der histologischen Untersuchung des Knochengewebes », dans *Zeit. f. Mik.*, X, 2, 1893, p. 167.

avons donnés aux numéros 191 et 192. Ces procédés ont l'avantage
de permettre de monter les coupes obtenues par usure, si elles sont
très fragiles, sans éloigner la masse, qui est transparente et propre à
conserver les coupes. Il n'y a qu'à chauffer doucement le porte-objet
sur lequel la coupe est collée, ou bien à ajouter quelques gouttes de
chloroforme, avant de poser le verre à couvrir.

Voyez aussi Rose (*Anat. Anz.*, VII, 1892, p. 512), et Johnstone-Lavis
et Vosmaer, n° 194.

White (*Journ. Roy. Mic. Soc.*, 1894, p. 305) prend des coupes d'une
épaisseur moyenne, faites par l'une ou l'autre des méthodes ci-dessus,
et les met pour plusieurs jours dans une solution peu épaisse de collodion contenant de la fuchsine en solution, et après cela dans l'alcool
pour durcir le collodion. On les réduit ensuite par usure à la finesse
désirée, et on monte, en ayant soin d'en tenir la surface supérieure au
sec, dans du baume dur. Les lacunes, les canaliculi et les tubuli de la
dentine se montrent infiltrés par le collodion coloré.

Matschinsky (*Arch. mik. Anat.*, XXXIX, 1892, p. 151, et XLVI, 1895,
p. 290), après usure, fait l'imprégnation par le nitrate d'argent.

Pour une méthode assez semblable voyez Ruprecht (*Zeit. wiss.
Mik.*, XIII, 1, 1896, p. 21), et Zimmermann (*Verh. Anat. Ges.*, III *Vers.*
1890, p. 172.

815 Préparations montrant les parties molles en place.

Neally (*Amer. Mon. Mic. Journ.*, 1894, p. 112; *Journ. Roy. Mic.
Soc.*, 1885, p. 518) recommande d'employer des portions d'os ou
de dents *parfaitement fraîches*, et de les user sur un tour avec des
meules d'émeri. De cette façon on peut préparer une dent en trente
minutes, sans que la coupe soit devenue fragile ou ait acquis la
moindre tendance à s'enrouler. *Les parties molles n'étant pas éloignées* par ce procédé, on peut avec avantage soumettre les coupes
à l'action des teintures, et obtenir des colorations nucléaires.

Pour montrer le cartilage en place, Harwell Smith (*Journ.
Roy. Mic. Soc.*, 1894, p. 529) recommande de prendre des tissus
embryonnaires. On peut prendre une mâchoire inférieure d'un fœtus
de Chat ou de Chien, la durcir dans du liquide de Müller suivi par
l'alcool, et en faire des coupes au microtome à congélation. Le
tout coupe parfaitement à cause des plaques de dentine et d'os à demi
calcifiés.

White (*loc. cit.*, p. 193) use des portions fraîches de dents dans du
sublimé, colore au carmin boracique, passe par l'alcool et le chloro-

forme au baume dissous dans le chloroforme, et après durcissement
par la chaleur fait des coupes par usure.

Voyez aussi Röse, *loc. cit.*, numéro précédent.

Pour l'étude des **Vaisseaux des dents**, Lepkowsky (*Anat. Hefte*,
VIII, 1897, p. 568) fait des injections au bleu de Berlin, durcit les
dents avec une portion de la mâchoire pendant un jour ou deux dans
du formol à 50 p. 100, décalcifie dans l'acide nitrique à 10 p. 100
(huit à quinze jours, renouveler souvent), et fait des coupes à la
celloïdine.

816. — Vivante (*Intern. Monatsschr.*, IX, 1892, p. 394 ; *Zeit. f. wiss.
Mik.*, IX, 3, 1893, p. 351) a trouvé que des portions minces d'os frais
peuvent être imprégnées par le procédé au bichromate d'argent de
Golgi. Il prend des os frontaux de Veaux de quatre à six mois. Ces os
n'ont pas plus de 3 à 4 mm. d'épaisseur. Il en met des morceaux pour
huit jours dans la solution de Müller, puis dans le mélange osmique et
le bain d'argent. Après imprégnation il faut décalcifier les pièces, ce
qui se fait en les mettant pour vingt jours dans le mélange de von Ebner
(solution de chlorure de sodium à 10 ou 15 p. 100 additionnée de 1 à 3
p. 100 d'acide chlorhydrique). Bien laver dans l'eau, traiter par une
solution de carbonate de soude, et faire l'inclusion à la paraffine.

Autre méthode de Vivante. — Fixer les pièces pendant cinq à six jours
dans le mélange de Flemming ; laver, décalcifier dans le mélange de
von Ebner ; laver, traiter par le carbonate de soude ; enrober à la paraffine. Colorer les coupes pour une heure dans une solution de bleu de
quinoléine à 0,2 p. 100. Laver à l'alcool à 50 p. 100 ; eau pure, sécher
dans une étuve à 40° C. (il faut éviter l'alcool, et la glycérine aussi) ;
essence de bergamote, damar. Schaffer (*loc. cit.*) dit qu'on obtient aussi
de belles images en montant des coupes ainsi colorées dans l'acétate
de potasse.

817. Os décalcifiés (Flemming, *Zeit. f. wiss. Mik.*, 1886, p. 47). —
On fait au rasoir des coupes d'os décalcifié ; on les imbibe d'eau, on
les porte dans l'eau sur une plaque de verre, et on les y étale ; on
enlève l'excès d'eau avec du papier buvard, on les recouvre d'une
deuxième plaque de verre pour les empêcher de s'enrouler ; on
porte le tout dans une assiette et on verse de l'alcool dessus. Après
une demi-heure, les coupes se trouvent fixées dans la position
aplatie, et l'on peut les transporter dans un flacon d'alcool absolu
où on peut les conserver indéfiniment sans qu'elles s'enroulent.
Pour les monter, on les lave à l'alcool frais, suivi, si l'on veut,
d'éther ; on les étale de nouveau sur une plaque de verre, on les
recouvre d'une double couche de papier buvard et d'une plaque de
verre un peu pesante, et on les laisse sécher pendant un jour à l'air
ou à la chaleur douce d'une étuve. Quand elles sont sèches, on les

monte au baume chaud, de la manière suivante. On dépose une goutte de baume fondu sur un porte-objet, et on la laisse s'étaler, puis refroidir. On dépose et on laisse refroidir de même une goutte de baume sur le verre à couvrir. On pose la coupe à monter sur la couche de baume préparée sur le porte-objet, on la couvre du verre à couvrir préparé, on assujettit le verre à couvrir avec une petite pince, et l'on chauffe jusqu'à ce que le baume soit fondu. On obtient ainsi facilement des préparations dans lesquelles le système lacunaire, sans être entièrement injecté d'air dans toutes ses parties, offre cependant dans les endroits les plus réussis des images tout aussi instructives que celles des meilleures préparations faites par usure sur l'os desséché.

818. Coloration de l'os décalcifié et du cartilage. — Outre la *purpurine* et les autres colorants ordinaires qu'on trouvera indiqués dans le *Traité* de Ranvier, on peut employer d'autres méthodes qu'on trouvera exposées avec le détail nécessaire par Schäffer, dans *Zeit. f. wiss. Mik.*, V, 1, 1888, p. 1, et X, 2, 1893, p. 167-214.

Safranine (Bizzozero, *Centralb. f. d. med. Wiss.*, 1885, p. 866). — Bizzozero emploie la safranine en solution aqueuse de 1/2000 ; il lave les coupes après coloration à l'eau pure ou acidulée. Les tissus osseux et conjonctif se colorent en rouge, le cartilage en jaune par suite d'une combinaison chimique de la safranine avec la chondromucine.

Schäffer *Zeit. wiss. Mik.*, X, 1888, p. 17, après semblable coloration par la safranine, met les coupes pendant deux ou trois heures dans du sublimé à 0,1 p. 100. On peut monter à la glycérine ou au baume après un éclaircissement *très prolongé* à l'essence de bergamote ou de girofle.

Pour une méthode de Zenker au moyen de la potasse caustique, voyez *Compt. Rend. Soc. Biol.*, 1890, et 1891, et *Zeit. wiss. Mik.*, X, 1893, p. 175.

Kolliker *Zeit. wiss. Zool.*, XLIV, 1885, p. 662, démontre ainsi les tubes de Sharpey. Il prend des coupes d'os décalcifié et les traite par l'acide acétique concentré jusqu'à ce qu'elles deviennent transparentes, les met pendant un quart de minute à une minute dans une solution concentrée de carmin d'indigo, lave à l'eau et monte à la glycérine ou au baume. Libres, les tubes de Sharpey, rouges ; le reste de la substance en est bleu.

Baber *Arch. f. mik. Anat.*, 1885, p. 55, prend des portions de cartilage en voie d'ossification et les décalcifie au 572, les lave à l'eau pendant plusieurs jours, et fait des coupes à la paraffine. Puis il colore dans le mélange de carmin au borax et de carmin d'indigo de Merkel (n° 389), et monte au baume. La matrice du cartilage et celle du tissu osseux sont colorées en bleu, les cellules en rouge, et les corpuscules sanguins rouges sont colorés en un vert pomme tout à fait caractéristique, ce qui fait que la méthode sert particulièrement pour l'étude de la ligne d'ossification.

Max Flesch (*Zeit. f. wiss. Mik.*, 1885, p. 351) recommande particulièrement ce procédé pour l'étude du développement des dents.

Zschokke (*Zeit. f. wiss. Mik.*, X, 3, 1893, p. 391) loue beaucoup (pour l'étude de la ligne d'ossification) la coloration par une solution aqueuse de benzoazurine. Le cartilage est incolore, le tissu conjonctif et les noyaux sont bleus, et les ostéoblastes rouges.

Une méthode de Baumgarten, au carmin et bleu de Lyon, a été donnée n° 331.

Moerner (*Skandinavisches Arch. f. Phys.*, 1, 1889, p. 216; *Zeit. f. wiss. Mik.*, VI, 4, 1889, p. 508) donne plusieurs méthodes pour la coloration du cartilage trachéal, surtout à titre de réactions microchimiques, pour lesquelles voyez notre *dernière édition*.

A consulter, une critique de ces méthodes par Wolters dans *Arch. f. mik. Anat.*, XXXVII, 1891, p. 492 (*Zeit. f. wiss. Mik.*, VIII, 3, 1891, p. 383), aussi la *Gewebelehre* de Schiefferdecker, p. 331.

Moll. (*Centralb. Physiol.*, XIII, 1899, p. 225; *Zeit. wiss. Mik.*, XVII, 3, 1900, p. 356) fait des coupes à la celloïdine de cartilage embryonnaire durci à l'alcool (pas à l'acide chromique), et colore pendant six à vingt-quatre heures par l'orcéine de Taenzer, n° 811, et monte au baume. Cartilage bleu, noyaux rouges.

Fusari (*Arch. Ital. Biol.*, XXV, 1896, p. 200; *Zeit. wiss. Mik.*, XIII, 1896, p. 488) fait des coupes de cartilage frais, les met pendant vingt-quatre heures dans du nitrate d'argent à 1 p. 100, lave, déshydrate, et expose à la lumière dans le baume.

Schmorl (*Ver. Ges. Naturf. Aertze*, 71 vers., 2, 2, 1900, p. 21, ou *Centralbl. allg. Path.*, X, 1899, p. 745; *Zeit. wiss. Mik.*, XVIII, 1901, p. 73) met en évidence les cellules osseuses et leurs prolongements au moyen d'imprégnations obtenues par la thionine et l'acide picrique, ou l'acide phosphowolframique ou phosphomolybdique.

SANG

819. Introduction. — La technique de l'étude du sang est extrêmement compliquée. Le lecteur français possède déjà un traité des plus complets sur ce sujet, celui de HAYEM, *Du sang et de ses altérations anatomiques*, Paris, Masson.

Voyez aussi COLES, *The Blood*, Londres, Churchill, 1898 (260 p., av. 6 planches); puis les nombreux mémoires de LOEWIT, EHRLICH et d'autres, dont une bibliographie a été donnée par GRADO-TOS, *Mem. Accad. Torino*, 1897, p. 37; et EHRLICH u. LAZARUS, « *Die Anæmie*, » Berlin, 1898.

Pour le sang et organes lymphatiques des *Invertébrés*, v. CUÉNOT, *Arch. Anat. Mic.*, I, 1897, p. 153.

Nous nous bornons à citer ici quelques procédés qui peuvent être utiles à l'étudiant qui ne vise pas à une étude spécialement approfondie.

820. Fixation et conservation. — L'école d'EHRLICH fixe par la *chaleur*. On étale une goutte de sang en couche très mince sur un verre à couvrir et on la laisse sécher à l'air. Puis on passe le verre à couvrir de trois à dix ou vingt fois à travers la flamme d'une lampe à alcool; ou bien, on le pose, la face enduite de sang en bas, sur une plaque de métal qu'on maintient pendant plusieurs minutes, ou même jusqu'à deux heures, à la température à laquelle non seulement l'eau bout, mais où une goutte d'eau déposée à côté de la préparation revêt la forme sphéroïdale (110 à 150 C).

Pour plus de détails voyez GULLAND (*Scottish Med. Journ.*, avril 1895, p. 312); BUHNSTEIN *Zeit wiss. Mik.*, XIV, 1898, p. 356; ZIELINA *Cbrbl.*, p. 465, ou *Journ. Roy. Mic. Soc.*, 1898, p. 488-489). Cette méthode est à mon humble avis simplement barbare. Elle n'a pas même le prétendu avantage de procurer une fixation toujours égale qui permettrait d'obtenir régulièrement des résultats identiques avec les réactifs colorants. Car avec le même réactif la coloration varie notablement selon le degré de coagulation qui a été produit par le chauffage.

En tout cas, les résultats ainsi obtenus demandent à être contrôlés par des fixations par la voie *humide*. Pour cela on peut opérer de deux manières. Ou bien on mélange le sang, aussitôt qu'il a été retiré du sujet, avec un liquide fixateur et conservateur, et on l'étudie à l'état fluide; ou bien, on l'étale en couche mince sur un verre à couvrir qu'on met dans un liquide fixateur *avant que le sang n'ait eu le temps de sécher*.

M. (*Journ. of Anat.*, XXVI, 1892, cité d'après GULLAND, *infra*) prépare ainsi des verres à couvrir et les plonge dans du sublimé corrosif, et après une demi-heure lave, déshydrate et passe par le xylol au baume.

Gulland (*Brit. Med. Journ.*, 13 mars 1897, et *Scottish Med. Journ.*, avril 1899) prépare des verres à couvrir et après quelques secondes les met, la face enduite en bas, dans une solution de

Alcool absolu saturé d'éosine . . . . 25 cc.
Éther . . . . 25 —
Solution de 2 gr. de sublimé dans 10 cc. d'al-
cool absolu . . . . V gouttes.

Après trois ou quatre minutes il lave, colore pendant une minute dans une solution saturée de bleu de méthylène dans l'eau, ou dans de l'hémalun, ou dans le mélange triacide d'Ehrlich, lave et monte au baume.

Jenner (*The Lancet*, 1899, n° 6, p. 370; *Journ. Roy. Mic. Soc.*, 1899, p. 231) mêle ensemble des parties égales de sol. d'éosine de 1,2 à 1,25 p. 100 dans l'eau et de bleu de méthylène à 1 p. 100, filtre après vingt-quatre heures, lave le précipité retenu sur le filtre, le sèche et le fait dissoudre dans 200 parties d'alcool méthylique. (Cette solution contient une couleur « neutre »; v. n° 286.) Il met des verres à couvrir dans cette solution, dans laquelle le sang est fixé et coloré en trois minutes. On peut simplifier en mélangeant 125 cc. de solution d'éosine à 0,5 p. 100 dans de l'alcool méthylique avec 100 cc. de sol. de bleu de méthylène à 0,5 p. 100.

Wehmel (*Zeit wiss Mik.*, XVI, 1899, p. 50; *Journ. Roy. Mic. Soc.*, 1899, p. 452) décrit des méthodes très compliquées de fixation et de coloration dans des solutions de bleu de méthylène et d'éosine, etc., dans du formol, que je ne suis pas sûr d'avoir bien comprises.

Pour des observations sur l'action du formol sur les globules rouges, voyez Marcano, *Arch. de Méd. expér.*, XI, 1899, n° 3, p. 434. Il recommande :

Sol. de sulfate de sodium, densité 1,020 100
Formol 1

ou bien

Eau 85, 100
Chlorure de sodium 1
Formol 1

La vapeur de formol ne serait pas à recommander parce qu'elle coagule le sérum en même temps que les globules rouges.

Cependant Edington (*Brit. Med. Journ.*, 1900, p. 19; *Journ. Roy. Mic. Soc.*, 1900, p. 649) dit avoir obtenu de bons résultats en fixant du sang sur verre à couvrir pendant un quart d'heure aux vapeurs de formol.

Kizer Journ. Roy. Mic. Soc., 1900, p. 128, mélange un volume de sang avec trois de formaline à 2 p. 100, laisse reposer une heure, étale une goutte de mélange sur un verre à couvrir, la laisse sécher à l'air, fixe à la flamme et colore.

Scott Journ. of Path., VII, 1900, p. 131; Journ. Roy. Mic. Soc., 1901, p. 217 expose un verre à couvrir enduit de sang, pendant cinq secondes aux vapeurs de formol, et le met pendant quinze minutes à quarante-huit heures dans l'alcool absolu.

Voy. aussi d'autres méthodes très compliquées de Mem, dans Journ. Roy. Mic. Soc., 1900, p. 398.

La plupart des auteurs antérieurs à ceux que nous avons cités (Biondi, Mosso, Max Flesch et d'autres) s'accordent pour dire que le réactif le plus fidèle pour la fixation des globules sanguins est l'acide osmique. Il convient de prendre une goutte ou deux de sang (d'après Biondi, ce doit être une goutte exactement), de mêler cette quantité à 5 cc. de solution d'acide osmique et de laisser reposer de une à vingt-quatre heures. La concentration de l'acide osmique doit varier selon les variétés de sang à étudier. En règle générale elle doit être forte, 1 à 2 p. 100; Biondi préfère celle de 2 p. 100. Les préparations peuvent être conservées dans une solution d'acétate de potasse (Max Flesch, Zeit. f. wiss. Mik., V, 1, 1888, p. 83).

Certains colorants, comme le vert de méthyle, le violet de méthyle, le bryn (?) l'Olivioleit, la safranine, l'éosine, la fuchsine acide, la rhodamine, l'iode, se laissent combiner à la solution d'acide osmique (Garnsson, Zeit. f. wiss. Mik., VII, 3, 1890, p. 328).

Bert (?) ibid., VI, 1889, p. 175 recommande un mélange à parties égales d'acide osmique à 1 p. 100, eau, et solution forte de vert de méthyle; on peut faire des préparations permanentes en ajoutant graduellement de la glycérine.

Ewart Zeit. Biol., XXXIV, 1895, p. 257 mélange trois ou quatre gouttes de sang d'Amphibien ou Reptile avec 10 cc. de solution à 0,5 p. 100 d'acide osmique dans de la solution de sel à 0,5 p. 100 (ou à 0,6 à 0,7 p. 100 pour ... de Mammifères), laisse reposer vingt-quatre heures, retire le liquide qui surnage à l'aide de son siphon capillaire n. 11, et y substitue l'eau, le carmin, etc., et finalement l'alcool à 50 p. 100.

Voy. sur [...] P. [...], XLVIII, 1895, p. 45.

Le *liquide de* Loewit (*Sitzb. k. Acad. Wiss. Wien*, XCV, 3, p. 129 ; *Zeit. f. wiss. Mik.* VI, 1, 1889, p. 75) consiste en 5 cc. de solution saturée de sublimé, 5 grammes de sulfate de soude, 2 grammes de sel, et 300 cc. d'eau.

Liquide de Hayem. Sublimé corrosif 0,5 ; chlorure de sodium, 1 ; sulfate de soude, 5 ; eau, 200. Ajouter du sang à ce mélange en raison de 1 p. 100, laisser reposer pendant quelques heures, décanter et colorer à l'éosine hématoxylique.

Plus récemment (*C. R. Soc. Biol.*, VI, 1899, p. 265) Hayem y ajoute de l'iode, ainsi pour l'Homme 3,5 cc. d'une solution de 25 grammes d'iodure de potassium dans 500 d'eau avec de l'iode en excès.

Liquides de Dekhuysen, voy. *Verh. d. Anat. Ges.*, 1892, p. 90, ou *Journ. Roy. Mic. Soc.*, 1893, p. 116.

Dubosq (*Arch. Zool. expér.*, VI, 1899, p. 481) prend pour des Chilopodes une solution de 1 gr. chaque d'acide acétique, acétate de cuivre, chlorure de cuivre et thionine, dans 400 gr. d'eau, qui, mélangée au sang, fixe et colore en deux minutes.

Pour les expériences de Lavdowsky avec l'acide iodique à 2 p. 100 suivi de coloration par le Neuvictoriagrün ou le violet de méthyle, voy. *Zeit. wiss. Mik.*, X, 1893, p. 4.

821. Sang ; coloration. -- Wissozky (*Arch. f. mik. Anat.*, 1886, p. 479) fait une solution d'éosine et d'alun par parties égales dans 200 parties d'alcool. Si l'on traite du sang d'abord par l'eau et puis par la solution d'éosine, on trouve, après lavage par l'eau, que les corpuscules rouges ont pris une coloration rose dans toutes les parties desquelles l'hémoglobine n'a pas été extraite par l'eau. Les parties qui ne contiennent pas normalement d'hémoglobine, les noyaux par exemple, demeurent parfaitement incolores, et l'on peut les colorer par d'autres teintures, telles que l'hématoxyline. Les leucocytes ne se colorent point par l'éosine.

Moore (*The Microscope*, 1882, p. 73 ; *Journ. Roy. Mic. soc.*, 1882, p. 714). -- Sécher rapidement du sang en couche mince sur un porte-objet. Colorer pendant trois minutes avec quelques gouttes de la teinture suivante :

Éosine . . . . 1 partie.
Eau . . . . 48 --
Alcool . . . . 48 --

(On fait dissoudre l'éosine dans l'eau et on ajoute l'alcool.)

On lave à l'eau et on colore pendant deux minutes avec quelques gouttes d'une solution aqueuse de vert de méthylaniline à 1 p. 100. On lave, on sèche et on monte au baume. Résultat : globules rouges, en rouge ; noyaux et leucocytes, en vert bleuâtre.

D'après Fain (*The Lancet*, July 6, 1895), une formule excellente serait celle de Chenzinsky, numéro 322. Emerich recommande de substituer la glycérine à l'eau dans ce mélange. Il vaut mieux colorer pendant au moins une demi-heure (Fain).

Mélange de Jenner, voy. le numéro précédent.

Zaemann (*Zeit. f. wiss. Mik.*, XX, 1899, p. 456) colore sur verre à couvrir pendant [illegible] minutes dans un mélange de 1 cc. de bleu de méthylène à 1 p. 100 et 5 cc. d'éosine à 0,1 p. 100 (marque B. A. ou A. G. Höchst). Voy. aussi Romanowsky et Ziemann, n° 895.

Pour une méthode semblable, [illegible] Zettnow, a emploi plutôt clinique, voy. *Zeit. f. wiss. Mik.*, XVII, 3, 1900, p. 316.

Voy. aussi [illegible] p. 329, une coloration très compliquée de Pitfield.

M[illegible] Lavdowsky [illegible] Benario [illegible], n° 892.

Il va [illegible] de [illegible] le mélange [illegible] Biondi-Heidenhain est tout [illegible] pour [illegible] sur le sang, de même que [illegible] d'Ehrlich.

Pour [illegible] de Mosso et d'autres, voy. [illegible] 288, 290.

[illegible] (*[illegible] med.*, 1880, p. 390).

[illegible] dans la solution de [illegible] liquide additionnel. [illegible] et colore les noyaux [illegible]

[illegible] Bizzozero [illegible] (*Zeit. f. wiss. Mik.*, 1884, p. 389) [illegible] pour 5000 par[illegible] de violet de gentiane à 1 : 3000.

[illegible] *Zeit. f. wiss. Mik.*, 1885, p. [illegible] et colorant suivant :

[illegible]	16 cc.
[illegible]	30 cc.
[illegible]	8 gr.
[illegible]	1 gr.
[illegible]	0 gr. 25

Il [illegible] dans la glycérine allongée d'une

moitié de l'eau ; faire dissoudre les deux sels dans l'autre moitié de l'eau ; mêler les deux solutions, et filtrer à froid.) Les leucocytes sont colorés au bout de cinq à dix minutes ; le maximum de coloration total est atteint au bout de vingt à trente minutes. On a pour résultat les leucocytes colorés en violet, les corpuscules rouges en verdâtre.

Liquide de FERRIER, ayant une densité égale à celle du plasma sanguin. Fuchsine, 1 gramme ; eau, 450 cc. ; alcool à 80 p. 100, 50 cc. ; faire dissoudre et ajouter 200 cc. de glycérine.

GIGLIO-TOS (*Zeit. wiss. Mik.*, XIV, 1897, p. 359) colore des verres à couvrir enduits de sang pendant une minute dans une solution de bleu de méthylène saturée dans l'eau et chauffée, et étudie dans l'eau. Ou bien (*ibid.*, XV, 1898, p. 166) il mélange du sang frais à une solution saturée de rouge neutre dans de la solution de sel à 0,8 p. 100 ; les granulations hémoglobigènes sont colorées en cinq à dix minutes.

Le rouge neutre est également recommandé comme colorant vital pour les granulations des leucocytes par EHRLICH et LAZARUS (voy. n° 318).

Mélange de LAURENT au bleu de méthylène et éosine, v. n° 322.

Mélange de WILLEBRAND (*Deutsche Med. Wochenschr.*, 1901, n° 4, p. 57 ; *Zeit. wiss. Mik.* XVIII. 1901. p. 69). — On fait un mélange à parties égales d'une solution à 0,5 p. 100 d'éosine dans de l'alcool à 70 p. 100, et de solution concentrée de bleu de méthylène dans l'eau, et l'on ajoute goutte à goutte de l'acide acétique à 1 p. 100 jusqu'à ce que le mélange vire au rouge (10 à 15 gouttes pour 50 cc.).

PRINCE (*Mic. Bull.*, XV, 1898. p. 42 ; *Journ. Roy. Mic. Soc.*, 1899, p. 237) ajoute une partie de solution saturée de Säurefuchsin et deux d'éosine à 2 p. 100 à 24 de solution saturée de bleu de toluidine, agite et décante. Du sang sur verre à couvrir se colore en quelques secondes dans la solution fraîchement préparée, et en quelques minutes dans la solution gardée pendant quelques semaines.

Pour une critique de la prétendue spécificité de coloration des granules des leucocytes, voy. *Färbung, Färbung u. Bau des Protoplasmas* de FISCHER, Jena, 1899.

822. Préparation des « plaquettes » (KEMP. *Studies f. Biol. Lab. John's Hopkins Univ.*, May 1889. III. n° 6 ; *Nature*, 1886, p. 132). — La simple démonstration des plaquettes est chose facile. Il n'y a qu'à déposer sur une lamelle mince une goutte un peu considérable de sang, la laver aussi rapidement que possible par un jet de solu-

tion saline normale et la porter aussitôt que possible sous le microscope ; les plaquettes, qui ont la propriété de se coller au verre,
seront restées en place et seront visibles en grand nombre. Mais
elles ne garderont pas longtemps leurs caractères naturels ; au bout
de peu de temps elles se résoudront en des masses granuleuses
amorphes. On peut cependant les conserver avec leurs caractères
normaux moyennant une fixation appropriée, ce qu'on obtient en
déposant sur le doigt, avant de le piquer, une goutte de solution
d'acide osmique.

Pour la coloration de ces éléments, voy. n° 821 le procédé de
Bizzozero.

823. Fibrine : méthode de Weigert *(Fortschr. d. Med.,* V,
1887, n° 8, p. 228; *Zeit. f. wiss. Mik.,* IV, 4, 1887, p. 512). — Colorer des
coupes de matériel durci à l'alcool dans une solution saturée de
violet de gentiane ou de méthyle dans de l'eau anilinée. Sécher sur
porte-objet avec du papier buvard. Traiter par la solution de Lugol.

On laisse agir cette solution pendant quelque temps, puis on différencie les coupes et les éclaircit à l'huile d'aniline *sans déshydratation préalable par l'alcool.* A cette fin, on les sèche seulement
superficiellement avec du papier buvard, et on verse dessus une
goutte d'huile d'aniline. Celle-ci prend bientôt une couleur foncée,
et on la renouvelle une ou deux fois. Cela dûment fait, on éloigne *soigneusement* l'aniline au moyen de xylol, et l'on monte au baume.

On peut opérer sur des coupes à la celloïdine sans avoir enlevé la
masse.

Comparez les modifications de cette méthode par Kromayer, n° 663,
et Benda, n° 800.

Lenz, Münch...... p..... D........ XV, 1890, p. 199; Zeit. wiss. Mik., XIII,
1890, p. ... indique un autre méthode, et deux autres méthodes :
l'une en bloc de méthylène et acide, et l'autre à la teinte et tanin.

Weber, Zeit...... Mik., XV, 1890, p. 310 ... dans un mélange de
deux volumes de ... solution saturée de violet de Lahme avec un de
solution alcoolique de gentiane ou teinture, et indique aussi d'autres
méthodes. Voy. ... aussi J..... R.... M. S......, 1894, p. 355.

824 Fibrine ; méthode de Kockel *(Centralb. allg. Path.,* X,
1899, *Journ. Mic., Nov.,* 1900, p. 658). — Des coupes collées sur porte-
objet sont mises pendant quelques minutes dans de l'acide chromique
de 1 à 5 p. 100. Après lavage on les colore pendant quinze à vingt
minutes dans l'hématoxyline de Weigert. On les lave et met dans
une solution d'alun à 4 p. 100 jusqu'à ce qu'elles deviennent d'un

bleu foncé. On lave et différencie au liquide ferricyanique de WEI-
GERT, lave, et met pendant un quart d'heure à une heure dans une
solution saturée d'alun, lave et monte au baume. Fibrine d'un
bleu foncé.

GLANDES

825. Mucine. — HOYER (*Arch. f. mik. Anat.*, XXXVI, 1890, p. 310 ;
Zeit. f. wiss. Mik., VIII, 1, p. 67) croit pouvoir formuler les conclusions suivantes. La mucine des cellules mucipares et des cellules
caliciformes, tant des Vertébrés que des Invertébrés, se colore par
les anilines basiques, mais non par les anilines acides. L'hématoxyline alunée donne une réaction pareille à celle des anilines basiques,
tandis que le carmin se comporte comme les anilines acides.

HOYER a obtenu ses meilleurs résultats avec la thionine (violet de
Lauth). A défaut de cette couleur il recommande l'améthyste (de
Geigy et Cie, à Bâle), le bleu de toluidine, le bleu de phénylène
d'Oehler à Offenbach, ou le bleu de phénylène-p de la fabrique de
Höchst. Puis le bleu de méthylène ou le brun Bismarck. HOYER
colore ses coupes (de matériel au sublimé) pendant cinq à quinze
minutes dans une solution aqueuse très diluée (deux gouttes de
solution saturée pour 5 cc. d'eau).

Il est d'intérêt théorique d'observer que le cartilage hyalin, la
gélatine de Wharton et les Mastzellen d'Ehrlich donnent des réactions identiques à celles de la mucine.

Ces conclusions avaient déjà été formulées en partie par SESSDORF ;
voy. *Zeit. wiss. Mik.*, VI, 2, 1889, p. 205.

Voy. aussi les mémoires de BIZZOZERO dans les *Atti R. Accad. Sci. Torino*,
1889 à 1892, ou *Zeit. wiss. Mik.*, VII, 1890, p. 61 ; IX, 1892, p. 249 ; aussi UNNA,
ibid., XIII, 1896, p. 42.

Il est bon de savoir que toutes les marques de safranine ne
donnent pas la réaction ; celle de Bindschedler et Busch, à Bâle, la
donne, tandis que la safranine O de Grübler ne la donne pas.

UNNA préfère son bleu de méthylène polychrome.

Ce sujet a été soigneusement étudié par MAYER (*Mitth, Zool. Stat.
Neapel*, VII, 1896, p. 303) qui donne les deux formules suivantes de
teintures colorant *exclusivement* le mucus (dans ce mémoire il n'est
pas fait de distinction entre la mucine et le mucigène).

826. Mucicarmin de Mayer (*op. cit. supra*). — On triture dans une
capsule 1 gr. de carmin avec 0,5 de chlorure d'aluminium (bien sec

et pas jaune) et 2 cc. d'eau distillée. On chauffe au-dessus d'une flamme pendant deux minutes, jusqu'à ce que le mélange d'abord rouge clair soit devenu tout à fait foncé. Il faut bien remuer. Puis on ajoute 100 cc. d'alcool à 50 p. 100, on laisse reposer vingt-quatre heures et on filtre. Cette solution sert de provision qu'on allonge d'habitude pour l'emploi de dix volumes d'eau distillée ou de source, ou, par exception, d'alcool à 50 ou 70 p. 100. La teinture ne colore que le mucus dans les coupes ; on peut colorer les noyaux auparavant par l'hémalun.

827. Muchématéine de Mayer (loc. cit., n° 825). — Hématéine 0,2 gr., chlorure d'aluminium 0,1 gr., glycérine 40 cc., eau 60 cc. On triture l'hématéine dans un mortier avec quelques gouttes de glycérine, puis on ajoute les autres ingrédients.

Si l'on désire ne pas employer une teinture aqueuse, on peut préparer une teinture alcoolique en dissolvant l'hématéine et le chlorure dans 100 cc. d'alcool à 70 p. 100, avec ou sans addition de deux gouttes d'acide nitrique.

Coloration presque exclusive du mucus dans les coupes ; on peut colorer les noyaux auparavant par le paracarmin. Si le mucus se gonfle beaucoup, comme chez les Poissons, les solutions alcooliques de muchématéine ou de mucicarmin sont indiquées, et il est bon d'éviter aussi les fixateurs aqueux autant que possible.

828. Mucicarmin de Rawitz (Anat. Anz., XX, 1899, p. 439). On fait dissoudre 1 gr. d'acide carminique et 2 de chlorure d'aluminium dans 100 cc. d'alcool à 50 p. 100, on évapore à siccité sur un bain de sable et on reprend le résidu dans 100 cc. d'alcool à 50 p. 100.

829. Rouge neutre pour la mucine. Kultschitzky (Arch. mikr. Anat., XLIX, 1897, p. 8) fixe dans son mélange n° 70, et colore des coupes ou des tissus dans le alun carmin avec 2 p. 100 d'acide acétique, ou dans du rouge neutre avec 2 p. 100 d'acide acétique, pendant deux ou trois jours, lave dans l'eau et l'alcool.

830. Cellules caliciformes. En tant qu'elles contiennent de la mucine elles donnent les réactions et ont décrites. Voy. FLEM-MING, Zeitschr. f. wiss. Mikr., 1895, p. 519, PARTSCH, ibid., p. 520; PANETH, Arch. mikr. Anat., XXXI, 1888, p. 113 et voy. List, ibid., XXVII, 1886, p. 481.

Réaction à l'acide periodique. Voy. BASSOE, C. R. Acad. d. Sc., 1887, 3, p. 175.

831. Glandes salivaires. — Solger (*Festschrift f. Gegenbaur*, II, Leipzig, 1896, p. 211) pour étudier les granules des cellules séreuses et les demi-lunes de la sous-maxillaire, durcit pendant deux jours ou plus dans de la formaline à 10 p. 100, fait des coupes, et les colore à l'hématoxyline de Delafield ou d'Ehrlich. Les granules prennent la teinture.

Krause (*Arch. mik. Anat.*, XLV, 1895, p. 94) colore des coupes à l'hématoxyline ferrique de Heidenhain, ou par le mélange Ehrlich-Biondi, ou par la thionine. Voy. aussi, *ibid.*, XLIX, 1897, p. 709.

832. Glandes gastriques. — Kolster (*Zeit. wiss. Mik.*, XII, 1895, p. 314) pour différencier les deux sortes de cellules dans les glandes stomacales, colore fortement à l'hématoxyline, différencie dans l'alcool additionné de 1 p. 100 d'acide chlorhydrique, bleuit dans l'alcool contenant 1 p. 100 d'ammoniaque, et après lavage colore pendant une à cinq minutes dans une solution faible de Säure-fuchsin. Cellules peptiques bleues, cellules pariétales rouges. Le matériel durci à l'acide osmique ne peut pas servir.

Voy. aussi Oppel, *Lehrb. Vergl. mik. Anat.*, I, 1896, Jena.

833. Foie. — Braus (*Denkschr. Med. Nat. Ges. Jena*, V, 1896, p. 307) étudie les capillaires biliaires par la méthode rapide de Golgi, faisant le durcissement dans un mélange de 1 partie de formol avec trois de liquide de Müller ou d'acide chromique à 1/3 p. 100. Il fait aussi des colorations au Bordeaux R suivi d'hématoxyline ferrique, ou au mélange Ehrlich-Biondi, après fixation dans un mélange de 1 partie de formol avec 3 de sol. de sublimé à 7 1/2 p. 100.

Holm (*Zool. Jahrb. Abth. Morph.*, X, 1896, p. 283) fixe le foie, très riche en graisse, d'*Acanthias* dans un mélange de 5 parties d'alcool et 1 de chloroforme, et enrobe à la paraffine.

Oppel (*Anat. Anz.*, V, 1890, p. 144; VI, 1891, p. 168) met des morceaux de rate ou de foie (durcis à l'alcool) pendant vingt-quatre heures dans une solution de chromate neutre de potasse de 0,5 à 1 p. 100, rince dans une solution très faible de nitrate d'argent, met pendant vingt-quatre heures dans du nitrate d'argent à 3/4 p. 100, lave, déshydrate, et fait des coupes sans inclusion. Les fibres en treillis ne sont imprégnées que près de la surface, de sorte qu'il faut faire des coupes tangentielles.

Voyez aussi les importants mémoires de Ranvier, *Les Membranes muqueuses et le système glandulaire*, dans le *Journ. de Microgr.* de 1885-6 ; Israërsen, dans *Arch. path. Anat.*, XCVII, p. 442, ou *Zeit. f. wiss. Mik.*, 1885, p. 243 ; Kupffer, *ibid.*, VI, 1889, p. 506 ; Berkley, *Anat. Anz.*, VIII, 1893, p. 772 ; Krause, *Arch. mik. Anat.*, XLII, 1893, p. 57.

834. Rate. — Pour les fibres en treillis, v. n° précédent, Oppel. Kelaschnizky (*Arch. Mik. Anat.*, XLVI, 1895, p. 675) étudie la *musculature* sur des coupes de matériel durci au liquide de Müller et colorées pendant un jour ou plus dans une solution de lakmoïde dans l'éther, et montées au baume.

Pour les *fibres élastiques* il met des coupes pendant une demi-heure à un jour dans un mélange de 800 parties d'alcool à 96 p. 100, 40 de solution de carbonate de potasse à 1 p. 100, 2 de rouge Magdala, et 1 de bleu de méthylène.

Pour les *vaisseaux sanguins* il met des coupes de matériel durci au liquide de Müller pendant quelques minutes dans une solution de 1 ou 2 parties de Saurerubin dans 400 d'acide acétique à 3 p. 100, lave dans l'acide acétique à 2 p. 100, et fait une deuxième coloration dans une solution semblable d'hélianthine ou de Wasserblau jusqu'à ce que la coloration rouge ne soit plus retenue que par les érythrocytes.

835. Rein. — Satle (*Arch. mik. Anat.*, 1895, p. 110) donne une discussion détaillée des méthodes pour l'étude de l'épithélium rénal. Il trouve que le meilleur fixateur est l'alcool acétique au chloroforme de Carnoy, n° 98 trois à cinq heures, lavé à l'alcool absolu. Un mélange de 9 parties d'alcool avec 1 d'acide nitrique est aussi à recommander, de même que le liquide de Perenyi. Il colore à l'hématoxyline ferrique, et fait une deuxième coloration dans une solution faible de Saurerubin dans l'alcool à 90 p. 100, qui teint le plateau calcaire. Il fait des macérations dans le sérum iodé ou l'alcool au tiers, et colore ensuite par le dahlia.

836. Autres méthodes pour organes glandulaires. — List, *Zeit. f. wiss. Mik.*, 1885, p. 515. — Renaut, *Le Mécanisme de la sécrétion*, dans *Journ. de Microgr.*, 1887. — Heidenhain, de nombreux mémoires dans l'*Traité de Pflüger*.

CHAPITRE XXXVI

QUELQUES MÉTHODES ZOOLOGIQUES

837. Introduction. — Nous n'avons nullement l'intention, dans ce chapitre, de passer en revue la technique histologique dans son application aux divers groupes du règne animal, d'une manière systématique. Nous ne ferons que signaler les variantes des procédés usuels qui sont indiquées pour certains cas plutôt spéciaux, lesquels peuvent facilement embarrasser si l'on n'est pas guidé pour les aborder.

Nous nous bornons, en général, à la technique *histologique*, laissant de côté pour la plupart tout ce qui regarde uniquement la préparation de grosses pièces pour les collections ou les dissections macroscopiques.

Ce sujet, on le trouvera admirablement traité dans une exposition détaillée des méthodes employées à la Station zoologique de Naples, par SALVATORE LO BIANCO (*Mitth. Zool. Stat. Neapel*, IX, 1890, p. 435).

C'est à ce mémoire que se rapportent les citations des méthodes de LO BIANCO données dans ce chapitre.

On en trouvera un résumé dans *Journ. Roy. Mic. Soc.*, 1891, p. 133, et *Zeit. wiss. Mik.*, VIII, 1891, p. 54. J'ai essayé bon nombre des procédés de LO BIANCO, et ils m'ont toujours donné d'excellents résultats.

Depuis quelque temps la préparation des pièces pour les dissections a été singulièrement facilitée par l'introduction du *formol* comme milieu conservateur au lieu d'alcool. Je regarde comme établi que c'est là un liquide conservateur admirable, et le plus souvent beaucoup plus facile à manier que l'alcool; à condition toutefois qu'on ne lui demande pas la conservation absolument illimitée des pièces. Pour cela, je pense qu'on ne peut se fier qu'à l'alcool; mais pour une durée de quelques mois le formol va très bien.

TUNICIERS

838. Tuniciers. — Préparation en général très facile. Pour les Appendiculariés et les petits Thaliacés nous ne voyons rien de mieux que de fixer par le sublimé acidulé par l'acide acétique ; on pourra colorer comme on voudra. Les grandes Salpes se fixeront cependant souvent mieux par l'acide osmique ou un mélange chromique, ou un mélange chromo-osmique. Les Ascidies, surtout les formes composées à zooïdes rétractiles, offrent plus de difficulté. Nous avons donné, au numéro 28, le procédé de SALVATORE LO BIANCO pour tuer les Ascidies avec leurs orifices ouverts. Il recommande ce procédé pour *Ciona*, *Ascidia* et *Rhopalea*. Mais d'autres formes, telles que *Clavellina*, *Perophora*, *Phallusia*, *Molgula*, *Cynthia*, etc., demanderont une narcotisation préalable par l'hydrate de chloral (0,1 p. 100 dans l'eau de mer), et doivent être fixées ensuite dans l'acide acétique additionné de 1 dixième d'acide chromique à 1 p. 100, suivi d'acide chromique à 1 p. 100.

Les Ascidies composées à zooïdes contractiles sont un sujet qui demande absolument à être traité de la bonne manière. Voici un procédé dû à VAN BENEDEN pour fixer les zooïdes d'*Amaroecium*, de *Pyrosoma*, etc., dans leur état épanoui normal : c'est à l'obligeance de M. C. MATILOL que nous en devons la communication. On place les cormes dans de l'eau de mer bien propre, et on laisse reposer quelques heures pour que les animaux s'étalent. On saisit alors brusquement les cormes et on les plonge aussi rapidement que possible dans de l'acide acétique cristallisable. On les laisse dans l'acide deux, quatre ou six minutes, selon les dimensions des cormes. Puis on les lave longuement par l'alcool, d'abord à 50°, puis graduellement plus fort, et souvent renouvelé. Il faut avoir soin de ne pas se servir d'instruments d'acier pour sortir les animaux de l'acide, car le contact de l'acier donne lieu à des taches noires. On peut se servir de ses doigts, en ayant soin de les laver aussitôt après. Nous avons trouvé que par ce moyen on obtient des animaux en général parfaitement fixés dans l'attitude et des normales ; cette méthode a sur les autres de ne causer aucune opacité ni dans le manteau ni dans les tissus.

Les Bryozoaires se narcotisent par l'hydrate de chloral avant de fixer. CALVET, *Bull. Soc. France Belg.*, XXVII, 1895, p. 50, narcotise par la cocaïne d'après Lenander quelques gouttes d'une solution à 5 p. 100 ajoutées à 30 cc. d'eau de mer ; puis fixe par le liquide de Flemming ou l'acide acétique.

Lo Bianco tue les Salpes à consistance dure par l'acide acétique à 10 p. 100, les mi-dures par l'acide chromique à 1 p. 100 additionné de 5 p. 100 d'acide acétique, les molles par l'acide chromique à 1 p. 100 avec 0,02 p. 100 d'acide osmique, ou par le formol, les Doliolides par le sublimé, ou le mélange osmique, ou un mélange de 10 parties de solution de sulfate de cuivre à 10 p. 100 avec une de sublimé concentré.

MOLLUSCOÏDES

839. Bryozoaires. — Pour quelques méthodes d'extension et de fixation, voy. les nᵒˢ 15, 21 22. S. Lo Bianco se sert pour *Pedicellina* et *Loxosoma* du procédé au chloral, et fixe au sublimé. Pour *Flustra, Cellepora, Bugula, Zoobothrium*, il se sert du procédé à l'alcool d'Eisig, nᵒ 19.

Pour *Cristatella*, voy. Cori, nᵒ 20 (il trouve que le chloral macère), et Verworn, nᵒ 21.

Conser (*Trans. Amer. Mic. Soc.*, XVII, 1896, p. 310) tue les formes d'eau douce par la cocaïne, les met pendant une heure dans l'acide chromique à 1 p. 100, lave et passe à l'alcool, etc.

Ladewig (*Zeit. wiss. Zool.*, LXVII, 1900, p. 323) narcotise les Bryozoaires ectoproctes par de la cocaïne à 1 p. 100 ajoutée à l'eau de mer très graduellement, plutôt que par le chloral.

MOLLUSQUES

840. Fixation des Mollusques. — Il y a deux groupes de Mollusques dont les espèces peuvent offrir quelques difficultés à l'égard de la fixation; ce sont les Lamellibranches et les Gastéropodes.

Les Lamellibranches, lorsqu'on les sort de l'eau pour les plonger dans un liquide fixateur, retirent leurs siphons et leur pied, ferment leurs valves et meurent en état de contraction. Si ensuite on emploie la force pour ouvrir la coquille, on risque de déchirer le manteau et l'on trouve qu'il est à peu près impossible de faire étaler le pied et les siphons. De Castellarnau (*La Estacion Zoologica de Napoles*, etc., Madrid, 1885) recommande de les faire mourir en ajoutant goutte à goutte, à la surface de l'eau où ils se trouvent, soit de l'alcool, soit le mélange d'alcool, glycérine et eau de mer de Lo Bianco, nᵒ 19. Il faut avoir soin d'ajouter l'alcool ou le mélange très graduellement, en versant très peu à la fois, et de ne pas agiter l'eau où les animaux se trouvent ; car il est nécessaire que la diffusion de l'alcool s'opère avec une grande lenteur. L'opération peut durer plusieurs heures, mais on obtient de bons résultats. Les animaux, avant de mourir, entrent dans un état de stupeur qui leur ôte la faculté de se contracter ; ils étendent, au contraire, largement leur pied, leurs siphons, leurs branchies et leurs tentacules, et meurent avec la coquille ouverte. Du reste, une fois l'insensibilité établie, on peut les tuer dans la position étalée en les jetant dans l'acide picrosulfurique ou un autre fixateur rapide.

Les mêmes procédés donnent quelquefois de bons résultats pour les Gastéropodes. Nous avons indiqué, au n° 26, la manière de faire mourir les Pulmonés dans l'eau privée d'air.

La quantité énorme de mucus qui existe dans les couches tégumentaires des Gastéropodes est souvent un obstacle à la préparation. Pour se débarrasser de cette substance on pourra, dans certains cas, suivre les indications de v. MARON (*Arch. f. mik. Anat.*, 1867, p. 207), qui a trouvé que si l'on jette un *Limax* vivant dans de la solution de sel, d'une concentration moyenne, l'animal se débarrassera de quantités énormes de mucus, et mourra en quelques heures.

LE BRASSO narcotise les Prosobranches, et, parmi les Hétéropodes, les Atlantides, en ajoutant graduellement de l'alcool à 70 p. 100 (n° 49). Pour les Opisthobranches je recommande le liquide de Perényi, ou l'acide acétique n 858. Les *Aply*ies peuvent être narcotisées auparavant par injection sous-cutanée d'environ 1 cc. de solution de chlorhydrate de cocaïne à 5 ou 10 p. 100 (BORERI, *Bull. Sc. France*, 1890, p. 449), ou d'après S——, *Zeit. Biol.*, XXX, 1893, p. 187, 1 cc. de solution de pellétierine à 1 p. 100. Pour le détail des méthodes de LE BRASSO, voy. son mémoire cité n 857, p. 467.

Pour les Ptéropodes en général je recommande le liquide de Perényi (——) ; une forme dite de LE BRASSO emploie la méthode à l'alcool n 49. Il narcotise le *Gymno*some par l'hydrate de chloral à 0,4 p. 100.

Méthode à l'hydroxylamine, n 25

Pour la conservation des Hétéropodes et de Ptéropodes, du moins pendant quelque temps, le baumé, après fixation par un liquide chromoposant ou l'acide osmique, colorable, du moins quant aux apparences — une préparation — est en rapport de beaucoup supérieur à l'alcool.

841 Injection des Acéphales. ENGELMAN (*Arch. f. mik. Anat.*, 1878, p. ———. Pour ——— recommande d'en faire geler dans un mélange de glace et de sel de cuisine et les mettre pendant une demi-heure dans de l'eau tiède. Au bout de ce temps, on les trouvera morts, et dans un état propre à l'injection. Le traitement par le chloroforme ou l'éther ne donne pas de bons résultats. On peut attacher la canule dans le cœur ; mais il reste toujours la difficulté de fermer les vaisseaux qu'on peut avoir coupés et qu'il est impossible de lier. A cette fin, après avoir posé et lié la canule dans le cœur, on remplit et on couvre tout l'animal de plâtre. Aussitôt que le plâtre est pris, on peut pousser l'injection.

Voy. aussi DEWITZ (*Anleit. z. Anfert. Zootom. Präp.*, Berlin, 1886, p. 44 et 52.

842. Centres nerveux de Pulmonés. — B. DE NABIAS (*Act. Soc. Linn. Bordeaux*, 1894 ; *Rech. Hist. Centres Nerv. Gastérop.*, 1894, p. 23) ouvre les animaux et fixe les ganglions pendant une heure dans un mélange de 6 parties d'acide acétique cristallisable avec 100 d'alcool à 90 p. 100, ou pendant quinze à vingt minutes dans du sublimé à 5 p. 100 avec 5 p. 100 d'acide acétique. Il colore en masse, soit à l'éosine hématoxylique de Renaut (n° 394), soit à l'hématoxyline de R. Heidenhain (n° 280), soit à l'hématoxyline au cuivre de Viallanes (n° 279) et enrobe à la paraffine. Il colore aussi par la méthode rapide de Golgi, faisant des coupes de matériel enrobé à la celloïdine après le durcissement au mélange osmio-bichromique, et mettant les coupes dans le bain de nitrate d'argent. Il fait des colorations au bleu de méthylène en traitant les ganglions en place pendant douze à vingt-quatre heures par une solution à 1 p. 100 de la couleur.

843. Yeux de Gastéropodes (FLEMMING, *Arch. f. mik. Anat.*, 1870, p. 441). — Le problème ici est d'obtenir l'exsertion de l'œil, car il est impossible d'enlever le pédoncule sur un animal vivant sans qu'il se rétracte au moins en partie. Il faut enlever le pédoncule par un coup de ciseaux rapide, donné près de la base ; ne pas s'inquiéter de l'invagination de l'œil qui aura certainement lieu, mais jeter le tout dans de l'acide chromique dilué, ou dans du bichromate de potasse à 4 p. 100 ; après quelque temps le pédoncule s'étendra et l'œil restera évaginé dans la position normale. On peut alors durcir dans le bichromate, l'acide osmique à 1 p. 100, ou l'alcool. CARRIÈRE (*Zool. Anzeig.*, 1886, p. 231) procède comme suit : Enlever l'œil avec le bout du tentacule, et fixer en l'exposant pendant quelques minutes aux vapeurs d'osmium. Faire des coupes selon les procédés connus. Les coller sur porte-objet et les dépigmenter en les

traitant très soigneusement par l'eau de Javel *très diluée*, puis colorer au picro-carmin. Carrière n'a pu réussir la dépigmentation que chez l'*Helix pomatia*; il a échoué chez les Prosobranches. Lorsque l'opération est bien réussie, les tissus se montrent parfaitement conservés. Monter au damar.

844. Yeux des Céphalopodes (GRENACHER, *Abhandl. d. naturf. Ges. Halle a. S.*, XVI; *Zeit f. wiss. Mik.*, 1895, p. 244). — Fixer dans l'acide picro-sulfurique, ou dans une solution saturée de sublimé dans l'acide picro-sulfurique, ce dernier réactif se montre surtout utile pour *Octopus*, *Eledone*, *Sepia*, mais ne réussit pas avec les formes pélagiques (*Loligo*, *Ommatostrephes*, *Rossia*). Dépigmentation par l'acide chlorhydrique, au lieu de l'acide nitrique dont Grenacher s'était servi dans ses recherches antérieures. Il recommande aussi le mélange numéro 585. On peut aussi combiner la dépigmentation avec la coloration au carmin; on colore par le carmin boracique et on décolore dans le mélange cité; le pigment est enlevé à la décoloration plus rapidement que le carmin. Mais ce procédé demande plus d'habitude. On peut entreprendre la dépigmentation sur des coupes, mais il vaut mieux la faire sur des fragments de rétine de 2 à 5 millimètres d'épaisseur. Monter les préparations dans l'huile de ricin (voyez n° 459).

Pour les yeux d'**Hétéropodes**, GRENACHER emploie des méthodes semblables.

LENHOSSÉK (*Zeit. wiss. Zool.*, LVIII, 1895, p. 636; *Arch. mik. Anat.*, XLVII, 1896, p. 75) applique l'imprégnation chromo-argentique de Golgi aux yeux de Céphalopode. De même KOPSCH (*Anat. Anz.*, XI, 1895, p. 362), mais en prenant du formol au lieu de l'acide osmique dans le mélange durcissant.

845. Yeux des Lamellibranches. — (voy. PATTEN, *Mitth. Zool. Stat.* ..., VI, 1886, p. ..., et RAWITZ, ..., Naples, XXII, 1886, p. 445, et XXXIV, ... p. ...; blanchiment et dissolution du calcaire, n° 588.)

846. Yeux des Chitonides (MOSELEY, *Quart. Journ. Mic. Sc.*, 1885, p. 50). — Moseley employait principalement des coupes à travers des coquilles des dents. Il plaçait les fragments de coquille, dont les ... avaient été d'abord dessinés, dans l'alcool fort, dans 100 à 200 cc. ... ... de chlorure ... ajoute goutte à goutte de l'acide nitrique concentré, en prenant garde à se produise un dégagement ... de vapeurs ... après qu'on a ajouté ...

à l'eau 3 à 4 p. 100 d'acide. Si la décalcification n'est pas complète au bout de douze heures, on transporte les objets dans une nouvelle quantité d'eau distillée, et l'on recommence la décalcification.

846 bis. Yeux de divers Mollusques. Voyez HESSE, *Zeit. wiss. Zool.*, LXVIII, 1900, p. 379, ou *Zeit. wiss. Mik.*, XVIII, 1901, p. 59.

847. Coquille. — On peut étudier des tranches minces de coquille non décalcifiée, obtenues par les méthodes d'usure connues, ou, ce qui vaudra souvent mieux, par la méthode à la colophane de EHRENBAUM, au numéro 192. Pour les coupes de coquille décalcifiée, voyez MOSELEY, numéro 846.

848. Épithélium cilié (ENGELMANN, *Pflüger's Arch.*, 1880, p. 505 et suiv.). — Intestin de *Cyclas cornea*. Macération dans l'acide osmique à 0,2 p. 100 (après avoir chauffé l'animal pendant quelque temps à 45 ou 50° C.), ou bien macération dans l'acide borique concentré. Pour démontrer la couche bacillaire, faire macérer dans l'alcool au tiers, dans le liquide de Müller, l'acide borique ou l'acide salicylique. Les prolongements intra-cellulaires des cils peuvent être isolés, par la dissociation avec des aiguilles, de l'épithélium frais de l'intestin d'un Lamellibranche (Anodonte, par exemple) dans du bichromate de potasse à 4 p. 100 ou dans la solution de sel de cuisine à 10 p. 100. Pour obtenir de bonnes images de cet appareil *in situ* dans le corps des cellules, faire macérer pendant pas plus d'une heure dans une solution concentrée d'acide borique ou salicylique. On peut aussi employer l'acide osmique très dilué, par exemple à 0,1 p. 100. Les cellules latérales des branchies se laissent traiter facilement par une solution saturée d'acide borique allongée d'un cinquième d'eau.

Mélange macérateur de BROCK, numéro 543.

Mélange de MÖBIUS, numéro 544.

Mélange de BELA HALLER, numéro 548.

PATTEN (*Mitth. Zool. Stat. Neapel*) loue beaucoup pour les macérations une solution de 40 gouttes d'acide sulfurique dans 50 gouttes d'eau. On peut conserver des animaux entiers, sans la coquille, pendant des mois dans ce mélange.

BERNARD (*Ann. Sci. Nat.*, IX, 1890, p. 191) laisse macérer le manteau des Prosobranches dans un mélange de 1 partie de glycérine, 1 d'acide acétique, 2 d'alcool à 90 p. 100, 2 d'acide chromique à 0,1 p. 100, et 40 d'eau, qui produit son effet au bout d'un quart d'heure à trois heures. Il se sert également (p. 102, 306) d'une solution faible de chlorure de ruthénium, surtout pour les trajets nerveux, les cellules muqueuses et les cils. On peut macérer du matériel conservé à l'alcool dans un mélange de 4 partie de glycérine, 2 d'acide acétique, et 40 d'eau.

ARTHROPODES

849. Méthodes normales pour les Arthropodes. — D'après notre expérience, il est absolument nécessaire, toutes les fois qu'il s'agit d'animaux entiers, ou d'organes qu'on ne peut pas débarrasser dès l'abord de leurs revêtements chitineux, de faire usage, dans toutes les opérations de fixation, de coloration et de lavage, de réactifs ayant la plus grande puissance de pénétration qu'il soit possible d'obtenir. Nous recommandons donc de fixer en général avec l'acide picro-sulfurique *concentré*, à moins qu'il n'y ait des raisons spéciales pour préférer l'acide picro-nitrique ou l'acide picro-chlorhydrique ; de laver par l'alcool à 70 ou plus fort, jamais plus faible ; et de colorer par une teinture *alcoolique* : paracarmin, teinture de cochenille *d'ancienne formule* étant souvent à préférer), carmin alcoolique à l'acide chlorhydrique, hémacalcium.

Certaines formes peuvent bien se fixer par le sublimé. Ce réactif peut, par exemple, être souvent employé avec avantage pour des Copépodes, pour les larves de Décapodes, etc. Quelques Copépodes cependant *Copilia, Sapphirina* . . . . laissent beaucoup mieux conserver par l'acide osmique faible ; et il en est de même pour les Ostracodes. Dans bien des cas, le traitement par l'acide osmique fournit une différenciation suffisante de . . . . ment des tissus, de sorte qu'il n'est pas nécessaire de recourir à une coloration ultérieure (*Copilia, Phyllosoma*). Le procédé au pyrogallol, numéro 377, peut souvent rendre de . . . . . .

Il est souvent avantageux, et même nécessaire d'employer les réactifs à chaud, surtout le liquide de fixation et de lavage.

MURRAY . . . . XXI, 1895, p. 8) fixe les Ostracodes . . . . dans un mélange de 4 parties d'éther avec 1 d'alcool absolu, et . . . . à l'alcool à 70 p. 100.

GIESBRECHT prend pour les Copépodes marins une solution concentrée d'acide picrique dans l'eau de mer.

KENYON . . . . IV, 1895, p. 80) fixe les Pauropodes dans l'alcool acétique ou chloroforme de Carnoy, numéro 98, les coupe en deux avant de colorer, et enrobe dans la celloïdine suivie de paraffine.

Duбоsco (*Arch. Zool. expér.*, VI, 1899, p. 481) fixe les Chilopodes dans un mélange à parties égales d'acide chromique à 1 p. 100, acide nitrique à 1 p. 100, et alcool à 95 p. 100; ou dans un mélange de 1 partie d'acide acétique cristallisable avec 10 d'alcool absolu.

Hennings (*Zeit. wiss. Mik.*, XVII, 1900, p. 311) recommande un mélange de

Acide nitrique concentré.	16
Acide chromique de 0,5 p. 100	16
Solution saturée de sublimé dans l'alcool absolu .	24
Sol. saturée d'acide picrique dans l'eau.	12
Alcool absolu .	42

Fixer de douze à vingt-quatre heures, laver à l'alcool à 60 p. 100 contenant de l'iode, déshydrater et enrober à la paraffine. Ce mélange aurait la propriété non seulement de bien fixer les parties molles, mais aussi de ramollir la chitine suffisamment pour permettre de faire des coupes à travers les parties dures.

Hamann (*Sitzb. Ges. Natur. Freunde, Berlin,* 1897) fixe de petits Trachéates dans du formol à 10 p. 100, et trouve que la chitine reste suffisamment molle pour permettre de faire de bonnes coupes.

Voyez aussi numéro 115.

850. Épreuve pour la chitine (Sander, *Pflüger's Arch.*, XLVI, 1897, p. 545; *Zeit. wiss. Mik.*, XV, 1898, p. 214). — On met l'objet dans de l'eau sous un verre à couvrir et on le traite pendant peu de temps par une goutte de solution fraîchement préparée d'iode dans l'iodure de potassium. On enlève l'excédent de ce réactif par de l'eau et on ajoute une goutte de solution concentrée de chlorure de zinc. On enlève celle-ci par de l'eau autant que possible, et la réaction violette se montre. On peut employer une solution plus faible de chlorure de zinc, mais alors la réaction n'est plus aussi nette.

851. Méthodes pour rendre la chitine transparente et perméable. — Nous avons donné au numéro 563 la méthode de Looss.

Last (*Zeit. f. wiss. Mik.*, 1886, p. 212) a obtenu de bons résultats avec des Coccides en traitant les animaux (après durcissement) pendant dix-huit à vingt-quatre heures par l'eau de Javel allongée de 4 volumes d'eau. Après lavage, on peut passer par l'alcool à la paraffine. La chitine est suffisamment ramollie pour permettre de faire de

852 Yeux de Mouche et autres Arthropodes Hexa...

Pour ses méthodes pour les yeux de *Homarus,* voy. *Bull. Mus. comp. Zool. Harvard Coll.,* XX, 1890, p. 1.

Pour la rétine et les ganglions optiques d'*Astacus* et d'autres Décapodes, il emploie le bleu de méthylène (*Mitth. Zool. Stat. Neapel,* XII, 1895, p. 1). Il injecte dans le sinus ventral 0,1 centimètre cube de solution à 0,2 p. 100, sacrifie l'animal au bout de douze à quinze heures, excise les ganglions, et fixe la couleur comme nous l'avons dit numéro 347. Il a aussi employé la méthode rapide chromo-argentique de Golgi.

PURCELL prépare ainsi les yeux des Phalangides (*Zeit. wiss. Zool.,* LVIII, 1894, p. 1). — Il enlève le céphalothorax, et le met pendant vingt minutes dans une solution saturée d'acide picrique dans l'alcool à 50 p. 100, chauffé à 45° ou 50° C. Le pigment s'y dissout et colore les noyaux et d'autres parties des rhabdomes, de sorte qu'aucune autre coloration n'est nécessaire.

HENNINGS (*Zeit. wiss. Mik.,* XVII, 3, 1900, p. 326) met des coupes d'yeux pendant dix minutes (Mouches) à douze heures (Myriapodes) dans un mélange de 2 parties d'alcool à 80 p. 100 et 1 de glycérine additionnées de 2 p. 100 d'acide nitrique. Il vaut mieux maintenir le mélange à une température de 35° C. environ. Les éléments se sont toujours montrés bien conservés.

Voyez aussi VIALLANES, *Ann. Sci. Nat.,* XIII, 1892, p. 354 (*Palinurus*) et ROSENSTADT, *Arch. mik. Anat.,* XLVII, 1896, p. 748 (Décapodes).

853. **Cerveau de l'Abeille**. — KENYON (*Journ. Comp. Neurol.,* VI, 1896, p. 137; *Journ. Roy. Mic. Soc.,* 1897, p. 80) a employé l'imprégnation chromo-argentique de Golgi, qui ne réussit que fort rarement. Il préfère durcir dans un mélange de 1 partie de formol avec 2 de sulfate de cuivre à 5 p. 100 et 2 de bichromate de potasse, et colorer dans l'hématoxyline phospho-molybdique de Mallory, numéro 282.

854. **Chaîne abdominale**. — BINET (*Journ. de l'anat.,* XXX, 1894, p. 469) fixe les ganglions des Hexapodes dans le liquide de Flemming ou dans du sublimé à 5 p. 100 avec 5 p. 100 d'acide acétique, colore par l'hématoxyline au cuivre de Viallanes, numéro 279, fait des coupes à la paraffine et colore de nouveau à la safranine.

855. **Injections d'Arthropodes**, surtout d'Arachnides et Crustacés. — SCHNEIDER (*Tablettes zool.,* II, 1892, p. 123) recommande l'encre de Chine lithographique, les animaux étant narcotisés par le chloroforme, puis injectés et portés dans de l'alcool fort.

De même CAESARD, *Bull. Sc. France Belg.*, XXIX, 1896, p. 46.

VERS

856. Entéropneustes. — LO BIANCO (*op. cit.*, n° 837, p. 460) les fixe par l'acide picro-sulfurique ou l'acide chromique à 0,5 p. 100, après narcotisation par l'alcool si cela est nécessaire.

857. Myzostoma. — WHEELER (*Mitth. Zool. Stat. Neapel*, XII, 1896, p. 227) les fixe au sublimé ou l'acide picro-acétique, et colore à l'hématoxyline suivie par une solution saturée d'orange G dans l'eau.

858. Chétopodes: nettoyage de l'intestin. — En vue des coupes, il faut commencer par débarrasser l'intestin des Lombrics du sable qu'il peut contenir. KOLLISTIAL (voy. *Journ. Roy. Mic. Soc.*, 1888, p. 1077) met les animaux dans un cristallisoir rempli de morceaux de papier buvard humecté. Ils vident graduellement l'intestin et le remplissent de papier. VOGT et YUNG préfèrent le marc de café, comme se coupant mieux après inclusion que ne le fait le papier.

D'après JACQ (*Arch. Entwick. Organismen*, V, 1897, p. 425) il suffit de les garder pendant quelques jours dans du linge humide.

859. Chétopodes: extension et fixation. — KOLLISTIAL (*Die sebenbäume etc. Festschr.*, 1888; *Z. f. w. Zool. Mik.*, 1886, p. 60). Met les animaux dans un verre à bord épais rempli d'eau à une hauteur de 10 c. environ. On verse ensuite une couche d'alcool à 70 p. 100, de 1 à 2 centimètres d'épaisseur. Après quatre à huit heures, les tissus sont suffisamment macérés et l'on pourra les fixer.

Puis il recommande de mettre les vers au fond d'un cristallisoir contenant de l'eau et de les immerger avec du chloroforme, et de couvrir le tout pendant un quart d'heure à une demi-heure.

VOGT et YUNG (*Zool.*, XVII, 1888, p. 777) procèdent à peu près de même pour l'extension des Annélides. Ils mettent dans le récipient un morceau de papier buvard imbibé de chloroforme.

GREEFF (*Arch. etc.*, V, 1889, p. 335) narcotise dans des *Lumbricus* par juxtaposition de l'eau dans des tubes d'une solution...

de curare à 1 : 500. Ensuite on met les animaux dans l'eau et au bout d'un quart d'heure on les trouve morts.

D'après Lo Bianco on peut souvent produire une bonne narcotisation de Polychètes au moyen d'eau de mer contenant 5 p. 100 d'alcool, ou par le mélange numéro 19.

Les *Polychæta sedentaria* offrent l'obstacle d'un appareil branchial compliqué et extrêmement contractile. On peut quelquefois obtenir de bonnes fixations en extension en portant les animaux brusquement dans une solution de sublimé. (Il faut prendre une solution *froide*, les solutions chaudes ratatinent souvent les branchies.) Les espèces de *Polychæta errantia* qui possèdent des branchies contractiles, comme *Eunice* et *Onuphis*, peuvent être traitées de même.

Lo Bianco recommande de tuer les *Chætopteridæ*, *Sternaspidæ*, *Spirographis* et *Protula*, en les mettant pour une demi-heure dans de l'acide chromique à 1 p. 100. (Je reconnais que ce procédé produit une bonne extension ; mais je doute fort que la conservation histologique soit aussi bonne qu'avec le sublimé (A. B. L). On peut quelquefois forcer les Annélides sédentaires à s'étendre hors de leurs tubes en les mettant pour quelques heures dans l'eau de mer contenant 0,1 p. 100 d'hydrate de chloral (Lo Bianco).

Rievel (*Zeit. wiss. Zool.*, LXII, 1896, p. 292) fixe *Ophryotrocha* en extension au moyen de liquide de Lang (n° 78) chaud, et *Lumbricus* pendant dix à quinze minutes dans du sublimé alcoolique chaud ou de l'acide picro-sulfurique chaud.

Voyez aussi les numéros 30 et 97 (jus de citron), 19, 21 à 28, 53, 60.

860. Coloration. — J'ai trouvé que pour la coloration en entier de petits Annélides le carmalun donne de bons résultats, meilleurs que le carmin au borax ou le paracarmin.

861. Nerfs d'Annélides. — Méthode au bleu de méthylène, et méthode rapide de Golgi. Pour l'application de celle-ci voy. Lenhossék, *Arch. f. mik. Anat.*, XXXIX, p. 102 ; *Zeit. f. wiss. Mik.*, IX, 3, 1893, p. 342 ; Lewis, *Anat. Anz.*, XII, 1896, p. 292 ; et Atheston, *ibid.*, XVI, 1899, p. 498.

Voy. aussi les méthodes d'Apathy, n° 374 et 716.

862. Vaisseaux sanguins d'Annélides (Kükenthal, *loc. cit.*, n° 859). — Ouvrir les animaux et les mettre pendant deux ou trois

heures dans de l'eau régale (acide nitrique, 4 parties; acide chlorhydrique, 2 parties). Les ramifications des vaisseaux se trouvent
alors être colorées en noir, tout le reste en jaune.

Berkan (*Anat. Hefte*, XLV, 1900, p. 392, et XLIX, 1900, p. 599) fixe
de petits Annélides pendant une semaine ou plus, à l'obscurité,
dans un mélange à parties égales de nitrate d'argent à 1 p. 100 et
acide nitrique à 1 p. 100, ou dans un mélange de 50 parties de
nitrate à 1 p. 100, 25 d'acide formique, et 25 d'eau distillée, les dissèque ou dissocie à l'aiguille et expose les organes au soleil. L'injection intra-vasculaire des solutions n'est pas pratique, même pour les
animaux plutôt gros. Pour les formes marines il emploie le lavage au
nitrate de potasse de Harmer, n° 360.

863. Hirudinées; fixation. — Whitman (*Methods in Mic. Anal.*,
p. 27) tue et fixe par le sublimé chaud. Ce réactif, dit Whitman, tue
les Sangsues avec une telle rapidité qu'elles meurent en général
sans avoir pu changer la position dans laquelle elles se trouvaient
au moment de subir le contact du liquide.

J'ai obtenu de meilleurs résultats (*Nephelis, Clepsine*) en narcotisant par l'acide carbonique, numéro 27, et en fixant par le mélange
de Flemming. Avec quelques cuillerées d'eau de Seltz ajoutées à
l'eau où les animaux se trouvent, on narcotise les petits exemplaires
en quelques minutes; les grands demanderont plusieurs heures. Le
jus de citron m'a aussi donné de bons résultats pour les tuer en
extension.

Gray (*Jen. Zeit.*, 1895, p. 465) dit avoir obtenu de bons résultats
en narcotisant par une décoction de tabac.

Voy. aussi les méthodes indiquées pour *Lumbricus*, n° 859, et
n° 49 à 59, et 60.

Injection Whitman (*Amer. Natural.*, 1886, p. 318). — Il arrive
très souvent qu'on obtienne des injections naturelles très parfaites
chez des Sangsues qui ont été durcies dans de l'acide chromique
faible ou dans un liquide chromique quelconque. Whitman pense que
ces injections sont les meilleures pour l'étude du système circula-
toire par la méthode de coupes.

Les Hirudinées ou autres Annélides sur lesquelles on désire
faire des injections artificielles peuvent naturellement être tuées par
un procédé particulier de façon à laisser
couler l'injection. Jousset de Bellesme (*Zool. Soc. Nap.*, 1885, p. 298)
recommande de mettre les Sangsues dans de l'eau contenant une
faible quantité de chloroforme; elles tombent bientôt au fond du

vase et y restent immobiles. Il faut les laisser un ou deux jours dans l'eau avant d'injecter.

Système nerveux. — Imprégnation par le chlorure d'or. BRISTOL (*Journ. of Morph.*, XV, 1898, p. 17) tue dans l'acide formique de 10 à 15 p. 100, met pendant vingt-cinq minutes dans du chlorure d'or à 1 p. 100, et réduit (douze à dix-huit heures) dans l'acide formique à 1 p. 100, et enrobe à la paraffine. Voy. aussi les méthodes d'APA-THY, n⁰ˢ 374 et 716.

864. Géphyriens. — Pour préparer le *Sipunculus nudus*, il faut (VOGT et YUNG. *Anat. comp. prat.*, p. 373) faire dégorger l'intestin des animaux pendant plusieurs jours dans de l'eau de mer pure dans des bassins à fond poli (il faut avoir soin de les changer chaque jour, car ils avalent de nouveau le sable expulsé). Le meilleur agent pour les tuer en extension serait le chloroforme.

WARD (*Bull. Mus. Comp. Zool. Harvard*, XXI, 3, p. 144) met les animaux dans une cuvette avec de l'eau de mer et verse sur l'eau une couche mince d'alcool à 5 p. 100. Les animaux doivent se trouver anesthésiés au bout de quatre à huit heures.

LO BIANCO dit que l'acide chromique à 0,5 p. 100 ou l'hydrate de chloral à 0,1 p. 100 dans l'eau de mer peut réussir, mais l'un et l'autre sont incertains. *Phascolosoma* et *Phoronis* doivent être traités par le procédé de l'alcool (n⁰ 26).

Priapulus et *Halicryptus*. APEL (*Zeit. f. wiss. Zool.*, 1885, p. 461) recommande de les tuer ou bien en les mettant dans l'eau de mer qu'on porte graduellement à une température de 40° C. environ (pas plus), ou bien les plongeant brusquement dans de l'eau bouillante où on les maintient un instant. Cette manœuvre ne tue pas les animaux, mais les paralyse et les empêche de se contracter pendant qu'on les soumet à l'action d'un réactif fixateur. Parmi les fixateurs, Apel recommande l'acide chromique à 1/3 p. 100, l'acide picro-sulfurique, le bichromate de potasse et l'alcool. L'acide osmique ne pénètre pas suffisamment.

865. Rotateurs. — Pour l'observation des animaux vivants la narcotisation rend de grands services. Voir là-dessus le chapitre II. VOGT et YUNG recommandent une solution de l'un ou l'autre des sels solubles de strychnine.

WEBER (*Arch. de Biol.*, VIII, 4, 1888, p. 713) préfère une solution à 1 p. 100 de chlorhydrate de cocaïne.

Les procédés d'EISMOND et de JENSEN (n⁰ 890) peuvent rendre des services. HARDY (*Journ. Roy. Mic. Soc.*, 1889, p. 475) emploie du sirop épais.

Voy. aussi les procédés de narcotisation donnés au ch. II, surtout n°° 22 à 25, et 29.

Les colorations vitales par le bleu de méthylène peuvent aussi rendre des services.

Des préparations permanentes de Rotifères peuvent être faites par la méthode de ROUSSELET (*Journ. Quekett Mic. Club*, 1895, p. 4). On rassemble les animaux dans un verre de montre et les narcotise en ajoutant par intervalles quelques gouttes d'un mélange de

Sol. de chlorhydrate de cocaïne à 2 p. 100 . . . 3 parties
Alcool à 90 p. 100 1
Eau distillée 6

On les observe sous le microscope, et au moment où les cils ont cessé de battre, ou sont sur le point de cesser, on ajoute une goutte de liquide de Flemming ou d'acide osmique à 0,25 p. 100. On attend une demi-minute ou moins pour que la fixation s'achève, on enlève les animaux à l'aide d'une pipette et on les lave en les passant à travers deux ou trois verres de montre d'eau distillée. On les monte définitivement dans un mélange de 2 1/2 parties de formol avec 37 1/2 d'eau distillée. Autres détails et variantes, *loc. cit.* Je puis témoigner que les préparations de ROUSSELET sont très belles.

ZACHARIAS (*E. Z. S.*, CXXIV, 1895, p. 245) narcotise comme ROUSSELET, mais en supprimant l'alcool, agit à l'acide osmique pendant deux heures, passe à peu à peu dans le mélange de 1 partie d'acide pyroligneux brut avec 8 d'eau, etc., agit cinq à dix minutes, lave à plusieurs eaux et fait des préparations à la glycérine ou au baume.

.... (...... *Mic. Soc.*, XVII, 1897, p. 319) narcotise par la cocaïne et fixe par le formol, ou par un peu d'acide chromique à 0,5 p. 100.

866. Acanthocéphales. Échinorhynques. STOSSICH, *Morphol. Jahrb.*, 1887, p. 121. — La meilleure manière de tuer les animaux est de les mettre dans l'acide osmique à 0,1 p. 100 environ; ils y vivent longtemps et ne se contractent pendant les premières heures, mais cessent au contact. .... avant de mourir. On peut aussi employer l'acide chromique à 0,1 p. 100; les animaux y vivent plusieurs jours, mais meurent d'...... la préparation est moins ...... C'est ce réactif qui vaut le mieux pour l'étude de la ....

Kaiser (*Biblioth. zool.*, VII, 1, 1891; *Zeit. f. wiss. Mik.*, VIII, 3, 1891, p. 363) a indiqué les deux fixateurs suivants : (1) Solution saturée de cyanure de mercure dans l'eau, chauffée à 45 à 50° C. (quinze à soixante minutes, laver dans l'alcool à 70 p. 100). (2) Acide picrique, 1 ; acide sulfurique, 10 ; acide chromique, 1 ; eau, 1000. Chauffer à 55° C., laisser agir quinze à vingt minutes, laver cinq à dix minutes dans l'eau chaude, puis dans de l'alcool à 60 p. 100.

Hamann (*Jena Zeit. Naturw.*, XXV, 1890, p. 113; *Zeit. wiss. Mik.*, VIII, 1891, p. 209) dit avoir eu de bons résultats avec le sublimé, et aussi avec l'alcool contenant un peu de chlorure de platine.

867. Nématodes (Looss, *Zool. Anzeig.*, 1885, p. 333). — La cuticule extrêmement résistante des Nématodes oppose souvent un très grand obstacle à la pénétration des réactifs. Selon Looss, on peut vaincre cet obstacle en traitant les animaux (ou leurs œufs, qui présentent la même imperméabilité) par l'eau de Javel ou l'eau de Labarraque (n° 563).

Pour la fixation, la plupart des auteurs recommandent le sublimé ; l'acide chromique aurait une tendance à rendre les animaux fragiles.

Cependant d'après Zur Strassen (*Zeit. f. wiss. Zool.*, LIV, p. 655), le *Bradynema rigidum* de l'*Aphodius fimetarius* doit être fixé pendant douze heures au moins dans le mélange de Flemming.

Augstein (*Arch. Naturg.*, LX, 1894, p. 255) a trouvé que pour *Strongylus filaria* le meilleur fixateur était l'acide picro-nitrique de Mayer.

Vejdovsky (*Zeit. wiss. Zool.*, LVII, 1894, p. 645) conseille pour *Gordius* l'acide chromique à 0,5 p. 100, pendant vingt-quatre heures.

Lo Bianco (*loc. cit.*, n° 837) prend pour les formes marines le sublimé concentré ou l'acide picro-sulfurique.

Cobb emploie son différenciateur (n° 11) pour le transport à travers les réactifs après fixation.

La coloration est souvent difficile et quelquefois le carmin alcoolique (n° 254) est à peu près le seul réactif qui donne des résultats satisfaisants.

Braun (*Die Thier. Parasiten d. Menschen*, etc. ; *Journ. Roy. Mic. Soc.*, 1885, p. 897) recommande de monter des préparations non colorées de petits Nématodes dans le milieu suivant : — Gélatine, 20 parties ; glycérine, 100 parties ; eau, 120 parties ; acide phénique, 2 parties. On fait fondre ce mélange au moment de s'en servir. Le baume aurait quelquefois l'effet curieux de rendre les Nématodes opaques.

Trichines. — Méthode de Barnes (*Amer. Mon. Mic. Journ.*, XIV, 1893, p. 104 ; *Journ. Roy. Mic. Soc.*, 1893, p. 406). — Une portion de muscle infecté de la grosseur d'un pois, est mis dans un flacon avec un mélange de 0,2 gr. de pepsine, 7,5 gr. d'eau et 2 gouttes d'acide chlorhydrique, et le tout est maintenu à une température de 37°C. pendant trois heures avec agitation de temps à autre. Lorsque le muscle et les cystes sont entrés en dissolution on verse le liquide dans un verre conique, et laisse déposer. On retire les Trichines du fond à l'aide d'une pipette, et les étudie sur une platine chauffante.

Graham (*Arch. mik. Anat.*, L, 1897, p. 216) isole des Trichines en faisant macérer pendant un jour ou deux dans l'acide acétique, colore au carmin acétique, et dissocie à l'aiguille.

868. Némertiens. — Les Némertiens sont extrêmement difficiles à fixer. Après une assez longue expérience de ce groupe, nous devons dire que nous n'avons pu trouver aucune méthode qui mène sûrement au but. Nous avons toujours obtenu nos meilleurs résultats en fixant par le sublimé (sol. sat. à froid, avec 1 p. 100 d'acide acé- tique). Il est bon de couper d'abord la tête de l'animal, et de pro- jeter les morceaux à fixer, qui ne doivent pas être trop longs, aussi rapidement que possible dans la solution de sublimé ; c'est un tour de main à apprendre, et qui ne réussit pas toujours. Nous décapi- tons les animaux, parce que nous avons observé que les contrac- tions sont beaucoup moins énergiques dans les tronçons qui ne sont plus en communication avec les ganglions cérébraux. Nous avons essayé la plupart des autres fixateurs usuels, liquides osmi- ques, chromiques, etc., et nous ne les recommandons pas ; les liquides chromiques et le perchlorure de fer nous paraissent être surtout à éviter, car ils semblent agir comme des irritants, et provo- quer des contractions musculaires d'une violence telle que les tissus en souffrent ; les animaux y meurent aussi beaucoup moins vite que dans le sublimé.

De Castellarnau (*La Estacion zool. de Napoles*, p. 137) dit qu'on peut tuer les Némertiens par la narcotisation graduelle par l'alcool, de même que les Mollusques (n° 840). Nous avons essayé le procédé de Foettinger à l'hydrate de chloral (n° 21) ; les espèces sur lesquelles nous avons expérimenté mouraient bien plus ou moins étendues, mais crachaient toujours leur trompe.

S. Lo Bianco cependant réussit avec une solution à 0,1 à 0,2 p. 100 dans l'eau de mer.

M. le professeur du Plessis nous a indiqué l'eau douce chaude,

même presque bouillante, comme étant dans bien des cas le meilleur moyen de tuer les Némertiens. Elle conserve assez bien les
tissus.

DENDY (voy. *Journ. Roy. Mic. Soc.*, 1893, p. 116) a réussi avec
Geonemertes en l'exposant pendant une demi-minute aux vapeurs
de chloroforme.

Pour les colorations en entier de pièces fixées, nous pensons qu'il
est absolument obligatoire de n'employer que des teintures alcooliques, car les espèces même les plus délicates ne se laissent pénétrer en aucun laps de temps raisonnable par les teintures aqueuses.
Nous employons le carmin au borax, ou le carmin alcoolique de
Mayer. L'hématoxyline et la cochenille de Mayer donnent en général
de moins bonnes préparations, à cause de l'énergie avec laquelle
elles se portent sur la mucine qui existe en si grande abondance
dans la peau des Némertiens.

Les coupes se font très bien à la paraffine pour les espèces petites
et moyennes, si l'on a soin de faire la *pénétration par l'essence de
bois de cèdre* (le chloroforme se refuse souvent à pénétrer ces objets
même après des semaines).

BÜRGER (*Fauna Flora Golf Neapel*, XXII, 1895, p. 443) étudie le système nerveux, les néphridies, la peau, les muscles et l'intestin à
l'aide de colorations vitales au bleu de méthylène. Il *injecte* dans
les animaux une solution à 0,5 p. 100 dans de l'eau distillée ou dans
de la solution de sel à 0,5 p. 100, les enveloppe dans du papier buvard
humide et les y laisse pendant six à douze heures au plus. Il fait
aussi des macérations à l'alcool au tiers ou au mélange des Hertwig
(n°547). Autres détails *loc. cit.*, ou *Grundzüge* de LEE et MAYER, 1898,
p. 399.

Voy. aussi, *ibid.*, ou *Zool. Jahrb.*, *Abth. Morph.*, X, 1897, p. 6, les méthodes de MONTGOMERY.

Aussi BŒHMIG, *Zeit. wiss. Zool.*, LX, 1898, p. 484.

869. Cestodes. — A étudier par les méthodes ordinaires des
coupes. Nous rappelons que l'observation de l'animal vivant (VOGT et
YUNG, *Traité d'Anat. comp. prat.*, p. 204) peut rendre des services,
surtout pour l'étude du système excréteur. Comme l'a montré PINT-
NER, on peut conserver des Ténias en vie pendant plusieurs jours
dans de l'eau additionnée d'un peu de blanc d'œuf. LÖNNBERG (*Cen-
trall. f. Bakt.*, 1892, p. 89 ; *Journ. Roy. Mic. Soc.*, 1892, p. 281) a
gardé le *Triænophorus nodulosus*, parasite du Brochet, en vie pendant un mois dans une solution de peptone pepsinée, contenant de

3 à 4 p. 100 de substance nutritive et moins de 1 p. 100 de NaCl (réaction faiblement acide).

Tower (*Zool. Jahrb., Abth. Anat.*, XIII, 1899, p. 363) a pu garder *Moniezia expansa* en vie pendant plusieurs jours dans un mélange de

Eau de source	
Blanc d'œuf	100 cc.
Pepsine	10 gr.
Sucre	2 —
Bœuf préparé (Bovox)	5

Toutes les solutions contenant du chlorure de sodium sont à éviter.

Pour le système nerveux il a eu peu de résultats avec le bleu de méthylène, et point du tout avec la méthode de Golgi. Il a eu ses meilleurs résultats comme suit : — Les animaux sont fixés pendant dix heures dans un mélange de 500 centimètres cubes d'acide picrique concentré, 3 d'acide acétique crist., 5 grammes de chlorure de platine, et 2 d'acide osmique. On les met ensuite dans l'acide pyroligneux brut pendant six à dix heures, on lave à l'alcool de 70 p. 100 pendant vingt-quatre heures, déshydrate et fait des coupes à la paraffine.

De Filippi (*Att. Accad. Lincei*, VII, 1894, p. 250) trouve que pour *Tænia bothrioplitis* le meilleur fixateur est l'acide picrique concentré (environ sept heures) : le sublimé lui a donné de mauvais résultats.

Zernecke (*Zool. Jahrb., Abth. Anat.*, IX, 1895, p. 92) a réussi avec la méthode rapide de Golgi. Il tue des *Ligula* dans le mélange osmiobichromique (4 : 1), imprègne comme d'habitude, fait des coupes sans inclusion, et les traite par l'hydroquinone de Kallius. Outre le tissu nerveux, on obtient des imprégnations des muscles, des cellules du parenchyme, et du système vasculaire excréteur.

Il a aussi eu de bons résultats par le bleu de méthylène.

Blochmann (*Biol. Centralb.*, XV, 1895, p. 14) recommande pour le système nerveux la méthode au bichromate et sublimé de Golgi.

Voy. aussi Koehler. *Zeit. wiss. Zool.*, LVII, 1894, p. 386.

870. Trématodes (Fischer, *Zeit. wiss. Zool.*, 1884, p. 1. — L'*Opisthotrema cochleare* peut être monté *in toto* dans le baume.

Pour les coupes, Fischer recommande une masse d'inclusion faite en dissolvant 15 parties de savon dans 17,5 parties d'alcool à 96°. Cette masse fond à 60° C. environ, pénètre très rapidement, et se solidifie en quelques minutes. On étudie les coupes dans la glycérine.

Wright et Macallum (*Journ. of Morphol.*, 1, 1887, p. 1) ont trouvé que *Sphyranura* se fixe bien dans le mélange de Flemming, et se colore bien dans la cochenille alunée.

Lo Bianco (*op. cit.*, n° 837) fixe des Trématodes au sublimé concentré chaud.

Looss (*Arch. mik. Anat.*, 1895, p. 7) prend pour *Bilharzia* une sol. de 1 p. 100 de sublimé dans l'alcool à 70 p. 100 chauffée à 50° ou 60° C.

Bettendorf (*Zool. Jahrb.*, *Abth. Morph.*, X, 1897, p. 308) a eu des résultats avec *Distoma hepaticum* par la méthode rapide de Golgi, mais préfère le bleu de méthylène.

Schwarze (*Zeit. f. wiss. Zool.*, 1885, p. 45) a trouvé que le seul moyen de conserver les tissus des Cercaires est de fixer dans une solution saturée de sublimé, chauffée à 35 ou 40° C.

871. Turbellariés. — Pour les **Rhabdocœles** Braun (*Zeit. f. wiss. Mik.*, III, 1886, p. 398) procède comme suit. On met un animal sur une lamelle porte-objet, on l'aplatit légèrement au moyen d'un verre à couvrir, et on le tue en introduisant entre les deux verres un mélange de trois parties de liquide de Lang avec une partie de solution d'acide osmique à 1 p. 100. D'autres agents fixateurs ne lui ont pas donné de bons résultats. Coupes à la paraffine.

Böhmig (*ibid.*) dit que pour certains tissus, tels que les muscles et le parenchyme du corps, l'acide nitrique et l'acide picro-sulfurique sont très utiles.

Pour les **Rhabdocœles acœles** Delage (*Arch. de Zool. expér.*, t. IV, sér. 2, 1886; *Zeit. f. wiss. Mik.*, 1886, p. 239) recommande beaucoup la fixation par un mélange d'acide osmique et de carmin ammoniacal. Un autre fixateur excellent est la solution concentrée de sulfate de fer. Les animaux (*Convoluta*) y meurent parfaitement étendus. Le liquide de Lang ne réussit pas, dit-il.

Pour la coloration, Delage recommande l'acide osmique carminé, ou bien l'imprégnation par l'or. — Acide formique au tiers, deux minutes; chlorure d'or à 1 p. 100, dix minutes; acide formique à 2 p. 100, deux à trois jours dans l'obscurité. — Il est bon de laisser se produire une réduction excessive et de décolorer par une solution de cyanure de potassium à 1 p. 100.

Böhmig (*Zeit. wiss. Mik.*, III, 1886, p. 239) a obtenu de bonnes images avec des Plagiostomides fixés au sublimé et colorés à l'acide osmique carminé.

Von Graff (*Die Organisation d. Turbellariä Acœla*, Leipsig, 1891 ;

Zeit. f. wiss. Mik., IX, 1, 1892, p. 76) fait les remarques suivantes.
— Le mélange de Flemming, suivi d'hématoxyline, donne une
bonne conservation des téguments ; mais même cette méthode ne
fournit pas une conservation satisfaisante des rhabdites, qui chez les
Acœles et les Alloiocœles paraissent se gonfler jusqu'à être détruits,
tandis que chez les Planaires terrestres, chez les Polyclades et la
plupart des Rhabdocœles, ils se conservent mieux. La même méthode
convient pour le parenchyme d'*Amphichœrus cinereus*, *Convoluta paradoxa*, et *C. sordida*. Le sublimé ne convient pas pour ces
espèces, mais donne de bons résultats pour *Convoluta Roscoffensis*.
Le système nerveux peut être étudié par les méthodes de DELAGE.

Pour les Dendrocœles d'eau douce, CHICHKOFF (*Arch. de Biol.*, XII,
1892, p. 438, recommande le mélange suivant : sublimé à 2 p. 100,
6 parties ; acide acétique à 15 p. 100, 4 parties ; acide nitrique,
2 parties ; chlorure de sodium à 14 p. 100, 8 parties ; alun à 2 p. 100,
1 partie.

Le mélange de LANG a été donné n° 78.

La cochenille de Mayer, n° 249, pourra être utile pour l'étude des
glandes, de même que le mélange Ehrlich-Biondi.

Lo BIANCO (*op. cit.*, n° 837) tue les Rhabdocœles et Dendrocœles par
le sublimé chaud, les met aussitôt dans l'eau froide et de là dans
l'alcool. Pour certains Polyclades le sublimé ne doit être que très
légèrement chauffé.

VOIGT (*Verh. Nat. Ver. Bonn.* 1896, p. 118) tue les Planaires en les
inondant d'un mélange de 1 partie d'acide nitrique concentré et
3 d'eau, et après une minute les met dans l'alcool à 70 ou 90 p. 100.

KLINCKOWSTROEM (*Arch. mik. Anat.*, XLVIII, 1897, p. 589) fixe *Prostheceraeus* dans l'alcool à 70 p. 100 avec 4 p. 100 d'acide acétique.
JAENICHEN (*Zeit. wiss. Zool.*, LXII, 1896, p. 250) conseille pour *Planaria*, surtout pour les yeux, l'acide picro-sulfurique pendant une
heure ou deux ; l'acide osmique est moins bon, et le liquide de
MÜLLER macère. Il colore au carmin au borax, fait des coupes et les
met pendant dix minutes dans l'acide osmique, puis pendant cinq
minutes dans de l'acide pyroligneux, sur l'étuve. Il dissocie les
bâtonnets visuels, en faisant macérer dans un mélange de 1 partie de sel, 1 d'acide acétique, et 100 d'eau. Il blanchit les yeux au
peroxyde d'hydrogène.

ÉCHINODERMES

872. Holothurides. — Animaux extrêmement difficiles à fixer,
parce que, sous l'influence des réactifs, ils se contractent avec une

si grande violence que leurs viscères sont arrachés et expulsés par la bouche ou l'anus. De Castellarnau (*La Estacion zool. de Napoles*, p. 136) recommande de les saisir par le milieu du corps, de les serrer fortement pour les empêcher de se contracter, et de les plonger pendant un instant dans de l'acide acétique, puis de remplir la cavité du corps d'alcool par injection et de mettre tout l'animal dans de l'alcool. Garbini (*Manuale per la tecnica mod. del Microscopio*, p. 155) conseille de narcotiser les Synaptes et les *Cucumaria* en ajoutant de l'éther à l'eau où ils se trouvent, et de les transporter dans de l'alcool à 35°.

Vogt et Yung (*Anat. Comp. prat.*, p. 641) disent que la *Cucumaria Planci* (*C. doliolum* Marenzeller) n'a pas l'inconvénient de cracher ses intestins; mais ils recommandent de la tuer par l'eau douce, ou par intoxication par l'alcool, l'acide chromique ou le sublimé, ajoutés à l'eau de mer. On peut laisser mourir les *Synaptes* dans un mélange à parties égales d'eau de mer et d'éther ou de chloroforme.

Le docteur Weber m'a fait savoir que le formol convient admirablement pour la conservation des Holothuries. Il n'est pas nécessaire qu'il soit fort.

Gerould (*Bull. Mus. Harvard Coll.*, XXIX, 1896, p. 125) paralyse *Caudina* au sulfate de magnésie (n° 25), et fixe au liquide de Perényi.

Hérouard (*Arch. Zool. expér.*, VII, 1899, p. 537) tue les *Cucumaria* en les mettant dans une solution de chloral à 1 p. 100, chauffée à 40° C., en tenant l'anus fermé à l'aide de petites pinces.

873. Astérides. — Hamann (*Beiträge zur Hist. d. Echinodermen*, Hft. 2, 1885, p. 2) conseille d'injecter l'animal vivant avec le liquide fixateur. On introduit la canule sous la peau de l'extrémité d'un bras et on injecte ainsi le réactif dans la cavité du corps. Les pieds ambulacraires et les branchies sont bientôt distendus par le liquide; aussitôt que l'injection paraît avoir pénétré partout, on jette l'animal dans une certaine quantité du même réactif.

L'étude des *yeux* présente quelque difficulté. Pour les étudier sur des coupes tout en conservant autant que possible la pigmentation, il faut (*loc. cit.*, p. 19) enlever l'œil par la dissection, le durcir dans un mélange à parties égales d'acide osmique à 1 p. 100 et d'acide acétique à 1 p. 100, et l'inclure dans la gomme glycérinée ou quelque autre masse qui n'exige pas de traitement par l'alcool, réactif qui dissout le pigment, de sorte que les cellules pigmentaires y deviennent parfaitement hyalines. Pour les macérations, alcool au tiers;

le mélange acéto-osmique ne conserve pas les bâtonnets des cellules pigmentées.

Contrairement à ce que nous avons dit pour les Holothurides, le formol n'est pas à recommander pour la conservation des Astérides. Lo Bianco (op. cit., n° 837) tue Brisinga par l'alcool absolu.

Voy. aussi numéros 18 et 21.

874. Ophiurides. — Les tuer dans l'eau douce si l'on désire éviter la désarticulation des bras (De Castellarnau, La Estacion zool. de Napoles, p. 135).

Lo Bianco (op. cit., n° 837) tue les petites espèces par l'alcool faible, et Ophiomyxa par l'acide chromique à 0.5 p. 100.

Russo (Ricerche Lab. Anat. Roma, IV, 1895, p. 157) fixe Ophiothrix pendant une heure ou deux dans l'acide osmique à 0,5 p. 100, et décalcifie dans le liquide de Müller pendant six à dix jours. Ou bien il fixe pendant trois minutes dans un mélange de 2 parties de sublimé concentré avec 1 d'alcool à 70 p. 100 et 1 d'acide acétique, et décalcifie dans le liquide de Müller ou dans l'alcool avec 10 p. 100 d'acide acétique. Il colore au paracarmin.

875. Échinides. — Je recommande de les tuer par injection. Pour la conservation, le formol se montre, de tous points, admirable, bien supérieur à l'alcool (Weber).

Lo Bianco (op. cit. supra) les tue en les inondant (la bouche en haut) d'un mélange de 10 parties d'acide acétique et 1 d'acide chromique à 1 p. 100 et les met aussitôt dans l'alcool faible. Ou bien il fait deux fenêtres dans la coque, laisse écouler l'eau contenue et y verse de l'alcool.

Des coupes des piquants se font facilement par usure (numéros 191 à 194).

876. Crinoïdes. — Lo Bianco (op. cit.) fixe Antedon rosacea par l'alcool à 70 p. 100, et A. phalangium par l'alcool à 90 p. 100.

877. Larves des Échinodermes (Barrois). — Nous devons à l'obligeance de M. le docteur J. Barrois les indications suivantes, que nous savons être le fruit d'une investigation approfondie des métamorphoses des Échinodermes.

Pluteus. — Il est nécessaire, pour étudier les métamorphoses des Ophiures et des Oursins dans de bonnes conditions, d'obtenir des préparations qui, tout en conservant les avantages présentés par

les larves vivantes (netteté des différents organes, intégrité du squelette calcaire, qui est souvent d'une grande importance comme
fournissant des points de repère des plus utiles), en ajoutent encore
d'autres, et en particulier : 1° la netteté de la région où se forme le
jeune Échinoderme, région généralement opaque chez la larve
fraîche, et 2° une rigidité suffisante pour permettre d'orienter la
larve sous le microscope et de la retourner commodément en tous
sens.

Pour obtenir ces préparations, il y a quelques difficultés à sur-
monter, à cause de la nécessité de conserver le squelette calcaire,
tout en obtenant une coloration suffisamment élective. On arrive au
but en employant le procédé suivant. — Le *Pluteus* est fixé par une
solution froide et saturée de sublimé, dans laquelle on le laisse
séjourner deux ou trois minutes ; puis on lave à l'eau douce et on
colore par la cochenille de Mayer (ancienne formule) extrêmement
diluée, au point d'être à peine colorée ; les objets séjournent de
douze à vingt-quatre heures dans la teinture, et doivent être sur-
veillés attentivement pour être retirés au moment voulu et conservés
dans le baume, ou, ce qui vaut souvent mieux, dans l'essence de
girofle ou de bois de cèdre. Ce procédé permet d'obtenir des préparations plus instructives que celles que l'on obtient par les moyens
de coloration ordinaires, après décalcification, et aussi plus instructives que l'observation directe d'objets frais. Il convient parfaitement pour l'étude des principaux stades de la métamorphose.

Auriculaires et *Bipinnaires*. — Le procédé que nous venons de
décrire est également applicable aux Auriculaires et aux Bipinnaires,
et paraît être surtout la meilleure méthode pour l'étude de la métamorphose des Bipinnaires. Pour les premiers stades de la métamorphose des Auriculaires, on peut avec avantage remplacer ces méthodes par la fixation à l'acide osmique suivie de coloration par le
carmin de Beale, les préparations étant conservées dans la glycérine.

Larves de Comatules. — Pour le développement embryonnaire de
la Comatule, la méthode qui est le plus à recommander consiste à
fixer par la liqueur de Lang (n° 78) et à colorer par le carmin au
borax dilué. Il est important, pour les préparations qui ne sont pas
destinées aux coupes, de n'employer que du carmin au borax dilué,
sans cela les embryons se surcolorent et ne se décolorent plus que
difficilement.

La narcotisation par l'hydrate de chloral avant la fixation rend de bons services, spécialement pour l'étude des Pentacrines et des jeunes Synaptes issus d'Auriculaires. Sans cette précaution on ne peut guère obtenir que des préparations de larves fermées (Penta-crines) ou entièrement déformées par la rétraction (jeunes Synaptes).

Voir aussi le travail de Mac Bride sur le développement de l'*Amphiura squamata*, dans *Quart. Journ. Mic. Sc.*, 1892, p. 131 (acide osmique suivi du liquide de Müller; alcool; décalcification par l'acide nitrique dans l'alcool; paracarmin ou hémalun de Mayer), et pour l'*Asterina* (*ibid.*, XXXVIII, 1896, p. 340). Puis, pour les larves de Crinoïdes, Seeliger (*Zool. Jahrb.*, VI, 1892, p. 461; *Zeit. f. wiss. Mik.*, X, 2, 1893, p. 229).

CŒLENTÉRÉS

878. Nématocystes. — Iwanzoff (*Bull. Soc. Nat. Moscou*, X, 1896, p. 97) conseille pour les nématocystes des Actinies la macération par la méthode des Hertwig, n° 547, ou mieux la simple fixation pendant deux à cinq minutes par les vapeurs d'osmium, suivie d'un court lavage à l'eau de mer ou à l'eau distillée.

Pour ceux des Méduses il conseille également la méthode des Hertwig, ou bien le traitement par une solution contenant du vert de méthyle et du violet de gentiane avec un peu d'acide osmique.

879. Actinies (O. et R. Hertwig. *Jenaisch. Zeit.*, 1879). — Les Hertwig narcotisent les Actinies par la méthode de la fumée de tabac n° 16, les fixent en les injectant d'acide chromique à 1 p. 100 additionné de quelques gouttes d'acide osmique et en les plongeant dans le même liquide; après quoi ils les lavent à l'eau et les conservent dans l'alcool à 75° pour être ensuite colorées et mises en coupes.

Pour les macérations, ils procèdent comme nous l'avons dit au n° 547.

Andres. *Le Attinie*, etc.: *Intorno all' Edwardsia Claparedii*; De Castellarnau, *La Estacion Zool. de Napoles*, p. 131 à 133. — Le sublimé corrosif employé à chaud donne de bons résultats. Pour les petites formes, on s'en sert de la manière ordinaire, en en inondant les animaux; pour les formes plus grandes, il faut l'injecter dans la cavité du corps. A cet effet, on remplit une seringue de verre de la solution, et l'on touche légèrement les bords de la bouche de l'animal avec le bout de la canule. Cet attouchement fait ouvrir la bouche, on injecte le liquide et on en inonde ensuite l'animal.

Le mélange de glycérine et alcool de Salvatore Lo Bianco (n° 19) donne aussi de bons résultats dans quelques cas.

Andres a aussi employé avec succès la narcotisation par la fumée de tabac et par la nicotine (n°s 16 et 17).

Il a aussi réussi quelquefois en employant la congélation. Le vase contenant les Actinies est mis dans un récipient contenant un mélange de glace et sel de cuisine, ce récipient étant enveloppé de ouate. Après qu'on a obtenu la congélation, on dégèle le bloc de glace avec les animaux dans de l'alcool ou un acide.

Le chloroforme ne réussit que rarement, parce que la macération s'établit en général avant que la contractilité ait été perdue.

Pour les dissociations, Andres procède ainsi : — Fixer par le sublimé; faire macérer pendant vingt-quatre heures dans l'alcool à 25°; infiltrer par une solution de gomme arabique, d'abord faible et graduellement plus forte; durcir la masse dans l'alcool à 90°; dissocier les coupes avec des aiguilles.

List (*Zeil. wiss. Mik.*, 1887, p. 211) traite les tentacules d'*Anthea cereus* et *Sagartia parasitica* pendant dix minutes par un mélange de 100 cc. d'eau de mer avec 30 du liquide fort de Flemming, lave pendant deux ou trois heures dans l'acide acétique à 2 p. 100, et dissocie à l'aiguille dans la glycérine diluée.

880. Zoanthaires à squelette calcaire. — Fixation souvent très difficile à cause de la grande contractilité des Polypes. Nous conseillons d'essayer de les tuer et de les fixer par l'immersion brusque dans le sublimé qu'il faudra souvent employer bouillant. De Castellarnau (*La Estacion zool. de Napoles*, p. 132) dit que ce procédé réussit très bien pour les *Dendrophyllia*, *Antipathes*, *Astroïdes*, *Cladocora* et *Caryophyllia*.

A consulter Lo Bianco, *loc. cit.*, n° 837.

Pour les coupes, on peut employer, outre les méthodes ordinaires qui sont applicables aux pièces décalcifiées, la méthode de von Koch (n° 491), méthode qui, étant applicable aux pièces non décalcifiées et fournissant des préparations qui démontrent à la fois les parties molles et les parties squelettiques *in situ*, rend ici des services précieux.

881. Alcyonaires. — Les Polypes sont aussi extraordinairement contractiles, et la fixation en conséquence très difficile. Nous conseillons le sublimé à chaud, ou bien, pour les études dans lesquelles la bonne conservation histologique n'est pas de première importance, la méthode à l'acide acétique cristallisable de van Beneden (n° 838).

GARBINI (*Manuale*, p. 151) dit qu'on peut les fixer dans la position étalée en les inondant brusquement d'éther, et en les transportant après quelques minutes dans l'alcool à 35°.

WILSON (*Mitth. Zool. Stat. Neapel*, 1884, p. 3) fixe les Alcyonaires en les plongeant dans un mélange de 1 partie d'acide acétique fort avec 2 parties de solution concentrée de sublimé. Il lave rapidement et met les pièces pendant deux à trois heures dans une solution concentrée de sublimé, en ayant soin d'injecter les animaux avec la solution toutes les fois que cela est possible.

882. Zoanthaires et Alcyonaires (BRAUN, *Zool. Anzeig.*, 1886, p. 458). — BRAUN recommande d'ajouter au sublimé employé pour la fixation un peu d'acide osmique. Voici comment il procède pour *Alcyonium palmatum, Sympodium coralloïdes, Gorgonia verrucosa, Caryophyllia cyathus* et *Polythoa axinella*. On laisse les animaux pendant un ou deux jours dans un petit récipient en verre, de sorte qu'ils puissent s'étaler complètement. Puis, on les inonde brusquement d'un mélange de 20 à 25 cc. de solution concentrée de sublimé dans l'eau de mer additionnée de 4 à 5 gouttes d'acide osmique à 1 p. 100. Après cinq minutes, on enlève le liquide et on le remplace d'abord par de l'eau de mer, puis par des alcools successivement plus forts.

SCHULTZE (*Biol. Centralb.*, 1887, p. 760) dit que pour les Pennatulides à polypes volumineux l'addition graduelle d'eau douce donne de bons résultats.

Voyez aussi LIST, *Zeit. f. wiss. Mik.*, IV, 2, 1887, p. 211.

883. Hydroïdes : formes polypoïdes. — Les animaux doivent être fixés en général par le sublimé concentré et bouillant. On ne les y tient qu'un instant et on passe à l'alcool. La solution doit en général être employée à froid pour les Gymnoblastes, à chaud pour la plupart des Calyptoblastes. La narcotisation peut se faire par les méthodes indiquées au ch. II. Nous avons vu employer l'éther avec succès (Campanulaires). Les Hydres se fixent parfaitement par l'acide osmique. BRECKENFELD (*Amer. Mon. Mic. Journ.*, 1884, p. 49) tue les Hydres en les laissant s'étaler dans une goutte d'eau placée sur un porte-objet qu'il tient ensuite pendant trois à cinq secondes au-dessus du tube d'une lampe à pétrole.

On peut employer la coloration vitale par le bleu de méthylène (v. ZOIA, n° 341).

884. Méduses; fixation. — Pour la narcotisation, voy. n° 18.
La fixation offre quelques difficultés pour les formes à tentacules contractiles, qui s'enroulent facilement au contact des
réactifs.

Les meilleurs résultats que j'ai eus avec ces formes ont été obtenus
au moyen du procédé à l'acide acétique de van Beneden (n° 838). Le
secret du succès pour les espèces à tentacules très longs dépend
d'une manœuvre, due à Lo Bianco, que je vais essayer de décrire.
Mettez dans un cristallisoir, plutôt profond, une assez grande quantité d'acide acétique cristallisable. Tenez le cristallisoir dans la main
gauche (ou bien dans les deux mains si vous avez un aide, ce qui
vaut mieux). Tournez-le en cercle de façon à imprimer au liquide un
mouvement rotatoire. De la main libre prenez dans une cuillère une
de vos Méduses, avec aussi peu d'eau que possible. Jetez-la dans
l'acide, tenu toujours en mouvement, et soutenez ce mouvement régu-
lier de façon à faire bien étaler les tentacules derrière l'animal em-
porté dans le courant circulaire. Continuez ainsi jusqu'à ce que l'animal soit certainement mort, et passez-le dans l'alcool à 50 p. 100.
N'essayez pas de fixer plus d'un animal à la fois, au moins avant
d'avoir acquis une certaine pratique; il vaut même mieux ne pas en
passer plus d'un à la fois dans la même quantité d'alcool, car s'il s'en
trouve plusieurs ensemble leurs tentacules peuvent facilement s'em-
mêler. Il y a utilité selon Lo Bianco à soumettre *Oceania conica* et
Tiara à une narcotisation préalable au moyen d'alcool à 3 p. 100 dans
l'eau de mer. J'engage à éviter en tout cas le liquide de Kleinenberg
pour la fixation de ces sortes d'organismes.

Les formes qui n'ont pas des tentacules très contractiles peuvent
être facilement fixées par le sublimé ou par un liquide osmique ou
chromique. La *Cassiopeia borbonica* demande, selon de Castellarnau,
un traitement particulier qui consiste à traiter les animaux par l'acide
osmique jusqu'à ce qu'ils commencent à changer de couleur, puis à
les mettre pendant deux à trois jours dans le bichromate de potasse
à 5 p. 100, et finalement dans l'alcool. J'ai essayé ce procédé, avec
de fort bons résultats.

Voyez aussi Lo Bianco, *op. cit.*, n° 837.

885. Méduses (O. et R. Hertwig, *Das Nervensystem, etc.*, d.
Medusen, 1878, p. 4. 5). *Macération*. — On peut fixer suffisamment
les éléments cellulaires en les traitant pendant trois minutes par
l'acide osmique à 0,05 p. 100, après quoi le traitement par la glycérine seule fournit un degré de macération qui est très souvent

suffisant. Mais le procédé que nous avons décrit au numéro 547 est meilleur.

On obtient l'isolation des éléments en frappant à petits coups sur la lamelle mince, procédé qui donne de meilleurs résultats que la dissociation par les aiguilles.

Ce procédé de fixation, suivi de traitement par l'acide acétique, donne une *coloration* suffisante. Je pense toutefois qu'on pourra obtenir des résultats encore meilleurs au moyen du procédé au pyrogallol ou à l'acide pyroligneux (n° 377).

886. Méduses; coupes. — Méthode des HERTWIG, *loc. cit.* *numéro précédent.*

Coupes. — Fixer dans l'acide osmique à 0,5 p. 100, cinq à quinze minutes; colorer par le carmin de Beale dilué, ou par le picrocarmin (cette coloration a pour effet d'empêcher les pièces de se noircir outre mesure par l'osmium); conserver dans l'alcool faible. Pour l'inclusion, prendre un morceau de foie qui a été durci dans l'alcool, le fendre en deux, pratiquer sur chacune des surfaces de section une cavité qu'on remplit de solution de gomme glycérinée; fixer l'objet à couper dans l'une de ces cavités avec des aiguilles, remettre les deux moitiés de foie en place, et placer le tout dans l'alcool dilué jusqu'à ce que la gomme ait acquis une consistance permettant de faire des coupes.

Cette méthode primitive fournira souvent pour ces organismes si aqueux de meilleurs résultats que la paraffine ou la celloïdine. Voyez aussi les méthodes de congélation, numéros 196 à 199.

887. Siphonophores. — Ce groupe comprend quelques-uns des animaux les plus difficiles à fixer qui existent, comme le sont, par exemple, les Physophores. On a à lutter non seulement contre la contraction et l'enroulement des zooïdes si extraordinairement contractiles, mais encore contre la désarticulation en masse des vessies natatoires et des polypes pêcheurs.

BEDOT (*Arch. des Sci. phys. et nat.*, 1889, p. 556) donne les instructions suivantes :

On fait dans l'eau distillée une solution de sulfate de cuivre de 15 à 20 p. 100. (Le degré de concentration peut varier un peu suivant l'espèce sur laquelle on agit.) Puis on jette vivement dans cette solution la colonie que l'on veut fixer. En procédant de cette façon, on se trouve obligé de verser en même temps que le Siphonophore une assez grande quantité d'eau de mer. Il faudra donc s'arranger de façon à ce que la solution de sulfate de cuivre représente un volume à peu près dix fois plus grand que celui de l'eau de mer. Une fois que le Siphonophore est fixé (ce qui a lieu au bout de quelques minutes), on ajoute à la solution quelques gouttes d'acide nitrique et l'on remue très doucement avec une baguette en verre, afin d'empêcher la formation de précipités.

On laisse le Siphonophore pendant quatre ou cinq heures dans cette solution, après quoi il convient de le durcir avant de le mettre dans l'alcool. On pourra se servir pour cela de différents réactifs durcissants. Les meilleurs résultats ont été obtenus en employant le liquide de Flemming composé de 15 parties d'acide chromique à 1 p. 100, 4 parties d'acide osmique à 2 p. 100, et une partie d'acide acétique glacial. Comme il convient autant que possible d'éviter de toucher le Siphonophore et de le changer de bocal avant son durcissement complet, on opère de la façon suivante. On enlève une partie de la solution de sulfate de cuivre en en laissant seulement une quantité suffisante pour que le Siphonophore en soit encore recouvert. Puis on verse doucement le liquide de Flemming qu'on laisse agir pendant vingt-quatre heures au moins. Le volume du liquide de Flemming que l'on emploie doit être à peu près le double de celui de la solution de cuivre.

L'opération la plus importante, dans la conservation de ces animaux, est le passage dans l'alcool, qui doit être excessivement lent et graduel. On commencera par ajouter au liquide dans lequel se trouve le Siphonophore quelques gouttes d'alcool à 25 p. 100 que l'on verse, avec une pipette, le plus loin possible de la colonie. Puis on augmente progressivement la dose et la concentration de l'alcool. Cette opération devra durer au moins 15 jours avant que l'on puisse employer de l'alcool à 70 p. 100. La conservation définitive se fera dans l'alcool à 90 p. 100.

J'ai essayé moi-même le procédé de Bedot, et j'ai pu constater qu'il a la propriété précieuse de conserver les pièces *sans aucune désarticulation des appendices, soit polypes, soit cloches natatoires*, résultat qu'il est impossible d'obtenir avec les méthodes ordinaires.

Friedlaender (*Biol. Centralb.*, X, 1990, p. 483; *Journ. Roy. Mic. Soc.*, 1890, p. 804) fixe les Siphonophores et autres animaux pélagiques délicats en les inondant d'un mélange de sulfate de cuivre 125 parties, sulfate de zinc 125 parties, eau 1 000 parties.

Lo Bianco se sert pour la plupart des Siphonophores d'un mélange de 100 centimètres cubes de solution de sulfate de cuivre à 10 p. 100 avec 10 de solution saturée de sublimé. Il l'emploie de la même manière que Bedot. Cependant il tue les *Diphyes*, *Rhizophysa*, et *Physalia* dans des solutions de sublimé ; *Velella* dans l'acide chomo-picrique ou dans un mélange de 100 centimètres cubes de solution de sublimé avec 50 centimètres cubes d'acide chromique à 1 p. 100 ; *Porpita* par empoisonnement par le liquide de Kleinenberg.

Méthode de Korotneff, n° 18. J'ai vu très bien anesthésier les *Physophora* au moyen d'éther.

Davidoff (*Anat. Anz.*, XI, 1896, p. 505), prépare les Siphonophores comme suit. — On fait entrer les animaux vivants dans un tube de verre (grand tube à essais) rempli d'eau de mer, on bouche le tube avec de la ouate et on le place, ouverture en bas, dans une position un peu inclinée, dans un récipient à moitié rempli de formol à 6 ou 8 p. 100. Le formol, étant plus léger que l'eau de mer, passe par diffusion dans le tube, et en une heure environ tue les animaux en extension et avec peu de désarticulation des cloches. On peut les conserver dans le formol lui-même, ou les durcir par d'autres réactifs.

D'après de belles préparations de Weber que j'ai eu l'avantage de voir, je puis dire que la conservation après fixation et lavage se fait parfaitement bien dans le formol, ce qui simplifie beaucoup les opérations.

888. Cténophores. — Les petites espèces se fixent très facilement. On peut employer le sublimé, l'acide osmique ou l'acide chromique.

Pour *Beroe Forskalii* Lo Bianco recommande le mélange cuprique, numéro précédent. J'ajoute que le sulfate de cuivre ne convient nullement pour tous les Cténophores, car il y en a qui y deviennent opaques et si lourds qu'ils se brisent par leur propre poids. Lo Bianco traite la plupart des espèces par un mélange de 100 parties d'acide chromique à 1 p. 100 avec 2 parties d'acide osmique à 100 p. 1, *Cestus veneris* par l'acide chromo-acétique (il faut avoir soin d'enrouler l'animal dans un cristallisoir comme un ressort de montre, pour qu'il ne se déforme pas par son propre poids).

Samassa a réussi à faire des coupes de Cténophores par la méthode de l'inclusion double, numéro 186, voyez *Arch. f. mik. Anat.*, XL, 1892, p. 157 ; *Zeit. f. wiss. Mik.*, 1893, p. 340.

PORIFÈRES

889. Spongiaires. — La fixation n'offre pas de difficultés du moment qu'il ne s'agit pas de conserver des pièces volumi-

neuses. On peut employer l'acide osmique, le sublimé, la liqueur de
Kleinenberg, etc., ou l'alcool absolu, ce dernier réactif se montrant
souvent plus utile que tous les autres. Dans tous les cas, il est bon
de transporter les pièces un peu rapidement dans l'alcool relativement fort, car les tissus des Éponges macèrent avec une grande
facilité dans les milieux aqueux.

Coupes. — Décalcifier les Éponges calcaires par l'alcool légèrement acidulé d'acide chlorhydrique; inclure à la paraffine. Désilicifier les Éponges siliceuses par la méthode de P. MAYER (n° 580),
si l'on juge que cela est absolument nécessaire.

VOSMAER et PEKELHARING (*Zeit. wiss. Mik.*, XV, 1899, p. 462), décal-
cifient par une solution d'acide picrique dans l'alcool absolu.

Voyez aussi JOHNSTON-LAVIS et VOSMAER, numéro 194.

Méthodes de ROUSSEAU, voyez numéros 565 et 580, puis *Ann. Soc.
Belge Mic.*, XXIV, 1899, p. 51 (*Zeit. wiss. Mik.*, XVII, 1901, p. 462).

Coloration. — Nonobstant bien des indications en sens contraire
qui se trouvent dans la littérature, je suis d'avis que, en vue de la
grande facilité avec laquelle la macération s'établit, on ne doit employer que des teintures *alcooliques*, et je recommande la cochenille de MAYER (ancienne formule) comme donnant les meilleurs
résultats de toutes celles que j'ai essayées. VON LENDENFELD (*Zeit.
f. wiss. Mik.*, XI, 1, 1894, p. 22) emploie des teintures aqueuses de
Congo et de bleu d'aniline pour la coloration des cellules à fla-
gellum.

Les colorations *intra-vitam* peuvent être utiles. Ainsi des Spongilles
peuvent vivre 15 jours dans une solution faible de rouge Congo,
et s'y colorer, ainsi que par le bleu de méthylène, etc., voy. LOISEL
(*Journ. de l'Anat.*, XXXIV, 1898, p. 187).

Préparation du squelette. — On nettoie les spicules siliceux en les
traitant à chaud par l'acide nitrique ou chlorhydrique concentrés, ou
par une forte solution de potasse ou de soude caustique.

Les acides que nous avons nommés sont d'un emploi très efficace,
mais il est reconnu qu'ils peuvent attaquer la silice pour peu que
celle-ci soit délicate; ainsi DEZSO a trouvé que les petits spicules en
étoile de l'écorce du *Tethya lyncurium* sont complètement dissous
par l'acide chlorhydrique bouillant. La potasse est donc souvent
préférable, quoique, d'après notre expérience, elle donne des préparations moins propres. D'après NOLL, l'eau de Javelle serait préférable à tous ces réactifs; voy. n° 563.

Inprégnation par le nitrate d'argent. — Voy. la méthode de HARMER (n° 360).

Embryologie des Éponges. — F.-E SCHULZE (*Zeit. f. wiss. Zool.*, XXXIV, 1880, p. 416) prépare ainsi les larves avancées et sessiles de *Plakina*; on choisit des larves qui se sont attachées à des feuilles d'algues minces; on les traite en place, avec l'algue, par l'acide osmique, alcool à 52°, carmin aluné, eau distillée, alcool à 52°, alcool à 70°, 95°, absolu, essence de térébenthine, paraffine. On pratique des coupes à travers l'embryon et l'algue.

DELAGE (*Arch. zool.Expér.*, X. 1892, p. 421), met dans un aquarium contenant des *Spongilla* des verres à couvrir, et lorsque les larves s'y sont fixées il les met pendant trois minutes dans l'alcool absolu, colore au carmin alcoolique n° 251, déshydrate, et éclaircit à l'essence de bergamote et monte au baume, ou bien détache les larves du verre à couvrir et enrobe à la paraffine (trois minutes).

A consulter aussi MAAS. *Zool. Jahrb., Abth. Morph.*, VII, 1894, p. 334, et *Zeit. wiss. Zool.*, LXVII, 1900, p. 218.

PROTOZOAIRES

890. Introduction. — Étude des animaux vivants. — L'étude de la structure des Protozoaires peut se faire presque entièrement sous le champ même du microscope, en soumettant ces animaux à l'action de différents réactifs que l'on fait arriver à leur contact par capillarité entre le porte-objet et la lamelle recouvrante. Il est bon de suivre directement l'action du réactif, car souvent tel détail qui devient très apparent au moment où commence à agir le réactif devient méconnaissable au bout de quelque temps et ne peut être observé sur les préparations permanentes.

Pour les méthodes de narcotisation, voy. chapitre II. SCHÜRMAYER (*Jen. Zeit.*, 1890, p. 402; *Zeit. f. wiss. Mik.*, VII, 4, 1891, p. 493) a eu de bons résultats avec quelques espèces, parmi lesquelles *Stentor* et *Carchesium*, au moyen de nitrate de strychnine à 0, 1 p. 100 ou moins.

EISMOND (*Zool. Anz.*, 1890, p. 725) a proposé un moyen mécanique pour confiner les mouvements de petits organismes (Vers et Crustacés, aussi bien qu'Infusoires). Il ajoute à l'eau dans laquelle on les observe une goutte de solution épaisse de gomme de cerisier, « Kirschleim » (la gomme arabique, etc., ne conviennent pas). Lorsque l'opération a réussi, les animaux demeurent fixés en place, mais sans que le jeu de leurs cils ni aucune fonction vitale ne soit entravée.

CERTES (*Bull. Soc. Zool. de France*, 1891, p. 93) dit que cette méthode donne d'excellents résultats. Mais il faut savoir qu'il n'est nullement facile de trouver un échantillon de gomme qui puisse servir. Cette gomme est très peu soluble et ses solutions ne se conservent pas (je dois ces renseignements à l'obligeance de M. le docteur GRÜBLER).

Un procédé similaire a été élaboré par JENSEN (d'après STAHL, *Biol. Centralb.*, XII, 1892, 18, 19, p. 558). On fait à l'aide de la chaleur une solution de 3 grammes de gélatine dans 100 cc. d'eau ordinaire. La solution n'est pas liquide à la température ordinaire. Pour s'en servir, on la chauffe légèrement, on en ajoute une goutte à l'eau qui contient les organismes dans un verre de montre, et on mêle les deux liquides.

Les corps qu'on désigne sous le nom de *noyau* et de *nucléole* ou d'*endoplaste* et d'*endoplastule*, jouant un grand rôle dans la morphologie et dans la biologie des Protozoaires, principalement des Infusoires, et ces corps présentant en général les mêmes réactions que les noyaux cellulaires, tous les réactifs fixateurs et colorants des cellules et des noyaux rendront de grands services dans l'étude des Protozoaires. L'un des plus importants est la solution aqueuse de *vert de méthyle* acidulée par l'acide acétique ; c'est le réactif qui permet de déterminer le mieux et le plus rapidement la présence et la forme du noyau et du nucléole (BALBIANI et HENNEGUY, *Compt. rend. Soc. de Biologie*, 1881, p. 131).

Parmi les réactifs qui ne se trouvent pas mentionnés dans les méthodes que nous exposons d'après la description de leurs auteurs, nous citerons des solutions faibles d'alun, de potasse ou de borax qui mettent bien en évidence les stries de la cuticule des Infusoires et l'insertion des cils vibratiles.

A consulter, MAGGI, *Tecnica protistologica*, Milan, 1895.

891. Coloration des Infusoires vivants (CERTES, *Comptes rendus Soc. de Biologie*, 1885, p. 197 ; BRANDT, *Verhandl. d. physiol. Ges.*, Berlin, 1878 ; CERTES, *Soc. zool.*, 25 janv. 1881 ; HENNEGUY, *Soc. philom.*, 12 fév. 1881). (Voy. aussi n° 221). Les Infusoires vivants se colorent et peuvent continuer à vivre un certain temps dans une solution faible de certaines couleurs d'aniline, cyanine, brun Bismarck, violet dahlia, violet 5 B, chrysoïdine, nigrosine, bleu de méthylène, vert malachite, vert d'iode, etc., et dans l'hématoxyline.

Les solutions doivent être faites avec le liquide dans lequel vivent les Infusoires ; ces solutions ont un titre très faible variant de 1/10000 à 1/100000.

Le « noyau » se colore nettement chez l'animal vivant par les solutions de violet dahlia et de vert malachite. Le brun Bismarck ne colore le « noyau » que de certains Infusoires (*Nyctotherus. Opalina*). (HENNEGUY). Le noyau se comporte du reste différemment dans des espèces quelquefois très voisines.

La double coloration du noyau en vert et du protoplasma en violet s'obtient par l'emploi simultané du violet dahlia et du vert malachite.

Voyez aussi pour la coloration du noyau PRZESMYCKI, *Biol. Centralb.*, VII, 1897, p. 324 ; et pour la coloration des granules protoplasmiques, le même auteur. *Zeit. wiss. Mik.*, XIII, 1896, p. 478.

Il y a parfois utilité à examiner les Infusoires dans un milieu coloré dans lequel ils ne se teignent pas mais se détachent à l'état incolore sur un fond coloré. On peut prendre la solution de noir d'aniline (CERTES, *Bull. Soc. zool. de France*, 1888, p. 30), ou une solution concentrée de bleu diphénylamine (FABRE-DOMERGUE, *Ann. de micr.*, 1889, p. 345).

892. Fixation et conservation. — CERTES (*Comptes rend. de l'Acad. d. Sc.*, 1er sem. 1879, p. 433) expose, pendant dix à trente minutes, aux vapeurs d'acide osmique, les Infusoires déposés *sur une lame de verre*. Pour les Infusoires très contractiles, il dépose une goutte du réactif sur la lamelle elle-même, avant d'en recouvrir la goutte d'eau qui les renferme.

PFITZNER (*Morph. Jahrb.*, XI, 1885, p. 454), emploie une solution concentrée d'acide picrique qu'il fait arriver *par capillarité sous le verre à couvrir*.

GÉZA ENTZ (*Zool. Anz.*, IV, 1881, p. 575), ajoute quelques gouttes de liquide de Kleinenberg à l'eau contenant les animaux *dans un verre de montre*.

KORSCHELT (*Ibid.*, V, 1882, p. 217), emploie de la même manière l'acide osmique à 1 p. 100, ou pour les Amibes de l'acide chromique à 2 p. 100.

LANSBERG (*Ibid.*, p. 336), *porte les animaux vivants à l'aide d'une pipette dans le fixateur*.

CATTANEO (*Bollettino scientifico*, nos 3 et 4, 1885), soumet les Infusoires à l'action des réactifs *sur le porte-objet*. Les fixateurs les meilleurs sont, d'après lui, le chlorure de palladium en solution

aqueuse à 1-3 p. 100, et le chlorure double d'or et de cadmium
à 1 p. 100.

Brass (*Zeit. f. wiss. Mik.*, 1, 1884, p. 39), emploie le liquide suivant :

Acide chromique	1 partie.
Chlorure de platine	1 —
Acide acétique	1 —
Eau	400 à 1000 —

Pour les Protozoaires qui sont rendus opaques par des matériaux
nutritifs, Brass a adopté la méthode suivante : les animaux sont placés
dans le liquide de Kleinenberg pendant trois à quatre minutes, puis
dans l'eau avec une petite quantité d'ammoniaque, où ils reprennent
leurs dimensions et leurs formes naturelles ; on neutralise l'ammoniaque
par un peu d'acide acétique et on colore par le carmin ammoniacal. On
lave et on examine dans la glycérine diluée. Les objets ainsi traités
deviennent très transparents.

Brass a obtenu aussi de bons résultats avec une solution de sublimé.
Fixation par l'iode, n° 96 *bis*.

Waddington (*Journ. R. Microsc. Soc.*, III, 1883, p. 185), pour
mettre en évidence les cils des Infusoires, les fixe par quelques
gouttes d'une solution de tanin, ou par une trace d'une solution
alcoolique d'acide sulfureux.

Voyez aussi Overton, n° 73.

De Plessis (*Traité Anat. Comp. Prat.*, de Vogt et Yung, p. 92) fixe
par le sublimé à 0,2 p. 100, laisse la préparation se dessécher spontanément, et si les organismes ont conservé leurs formes, colore et
monte au baume. Il paraît que ce procédé apparemment héroïque
donne de très belles préparations lorsqu'il réussit.

Zograf traite les Rhizopodes et Infusoires comme les Rotateurs
numéro 865, mais sans les narcotiser.

Lo Bianco (*Op. cit.*, n° 837, p. 444), fixe les Grégarines par
l'acide picro-sulfurique (une heure), les Vorticelles par le sublimé
chaud, les Acinètes par le sublimé dissous dans l'eau de mer, ou
par l'acide osmique, *Thalassicola* par l'acide chromique à 0,5 p. 100
(une heure), les *Acanthometra* et *Aulacantha* par l'alcool à 50 p. 100
ou le sublimé concentré, ou en ajoutant un peu d'acide osmique à
l'eau qui les contient. Il traite les Sphærozoïdes comme Brandt, ci-
dessous.

Brandt (*Fauna Flora Golf Neapel*, XIII, 1885, p. 7), fixe les Sphærozoïdes, selon les espèces, par l'acide chromique de 0,5 à 1 p. 100
(demi-heure à une heure), ou par un mélange de parties égales
d'eau de mer et d'alcool à 70 p. 100 avec un peu de teinture d'iode

(un quart d'heure à une demi-heure), ou par du sublimé de 5 à 15 p. 100 dans l'eau de mer.

Sporozoaires. — Wasielewski (*Sporozoenkunde*, Jena, 1896, p. 153) insiste sur l'étude des organismes vivants, soit dans le milieu de leur habitat naturel, soit dans de la solution saline normale, ou dans un mélange de 20 parties de blanc d'œuf, 200 d'eau, et une de sel de cuisine. Il fixe les Grégarines et les Coccidies par l'acide osmique, le sublimé, ou l'acide picro-sulfurique, et les Myxosporidies par le liquide de Flemming. Il colore les Grégarines par la safranine, le picro-carmin, le chlorure d'or, le nitrate d'argent, et les Myxosporidies par la safranine, ou le violet de gentiane et l'éosine.

Pianese (*Arch. Parasit.*, II, 1899, p. 412), fixe des portions de foie infecté de Coccidies pendant 36 heures dans un mélange de 20 centimètres cubes de solution aqueuse de chlorure de cobalt à 10 p. 100, 5 centimètres cubes d'acide osmique à 2 p. 100, et une goutte d'acide formique.

Hématozoaires. — Grassi (*Att. Accad. Lincei*, III, 1900, p. 357), recherche les parasites de la malaria dans l'intestin, la cavité du corps et les glandes salivaires de l'*Anopheles* dans la solution normale de sel avec 2 p. 100 de formol (le formol pur produit des gonflements), ou dans un mélange de 1.5 grammes de sel, 250 centimètres cubes d'eau et un blanc d'œuf. Il colore les Sporozoïtes en faisant des préparations sur verre à couvrir qu'il laisse sécher, met pendant 25 minutes dans l'alcool absolu, et colore par l'éosine et bleu de méthylène de Romanowski (voy. n° 895).

Laveran (*C. R. Soc. Biol.*, LI, 1899, p. 249), colore ainsi, suivant Borrel, les noyaux des Hématozoaires endoglobulaires des Oiseaux. On précipite une solution de nitrate d'argent par la soude caustique, on lave soigneusement le précipité d'oxyde d'argent, on l'ajoute à une solution concentrée de bleu de méthylène, en agitant longtemps, on laisse reposer plusieurs jours et on décante. Le sang étalé en couche mince sur verre à couvrir est séché et fixé pendant une heure par l'alcool absolu. On colore pendant 12 à 24 heures dans un mélange fraîchement préparé de 1 partie de bleu Borrel (la solution ci-dessus), 5 de solution aqueuse d'éosine à 1 : 1000, et 4 d'eau distillée, on lave à l'eau distillée et on met pendant 2 minutes dans une solution de tanin à 5 p. 100, on lave, sèche, et monte au baume.

Voy. aussi pour les Protozoaires en général : Fabre-Domergue, *Ann. de Microgr.*, II, 1889, p. 545, et 1890, p. 50 ; Schewiakoff, *Biblioth. Zool.*, V, 1889, p. 5 ; *Journ. Roy. Mic. Soc.*, 1889, p. 832, 833 ; Zoja, *Boll. Sci.*

Pavia, 1892; *Zeit. f. wiss. Mik*, IX, 4, 1893, p. 485 ; Longhi, *Bull. Mus. Zool. Univ. Genova*, 4, 1892; *Zeit. f. wiss. Mik.*, IX, 4, 1893, p. 483 ; Lauterborn, *Zeit. wiss. Zool.*, XIX, 1895, p. 170 ; Schaudinn, *ibid.*, p. 193 ; et *Zool. Jahrb. Anat.*, XIII, 1900, p. 197, et *Zeit. wiss. Mik.*, XIII, 3, 1900, p. 341 ; Balbiani, *Zool. Anz.*, XIII, 1890, p. 133 ; Karawaiew, *ibid.*, XVIII, 1895, p. 286.

Sand (*Ann. Soc. Belge Micr.*, XXIV, 1899, p. 57), conserve dans une solution de 0.5 grammes de vert de méthyle dans 80 grammes d'eau avec 10 d'alcool et 10 de glycérine et 2 d'acide acétique : à mesure que le liquide s'évapore, ajouter au bord de la lamelle de la glycérine à 10 p. 100.

893. Coupes d'Infusoires. — Bien que les manipulations d'objets aussi petits soient assez délicates, on peut obtenir des coupes des espèces les plus grosses (*Stentor, Bursaria, Nyctotherus*, etc.). Les Infusoires bien fixés, sont déshydratés par l'alcool et l'essence de girofle ; puis placés dans un bain de paraffine dans un petit verre de montre. Au bout de quelques minutes on les porte, à l'aide d'une aiguille à cataracte, sur un petit bloc de paraffine dure ; on les oriente à l'aide d'une aiguille chauffée ; après refroidissement on coupe. La coloration peut se faire après la fixation, ou mieux lorsque les coupes ont été collées sur le porte-objet par l'albumine de Mayer.

Lauterborn (*Zeit. wiss. Zool.*, LIX, 1895, p. 170), après déshydratation les passe par le chloroforme à la paraffine contenu dans un petit tube de verre, et après refroidissement brise le tube et obtient ainsi un cylindre de paraffine contenant les objets, et prêt à être monté sur le microtome.

Hoyer (*Arch. mik. Anat.*, LIV, 1899, p. 97), fait toutes les opérations dans un tube de 5 centimètres de longueur et 7 millimètres de largeur, sans fond, mais ayant un morceau de papier parchemin tendu sur l'un de ses bouts. On évite ainsi la nécessité de briser le tube ; il n'y a qu'à éloigner le papier pour pouvoir sortir facilement le cylindre de paraffine.

Voyez aussi la méthode au verre de montre décrite au numéro 148, et les autres travaux cités en cet endroit : aussi Przesmycki (*loc. cit.*), n° 891.

894. Coloration des flagella. — La méthode célèbre de Loeffler a subi plusieurs modifications, dont nous donnons la plus récente (*Centralb. f. Bakteriol.*, VII, 1890, p. 625 ; *Journ. Roy. Mic. Soc.*, 1890, p. 678). On fixe la préparation (par exemple, pellicule d'une infusion, goutte d'un liquide de culture, etc.), sur verre à couvrir en la passant, lentement, trois fois à travers une flamme; ou bien, on la laisse sécher plusieurs heures à l'étuve, et on la traite par un mordant. Le mordant de Loeffler se fait comme suit. A 40 centimètres cubes de solution de tanin à 20 p. 100 on ajoute 5 centimètres cubes de solution de sulfate de fer et 4 centimètre cube de solution aqueuse ou alcoolique de fuchsine, de violet de méthyle, ou de noir pour laine. (Pour certains organismes il convient d'ajouter quelques gouttes de solution de soude caustique à 4 p. 100; ainsi pour les bacilles typhiques, 4 centimètre cube, pour *Bacillus subtilis*, 28 à 30 gouttes, etc. Pour d'autres, il faut ajouter à la solution de soude une trace d'acide sulfurique; ainsi pour *Spirillum rubrum* 9 gouttes).

Le verre à couvrir ayant été fixé comme nous l'avons dit, on verse dessus pendant qu'il est encore chaud quelques gouttes du mordant; on chauffe pendant une demi-minute jusqu'à ce que le liquide commence à se vaporiser, et on lave, d'abord à l'eau distillée, puis à l'alcool. Puis on verse dessus la teinture, et l'on procède de même. La teinture de Loeffler consiste en une solution saturée de fuchsine dans l'eau anilinée (n° 297) (ou mieux neutralisée jusqu'au point de précipitation par addition de solution de soude caustique à 0,4 p. 100).

Bunge (*Centralb. Bakt. Parasitk.*, XVI, 1894, p. 217 et 700; *Journ. Roy. Mic. Soc.*, 1894, p. 640, et 1895, p. 129 et 248) prépare le mordant en mélangeant 3 parties de la solution de tanin avec une de *Liq. Ferri sesquichlor.* allongé de 20 volumes d'eau et le laisse mûrir pendant quelques jours exposé à l'air, ou bien y ajoute quelques gouttes de peroxyde d'hydrogène, jusqu'à coloration brun rouge. Alors on l'agite, le fait passer par un filtre sur le verre à couvrir, et le laisse agir pendant une minute, puis on en enlève l'excédant avec du papier buvard, laisse sécher, et colore au violet de gentiane au phénol.

Autres modifications du procédé de Loeffler.

Trenkmann, *Centralb.*, VI, 1889, p. 433; *Zeit. f. wiss. Mik.*, VII, 1, 1890, p. 79.

Brown, *Journ. Roy. Mic. Soc.*, 1893, p. 268.

Julien, *Ibid.*, 1894, p. 403.

Hessert, *Zeit. wiss. Mik.*, XIII, 1899, p. 86.

Sclavo, *Ibid.*

Muir, *Journ. Roy. Mic. Soc.*, 1899, p. 235.

Mc Crorie, *Ibid.*, 1897, p. 251 (coloration pendant 2 minutes dans un mélange à parties égales de solution concentrée de bleu de nuit, de solution d'alun à 10 p. 100, et de solution de tanin à 10 p. 100).

Le procédé de Van Ermengem (*Ibid.*, 1894, p. 405) est une application de la réaction de l'acide osmique avec le tanin.

Voy. aussi les procédés très compliqués décrits par Zettnow dans *Zeit. Hygiene u. Infekts.*, XXX, 1899, p. 95. (*Journ. Roy. Mic. Soc.*, 1899, p. 662), ou *Zeit. wiss. Mik.*, XVI, 2, 1899, p. 250.

895. Coloration Romanowski-Zettnow pour les Bactéries. — Ce procédé a été publié par Romanowski, dans un travail intitulé « *Zur Frage d. Parasitologie u. Therapie der Malaria* », 1891, qui ne m'a pas été accessible. La modification de Zettnow (*Zeit. Hygiene u. Infectskr.*, XXX, 1899, p. 1, et *Anat. Anz.*, XVII, 1900, p. 429), est comme suit. On fait une solution à 1 p. 100 de bleu de méthylène médicinal de la fabrique de Hoechst, et on y ajoute un cristal de thymol pour la conserver. On additionne 50 cc. de cette solution de 3 à 4 cc. de solution de carbonate de soude à 5 p. 100, et ce mélange peut servir pendant deux à trois semaines.

On fait des étalages de sang ou de cultures etc., sur des verres à couvrir et on les fixe comme d'habitude. On mélange 2 cc. de la solution de bleu de méthylène avec 1 cc. d'une solution à 1 p. 100 d'éosine BA de Hoechst, on verse le mélange sur les préparations, on laisse agir 5 minutes, rince à l'eau et on examine dans l'eau. Après quoi on peut procéder à une différenciation par une solution d'éosine à 1 : 500, déshydrater à l'alcool ordinaire et monter au baume (les instructions de l'auteur sur ces procédures ne sont rien moins que claires).

Voy. aussi la modification, décrite également de façon peu précise, de Feinberg, dans *Anat. Anz.*, XVII, 1900, p. 225, et *Deutsche med. Wochensch.*, 1900, n° 16, p. 256 (*Zeit. wiss. Mik.*, XVII, 1900, p. 243) ; et celle de Ziemann que nous avons donnée n° 821.

APPENDICE

896. Produits chimiques, etc. — Voy. numéro 224.

897. Tableau pour la dilution de l'alcool. — Voici, d'après Gay-Lussac, un tableau destiné à donner la proportion d'eau qu'il faut ajouter à 100 volumes d'alcool d'un titre supérieur pour le ramener à un titre inférieur demandé. On cherche dans la colonne horizontale, en haut, le titre de l'alcool à diluer, et dans la colonne verticale, à gauche, celui auquel on désire arriver. Le chiffre inscrit à l'angle où se rencontrent le prolongement en bas de la première colonne et le prolongement à droite de la seconde indique *en volumes* la proportion d'eau qu'il faut prendre.

ALCOOL faible demandé.	ALCOOL FORT A DILUER								
	90 p. 100	85 p. 100	80 p. 100	75 p. 100	70 p. 100	65 p. 100	60 p. 100	55 p. 100	50 p. 100
85 p. 100	6.56								
80	13.79	6.83							
75	21.89	14.48	7.20						
70	31.05	23.14	15.35	7.64					
65	41.53	33.03	24.66	16.37	8.15				
60	53.63	44.48	35.44	26.47	17.58	8.76			
55	67.87	57.90	48.07	38.32	28.63	19.02	9.47		
50	84.74	73.90	63.04	52.43	41.72	31.25	20.47	10.35	
45	105.34	93.30	81.38	69.54	57.78	46.09	34.46	22.90	11.41
40	130.80	117.34	104.01	90.76	77.58	64.48	51.43	38.46	25.55
35	163.28	148.01	132.88	117.82	102.84	87.93	73.08	58.31	43.59
30	206.22	188.57	171.05	153.64	136.04	118.94	101.71	84.54	67.45

Ainsi, pour ramener 100 volumes d'alcool à 70 p. 100 au titre de 30 p. 100, on trouve qu'il faut 136 volumes d'eau.

898. Nettoyage de lamelles et porte-objets neufs. — SEILER (*Journ. Roy. Mic. Soc.*, 1880, p. 508) recommande de placer les lamelles et porte-objets *neufs* pendant quelques heures dans une solution contenant 2 parties de bichromate de potasse, 3 d'acide sulfurique et 25 d'eau. On les lave ensuite à l'eau, on laisse égoutter et l'on essuie avec un linge.

FOL (*Lehrb.*, p. 132) prescrit ou bien une solution contenant 3 parties de bichromate, 3 d'acide sulfurique et 40 d'eau ; ou bien simplement l'acide nitrique dilué.

H. GIBBES (*Journ. Roy. Mic. Soc.*, 1880, p. 392) les met pendant une heure ou deux dans de l'acide sulfurique fort, lave à l'eau jusqu'à ce que l'eau de lavage ne donne plus de réaction acide, puis lave à l'alcool.

GARBINI (*Manuale*, p. 31) les laisse pendant un jour dans de l'acide sulfurique au dixième, puis lave à l'eau et ensuite à l'alcool.

BEHRENS (*Zeit. f. wiss. Mik.*, 1885, p. 55) les traite d'abord par l'acide nitrique concentré, puis successivement par l'eau, l'alcool et l'éther.

Pour le dégraissage définitif des lames servant pour le montage des coupes en séries par la méthode de l'eau, voyez numéro 203. On a recommandé de les faire bouillir dans du lysol à 10 p. 100, mais personnellement j'ai trouvé le lysol nuisible. Il peut être utile de faire bouillir avec du carbonate de soude (NIAS, *Journ. Roy. Mic. Soc.*, 1891, p. 833).

899. Nettoyage de lamelles et porte-objets employés. — Ici, il faut d'abord enlever le baume ou la résine damar, ou le vernis qui a servi à luter les préparations faites dans un milieu aqueux, et pour cela, il faut commencer par détacher la lamelle du porte-objet.

Cela se fait très facilement pour le baume en chauffant.

Les lamelles ayant été détachées, SEILER (*loc. cit.*) recommande de les mettre pendant quelques jours dans un mélange d'alcool et d'acide chlorhydrique à parties égales, puis de les traiter par la solution de bichromate que nous avons indiquée au paragraphe précédent.

Un moyen très pratique pour débarrasser les porte-objets de baume, de résine damar, ou de certains luts, c'est de les arroser d'eau et de les racler avec un morceau de bois tendre taillé en biseau.

JAMES (*Journ. Roy. Mic. Soc.*, 1886, p. 548) recommande de les traiter par un mélange à parties égales de benzine, d'essence de térébenthine et d'alcool.

900. Gomme pour coller les étiquettes sur le porte-objet.

— On sait qu'il est extrêmement difficile d'assurer l'adhésion permanente des étiquettes de papier au verre ; les mucilages simples de gomme arabique ne méritent aucune confiance à cet égard, et les diverses modifications qui ont été proposées ne paraissent guère plus efficaces. Le *Journal of the Chemical Society* déclare qu'on arrive au but avec la préparation suivante : — On fait dissoudre 100 grammes de gomme arabique dans 250 centimètres cubes d'eau, et l'on ajoute 2 grammes de sulfate d'alumine cristallisé, dissous dans 20 centimètres cubes d'eau.

FOL (*Lehrb.*, p. 148) recommande de préparer le porte-objet en y étalant une couche de gélatine au chlorure d'aluminium dissoute dans l'acide acétique, qu'on laisse sécher avant de poser l'étiquette.

Voyez aussi MARPMANN, *Zeit. angen. Mik.*, II, 1896, p. 151, ou *Journ. Roy. Mic. Soc.*, 1897, p. 84.

PEIRCE (*Journ. App. Mic.*, II, 1899, p. 627 ; *Journ. Roy. Mic. Soc.*, 1900, p. 404) met sur la lame une mince couche de baume, et la laisse sécher. On peut alors facilement écrire dessus à l'encre, et ajouter au besoin une nouvelle couche de baume.

901. Sulfure de carbone comme liquide intermédiaire.

— M. HEIDENHAIN (*Zeit. wiss. Mik.*, XVIII, 1901, p. 166), l'emploie maintenant pour les inclusions à la paraffine, au lieu d'essence de bergamote, n° 150. Il passe les objets déshydratés d'abord à travers un mélange de sulfure de carbone et d'alcool à parties égales, puis à travers deux bains de sulfure pur, puis à travers deux bains de solution saturée de paraffine dans du sulfure à 36° et 56° C. respectivement, et leur donne finalement deux bains de paraffine pure. Il pense que le sulfure de carbone est peut-être plus pénétrant qu'aucun autre des liquides intermédiaires usuels. Il a l'avantage de dissoudre une grande proportion de paraffine à une température peu élevée. Il faut avoir soin de faire toutes les opérations dans des poudriers bien bouchés à l'émeri ; de ne pas les ouvrir près d'une flamme ; et de les agiter le moins possible, pour éviter le dégagement de vapeurs ayant une mauvaise odeur.

902. Tissu élastique : Addendum au n° 812. — MINERVINI (*Zeit. wiss. Mik.*, XVIII, 1901, p. 161), a modifié le procédé de WEIGERT en préparant une solution colorante, de la même manière, avec de la safranine au lieu de fuchsine. Coloration rouge, à laquelle on peut avec avantage ajouter une deuxième coloration à l'hématoxyline ou au bleu de méthylène, pour faire contraste.

Une autre modification consiste à faire une solution de fuchsine et résorcine, comme Weigert, mais à la précipiter en ajoutant un quart de volume d'acide chromique à 2 p. 100 ou de bichromate de potasse à 5 p. 100. Le reste comme Weigert.

Du reste on peut donner plus d'intensité à la coloration obtenue par le procédé de Weigert, en traitant les coupes colorées et différenciées par l'alcool, pendant une heure par une solution d'acide chromique à 0,5 p. 100.

TABLE ALPHABÉTIQUE
DES NOMS D'AUTEURS

ä = ae, ö = oe, ü = ue.

TABLE ALPHABÉTIQUE DES MATIÈRES

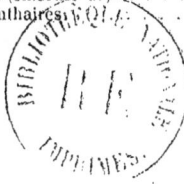

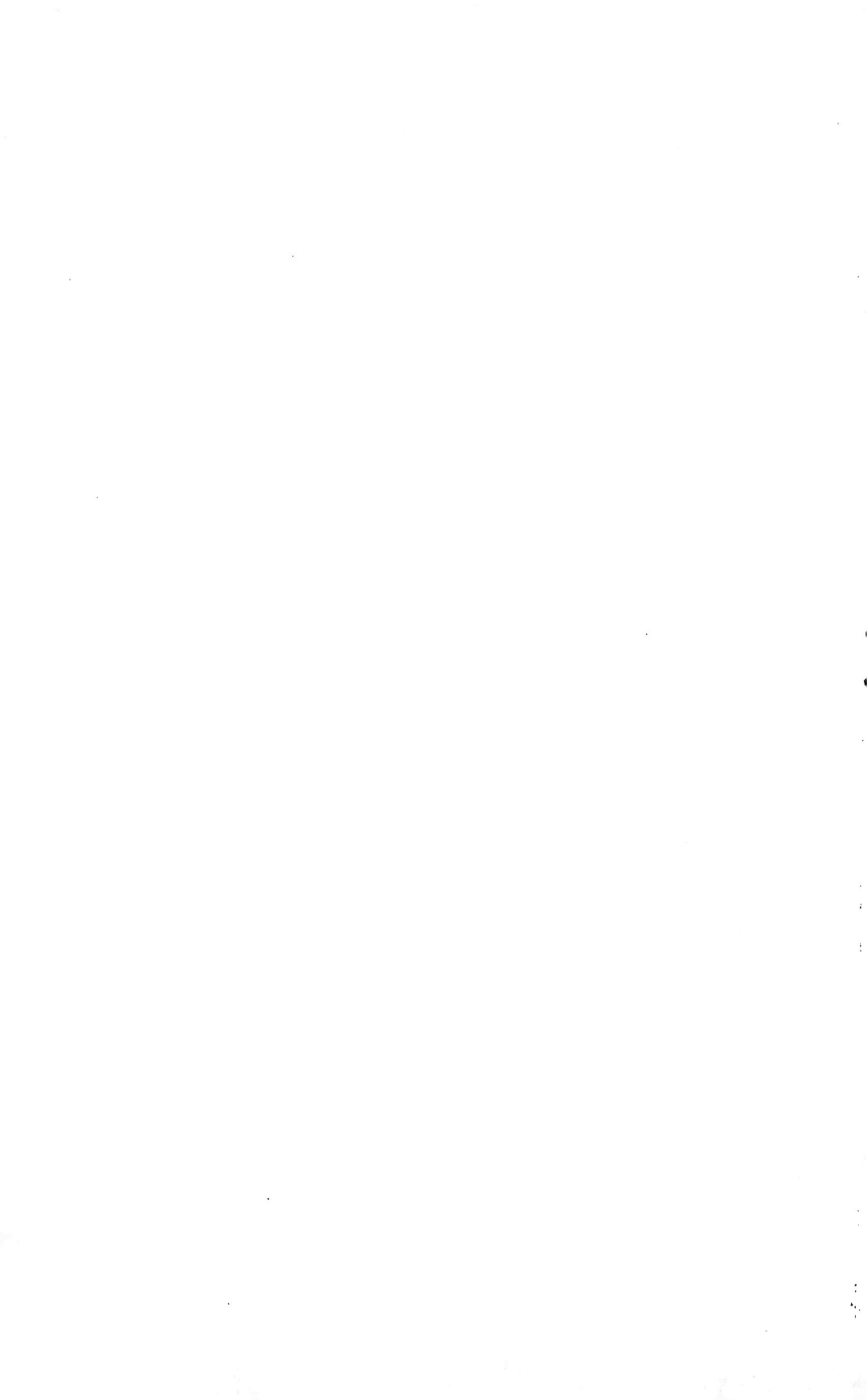

TABLE DES MATIÈRES

PREMIÈRE PARTIE
MÉTHODES GÉNÉRALES ET RÉACTIFS

CHAPITRE PREMIER

CHAPITRE II

CHAPITRE III

CHAPITRE IV

CHAPITRE V

CHAPITRE VI

DEUXIÈME PARTIE

MÉTHODES SPÉCIALES ET EXEMPLES

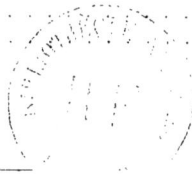

ÉVREUX, IMPRIMERIE DE CHARLES HÉRISSEY

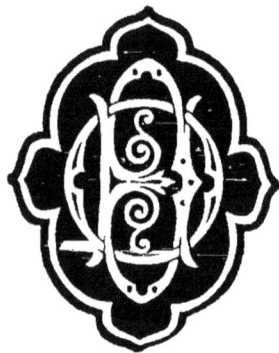

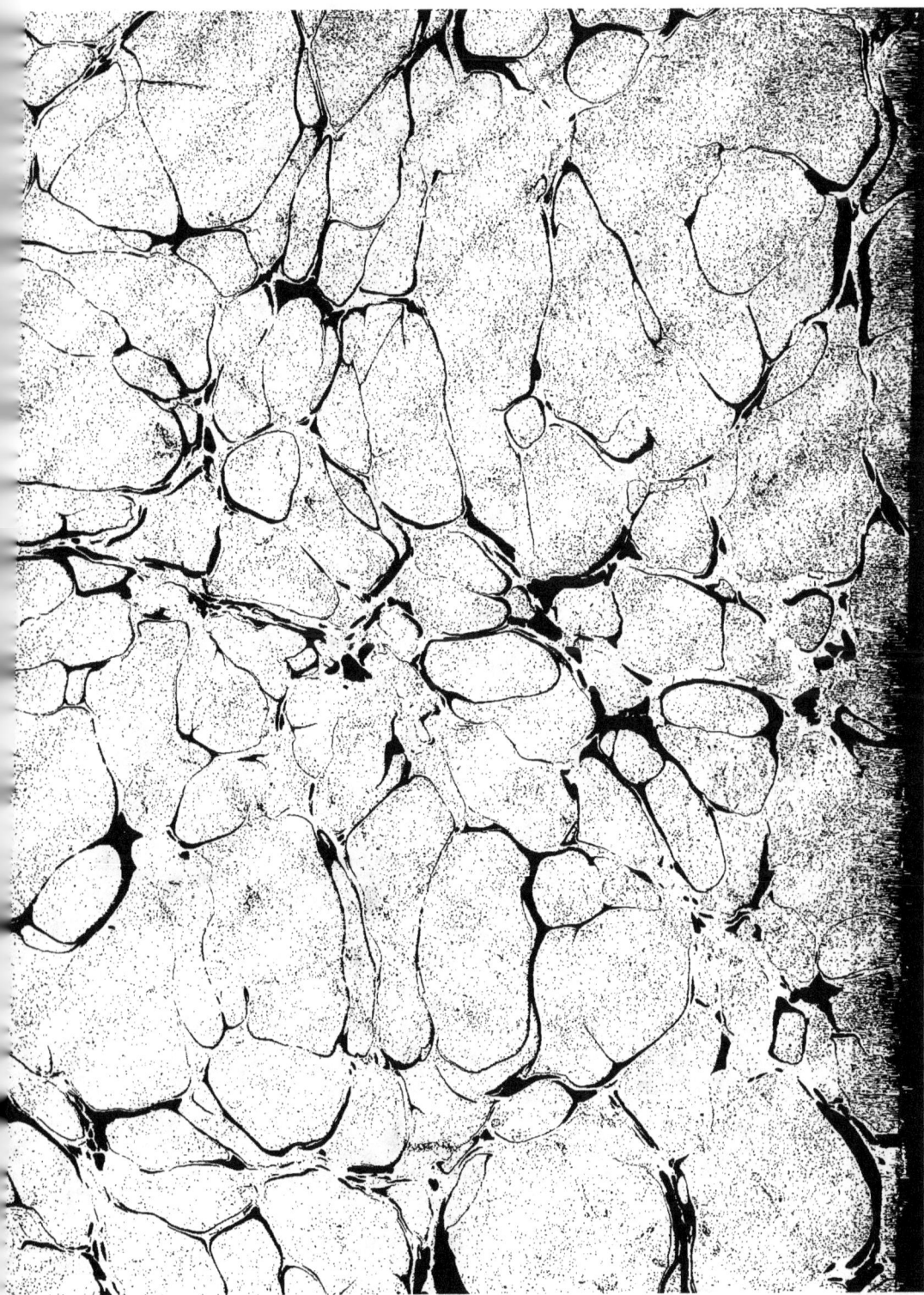

www.ingramcontent.com/pod-product-compliance
Lightning Source LLC
Chambersburg PA
CBHW062002220326
41599CB00018BA/2562